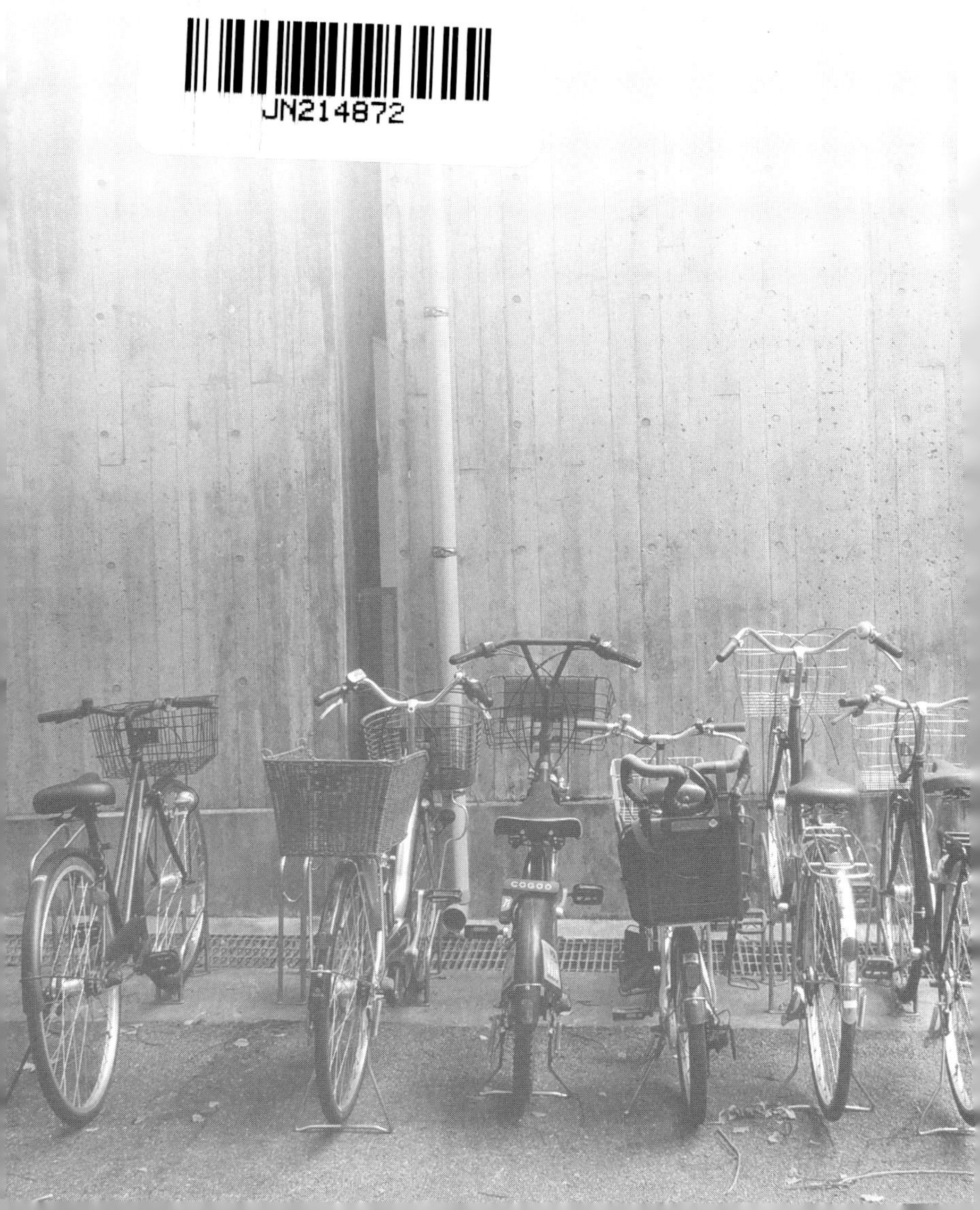
COGOO

Infertility

Two Decades of Evolving Experiences of Treatment in Japan

Keiko Takeda

Rakuhoku-Suppan

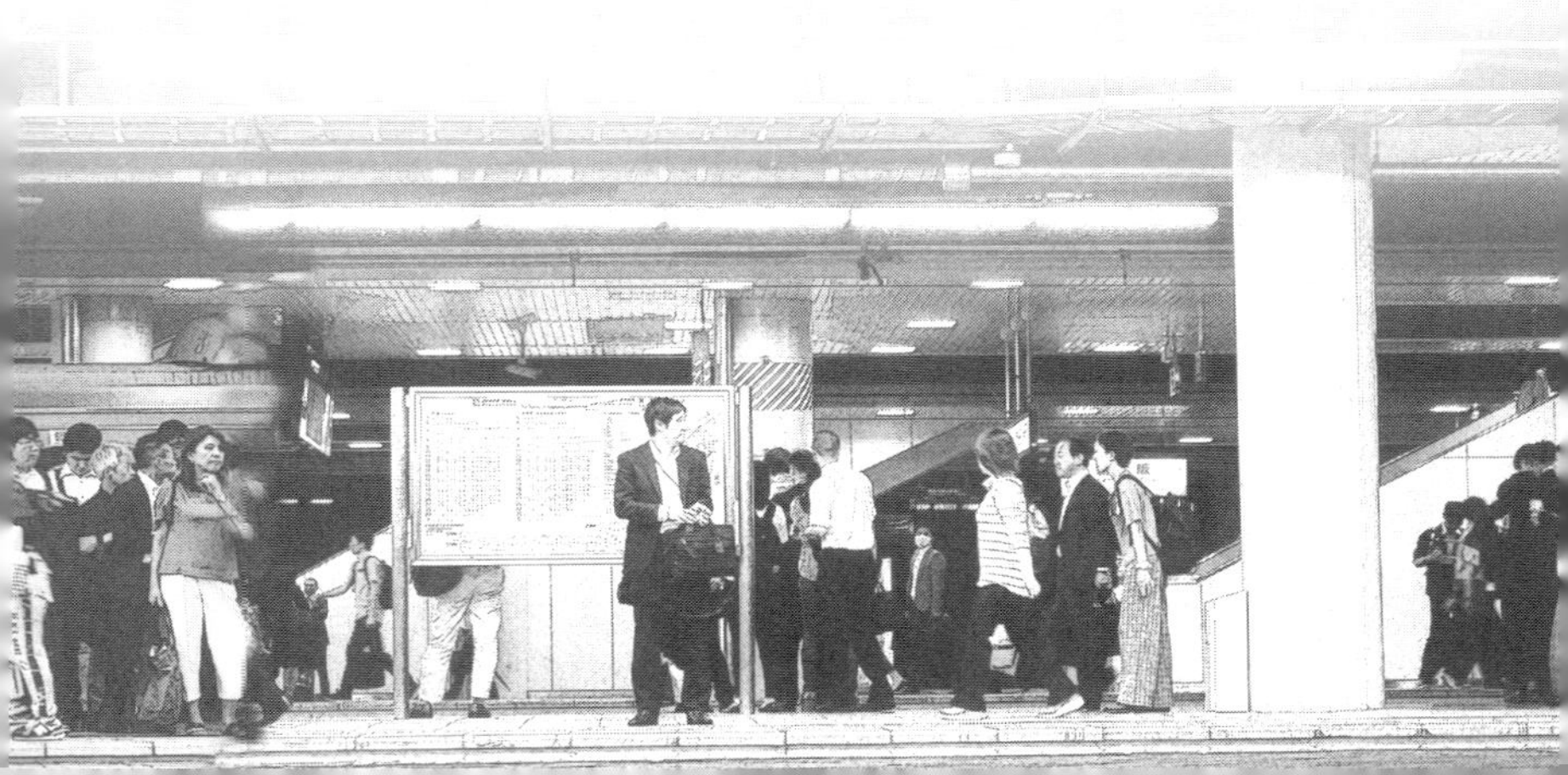

不妊、当事者の経験

日本におけるその変化20年

竹田恵子

洛北出版

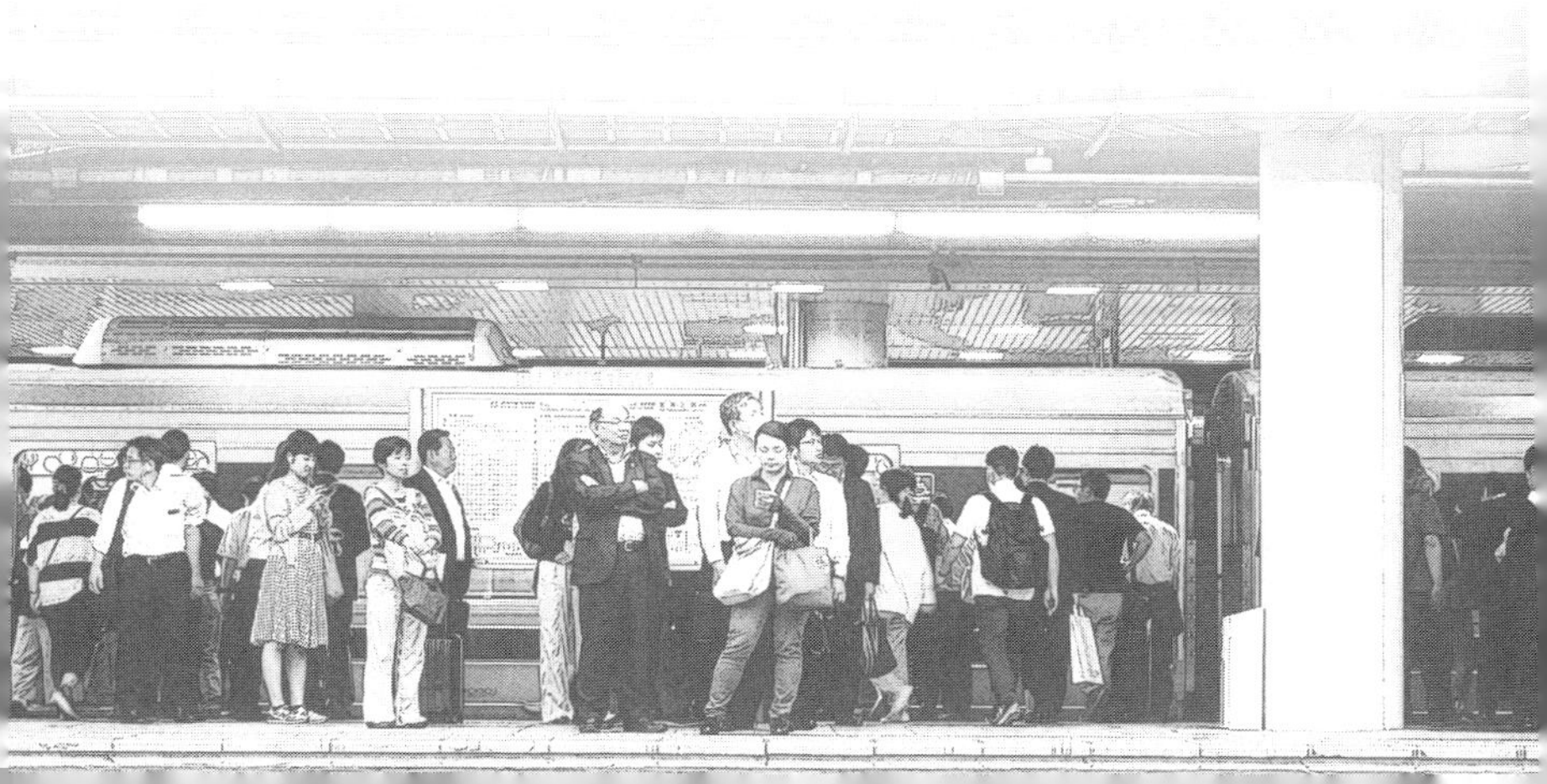

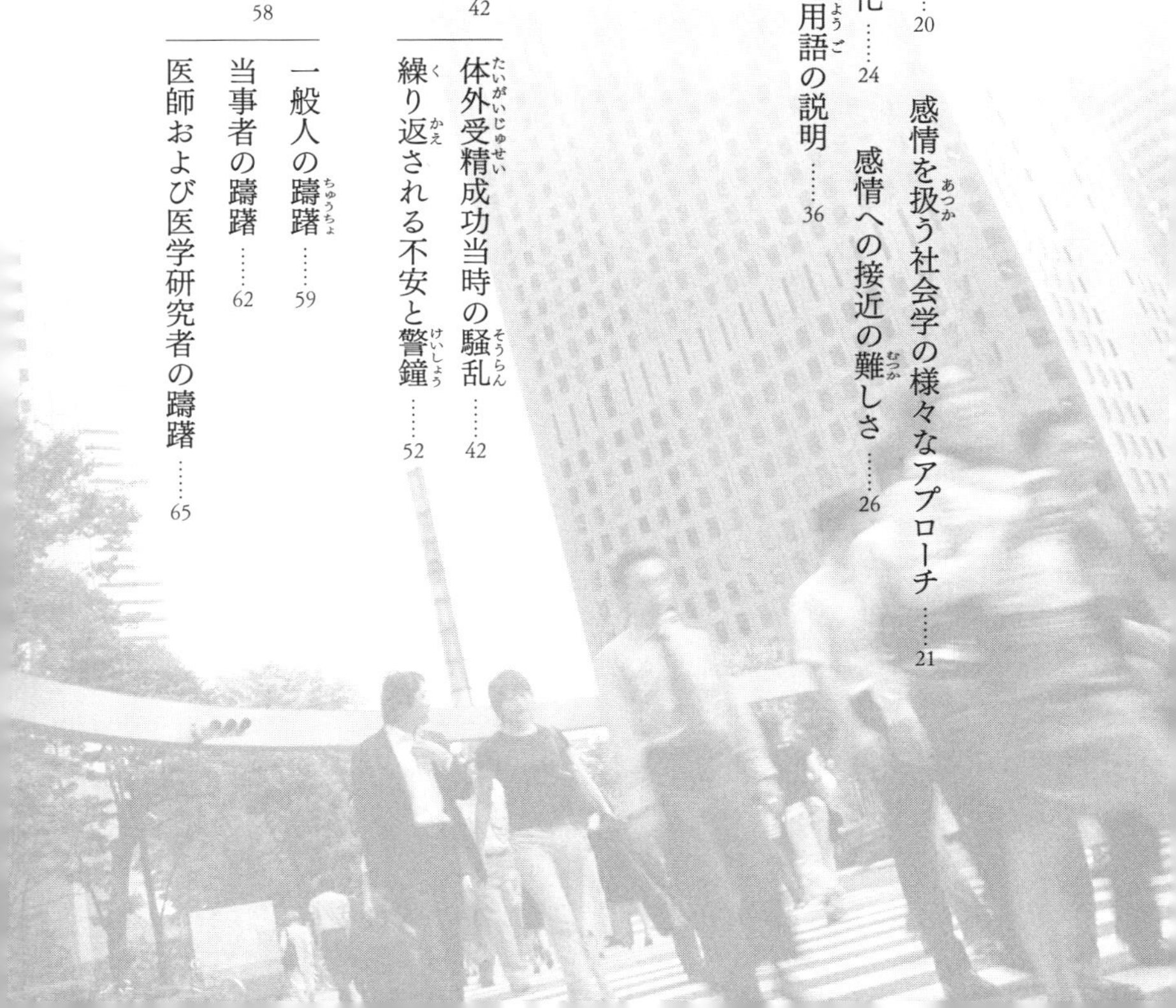

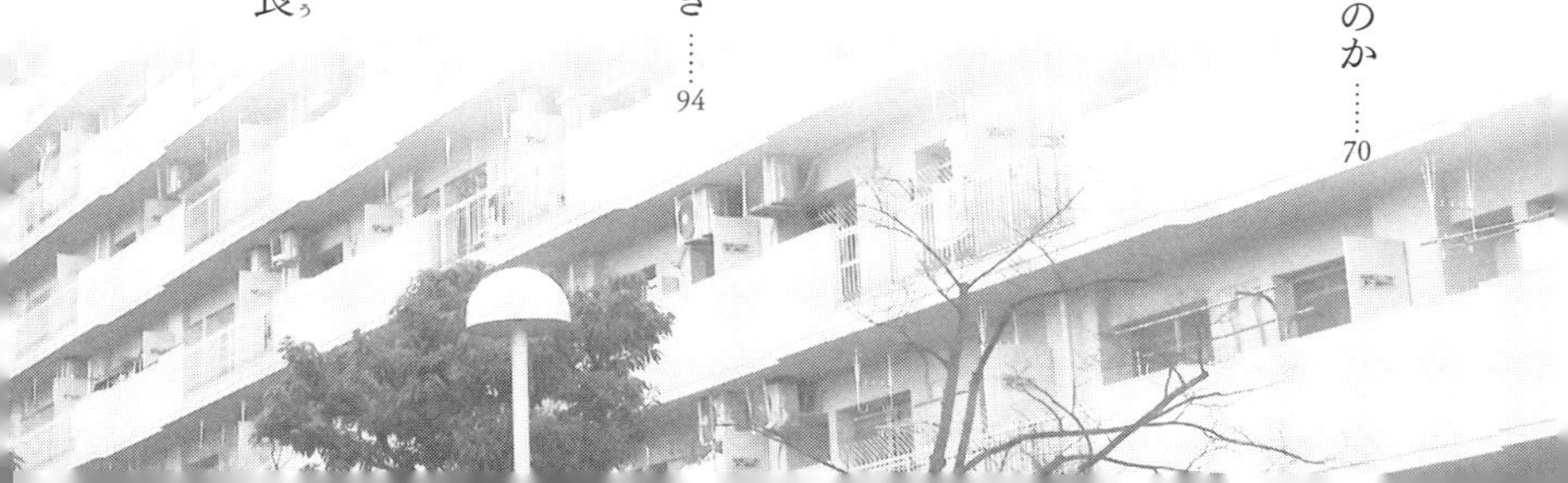

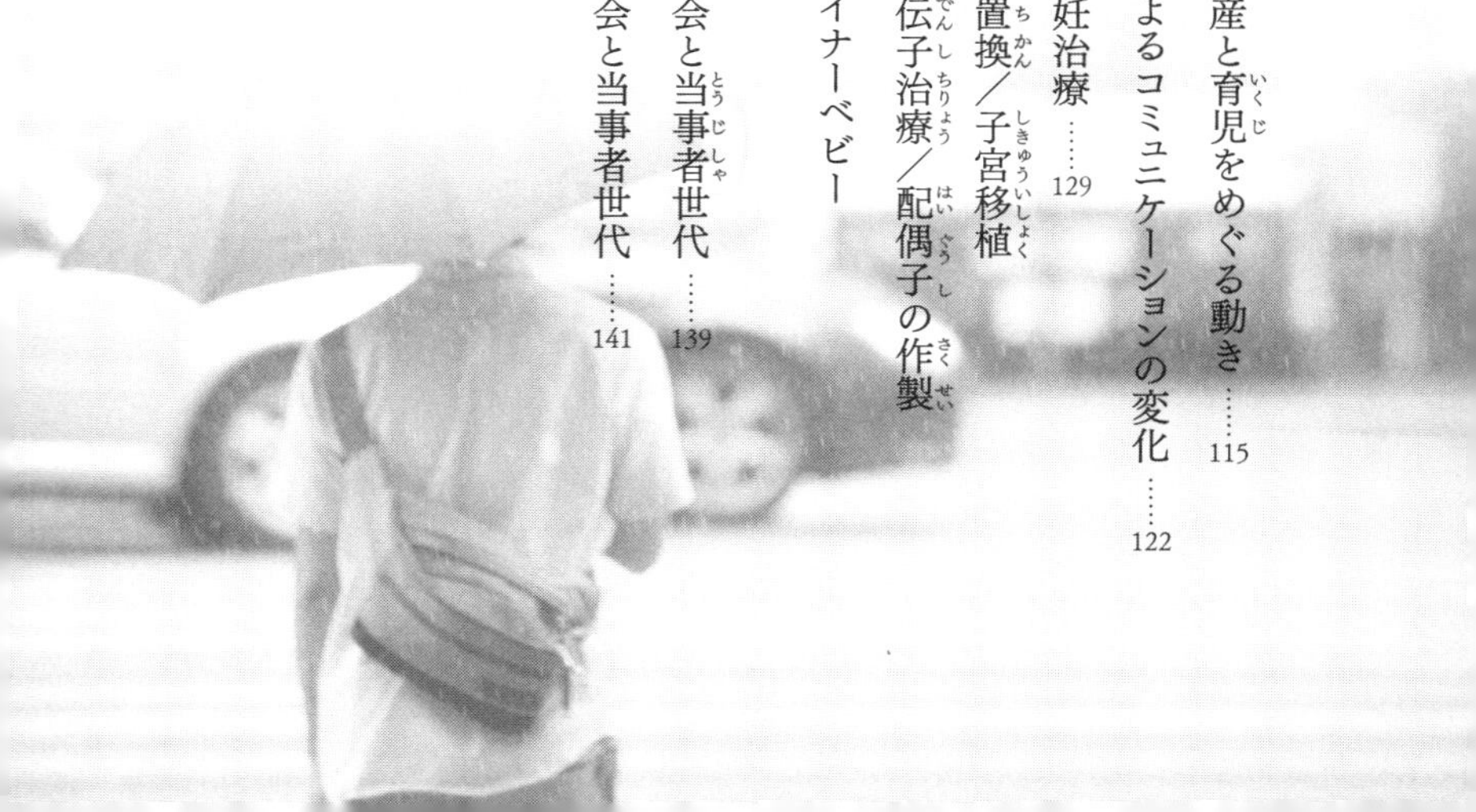

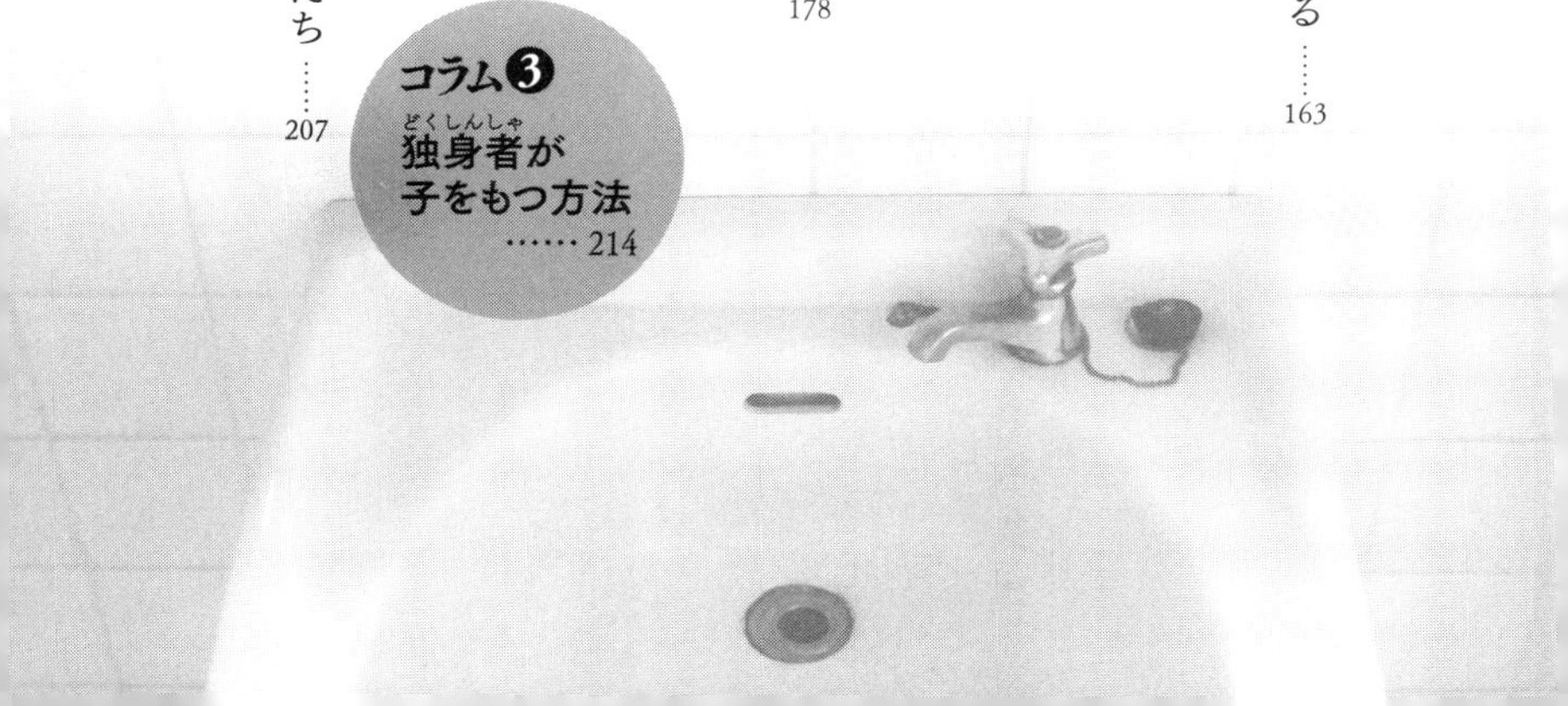

第4章 二〇二〇年代初期の当事者の意《い》識《しき》

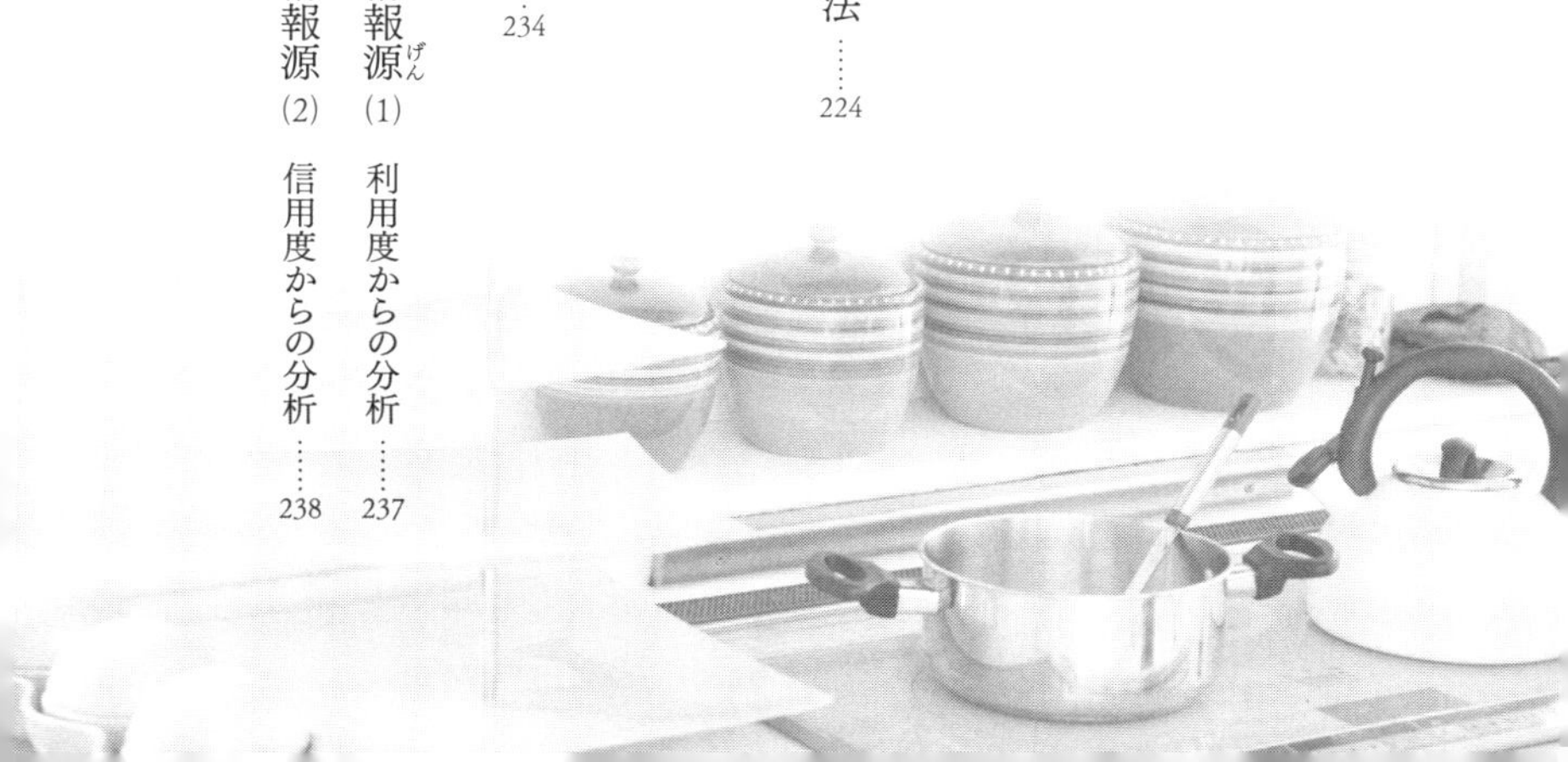

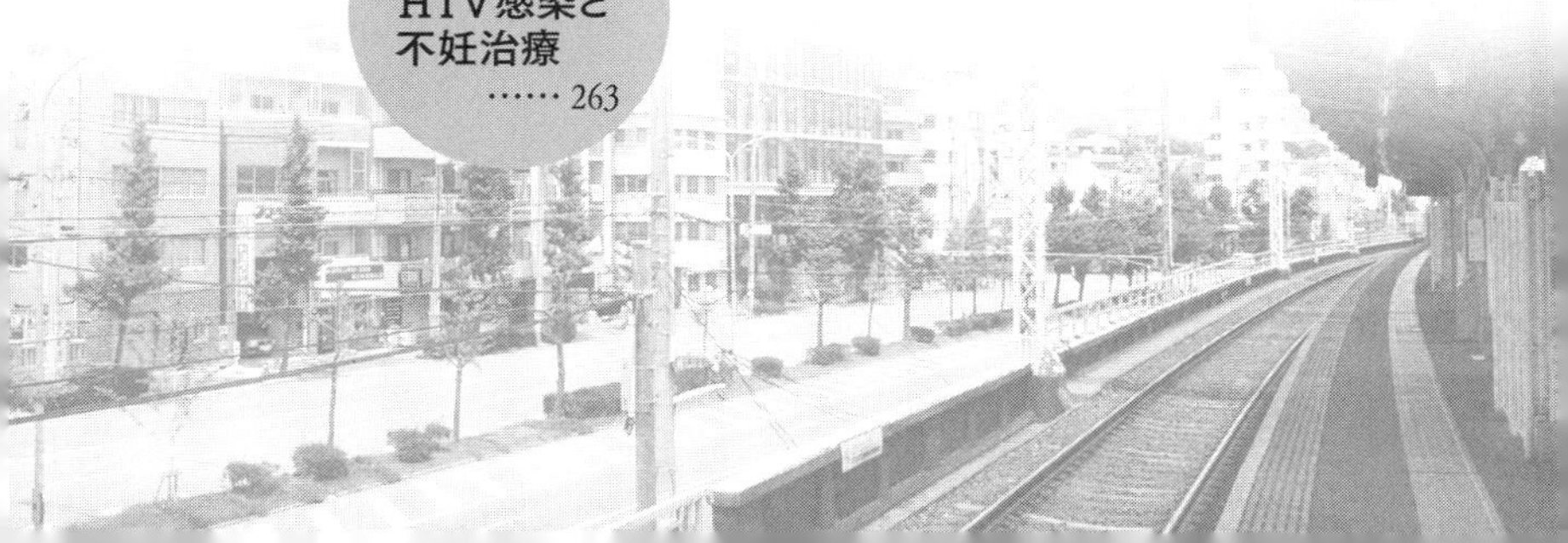

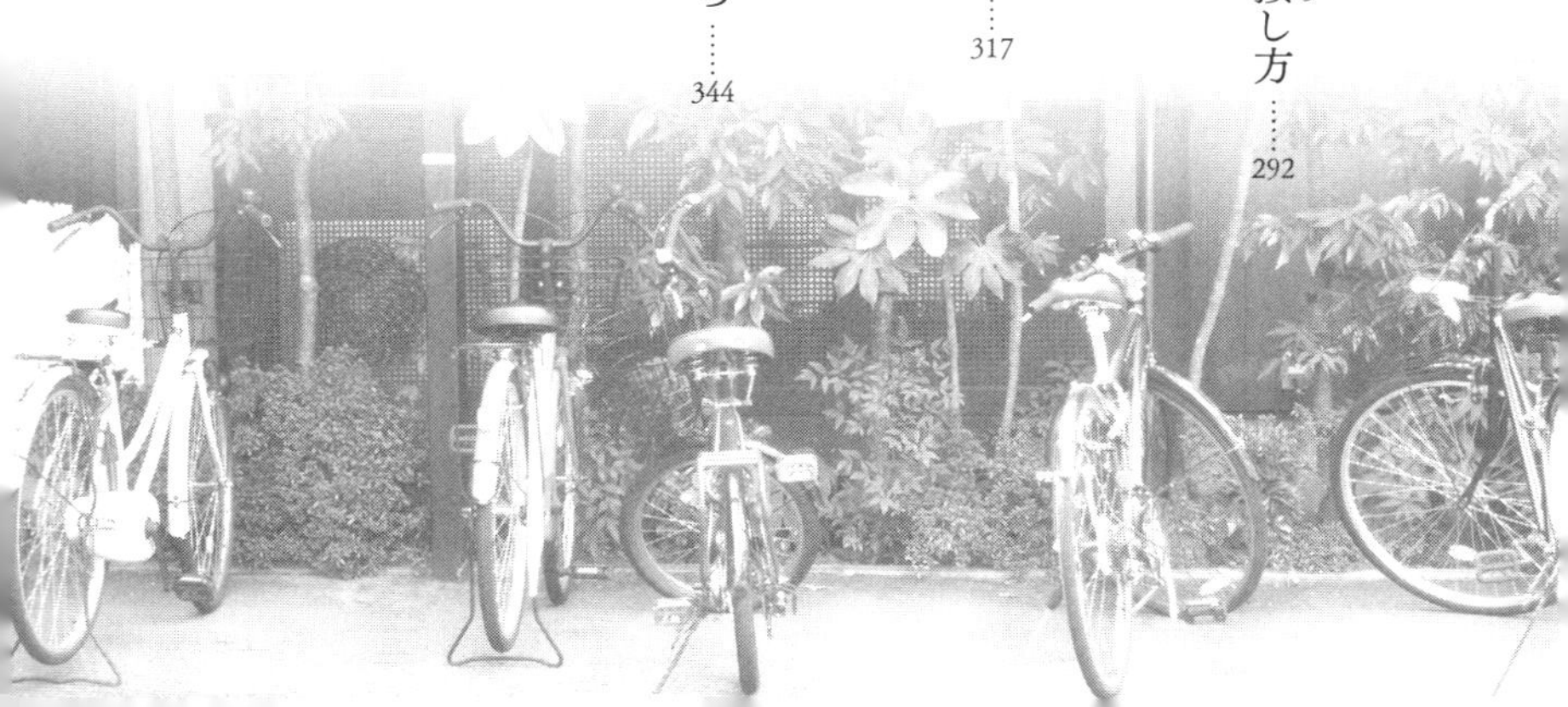

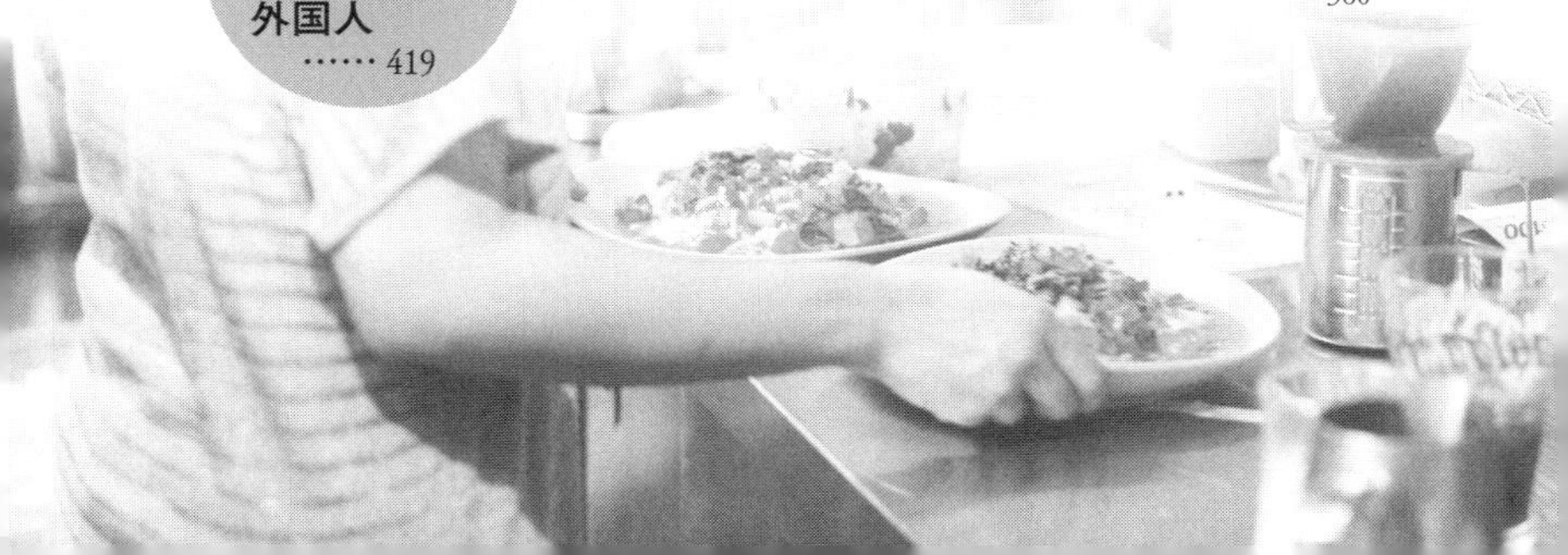

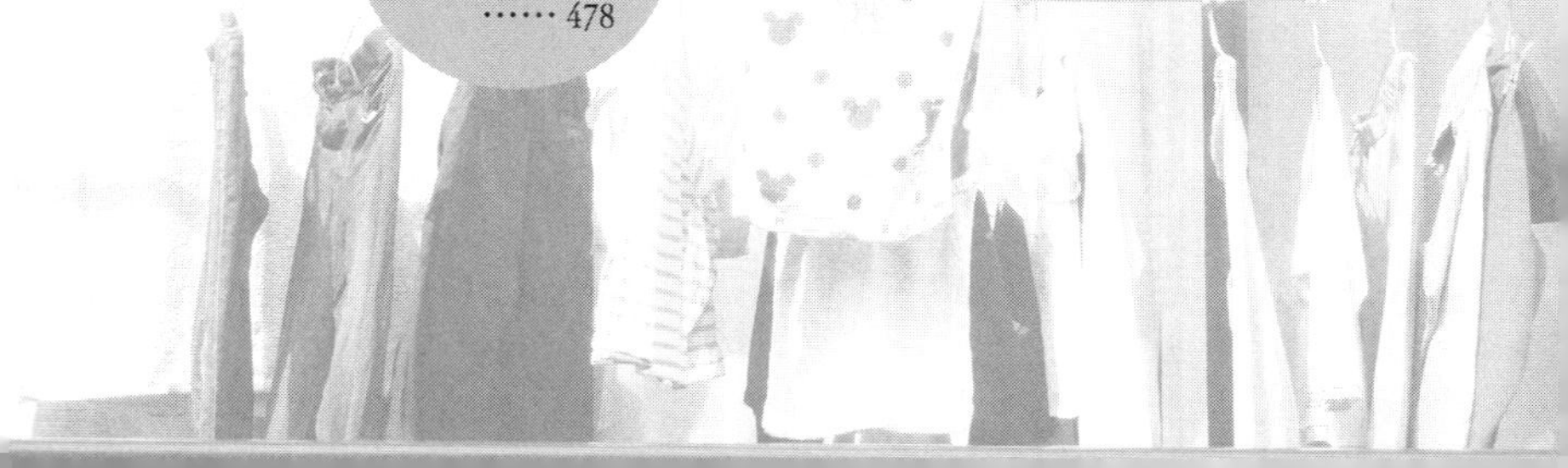

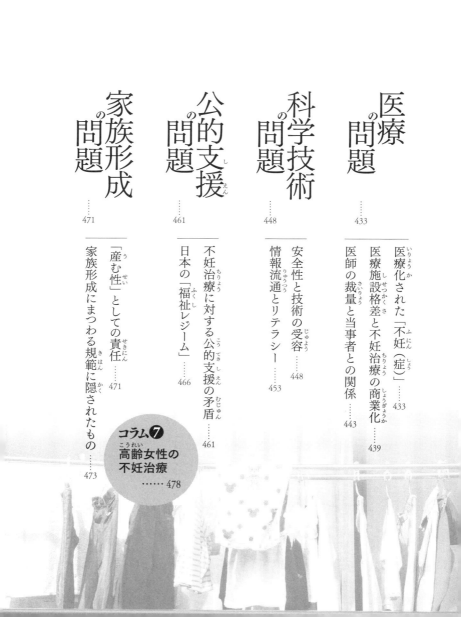

第8章

躊躇をめぐる社会的統制《とうせい》

……485

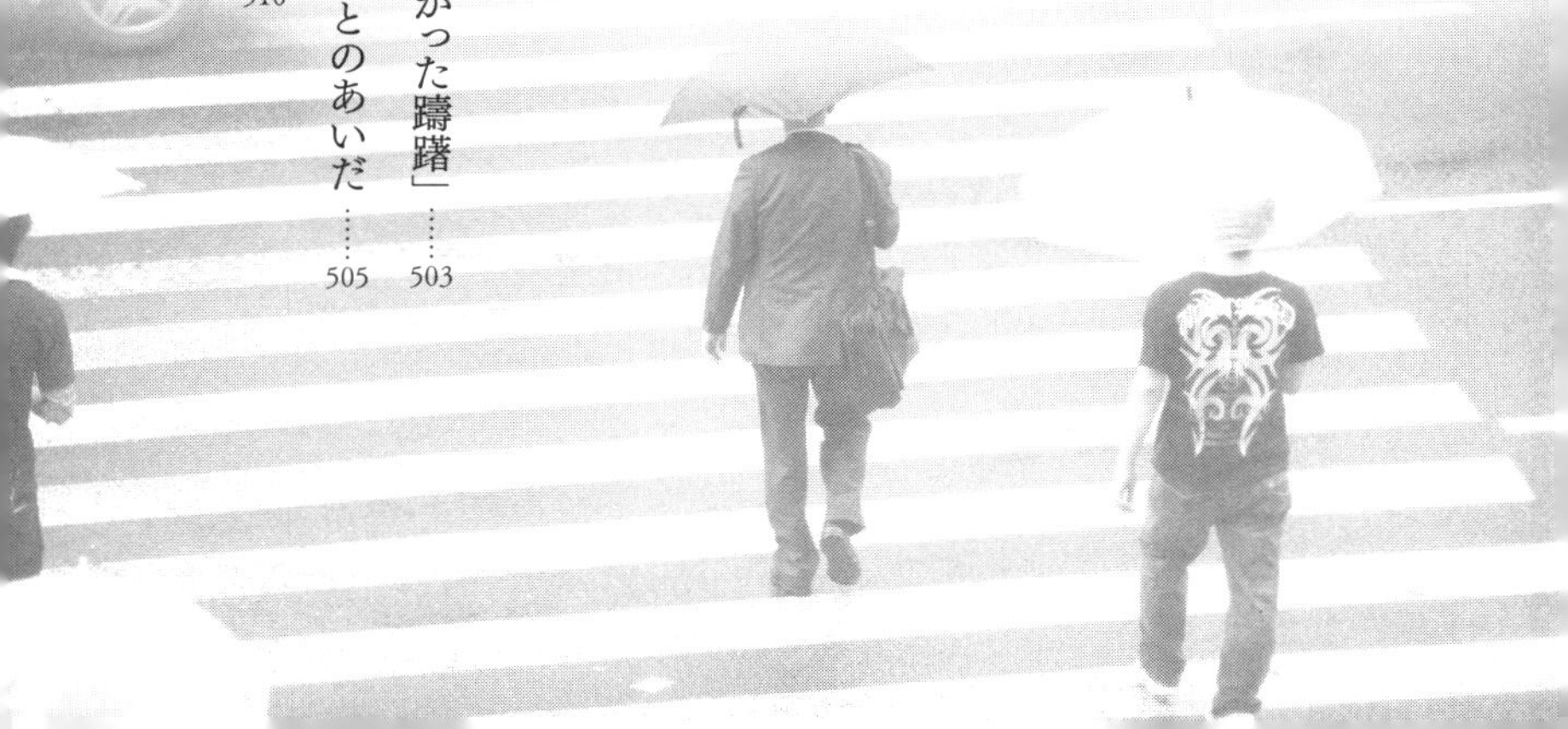

終章

これからの不妊治療と社会

本書に掲載の写真と絵は本文および登場人物とは関係ありません

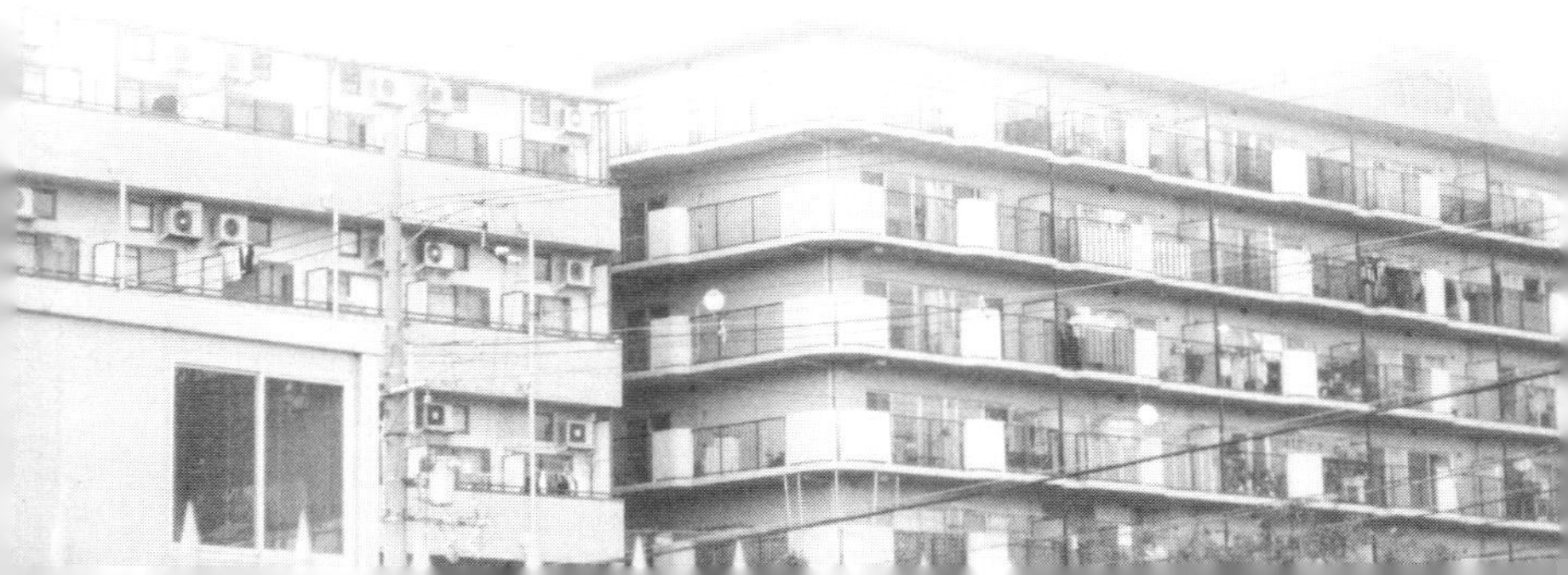

凡例《はんれい》

●引用《いんよう》または参照文献《ぶんけん》は、著者名《ちょしゃ》・発行年・頁（ページ）数を［　］で括《くく》って示し（例［竹田、二〇一八、一二三頁］）、巻末《かんまつ》の「**文献一覧**《いちらん》」に、その詳《くわ》しい書誌《しょし》情報を記しました。

●［⬇99頁］は、「本書の99ページ**以下**を参照《さんしょう》」を意味します。そのページ以下に、用語や人物についての言及《げんきゅう》があることを示しています。また、本書・巻末《かんまつ》の「**索引**《さくいん》」からも知ることができます。

●資料・文献からの引用部での［…］は「中略」を示します。

●読みにくい漢字には、よみがなルビを付しています。若い読者や、日本語を第一言語としない人をふくめた幅《はば》広い読者に、本書がむかえられるよう意図しました。

●インタビューデータの引用部《いんようぶ》で、（　）内は、データの補足《ほそく》のために著者・竹田《たけだ》が加筆《かひつ》した箇所《かしょ》です。また、〔＝　〕内は、この括弧《カッコ》に先立つデータが指す指示語《しじご》などを一般的な表現へ書き換《か》えた内容を記しています。なお、インタビューデータ内の＊印は調査者（著者・竹田）の発言箇所《かしょ》です。
なお、引用部に障害者への偏見《へんけん》や差別が含まれているように受け取れる箇所《かしょ》がありますが、不妊治療をめぐる社会全般の問題を反映《はんえい》させるため、そのまま掲載《けいさい》しました。

●**当事者**――不妊治療を利用している人びとすべてを指す、概念的《がいねんてき》な用語として扱《あつか》います。

●**協力者**――インタビュー調査やアンケート調査に協力して下さった人たちを指します。

●調査（インタビューおよびアンケート）に登場する個人名や施設《しせつ》名は、仮名《かめい》です。また、個人名の敬称《けいしょう》は略《りゃく》していますが、協力者については、それが名前であることを示すために「小川さん」というふうに表記《ひょうき》しています。

はじめに

不妊治療《ふにんちりょう》に対する「躊躇《ちゅうちょ》」というテーマは、二〇〇二年に私が医療者《いりょうしゃ》から大学生へ転身《てんしん》した際《さい》に扱《あつか》うことになったものです。ただし、不妊治療の当事者であった経験もあり、しかも、当時はまだ非常勤《ひじょうきん》の医療者として勤務《きんむ》もしていた私自身が、このテーマを選ぶことに、まさに躊躇を覚《おぼ》えずにはいられませんでした。研究対象との距離があまりに近すぎることを懸念《けねん》した私へ、大学（奈良女子大学）の指導教官だった本山方子先生は、力強い言葉を掛《か》けて下さいました。

その後、幸運なことに、研究は様々な協力者を得て、希有《けう》なデータを手にすることができました。しかし、膨大《ぼうだい》なインタビューデータとアンケート結果を前に、しばらく呆然《ぼうぜん》とする日々が続いたのです。これを研究者へ向けた学術的な成果《せいか》としてまとめるべきか、不妊治療に悩みながら毎日を過《す》ごしている当事者へ向けた内容とするのか定まらず、悩みながら執筆《しっぴつ》を始めることになりました。

もがきながら書き進めるにつれ、不妊治療に対する躊躇《ちゅうちょ》が学術的な枠《わく》におさまらず、多くの人にかかわる問題であることに気づかされました。特に本書のコラムを書くにしたがって、不妊治療が抱《かか》える問題の根《ね》っこは、典型的な不妊治療の当事者——法的な婚姻《こんいん》関係を結《むす》んだ、不妊以外に精神的、肉体的、社会経済的な問題をもたない、若くて健康な男女のカップル——以外を、不妊治療から「感情的に」排除《はいじょ》しようとする、社会のあり方なのかもしれない、と思うようになりました。

個人の自由な生き方があちこちで言祝《ことほ》がれているにもかかわらず、「こんな家族をもたねばならない」、「こんな人生を歩《あゆ》まねばならない」という強迫観念《きょうはくかんねん》に似《に》た思いに誰もが急《せ》き立てられているのが、現代の日本社会です。そして、それを実現できない者を「敗北者《はいぼくしゃ》」として緩《ゆる》やかに排除したり、これに刃向《はむ》かう者には「異端者《いたんしゃ》」［⬇後述321頁］というレッテルを貼《は》ったりして「感情的に」攻撃《こうげき》するのです。さらにやっかいなことに、私たちの社会は、「敗北者」や「異端者」として見下《みくだ》した者に対し、その感情を素直《すなお》に表出《ひょうしゅつ》させることをも許《ゆる》さず、ひたすら己《おのれ》の感情を押《お》し隠《かく》し、明るく前向きに、かつ従順《じゅうじゅん》に生きるキャラクターを演《えん》じるよう、さらなる要求を突きつけてきます。日本が、世界中から羨《うらや》まれる豊かで平和な社会だとしても、それは日本社会が作り上げてきた、うわべだけの姿でしかありません。本書の加筆《かひつ》修正を重ねるなかで、そのようなやるせない思いが募《つの》らずにはいられませんでした。

当事者たちが次の世代《せだい》へ残すものは、血と肉を備《そな》えた若者とは限りません。彼らが苦労して編《あ》み上《あ》げた「知識の貯蔵《ちょぞう》」〔⬇後述403頁〕は、無形《むけい》の財産として必ずや新しい世代へ引《ひ》き継《つ》がれていくことでしょう。そして、その知識から繰《く》り出される様々な技術《アーツ》〔⬇後述382頁〕は、子を産み、育てるという、共《とも》に感応《かんのう》〔⬇後述510頁〕しあおうとする文化社会的営《いとな》みを妨《さまた》げる、あらゆる障害を次第に克服《こくふく》していくのではないでしょうか。

そうなることを強く祈念《きねん》しつつ、本書を執筆《しっぴつ》しました。少しでも多くの、次世代の健《すこ》やかな成長を願う人たちのもとへ、本書が届きますように。

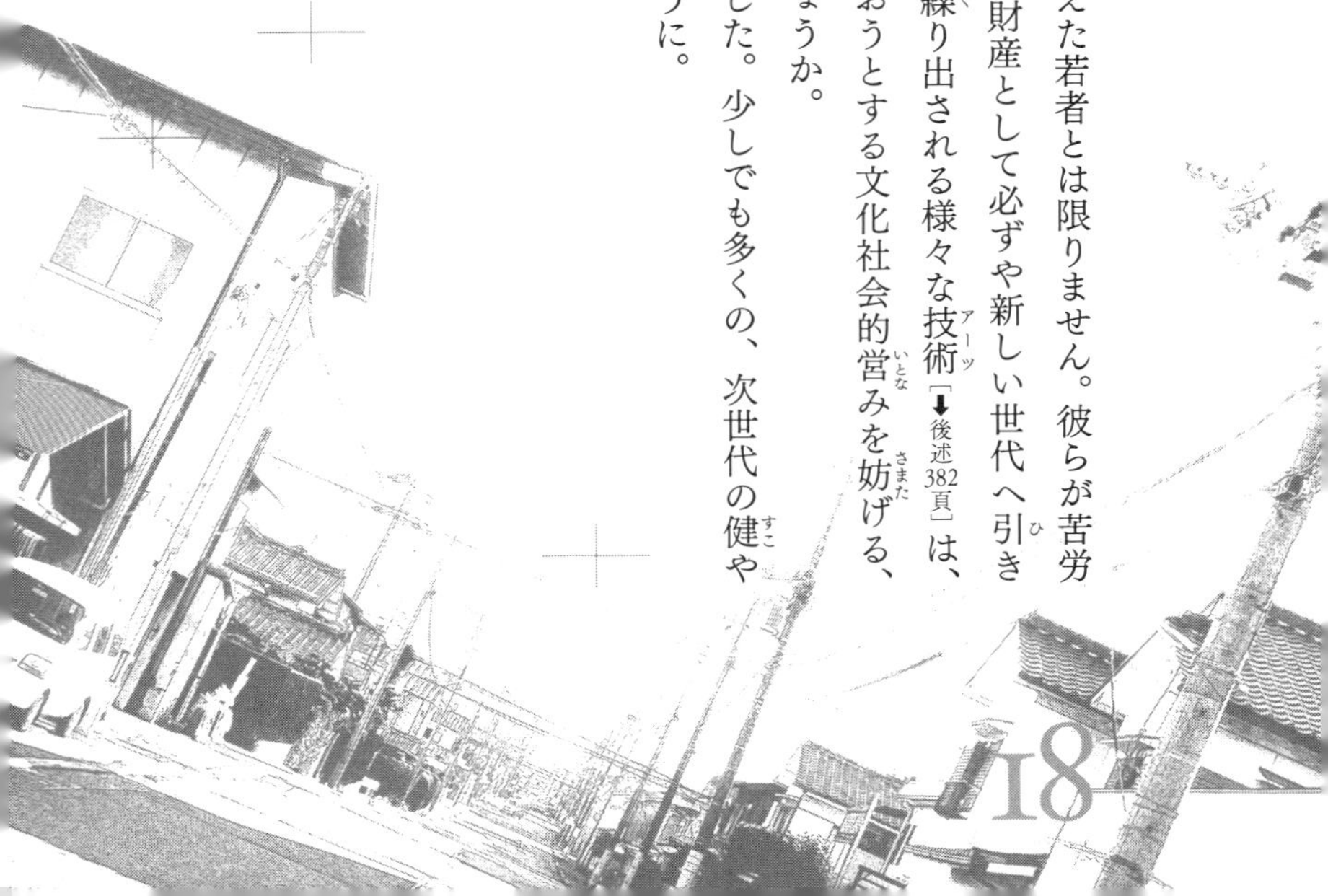

序章

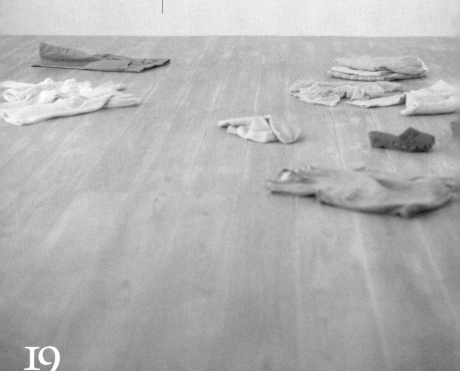

不《ふ》妊《にん》治《ち》療《りょう》に対する感情

この本を手に取って下さったあなたは、不妊治療《ふにんちりょう》について、どのような思いをもっておられるでしょうか。まったく関心のない方《かた》がこのページに目を落としていることはないと思いますので、おそらく、なんらかのかたちで不妊治療にかかわったり、興味をもたれたりされた方が読んで下さっているのだと思います。

体外受精《たいがいじゅせい》が登場して以来、不妊治療は普及《ふきゅう》してきました。近年では結婚が決まってすぐに不妊治療を始めるカップルもいるようです。昔と比べ、不妊治療の敷居《しきい》が低くなったのは間違いないようです。しかし、そんな当事者でも、不妊治療を実際に始めるとなると少なからず困惑《こんわく》や不安、恐怖、迷《まよ》いなどの様々な感情を経験します。そして、不妊治療に対するこのような感情的反応は、体外受精が日本に登場した当初に日本中に湧《わ》き起こった反応でもあったのです。

不妊治療へのこのような反応は、何が原因で起こったのでしょうか。そして、不妊治療が普及していくなかで、このような感情的反応はどうなっていったのでしょうか。本書は不妊治療に対する躊躇《ちゅうちょ》を社会学の視点から分析しますが、その出発点は以上のような、たいへん素朴《そぼく》な疑問から発《はっ》せられたものです。

不妊治療に対する様々な感情的反応を総称《そうしょう》して、本書では「躊躇《ちゅうちょ》」として表現していきたいと思います。躊躇とは、何かをすることに対して心が定《さだ》まらず、行動に移《うつ》せない状態を指します。人が何かをすることに思い悩んだり、尻込《しりご》みしたりすることも、躊躇《ためら》いがあるからですし、その躊躇いの元《もと》には必ず感情があって、行動にブレーキを掛《か》けていると言えるでしょう。不妊治療を受けたことのある人ならば、これまでの治療のなかで何かしら迷った経験をもたれたと思いますので、この「躊躇」という言葉は難《むつか》しいものの、しっくりくるのではないでしょうか。

この躊躇を扱うにあたり、本書では、躊躇の元にある感情が社会とかかわりがあると考えます。といってもぴんとこない方《かた》が大半だと思いますので、ここで感情と社会の関係について議論されている主な考え方を紹介したいと思います。以下は社会学の専門的な内容がかかわってきますので、興味のない方は読み飛ばしてくださってかまいません。

感情を扱う社会学の様々なアプローチ

感情を社会学的見地から専門的に扱《あつか》おうとする試みは、すでに三〇年以上の歴史を重ねています。[1] たとえば、感情の構造《こうぞう》理論では、感情が生起《せいき》する原因を、その個人が置かれる社会的な地位や権力から説明します。興味深いのは、この理論では、周囲の人びととの連帯《れんたい》を育《はぐく》んだり損《そこ》ねたりするものとして、感情を扱う点です。例えば、ある人がそろそろ係長に昇進《しょうしん》させてもらえるのではないかと期待しているときに、上司《じょうし》から昇進の話をされると、喜びと感謝の気持ちをもつと考えられます。そして、そんな部下の様子をみた上司もうれしい気持ちになるでしょう。逆に、昇進の話を一向《いっこう》に上司がしてくれない場合、部下は上司に対して不満と不信感を募《つの》らせていきます。そんな部下から向けられる否定的な感情は、上司に不快な思いを抱《いだ》かせるのです。このように、地位や権力をめぐる感情は、関係者の連帯《れんたい》を強めたり弱めたりします。

　こうみると、人びとの繋《つな》がりのなかで感情が果《は》たす役割は、大きいと言えるでしょう。特に、ある程度の持続《じぞく》した感情は、活力を与えもしますし削《そ》ぎもします。たとえば、ある人気アーティストのコンサートでファンが応援の歓声《かんせい》を同時にあげたり、歌《うた》をうたったりすることは、その場を共有するすべての者に大きな喜びを与えると同時に、一体感をもたらします。そして、感情を通して繋がりあうファンがいてこそ、アーティストは音楽活動を継続できるのです。感情の相互作用論では、このような持続した感情を介《かい》した人びとの繋がりに着目《ちゃくもく》し、これが社会を動かす力になると考えます。

　ただし、世の中には、もっと長い時間のなかで、人びとに共有されつづける感情もあります。たとえば、愛情は生まれたときから両親や家族の関係を通して育《はぐく》まれ、友人や恋人との繋がりのなかで、さらに深みのあるものへと成熟《せいじゅく》していきます。注意すべきは、このとき周囲と交《か》わす感情の遣《や》り取《と》りは、文化的にふさわしい規則、つまり「感情規則《きそく》」のもとで行なわれているということです。ゆえに、子どもの頃に周囲と適切な関係を結ばず、正しい「感情規則」を学ばないまま大人になれば、わき起こった感情を正しく処理できないだけでなく、生じた感情の意味がわからないまま翻弄《ほんろう》されるばかりの大人になってしまうこともあります。このように、感情を文化的な規範《きはん》から理解しようとするのが感情の文化理論です。

興味深いのは、感情の文化理論が生理的な感情を軽《かろ》んじ、社会的な感情のみを偏重《へんちょう》しているわけではないという点にあります。たとえば、手違《てちが》いで頼んでいない料理を運んできたウエイターに対して激《はげ》しく怒《いか》りをぶつけるよりも、ウエイターに恥《はじ》をかかせないよう気を配《くば》りながら、間違いを指摘するだけのほうが周囲に好印象を与えます。人は感情を文化社会的に発達させ、暮らしの糧《かて》(感情資本《しほん》)にします。つまり人は、生理的な感情と社会的な感情の両方をもち、これらをその場その場にふさわしいかたちで表《あらわ》すよう、社会のなかで期待されているのです。

このような感情の理解は、生理的というよりも社会的と言えるものです。そして、感情をめぐる人びとの営《いとな》みは、その感情を生起《せいき》させた対象を社会的に受《う》け容《い》れるか否《いな》かに関する個人レベルでの査定《さてい》でもあるのです。本書のテーマに惹《ひ》きつけるなら、不妊治療に対する躊躇《ちゅうちょ》をどう解釈し、どのように表現するかによって、その当事者は不妊治療の社会的受容《じゅよう》に意図せずにか

1——感情社会学には、構造理論、文化理論のほかにもさまざまな社会学者が、独自の理論を展開しています［Turner & Stets, 2005＝二〇一三］。

かわっていることになります。さらに、当事者たちのこのようなミクロな営《いとな》みの集積《しゅうせき》は、いずれ不妊治療《ふにんちりょう》がどのように社会に受《う》け容《い》れられるべきかを決める重要な鍵《かぎ》となっていくことが予想されます。当事者の不妊治療に対する躊躇から、不妊治療の普及《ふきゅう》を吟味《ぎんみ》する意義《いぎ》をおわかりいただけたでしょうか。

一〇年を隔《へだ》てた躊躇の変化

本書では不妊治療に対する躊躇《ちゅうちょ》が様々な感情から生じていることを踏まえ、これを文化社会的営《いとな》みとして扱《あつか》うことにします。しかし躊躇をそのような前提で扱うならば、もう一歩踏み込んだほうがよい課題があります。それは、時代の変容《へんよう》による躊躇の変化です。不妊治療は三〇年の歴史を歩みながら、少しずつ現在のような普及《ふきゅう》に至《いた》りました。しかし、この三〇年間に日本社会は変わりましたし、不妊治療を受ける当事者も世代がかわりました。体外受精《たいがいじゅせい》［後述➡37頁］によって世界で初めてこの世に生を受けた英国のルイーズ・ブラウン（本書では敬称《けいしょう》を略します）は二〇〇六年に男児を出産していますが、ルイーズが生まれた一九七〇年代後半と現在では、体外受精に対する当事者の捉《とら》え方《かた》はずいぶん違ってきていることは想像に難《かた》くありません。同様に、日本初の体外受精は一九八三年ですので、日本人の不妊治療に対する躊躇も変わってきているでしょう。

不妊治療に対する躊躇《ちゅうちょ》に迫《せま》りたいと考えるとき、時代の変化も視野に入れることで新しいものがみえてきます。それは、時代によって異なる躊躇があることと、時代を超えても変わらない躊躇があることです。そして時代によって異なる躊躇が社会のどのような変化とリンクしているかを調べることで、不妊治療の普及《ふきゅう》の行方《ゆくえ》を予想することができます。たとえば、二〇〇〇年代初期では、不妊治療において月経周期《げっけいしゅうき》をコントロールすることや、内診台《ないしんだい》に乗らざるを得ないという状況に対して強い躊躇が現《あらわ》れていたのですが、二〇一〇年代初期では、そのような躊躇を感じる当事者は大きく減っていました。一〇年のあいだに生じたこれらの躊躇の減少が何に起因《きいん》しているかは、当事者たちが生きてきた日本社会の相違《そうい》から考察する必要があるでしょう。一方で、不妊治療による生命への介入《かいにゅう》や不妊治療にともなうリスクなどに関しては、二〇〇〇年代初期、二〇一〇年代初期を通じて、当事者に同じような躊躇が生起《せいき》しています。この一〇年間に変わらない躊躇については、この一〇年間で変わらなかった社会的要因《よういん》を探る必要があります。

詳細《しょうさい》は本論に譲《ゆず》りますが、このような時代の変化を検討の軸《じく》に加えることで、不妊治療における躊躇の内容を、より深く検討することができます。そのため本書では、二つの時代（二〇〇〇年代初期と二〇一〇年代初期）に不妊治療を受けた当事者の躊躇を扱います。

感情への接近の難しさ

ところで、「躊躇《ちゅうちょ》」という課題に取り組むとき、直面する大きな問題があります。それは、当事者の躊躇を生み出している感情をどのように捉《とら》えるかという、素朴《そぼく》かつ技術的な課題です。そもそも人間の感情はいくつあるのでしょうか。否《いな》、その前に感情を正確に分類することなどできるのでしょうか。このような疑問が湧《わ》くほどに、感情を把握《はあく》しようとすると暗闇《くらやみ》に呑《の》み込まれていきます。これは誰しも同じだったようで、清水真木《しみずまき》によると、特に一七〜一八世紀の哲学者は感情の名称を蒐集《しゅうしゅう》し、これを細かく分類、整理することに力を注《そそ》いだようです［清水、二〇一四］。そして現在までに様々な研究者が、人間が普遍的《ふへんてき》にもっているとされる感情――専門的には「原基《げんき》感情」と言います――の分類に挑戦しています（**表0－1**）［Turner & Stets, 前掲書］。

しかし、このような分類作業は、感情を捉《とら》えるうえで避《さ》けて通れないようにみえて、実際のところは無意味な作業のように思えてなりません。清水も「素朴《そぼく》な常識に従うなら、このような（感情の分類）作業に関し完成などというものはありえぬように思われます。私たちが現実に体験する感情は、かぎりなく多様であり、すべてが名《な》を持つわけではないからです」と述べて

表0-1　**原基感情の分類例**

	低度の激しさ	中度の激しさ	高度の激しさ
満足 - 幸せ	安　心	気持ちのよい	喜　び
	陽気な	弾むような	無上の幸せ
	うららか	友情のこもった	狂　喜
	満たされた	好意的	得意満面
		楽しい	意気揚々
			歓　喜
			ぞくぞく
			うきうき
反感 - 恐れ	気がかり	危　惧	恐　怖
	ためらい	狼　狽	戦　慄
	気乗りしない	不　安	苦　悶
	はにかみ	怯える	
		びっくり	
		うろたえ	
		恐　慌	
不平 - 怒り	いらいら	不　快	嫌　気
	動揺した	失　望	根強い嫌悪
	じれる	けんか腰	むかつき
	気に病む	好戦的	憎　悪
	かき乱す	敵対的	遺　恨
	恨めしい	憤　り	毛嫌い
	苦々しい	敵　意	極度の敵意
	そそる	攻撃的	憤　慨
		肝をつぶす	憤　怒
			荒れ狂う
			痛　憤
			激　怒
			悲　憤
失望 - 悲しみ	がっかり	落　胆	悲　痛
	意気消沈	悄　然	心身の激痛
	元気のない	鬱ぎ込み	失　望
		諦　め	激しい苦痛
		悲観的	愕　然
		心　痛	心　痛
		気力喪失	気力喪失

註｜［Turner & Stets, 2005=二〇一三］の表1-2より

います［前掲書、一一四～一一五頁］。ということは、当事者の躊躇《ちゅうちょ》を捉《とら》えようとするとき、これを生み出す感情には名もなく、個性的なものが数限りなく存在するという事実にぶつかることになります。

さらに、このようなつかみどころのない感情を社会学的に捉えようとするとき、唯一《ゆいいつ》アプローチ可能な方法としてあげられるのが、「嬉《うれ》しい」「悲しい」といった、感情経験を表現する感情語《ご》への着目《ちゃくもく》です。しかし、感情語から感情を検討することは、感情語にならない感情を切り捨てることを意味します。これでは、言葉にしにくいという、感情本来の特徴を無視する暴力的な接近になりかねません。このままでは感情を捉えるための入り口に立つことすらできないのです。感情社会学では、このような感情への接近の困難を乗りこえるため、議論を重ねてきました。そしてその突破口として提出されたのが、感情を文化社会的につ、く、り、出、さ、れ、た、も、の、と考える方法でした。

感情が社会的に生み出されたものであるという認識に立つことで、事態は大きく変化します。当事者の感情だけに目を向けるのではなく、感情を取り巻く文化や社会も検討の俎上《そじょう》にあげることができるのです。そして、不妊治療が普及する過程で躊躇がどのように変化していったかという問いに対しても、このような視点は有効です。なぜかというと、時間の経過《けいか》による社会の変化が当事者の躊躇に影響を与えたと考えることができるからです。

以上を踏まえ、やっと当事者の躊躇《ちゅうちょ》へアプローチを開始することができます。躊躇を検討するため、本書では、当事者の躊躇を取り巻く文化社会的要因《よういん》も分かちがたい一連《いちれん》のものとして視野《しや》に入れます。これが、感情は社会的なものであるという本書の大前提から辿《たど》り着いた、必然的かつ有効な立場だと考えます。そしてこのような立場をわかりやすく表《あらわ》し、かつ、当事者の躊躇を可能な限り読者へ伝えるため、本書では、調査に協力してくださった協力者の話をたくさん引用しています。望むらくは、二〇〇〇年代初期と二〇一〇年代初期に不妊治療《ふにんちりょう》を受けた当事者たちの息づかいまでも感じていただければ幸いです。

ゆえに、不妊治療への躊躇に関するエスノグラフィーとして、本書を位置づけることも可能だと考えています。人類学を発祥《はっしょう》とするエスノグラフィーは、計量的調査法の還元《かんげん》主義的な姿勢へのアンチテーゼとして発展し、社会現象そのものを成立させている状況に立ち返ったうえでなされる詳細《しょうさい》な記述を元《もと》に分析されます［社会調査協会、二〇一四］。つまり、当事者が日々を営《いとな》む状況を、上空から見わたすのではなく、地べたからつぶさに見ていく方法です。本書も、六〇名の協力者による豊富《ほうふ》な証言のみならず、計量的調査の強みも一部取り込んで、不妊治療への躊躇《ためら》いを生み出す感情へ接近を試みています。そしてこの接近は、あえて仮説《かせつ》（見立て）をあらかじめ設定しないままに始めているという特徴があります。

自然科学で採用されることが多い仮説検証《けんしょう》型の研究はその名の通り、最初に設定した仮説を検証します。たとえば、「不妊治療への躊躇は、不妊治療が身体的苦痛をともなうからだ」という仮説を立て、これが正しいか否《いな》かを探るというものです。しかしそのようなアプローチは、そもそも不妊治療《ふにんちりょう》に対する躊躇が、何を原因に生じているかわからない状況では役に立ちません。もちろん身体的苦痛も不妊治療に対する躊躇の原因であることは考えられますが、それ以外にもたくさん躊躇《ちゅうちょ》の原因があることが予想できますし、そのなかで身体的苦痛はそれほど大きな躊躇の原因ではないかもしれません。つまり、不妊治療への躊躇に関しては、なんらかの仮説を立てようにも立てられないのです。

ゆえに本書では、協力者（当事者）の実際の話のなかに生じている「躊躇らしきもの」を取り出すことから始めています。分析の過程で、その「躊躇らしきもの」を分類し、同類《どうるい》と考えられるもの同士をまとめ、互いの関連を検討しながら、不妊治療に対する「躊躇」を文化社会的要因《よういん》も絡《から》めたかたちに整えました。これが第3章と第5章に掲《かか》げた概念図《がいねんず》です［⬇後述208頁・345頁］。

そのため、本書で現《あらわ》れた不妊治療に対する躊躇は、本書の調査に協力してくれた六〇名の当事者の話から導《みちび》き出した一つの仮説です。しかしこの仮説は、当事者の経験から導き出されたリアルな現実と感情を、読者の皆さんへ届けてくれると思います。そして、不妊治療に対する当事者の躊躇が、実は私たちすべてが抱《かか》える生きにくさや辛《つら》さにも根ざしていることに気づいていただけることを、願ってやみません。

本書の構成

不妊治療を受けるにあたって当事者が直面する躊躇《ちゅうちょ》は、私たちの文化社会的な要因《よういん》と絡《から》みあって生まれているものです。そして、この躊躇の原因を探り、時間的変化も視野に入れた解明を本書では試《こころ》みていきたいと思います。

そのためまず第1章の前半で、不妊治療に対する躊躇が、日本社会のなかでこれまでどのように現《あらわ》れてきたかを概観《がいかん》します。特に、世界で初めて体外受精《たいがいじゅせい》による出産が成功した一九七八年以降、次々と登場する新奇《しんき》な生殖《せいしょく》技術によって、社会的な躊躇が繰り返されたことを振り返っておきます。その後、不妊治療の受容をめぐる先行研究を概観《がいかん》し、当事者の躊躇へどのような方法でアプローチするかを述べていきます。そのため第1章の後半は専門的な議論になりますので、関心のない方《かた》や当事者の声に早く触れたいという方は、つづく第2章も飛ばして第3章へ一気《いっき》に進んでください。

第2章では、不妊治療に対する躊躇を検討するために選ばれた二つの時代（二〇〇〇年代初期と二〇一〇年代初期）の世相《せそう》的特徴を整理します。なかでも未婚率《みこんりつ》の上昇と出生率《しゅっしょうりつ》の低下に始まり、子育てが難《むつか》しい環境とそれを支援《しえん》する社会的資源《しげん》の乏《とぼ》しさが、二つの時代を通してより顕著《けんちょ》になっていく様子は、当事者の躊躇《ちゅうちょ》を理解するうえで注目に値《あたい》します。また、二〇〇〇年代初期に兆《きざ》しがみえ始めた情報通信技術の開花《かいか》が、二〇一〇年代初期には隅々《すみずみ》にまで行き渡り、不妊治療《ふにんちりょう》に関する情報収集のあり方に、変化が訪《おとず》れ始めたことも取り上げます。

第1章と第2章で背景を固《かた》めたのち、第3章からは、当事者の話を取り上げながら、具体的な不妊治療への躊躇を検討していきます。まず第3章では、二〇〇〇年代初期に不妊治療を受けていた当事者の躊躇を検討し、第4章と第5章で二〇一〇年代初期の当事者の躊躇を扱います。ただし第4章は、二〇一〇年代初期に不妊治療を受けていた当事者の躊躇を、アンケート調査から検討しています。このような計量《けいりょう》的分析によって、年齢や学歴、世帯《せたい》収入といった、不妊治療を受けている当事者の特徴や、彼ら・彼女らの置かれる社会的状況の一端《いったん》も知ることができます。特に、二〇一〇年代初期に普及《ふきゅう》が一段落した情報技術の発展によって、当事者が受けたであろう影響は、第5章の当事者の話を理解するうえでたいへん役立ちますし、二〇一〇年代初期における当事者の倫理《りんり》的な躊躇が短期間で消失《しょうしつ》する様《さま》を描き出せたのは、計量的分析ならではの成果です。

二〇〇〇年代初期と二〇一〇年代初期の協力者の話をみたあとで、第6章は、当事者による不妊治療の躊躇への対処法《たいしょほう》を明らかにします。様々な躊躇に悩まされていた協力者が、それでも不妊治療をつづけるにはそれなりの努力が必要でした。彼ら・彼女らの努力は、当事者独自

目次

の「知識の貯蔵《ちょぞう》」を潤《うるお》し、「素人《しろうと》」ならではの「技術《アーツ》」を生み出しました。それらは当事者による感情管理の営《いとな》みのひとつであり、そのユニークな側面は驚くべきものです。しかも、この当事者独自の感情管理は、不妊治療の現場で新しい当事者へと伝達されていくのです。なお、この対処法、すなわち感情管理の技法についての理論的な考察は、後の第8章に譲《ゆず》っています。

第3章から第6章にかけて、協力者の話に触れながら不妊治療への躊躇を検討しますが、第7章と第8章は、少し抽象的な議論へ移っています。第7章では、躊躇を生み出す原因となっている文化社会的要因《よういん》について考察しています。この考察では、これまでの協力者の話にみられた躊躇を参考に、医療、科学技術、公的支援《しえん》、家族形成といった問題を扱っています。ただし、第7章と第8章は専門的な議論になりがちなので読みづらいかもしれません。取っつきにくければ、終章《しゅうしょう》へ飛んでください。

第8章では、第6章で紹介した協力者の躊躇への対応を、感情の社会学理論から検討しています。それと同時に、言葉にしきれない躊躇を扱うことの難しさと、その難しさを克服する方法についても考察しています。

そして終章では、これまでの議論を受けて、これからの不妊治療の行方《ゆくえ》について検討していきます。二〇〇〇年代初期から二〇一〇年代初期にかけて当事者が編《あ》み出してきた躊躇への対処《たいしょ》法《ほう》(技術《アーツ》)は、不妊治療の普及《ふきゅう》を今後どのような方向へ導《みちび》くのでしょうか。この問題に迫《せま》るため、それぞれの時代に一般的ではないとして、特に注目を集めていた不妊治療——たとえば、二〇〇〇年代初期ではクローン技術、二〇一〇年代では再生医療《さいせいいりょう》における配偶子《はいぐうし》の作製、そして両時代を通じて配偶子提供や代理《だいり》出産など――に対する協力者の意見を検討しています。興味深いことに、これらの一般的ではない（非主流《ひしゅりゅう》の）不妊治療《ふにんちりょう》に対して、二つの時代の協力者は、いずれも否定的な視線を向ける一方で、ある一定の理解（感応《かんのう》）をも示すのです。詳細《しょうさい》は本論で触れますが、このような当事者の理解（感応）と技術《アーツ》と行動が、現在のような不妊治療の普及《ふきゅう》のかたちを導《みちび》いた原動力《げんどうりょく》であるとともに、不妊治療が暴走《ぼうそう》することのないようチェックする、静かですが非常に強力なブレーキの役目を果《は》たしていたと考えられます。

　躊躇《ちゅうちょ》という優柔不断《ゆうじゅうふだん》な状態に人が迷い込んでしまうことは、あまり良い意味をもたされていません。どちらかというと、不妊治療に躊躇することは、一刻《いっこく》も早くそこから脱出すべき不都合なことなのです。これを裏返すと、できるだけ合目的的《ごうもくてきてき》に振る舞い、明確な方向性をもってまっすぐに行動することが好《この》ましいと考えられているのが、現代だと言えるでしょう。

　しかしながら、この躊躇こそが、「今、ここ」に生きる私を一人ひとりが実感《じっかん》し、各自が進む方向の是非《ぜひ》を問い直す力を秘《ひ》めています。さらには、躊躇という躓《つまず》きにも似た感情的反応は、個人だけのものではなく、一人ひとりが所属する集団や社会のありようと、その将来を再考するきっかけとなり、ひいてはこれを変える方向舵《ほうこうだ》になっていくのです。

　それでは、「躊躇」と「技術《アーツ》」をキーワードに、不妊治療の普及と日本社会の今後について、一緒に考えていきましょう。

不妊治療《ふにんちりょう》

本書では「不妊治療《ふにんちりょう》」をタイミング指導法《しどうほう》や人工授精《じんこうじゅせい》といった、卵子《らんし》を体外《たいがい》に取り出さないものから、体外受精《たいがいじゅせい》や顕微授精《けんびじゅせい》といった採卵《さいらん》を必要とするものまでを含めた概念《がいねん》として扱うことにします。医学的には前者を「一般不妊治療《いっぱんふにんちりょう》」、後者を「高度生殖補助医療《こうどせいしょくほじょいりょう》」と分けたり、行政上《ぎょうせい》では前者を「一般不妊治療」、後者を「特定不妊治療《とくてい》」とすることがあるようです。ただし、引用などで体外受精《たいがいじゅせい》や顕微授精《けんびじゅせい》などに限定《げんてい》した話題の際には、そのまま「体外受精《たいがいじゅせい》」「顕微授精《けんびじゅせい》」などと表記《ひょうき》しています。

生殖技術《せいしょくぎじゅつ》

体外受精《たいがいじゅせい》や顕微授精《けんびじゅせい》などの、生殖《せいしょく》へ人為的《じんいてき》に介入《かいにゅう》する技術群《ぐん》や、これを支える各種の医学的検査のことを指《さ》します。ただし本書では、人工妊娠中絶《じんこうにんしんちゅうぜつ》や着床前診断《ちゃくしょうぜんしんだん》などの子どもを産《う》ませないための技術は扱《あつか》いません。

タイミング指導法《しどうほう》

女性の排卵日《はいらんび》を見極《みきわ》めて、妊娠に最適《さいてき》な時期に夫婦関係をもつよう医学的指導《しどう》を行なう不妊《ふにん》治療《ちりょう》。基礎体温《きそたいおん》の変化や卵巣《らんそう》の超音波《ちょうおんぱ》検査などが指導の指標《しひょう》となります。

人工授精《じんこうじゅせい》

精液《せいえき》中の雑菌《ざっきん》等を取《と》り除《のぞ》いた後で、精子《せいし》を子宮《しきゅう》内に注入《ちゅうにゅう》して妊娠を試《こころ》みる方法。配偶者《はいぐうしゃ》の精子を用いる場合は「配偶者間人工授精《はいぐうしゃかんじんこうじゅせい》」、提供精子《ていきょうせいし》（配偶者以外の男性の精子）を用いる場合は「非配偶者間人工授精《ひはいぐうしゃかんじんこうじゅせい》」と言い分けることもあります。

体外受精《たいがいじゅせい》

卵巣《らんそう》から卵子《らんし》を採取《さいしゅ》し、体外《たいがい》で精子《せいし》と自力受精《じりきじゅせい》させる方法です。なお、卵子《らんし》を採取《さいしゅ》することを「採卵《さいらん》」と言います。

顕微授精《けいびじゅせい》

精子《せいし》の数が少なかったり動きが悪かったりするなど、なんらかの原因で自力受精《じりきじゅせい》が困難《こんなん》である場合に、器具《きぐ》を使って精子を卵子《らんし》内へ挿入《そうにゅう》し、受精《じゅせい》を図《はか》る方法です。

周《しゅう》期《き》

一つの不妊治療《ふにんちりょう》を実施《じっし》する際の区切《くぎ》りとなる期間《きかん》のこと。一般的には女性の性周期《せいしゅうき》（月経開《げっけい》始から次の月経開始《げっけい》の前日までの期間）を指します。

基《き》礎《そ》体《たい》温《おん》

身体が安静時《あんせいじ》にあるときの体温のこと。女性の場合は、一周期のあいだに性ホルモンの状態から低温期《ていおんき》と高温期《こうおんき》の二層に分かれ、排卵日《はいらんび》を予測する手掛《てが》かりになると考えられています。ゆえに、不妊治療を受ける女性は、基礎体温を毎朝記録することを医師から勧《すす》められることが多いとされています。

配《はい》偶《ぐう》子《し》

精子《せいし》や卵子《らんし》のこと。

凍《とう》結《けつ》保《ほ》存《ぞん》技《ぎ》術《じゅつ》

配偶子《はいぐうし》や胚《はい》、胚盤胞《はいばんほう》を液体窒素《ちっそ》を使って凍結《とうけつ》させ、保存する技術のことです。近年では、技術が改良《かいりょう》されたこともあり、以前では難《むつか》しかった卵子《らんし》の凍結《とうけつ》も可能となりました。しかし一般的には、体外受精《たいがいじゅせい》を実施《じっし》した際《さい》に移植《いしょく》に使わなかった胚《はい》を凍結保存《とうけつほぞん》しておき、後の周期《しゅうき》で移植《いしょく》することが多くなっています。

胚《はい》

受精《じゅせい》後に分割《ぶんかつ》を始めた細胞《さいぼう》の塊《かたまり》を指しますが、成長をつづけている最中の幼《おさな》い生命でもあります。一般的には受精二日目に四分割、三日目に八分割、四日目に桑実胚《そうじつはい》、五日目に胚盤胞《はいばんほう》になるとされています（左の図）。体外受精《たいがいじゅせい》や顕微授精《けんびじゅせい》では胚《はい》の状態だけでなく、分割の早さなども考慮《こうりょ》し、移植《いしょく》の順位《じゅんい》が決定されます。

また、分割した細胞の一つを採取《さいしゅ》して遺伝学《いでんがく》的検査を実施《じっし》することで、遺伝子の異常を調べること（着床前診断《ちゃくしょうぜんしんだん》）も技術的には可能です。しかし、二〇一八年現在、実際にこれを行なうには、日本産科婦人科学会《にほんさんかふじんかがっかい》の倫理審査《りんりしんさ》が必要とされています。

なお、体外受精《たいがいじゅせい》や顕微授精《けんびじゅせい》などの後に、胚《はい》を子宮内《しきゅうない》に戻《もど》すことを「胚移植《はいいしょく》」と言います。

胚の発達過程

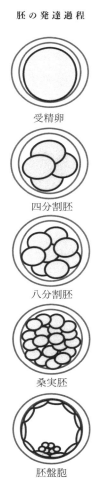

染《せん》色《しょく》体《たい》／遺《い》伝《でん》子《し》

染色体《せんしょくたい》とは、遺伝《いでん》情報を含んだＤＮＡ（デオキシボリボ核酸《かくさん》）が特殊なタンパク質とともに折りたたまれて核内《かくない》に収められたもののこと。塩基性《えんきせい》の染料《せんりょう》で染《そ》まることが命名の由来とされていますが、ヒトの細胞《さいぼう》の核内には二三組、四六本の染色体があります。なお、遺伝子とは、ＤＮＡの一定の部分を指し、特定のタンパク質をつくる設計図《せっけいず》に該当《がいとう》します。

当《とう》事《じ》者《しゃ》

本書では、不妊治療《ふにんちりょう》を利用している人びとすべてを指す、概念《がいねん》的な用語として扱います。ゆえに、特定の人物を指《さ》すことはありません。

協《きょう》力《りょく》者《しゃ》

本書で行なったインタビュー調査やアンケート調査に協力した人たちを指して用います。「調査協力者」「アンケートの協力者」「インタビューに協力した〇〇さん」といった表現をしている箇所《かしょ》もあります。

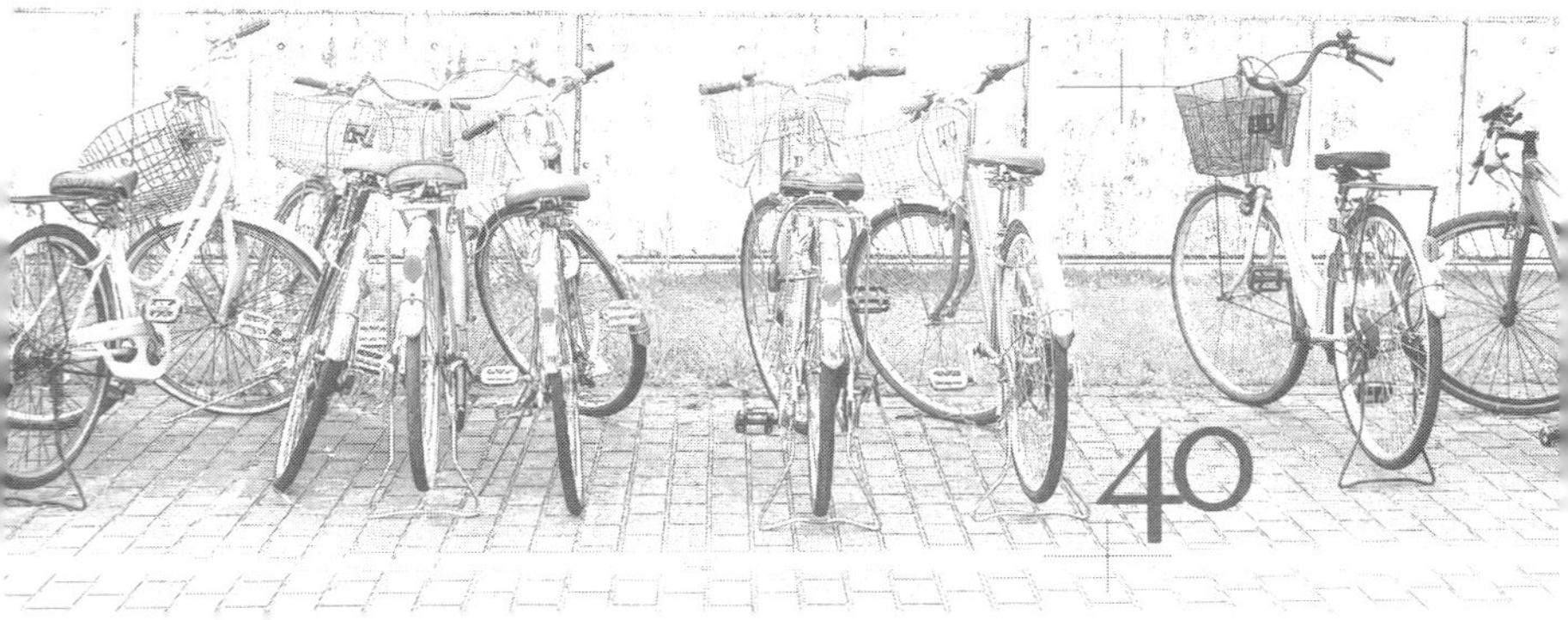

第1章 不《ふ》妊《にん》治《ち》療《りょう》への躊《ため》躇《ら》い

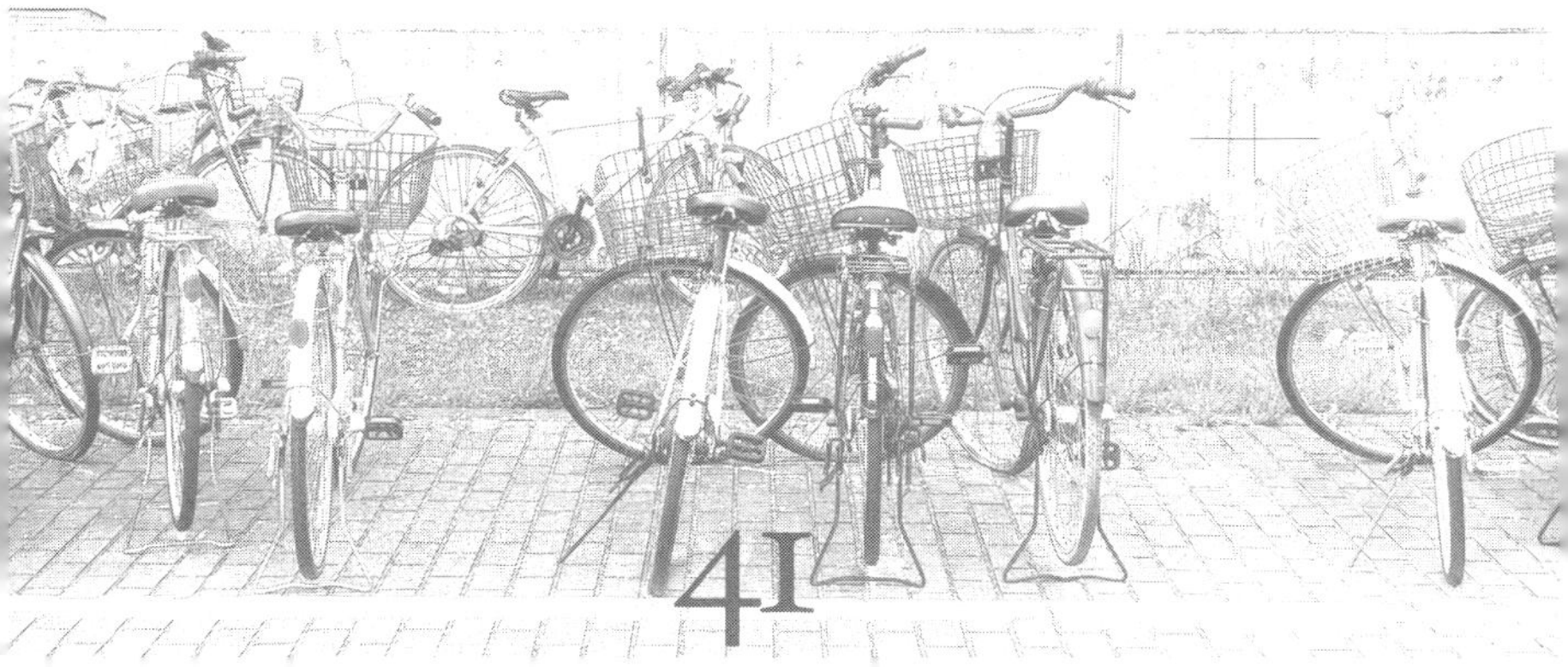

1 反《はん》復《ぷく》する不安

体《たい》外《がい》受《じゅ》精《せい》成功当時の騒《そう》乱《らん》

一九七八年のイギリスで、体外受精《たいがいじゅせい》・胚移植《はいいしょく》による出産が世界で初めて成功しました。体外受精・胚移植とは、女性の卵巣《らんそう》から取り出した卵子《らんし》を体外で受精《じゅせい》させた後、再び子宮《しきゅう》へ戻《もど》す技術ですが、一般には「体外受精」〔➡37頁〕と呼ばれるようになりました。この技術はもともと、排卵《はいらん》したばかりの卵子が卵管《らんかん》を通過するときに問題があるカップルのために考案《こうあん》されました。

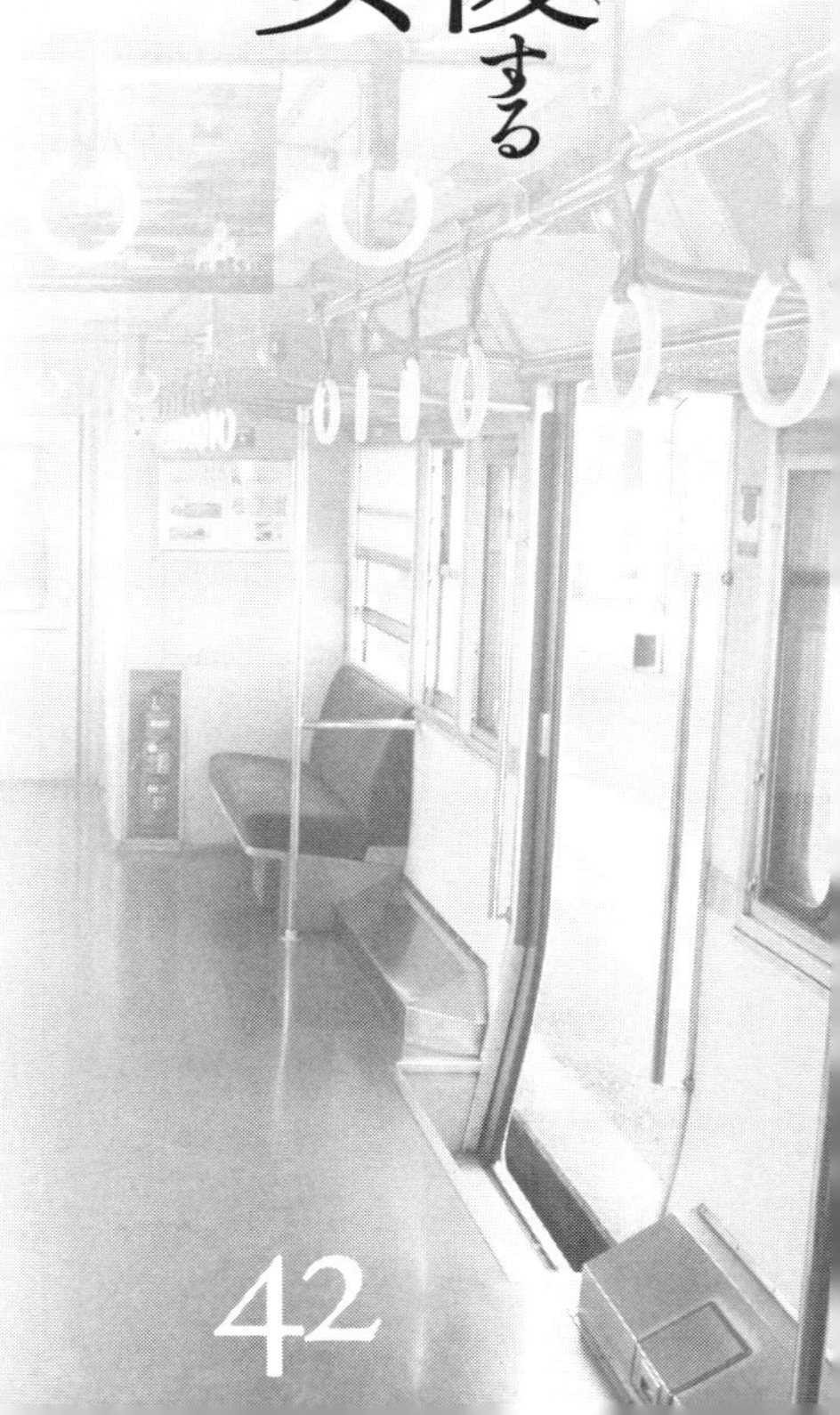

その後、妊娠を阻《はば》むもう一つの課題である受精障害を克服するための技術も完成しました。それが、卵子内へ精子《せいし》を人工的に注入して受精を促《うなが》す顕微授精《けんびじゅせい》です［➡37頁］。一九九二年にベルギーで顕微授精による子どもの誕生が記録されていますが、この技術も短期間のうちに世界中に広まりました。日本における顕微授精での子どもの誕生は一九九四年です。その後、精子、卵子や胚の凍結保存《とうけつほぞん》技術［➡38頁］のほか、成熟《せいじゅく》した卵子の獲得を安定させるための排卵誘発法《はいらんゆうはつほう》なども洗練《せんれん》を重《かさ》ねています。これらの技術は生殖に直接かかわるため、次第に「生殖補助医療《せいしょくほじょいりょう》技術《ぎじゅつ》」もしくは単に「生殖技術」[1]［➡36頁］と総称《そうしょう》されるようになりました。そして、次々と医療《いりょう》の現場に応用されるようになったこれらの技術は、現在では「生殖医療科」[2]として一診療科《しんりょうか》を成立させ、一般に「不妊治療《ふにんちりょう》」と呼ばれる医療が提供《ていきょう》されるようになりました。

不妊治療の発展と普及《ふきゅう》にともない、この三〇年間でこれを利用する人びとの数や提供する医療施設も増加しています。日本の産婦人科医師の多くが所属する日本産科婦人科学会《にほんさんかふじんかがっかい》によると、一九八九年では体外受精による出生数《しゅっしょうすう》は三八七人と少なかったものの、二〇〇〇年頃から年間六〇〇〇人を超《こ》す出生が報告されています。体外受精による出生は順調に伸び、二〇〇八年には日本で出生《しゅっしょう》した体外受精児は累計《るいけい》で二〇万人［日本産科婦人科学会、二〇一〇］、二〇一一年には三〇

1—— 他にも、生殖補助医療技術と呼ぶこともありますが、統一した用語はない状態です。

2—— 他にも、不妊科、不妊診療科、不妊治療センターと標榜《ひょうぼう》する医療施設もあります。

万人を超えたと報じられました［日本産科婦人科学会、二〇一三ａ］。また、不妊治療を提供する医療施《し》設《せつ》のうち、日本産科婦人科学会に登録されている施設数は、近年ではやや頭打ちになりましたが、二〇〇九年までは右肩あがりに増加してきました。一九八五年には、ほんの三〇施設しかなかった医療施設が、二〇〇九年には六二五施設になり、二〇一五年でも五九九施設が登録されています。

不妊治療の成功率も一九八〇年代当初に比較して、現在では安定傾向にあります。体外受精の成功率は、当初数％と低かったのですが、最初の五年ほどのあいだに改善し、現在では平均二〇％程度で安定しています。体外受精に比較して顕微授精《けんびじゅせい》の成功率は低いのですが、こちらも現在では二〇％弱の生産率[3]まで上昇しています。

このように、全出生数に占《し》める割合は少ないとはいえ、近年の不妊治療による出産は、全出産に占《し》める割合の三％程度を維持するようになりました。日本社会に不妊治療は定着したと言ってよい状況にあります。

しかし、不妊治療が登場してから現在までの社会の反応を振り返ると、決して平坦《へいたん》な道のりではありませんでした。一九七八年の英国での体外受精成功を皮切《かわき》りに、次々と新しい不妊治療が登場したのですが、それらの利用には、安全性の疑いや倫理的な批判の目が向けられたのです。例えば、英国での体外受精児誕生が伝えられた一〇日後の「毎日新聞」には、以下のような記事が掲載《けいさい》されました。

試験管《しけんかん》ベビーの成功は、いうまでもなく医学の勝利であるが、同時に、親たちの愛情の勝利でもある。試取管《ししゅかん》ベビーを生む〝技術〟が道をはずすことなく、社会の広く、深い愛情につつまれて〝世紀のベビー〟とともに、すくすくと育つことを心から祈りたい。〔…〕こんど成功した試験管ベビーの段階でも、問題点はいろいろある。その二つは、受《じゅ》精卵《せいらん》の性状がきわめてデリケートなものであり、ごく微細《びさい》な環境条件の変化でも、その分裂増殖《ぶんれつぞうしょく》に致命的《ちめいてき》な影響を及ぼすことである。細胞の増殖に、なんらかの障害が加われば、奇形児などが生まれる恐れもある。当然のことながら、体外受精に安易に頼るのではなく、最後の手段として位置づけることが必要だろう。今回の母親も、体外受精に先立って二回にわたり、輸卵管《ゆらんかん》の機能を正常化するための手術を受けているのが注目される。また、体外受精は夫婦間に限り、妻のおなかで育てるという倫理《りんり》の確立や、法的な措置《そち》も検討されねばなるまい。体外受精の成功で、受精卵を「借《か》り腹《ばら》」で育てる——という反《はん》倫理的な行為も、不可能ではなくなったからである。一方、試験管ベビーを誕生させたステプトー、エドワーズ両博士には、今回の成功を、同じ悩みをもつ世界中の人々に対する真の朗報《ろうほう》とするためにも、早い機会に、受精卵の培養《ばいよう》条件など、科学的な

3——医学では不妊治療によって出生した子どもの割合《わりあい》を「生産率」として表します。

諸事項を明らかにするよう望みたい。

〔「毎日新聞」、一九七八年七月二七日、「社説「試験管ベビー時代」に備えよ」より〕

ここには当事者が苦労を重ねて辿《たど》り着いた不妊治療で、体外受精が最終手段として選択されたことが報じられています。そして何よりも〝技術〟として引用符《いんようふ》きで強調される体外受精に対して、大きな抵抗感が示されているのがわかります。体外受精の可能性に期待しつつも、その安易《あんい》な利用が、社会の混乱を招《まね》くと警戒《けいかい》されているようにみえるのです。

このほかにも、同年（一九七八年）の「毎日新聞」には「記者の目 試験管ベビー」、「編集者への手紙 試験管ベビー誕生に思う「子産《う》み」「子育《そだ》て」とは何か」、「科学のみなしご」といったタイトルの記事が掲載《けいさい》されました。同じく「朝日新聞」にも「真剣に生命・道義論《どうぎ》」、「はたして医学の勝利か」、「一般化になお数年 仏《フランス》では九〇例が失敗」という記事がみられます（**表1－1**）。これらの記事には、子を求める人びとの希望を叶《かな》える最終手段として、体外受精へ期待が込められつつも、その利用を一歩間違えば悪夢のような未来が訪《おとず》れると恐れられているようです。

イギリスの作家、オルダス・ハクスリーが一九三二年に描いた近未来では、人間は培養瓶《ばいようびん》の中で受精卵から育てられ、あらかじめ決定された能力に応じた階級《かいきゅう》が割り当てられます。誕生前から管理された「楽園《らくえん》」のなかで人びとは不満《ふまん》をもたないように教育され、幸福に暮らすのです。以下の記事にも引用されるハクスリーの「すばらしい新世界」への恐れが、体外受精登

表1-1　**1978年の不妊治療に関する記事見だし**（「朝日新聞」、次頁は「毎日新聞」）

月	日	「朝日新聞」の記事見だし
7	18	試験管ベビーで裁判沙汰　米国の夫婦　医師が無断で破壊　病院などに3億円請求「人間の倫理に反する」　医師
7	25	真剣に生命・道議論 近づく「試験管ベビー」誕生　英国 奇形・異常児を懸念　科学の奇跡　だが「次に何が…」
7	26	初の体外受精児誕生 英の病院　帝王切開で女子2600グラム、母子とも順調　医学・倫理　賛否両論の中
7	26	はたして医学の勝利か　不妊の苦しみ救う　養子の方が自然だ　こわい奇形の発生　賛否の声さまざま
7	26	元気に“世紀の赤ちゃん”不安吹き飛ばす産声　過去400例すべて失敗
7	26	一時は生命の危機 両医師、12年地味な研究
7	27	わたしも欲しいわ 体外受精児　英国で申し込み続々 成功にかける女心　議論ぬき、現実的な考え
7	27	決して偶然じゃない　両医師語る
7	27	日本でも進む研究　近い将来できる　研究者予測 体外受精児
7	30	世界の声“厳粛な実験”に警戒心　米　不妊症の克服を評価　英　体外受精児の反響（ニューヨーク・タイムズ紙の社説から）
8	19	体外授精（ママ）中止の慰謝料 米国の裁判　陪審員評決「両親に5万ドル払え」
9	16	研究に政府補助出すべきか　体外受精児　米で公聴会
10	7	冷凍受精卵が育った 二ヶ月保存後に母体へ インドの体外授精児 生命の連続、時間超越に道
10	14	英で「赤ちゃん銀行」計画　1回2万円で人工授精
10	18	三つ子の可能性もあった　受精卵三個を移植　国営テレビの記録　三日かけ一個ずつ
10	27	お産革命4　男希望がほとんど　期待率
10	28	お産革命5　遠心分離で上ずみが男　産み分けのこつ
10	29	お産革命6　夫モジモジ　妻ハキハキ　不妊学級
10	31	お産革命7　半年かかる女性の検査ハーモニー
11	1	お産革命8　315日凍結後の成功例も　アイス・ベビー
11	2	お産革命9　逆上陸して避妊手段に　国産
11	3	お産革命10　悩めばこそ強いきずな　目的児
11	4	お産革命11　普及の影響見守る段階　未来
11	29	受精卵の凍結保存 畜産では高い成功率　論文やデータも多い

月	日	「毎日新聞」の記事見だし
7	18	試験管ベビー「壊された」　米国で夫妻が医師訴える
7	26	試験管ベビー誕生　英で2600グラムの女児　初の体外受精　帝王切開　母子ともに順調　危険残る技術　倫理面の検討もなお必要
7	26	し烈、報道合戦　試験管ベビー 英紙の“沈黙協定”、つかの間　写真掲載権1億3千万円説も
7	26	“世紀の産声”世界の熱い目　試験管ベビー　揺るがぬ自信　ステプトー博士　夫妻変名、隠れ家…動揺の末
7	27	社説「試験管ベビー時代」に備えよ
8	2	記者の目　試験管ベビー
8	9	編集者への手紙 試験管ベビー誕生に思う「子産み」「子育て」とは何か　本田雅和
8	19	妻に5万ドル、夫に3ドル　試験管ベビー破壊賠償払え　米で陪審評決
10	13	科学のみなしご

註｜7月18日以降の500文字以上の記事のうち、事実の報道に限定した記事を除く。

場当時の人びとの心に影《かげ》を落としたのです。

試験管ベビー第一号が、二、三日中にイギリスで誕生すると伝えられている。不妊女性にも自分の赤ちゃんをもたらす新しい技術の登場だが、これは「両刃《もろは》の剣《つるぎ》」。生まれてくる子どもに異常はないのか、性行為抜《ぬ》きで、好みの男女の子どもを作《マ》れ《マ》る時代が来るのではないか――不妊患者への福音《ふくいん》とともにさまざまな厄介《やっかい》な問題を含んでいる。〔…〕これも現代生物学が生んだすばらしい技術だが、安全性や利用の面で、さまざまな問題をはらんでいる。ひとつ間違えば、イギリスの作家オルダス・ハッ《マ》ク《マ》スレーが「すばらしい新世界」のなかで描いたような「生殖細胞管理社会」を生む可能性を秘めている。

[「朝日新聞」、一九七八年七月一六日、「倫理上の監視必要「適用基準を作れ」の声」より。「ママ」は「原文そのまま」という意味]

不妊治療に対する警鐘《けいしょう》は新聞紙上だけに限ったことではありません。体外受精の成功当初は、不妊治療を実験の場で活用している生物学者などの専門家からも警告的《けいこく》な意見が続々と出されました［Testart, 1986＝二〇〇五／市川、一九八七／Mattei, 1994＝一九九五／Gosden, 1999＝二〇〇二／Baker, 1999＝二〇〇〇など］。これらの警告では、受精を体外で行なうことによって起こりかねない未知《みち》のリスクが取り上げられ、体外受精が従来の生殖《せいしょく》の概念《がいねん》を破《やぶ》って生命本来の営《いとな》みを蔑《ないがし》ろにすると訴えられています。実際に日々、生殖技術に触れているからこそ実現しうる可能性に、専門家も躊躇《ちゅうちょ》していたことが伝わってきます。彼らからすると倫理的な障壁《しょうへき》に阻《はば》まれているだけで、処女懐胎《しょじょかいたい》はもとよりクローン人間の誕生でさえ、十分実現可能な水準にまで生殖技術は発達しつつあったのです。体外受精は多くの専門家からも安全性だけでなく、生命の根幹《こんかん》を揺《ゆ》るがす要《よう》注意技術とみなされたのでした。[4]

4——当時のマスコミには、科学者の議論を引用して体外受精等の問題を取り上げる動きもみられます。たとえば二〇〇〇年一〇月三日の「読売新聞」では、アメリカの科学振興《しんこう》団体が発表した報告書が人間を改造するような研究の凍結《とうけつ》を呼びかけていたことや、人間改良技術の積極的活用を唱《とな》える研究者の紹介もされています［読売新聞、二〇〇〇年一〇月三日、「二一世紀をどう踏み出すか㈠生命科学＝1スーパー人類も射程」］。ただし、全体的には、最新技術への懸念《けねん》が前面に出た論調《ろんちょう》が多い傾向にあるようです。

しかし、もう一方では、不妊治療を肯定的に受け止める専門家も存在しました。その代表としてJ・フレッチャーをあげます。アメリカの倫理学者で生命倫理のパイオニアだったフレッチャーは、不妊治療が引き起こす新しい社会の動きについて、早い段階から論考《ろんこう》を発表しています。世界初の体外受精による出産（一九七八年）に先立つ一九七四年に出版された彼の著作『遺伝的制御《せいぎょ》の倫理』では、生殖技術が新しく素晴らしい親子関係を築《きず》くであろうことが主張されています。以前のような生物学的繋《つな》がりだけに依存《いそん》する生殖にはない、親になろうとする意思にもとづいた真に人間らしい親子関係を不妊治療が生み出すと考えたのです［Fletcher, 1988］。

また、フェミニズムの立場からはS・ファイアストンが、不妊治療の発展と普及を歓迎《かんげい》する意見を出しました。彼女は、女性に背負わされつづけてきた妊娠、出産、育児などの仕事を、不妊治療が男女平等に再配分《さいはいぶん》することを期待したのでした［Firestone, 1970＝一九七二］。このように、不妊治療を肯定的に考え、その可能性を称揚《しょうよう》する専門家は存在しましたが、その声は社会一般には受《う》け容《い》れ難《がた》いものでした。それらはある意味、体外受精と同じほど革新的だったのです。

社会のこのような反応を踏まえ、体外受精を提供する医師たちは、その対応策を講《こう》じ始めました。具体的には、一九八二年に徳島《とくしま》大学医学部付属《ふぞく》病院が、日本初の病院内倫理委員会を設立しました。ここで体外受精によって起こるかもしれない社会的な問題を議論し、実施《じっし》に際して注意すべき点を審査《しんさ》し始めたのです。この委員会には、医療者だけでなく、法律に関する有《ゆう》識者《しきしゃ》や一般市民の代表者も参加しています。これ以降、医療における倫理委員会は他の大病院にも設置されるようになり、体外受精に限らず、臨床《りんしょう》実験等の実施は倫理委員会を経《へ》ることが通例《つうれい》となりました。

また、医師たちは、体外受精で妊娠した女性と出生《しゅっしょう》した子どもに関する医療情報を毎年集計し、これを公開することも始めました。例えば、日本産科《さんか》婦人科学会は一九八六年から体外受精・胚移植《はいいしょく》等の臨床実施に関する登録《とうろく》報告制を敷《し》き、一九八九年には「生殖医学の登録に関する委員会」によって実施内容の統計結果を報告しています。この作業は現在も継続されています。毎年出される報告書には、体外受精によって出生した児《こ》の先天《せんてん》異常についても掲載《けいさい》されており、学会のウェブサイト▼5から自由に閲覧《えつらん》できます。医師たちは体外受精に関するリスクを包《つつ》み隠《かく》さず公《おおやけ》にすることで、世間《せけん》の不安に対処しようとしたのです。

しかしながら、このような対処法が実《み》を結ぶのは長期間にわたるデータの蓄積《ちくせき》があってこそです。医師たちの努力が結実《けつじつ》する間《ま》もなく、次々と新しい技術革新が起こっていったのです。

5―― 二〇一八年五月時点で、日本産科婦人科学会ウェブサイトの「学会報告ページ」[http://www.jsog.or.jp/activity/report.html]の「倫理委員会・登録・調査小委員会報告（体外受精・胚移植等の臨床実施成績および登録施設名）」の欄《らん》に各年度の成績をまとめた報告が掲示されています。

繰り返される不安と警鐘《けいしょう》

体外受精に対する議論が下火《したび》になるかと思われた頃、関連する技術へ新しい議論が飛《と》び火《ひ》しました。一九八〇年代になり、精子《せいし》と受精卵《じゅせいらん》につづいて、技術的に難《むつか》しかった卵子《らんし》の冷凍保存《れいとうほぞん》〔⬇38頁〕も成功しました。しかし、研究の積み重ねと諸外国での成功例が次々と報告されたことで、配偶子〔⬇38頁〕や受精卵の凍結保存技術の安全面への懸念《けねん》は収《おさ》まっていったのです。

体外受精のあり方を検討してきた日本産科婦人科学会の「診療《しんりょう》・研究に関する倫理《りんり》委員会」は、冷凍保存した体外受精卵を子宮に移植《いしょく》する方法の臨床《りんしょう》応用を認める方向で意見がほぼまとまり、二〇日に東京で開かれる同学会理事会に諮《はか》ることになった。〔…〕同倫理委員会が日本でも冷凍受精卵の利用を認める方向にしたのは㈠最もいいタイミングで移植できるので、妊娠成功率が上がる㈡受精卵が無駄《むだ》にならない㈢採卵《さいらん》のための手術が一回ですみ、女性の負担が軽くなる、などの理由からだ。日本では妊娠率が約一〇％で、欧米の二〇～三〇％に比べてかなり低く、冷凍受精卵を使いたいとの希望が、一部の産婦人科医の間で強かった。しかし、冷凍受精卵を使えば、夫が死んだり、離婚《りこん》したりした後でも子どもが産めるし、夫婦がともに死んだあとでも、第三者の女性に移植すれば、赤ちゃんが誕生するといったことも可能になる。このため、同倫理委員会は、冷凍受精卵の移植は、当事者の夫婦間に限り、冷凍受精卵の保存期間は、提供者が子どもをつくれる生殖《せいしょく》年齢を超えないことにするなど、歯止《はど》めをかけたい意向《いこう》だ。

［「朝日新聞」、一九八八年二月一九日、「冷凍保存の体外受精卵、臨床応用認める方向　産科婦人科学会」より］

ともあれ、凍結保存技術の問題は安全面に留《とど》まりませんでした。この技術は当事者の配偶子《はいぐうし》にとどまらず、第三者のそれらにも応用可能なのです。つまり、従来では難しかった配偶子提供を、この凍結《とうけつ》保存技術が、距離や時間に左右されずに安定的に行なえるようにしたのです。当事者が自分たちの配偶子を一時的に凍結していた頃は、それほど大きな問題には至《いた》らなかったのですが、二〇〇三年に世の中を騒《さわ》がせるある出来事が起こりました。当事者男性が生前に凍結保存していた精子を用いて妻が妊娠し、子どもが誕生したのです。後に「死後生殖《しごせいしょく》」と呼ばれるようになった事件ですが、「朝日新聞」はこの事件に関する法律の専門家の意見記事を掲載《けいさい》しました。

松山地裁《ちさい》は先月一二日、死亡した夫の凍結精子を用いて妻が出産した子どもについて、亡夫との間に法律上の父子関係を認めないという初の司法判断を示した。子育てや扶養《ふよう》が不可能な死者との間に父子の関係を認めることは、子どもの福祉につながらないとの理由からだ。今回の判決は、死後生殖における親子関係の有無を、遺伝的・生物学的な関係ではなく、子どもの福祉や家族法の秩序、体外受精などの生殖補助医療が人々にどれだけ受け入れられているか、などの社会的要素を基準に判断した点に特徴がある。問題はこうした社会的基準自体があいまいだという点にある。生殖補助医療に関する明確な立法《りっぽう》はなく、子どもの福祉や家族法の秩序というものも内容的にそれほどはっきりしない。すべての子どもには出自《しゅつじ》を知る権利があって、明確な基準なしに父のいない子どもをつくるべきではない。〔…〕まずは社会や家族の基本秩序、生命の尊厳《そんげん》にかかわる問題を徹底的に論議《ろんぎ》し、大枠《おおわく》を法律で明確に定めるべきだ。

［「朝日新聞」、二〇〇三年一二月一二日、「生殖補助医療　法律・基準の整備進めよ」より］

体外受精の登場によって、人間の生殖パターンが理論上は三六通りに増えるとされていますンです。［進藤、一九九七］。究極は精子、卵子、子宮《しきゅう》（受精時および出産時）すべてに第三者が関与《かんよ》するパターンです。このように、人間が技術によって従来の親子関係から完全に切り離されるのは、先に取り上げた「すばらしい新世界」そのものであるし、これが現実になりうる最悪のケースは軍隊を組織するために人間が大量生産される場合でしょう。理論的な可能性から導き出されたパターンとは言え、この多様な生殖パターンは人びとを混乱させ、得《え》も言えぬ不安に陥《おとしい》れるのに十分な数だったのではないでしょうか。

不妊治療が従来の家族概念《がいねん》を覆《くつがえ》す恐れから生まれた社会の不安は、一九九〇年代に入ってさらに現実味《み》を帯《お》びるようになりました。そのきっかけが、欧米で実例が出始めた代理出産でした。対岸《たいがん》の火事《かじ》で終わることなく、アメリカなどに遅れること約一〇年で、日本人による代理出産が社会的な注目を集めることになりました。二〇〇四年にアメリカで代理出産を依頼した女性タレントの向井亜紀《むかいあき》が、生まれた子どもを自分の子として役所へ届け出たことが騒動《そうどう》の始まりになりました。法務省の判断を仰《あお》ぐとされた出生届は結局受理《じゅり》されず、向井は裁判所へ訴えました。この事案《じあん》は最高裁判所の判決を仰ぐまでに発展し、二〇〇七年の最終判決以降、代理出産による実子《じっし》扱いは日本で認められていません。日本国籍を与えたとしても、養子《ようし》扱いに留まっています。この判決の背景には「出産した女性が母」という従来からの考え方があり、代理出産はこの原則を破《やぶ》るものであると判断されました。従来の母子関係を揺《ゆ》るがすことが、いかに社会からの反発を生むかがうかがい知れます。

一九七八年の体外受精による世界初の出産に始まり、一九八三年の日本での体外受精成功、一九八八年の凍結受精卵の母胎《ぼたい》への移植、一九九二年の顕微授精《けんびじゅせい》［⬇37頁］による世界初の出産、一九九五年の排卵誘発剤《はいらんゆうはつざい》の副作用《ふくさよう》、一九九八年の韓国でのヒトクローン作成実験、二〇〇三年の死後生殖、二〇〇六年の代理出産による子の認知《にんち》——このように不妊治療をめぐる主要な出

図 1-1　新聞記事数と不妊治療に関する出来事

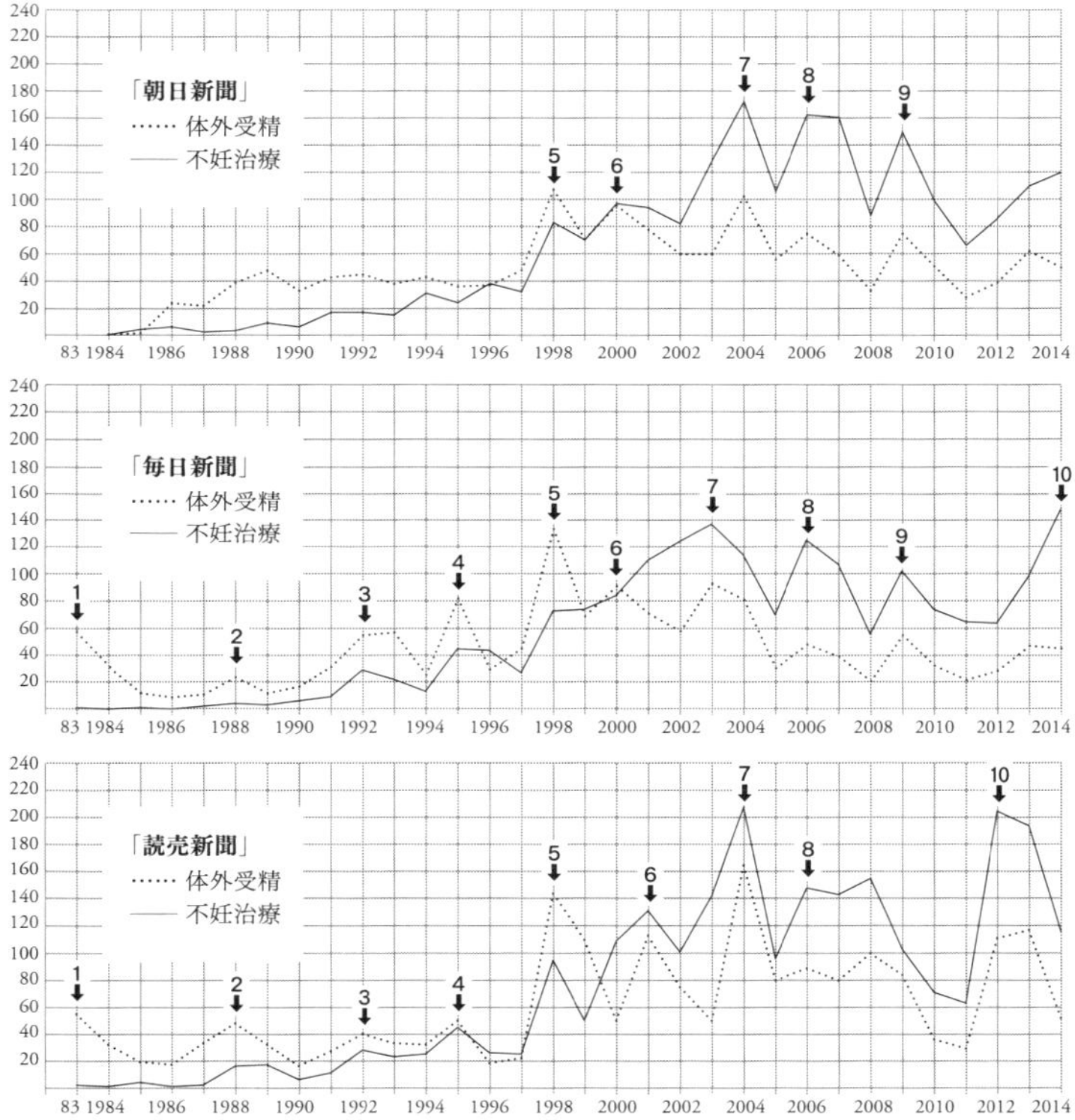

註 ｜ 図内の数字はその年に起こった出来事（1＝日本初の体外受精、2＝凍結受精卵の母胎移植、東海大学で当事者に無断で余剰卵や精子を実験に利用、3＝世界初の顕微授精、4＝排卵誘発剤の副作用、ローマ法王が体外受精を認めず、5＝韓国のヒトクローン実験、非配偶者間体外受精、日産婦学会に無断の着床前診断、6＝不妊治療における配偶子提供の承認、7＝着床前診断の承認、精子の凍結による死後生殖、不妊治療費の助成制度、8＝代理出産による子の認知、9＝不妊治療で受精卵取り違え、日産婦学会が姉妹・知人からの卵子提供容認、10＝新型出生前診断）。なお、「朝日新聞」記事は「聞蔵Ⅱビジュアル」（1984年8月以降の記事が収録）、「毎日新聞」記事は「毎日Newsパック」、「読売新聞」記事は「ヨミダス文書館」を利用し、見出しおよび本文に「体外受精」もしくは「不妊治療」を含むものを抽出しました。各社とも東京本社版の記事数を表示しています。

来事を振り返るだけでも、不妊治療の歴史は、センセーションを巻き起こしては一時沈静化《ちんせいか》し、また新しい技術の登場によって同様の議論が再燃《さいねん》するという、不定期の循環《じゅんかん》であったと言うことができます（**図1－1**）。出口顯《でぐちあきら》は一九九九年に不妊治療に関する新聞報道を分析し、新しい不妊治療が医療で応用されるごとに、希望と不安のレトリックが反復《はんぷく》される様子を見出しています［出口、一九九九］。近年では、着床前診断《ちゃくしょうぜんしんだん》や子宮の移植、卵子の蘇《よみがえ》りを図《はか》る細胞質《さいぼうしつ》移植や核置換《かくちかん》、そして再生医療による配偶子《はいぐうし》の作製《さくせい》や、ゲノム編集による「デザイナーベビー」登場の可能性などに、新たな希望と不安のレトリックをみることができます。このような反復が繰り返されながら、不妊治療は新しい技術を取り込みつつ普及《ふきゅう》してきたのです。

2

不妊治療を 躊躇させるもの

懸念《けねん》、不安、心配、警鐘《けいしょう》や期待なども入り交じって、不妊治療は様々な議論を生み出しました。そんな議論のなかで、一般の人びとや当事者の不妊治療に対する躊躇《ちゅうちょ》はどのようなものだったのでしょうか。また、専門家の視点からは不妊治療がどのように捉《とら》えられていたかも気になるところです。

そこで以下では、これまで行なわれたいくつかのアンケート調査のうち、一般の人びとと、不妊治療経験者もしくは患者の意識、そして専門家代表として不妊治療に最も近い位置にいる医師および医学研究者といった人たちの意識を扱った、調査結果について紹介してみたいと思います。

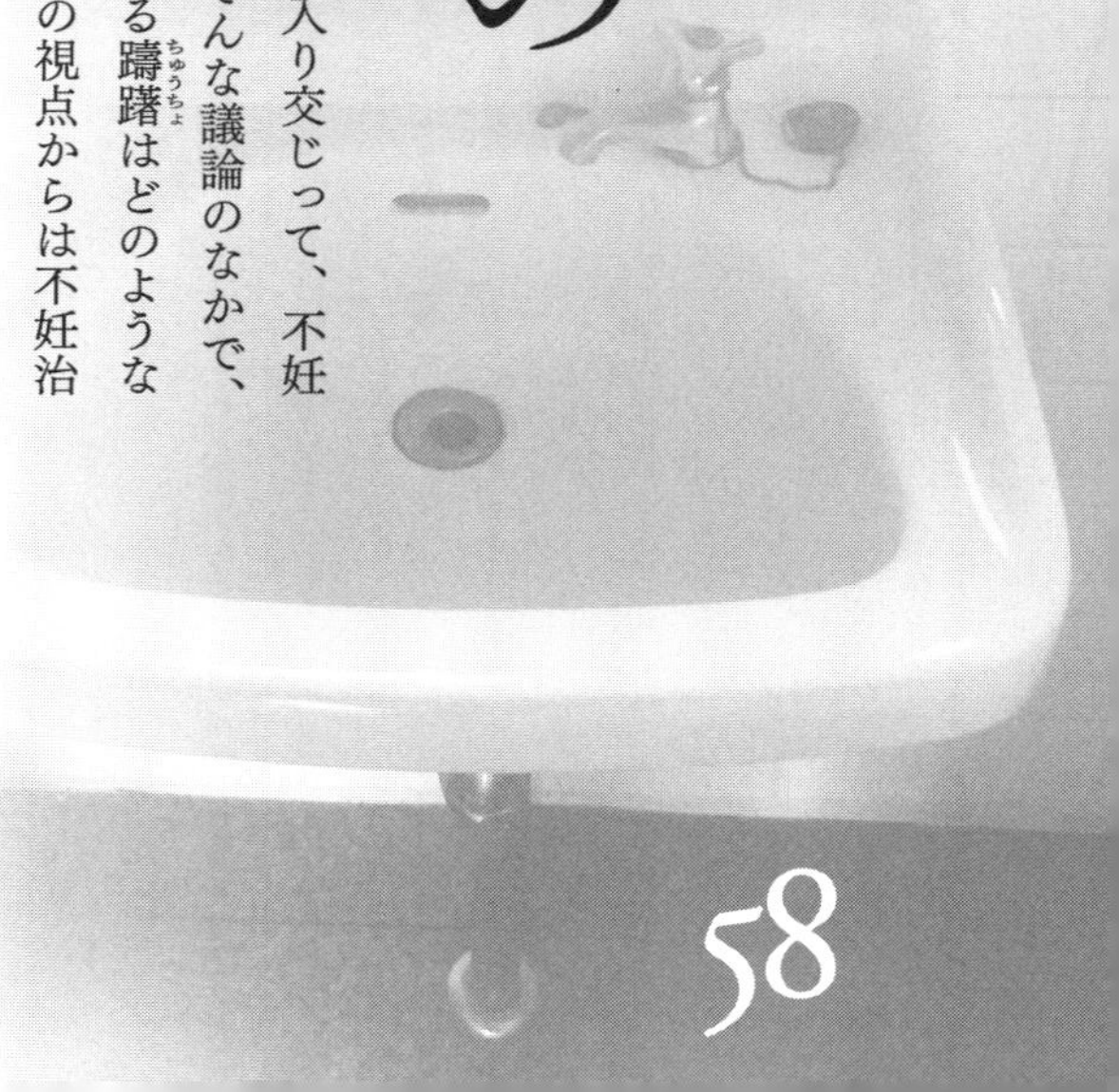

一般人の躊躇《ちゅうちょ》

これまで実施《じっし》された主《おも》な、体外受精［⬇37頁］および代理出産《だいりしゅっさん》に関する一般の人びとの意識調査の結果を、次ページにまとめました（表1－2）。いずれの調査でも、様々な不妊治療を受容《じゅよう》できるかどうかが問われていますが、配偶者間《はいぐうしゃ》の体外受精を認める者は六〇％から九〇％であることがわかります。つまり、二〇〇〇年前後には、精子や卵子の提供を受けない配偶者間の体外受精を、一般の人びとの大半が受容《じゅよう》していたのです。

これに対し、精子や卵子の提供を受けて実施する体外受精や、出産を第三者に依頼する代理出産の許容《きょよう》は低いことがわかります。たとえば、二〇〇二年と二〇一四年に実施された、NHKの生命倫理《せいめいりんり》に関する意識調査では、精子提供による体外受精を認める人の割合が一一％から二四％へ、卵子提供によるものが一二％から二六％へ、代理出産についてはビジネス契約による場合、ボランティアによる場合、近親者《きんしんしゃ》による場合のいずれもが一〇ポイント程度増加しています［河野・村田、二〇一五］。まだまだ低いとはいえ、非配偶者間《ひはいぐうしゃ》の体外受精に関しても受容が少しずつ進んでいることがうかがえます。

表 1-2　**体外受精等の利用希望と利用の是非に関する意識調査**（一般対象）

調査者	調査年	協力数	体外受精（配偶者間）		体外受精（精子提供）		体外受精（卵子提供）	
			利用希望（%）	是非（%）	利用希望（%）	是非（%）	利用希望（%）	是非（%）
矢内原・山縣	1999	4000	—	—	25	58	30	59
フィンレージの会	1999	80	6	63	1	14	3	14
東京女性財団	1999	22（男）	78	93	41	67	44	63
		312（女）	73	85	20	40	8	38
NHK	2002	1313	—	73	—	11	—	12
山縣ほか	2003	1548（知識無）	—	—	32	38	40	40
		2075（知識有）	—	—	36	44	23	45
秋丸ほか	2008	25（男）	—	—	—	40	—	—
		29（女）	—	—	—	—	—	—
NHK	2014	3785	6	81	—	24	—	26

調査者	調査年	協力数	体外受精（胚提供）		代理母		代理出産	
			利用希望（%）	是非（%）	利用希望（%）	是非（%）	利用希望（%）	是非（%）
矢内原・山縣	1999	4000	17	43	18	44	31	53
フィンレージの会	1999	80	3	9	—	—	6	11
東京女性財団	1999	22（男）	19	41	19	48	37	52
		312（女）	10	33	5	33	18	40
NHK	2002	1313	—	—	—	—	—	① 13 ② 11 ③ 22
山縣ほか	2003	1548（知識無）	22	28	25	31	66	46
		2075（知識有）	23	31	23	29	40	43
秋丸ほか	2008	25（男）	—	—	—	—	—	—
		29（女）	—	—	—	約30	—	55
NHK	2014	3785	—	—	—	—	—	① 24 ② 21 ③ 35

① ビジネス契約による代理出産
② ボランティアによる代理出産の是非
③ 近親者による代理出産の是非

とはいえ、配偶子《はいぐうし》提供に関する一般人の受容《じゅよう》を扱う調査で注意すべきなのは、調査協力者が置かれていた環境です。東京女性財団の一九九九年の調査は、協力者を、周囲に不妊経験者がいない者、周囲に不妊経験者がいる者、不妊経験者に分け、各生殖《せいしょく》技術の受容について分析しています。その結果、周囲に不妊経験者がいない者では卵子提供、代理出産《だいりしゅっさん》、代理母《だいりぼ》を認めるべきとする者が多く、第三者が関与《かんよ》する不妊治療に肯定的な結果が出たのに対して、周囲に不妊経験者がいる者では卵子提供、胚《はい》提供、代理出産、代理母を認めるべきではないと答える者が多かったのです。このような結果に対し、東京女性財団は「男女、年齢、現在治療中の人・治療をやめた人・治療を受けなかった人、子どもがいる人・いない人など、さまざまな立場、状況があり、当然その立場によって意識が変わってくる可能性がある」としています［東京女性財団、二〇〇〇、六二頁］。実際のところ、東京女性財団の結果は、他の調査に比べて第三者が関与する不妊治療を認める者の割合が高めです。これは東京女性財団の調査が首都圏《しゅとけん》に住む人たちを対象としたものであり、これらの人びとの関心が先進的な不妊治療の社会的受容に肯定的だったことをうかがわせるものです。もちろん、首都圏でなぜ第三者がかかわる不妊治療の受容が高いかは別に調べる必要がありますが、「首都圏」という要因《よういん》は、一九九九年当時に不妊治療の受容を推進《すいしん》する力をもっていたと考えられます。

このように、その人がどのような環境に置かれるかで、不妊治療の受容に差が生じることは指摘できますが、二〇〇〇年代前半には、概《おおむ》ね配偶者間の不妊治療は受容されていたと考えて問題ないでしょう。ただしここで、当然のこととしてあまり注目されないのですが、どの調査も技術の利用は認めても、利用は控《ひか》えたいという結果になっています。なんらかの要因《よういん》が、一般論としての受容《じゅよう》と個人的な利用の意思のあいだに壁《かべ》をつくっているのです。そしてこのような傾向は、不妊治療経験者もしくは患者（以下、当事者《とうじしゃ》と略す［➡40頁］）のあいだにもあったのです。

当事者の躊躇

当事者に対する意識調査は、体外受精《たいがいじゅせい》が登場した当初から医療施設などで調査が始まっています。たとえば日本初の体外受精を成功させた東北大学の調査では、婦人科に通院《つういん》する七一％の患者が体外受精の利用を希望していることがわかりました［岩城ほか、一九七八］。その後の他の研究者らが実施《じっし》した調査のほとんどで、妊娠を希望して婦人科を受診《じゅしん》している人の過半数《かはんすう》が、体外受精の利用を希望しています（**表1－3**）。

一般人に比べ、当事者は不妊治療の受容《じゅよう》も高めです。配偶者間《はいぐうしゃ》の体外受精を一般論として認めるかを尋《たず》ねた設問《せつもん》に、男性当事者は五〇％から七〇％が、女性当事者では八〇％を超す賛成があります。利用希望に関しても、同様の結果が出ています。これらの結果から、当事者の多

表 1-3　**体外受精等の利用希望と利用の是非に関する意識調査**（当事者対象）

調査者	調査年	サンプル数	体外受精（配偶者間）		体外受精（精子提供）		体外受精（卵子提供）	
			利用希望（%）	是非（%）	利用希望（%）	是非（%）	利用希望（%）	是非（%）
岩城・百瀬ほか	1978	301	71	—	—	—	—	—
岩城・館花ほか	1982	339	65	—	—	—	—	—
庄子・井上ほか	1984	300	73	—	—	—	—	—
塚田	1985	152	56	—	—	—	—	—
フィンレージの会	1993	581	6割弱	—	—	—	—	—
矢内原・山縣	1999	804	—	—	24	**80**	27	**79**
フィンレージの会	1999	845（男）	51	**50**	11	**26**	9	**26**
		857（女）	50	**85**	7	**31**	9	**31**
東京女性財団	1999	12（男）	83	**92**	17	**83**	33	**67**
		42（女）	81	**97**	21	**77**	19	**72**
小森・後山	2004	71（男）	約半数	**73**	—	—	—	—
		644（女）		**88**	—	—	—	—
殿村	2007	357	59	—	—	**24**	—	**24**
今中・竹田ほか	2007	100	—	—	23	**73**	40	**73**
秋丸ほか	2008	36	58	—	—	—	—	—
日比野	2012~2013	740	—	—	—	—	41	—

調査者	調査年	サンプル数	体外受精（胚提供）		代理母		代理出産	
			利用希望（%）	是非（%）	利用希望（%）	是非（%）	利用希望（%）	是非（%）
岩城・百瀬ほか	1978	301	—	—	—	—	—	—
岩城・館花ほか	1982	339	—	—	—	—	—	—
庄子・井上ほか	1984	300	—	—	—	—	4	—
塚田	1985	152	—	—	—	—	—	—
フィンレージの会	1993	581	—	—	2%以下	—	2%以下	—
矢内原・山縣	1999	804	16	**53**	15	**57**	30	**67**
フィンレージの会	1999	845（男）	9	**21**	—	—	11	**21**
		857（女）	7	**25**	—	—	10	**22**
東京女性財団	1999	12（男）	8	**58**	17	**58**	33	**58**
		42（女）	7	**51**	14	**56**	19	**70**
小森・後山	2004	71（男）	—	—	—	—	—	—
		644（女）	—	—	—	—	—	—
殿村	2007	357	—	**39**	—	**38**	—	**18**
今中・竹田ほか	2007	100	13	**55**	28	**69**	62	**88**
秋丸ほか	2008	36	—	—	—	**約半数**	—	**約半数**
日比野	2012~2013	740	—	—	—	—	—	—

くは体外受精を登場当初から受《う》け容《い》れていたと言えるでしょう。当事者なら当然と思われる結果ですが、これらのデータから軽視されがちな一つの特徴をみてとることができます。それは、当事者が配偶者《はいぐうしゃ》間の体外受精を一般論として認めている一方で、この技術の利用を希望する当事者の割合は、受容する割合よりも一〇～三〇％程度減少するのです。同じような傾向は一般人の場合にもみられたのですが、より切実《せつじつ》な状況にあると思われる当事者において、このような差が生まれることにもっと注目すべきではないでしょうか。今は不妊治療を受けてはいるものの自分には関係のない問題と捉《とら》えているのか、必要かもしれないけれども体外受精は使いたくないと考えているか、はたまた利用はしたいが諸事情《しょじじょう》から無理なのか――一般論として是認《ぜにん》しても、当事者が実際に配偶者間の体外受精を利用するか否《いな》かは、簡単に答えの出ない難問《なんもん》なのかもしれません。そして、その難問は、一般人の受容と利用のあいだにも流れる、日本社会全体がかかわる何かに起因《きいん》していることを予感させます。

　このような意識の分断《ぶんだん》は、第三者からの配偶子《はいぐうし》提供による体外受精で、よりはっきりと現《あらわ》れます。一九九九年以降の体外受精の受容《じゅよう》に関する意識調査は、配偶子提供と絡《から》んで実施《じっし》されるものが目に付くのですが、これらの結果からも一般論としては配偶子提供を認めるが、実際に自分が利用するかという話になると、当事者の意識は一気に遠《とお》のいてしまいます。▼[6] もちろん配偶子提供による体外受精は、夫婦の繋《つな》がりにかかわる複雑な問題や、子どもの福祉に関する問題などが関係するため、結果の解釈《かいしゃく》には注意が必要です。しかしながら、ここでも複雑な夫婦関係や、第三者の介入《かいにゅう》による不妊治療の行方《ゆくえ》に目を向ける前に注目すべきなのは、当事者における一般論としての技術の受容と、自分の治療にまつわる体外受精の利用希望とのあいだに隔《へだ》たりがある点ではないでしょうか。体外受精が一般にも当事者にも受け容れられるようになったなかで、いったい何が、当事者に不妊治療の利用を躊躇《ちゅうちょ》させつづけているのでしょうか。これらのアンケート調査からは、この疑問に対する十分な答えを得ることはできません。

医師および医学研究者の躊躇

不妊治療に対する専門家の意識を扱ったアンケート調査として、医学研究者を対象としたものがあります。二〇〇四年に報告された調査では、生殖医療《せいしょくいりょう》に携《たずさ》わる医学研究者（産婦人科、泌尿器科《ひにょうきか》、生殖細胞研究者）と非生物学系の理系研究者たちの意識が扱われています［山下ほか、二〇〇四］。この結果では、当事者の配偶子《はいぐうし》を用いるのであれば、両者とも体外受精《たいがいじゅせい》を認める傾向がありま

6――調査間に数値上のバラツキがありますが、いずれの調査も利用希望と是非《ぜひ》のあいだには、同様の偏《かたよ》りがあることに注目したいと考えています。

した。しかし、これに「全く抵抗がない」、「抵抗がない」と答えた者が多かったのは男性医学研究者、女性医学研究者、男性非生物学系理系研究者、女性非生物学系理系研究者の順《じゅん》でした。不妊患者の希望に触れる機会が多い医学研究者は、非生物学系理系よりも体外受精を受容しやすいですが、妊娠と出産を介《かい》して体外受精のリスクを身近に感じる女性は、たとえ研究者であっても体外受精を認めることに躊躇《ちゅうちょ》するのです。不妊治療との近さとジェンダーが体外受精の受容《じゅよう》に影響を与えているように思えます。

　不妊治療が多くの医療施設で提供されるようになったとはいえ、関連学会や医療現場ではリスクの検討と対策が日々講《こう》じられていますし、リスクに関する医師たちの議論が絶えたことはないと言ってよいでしょう。生命科学と医学のデータベースであるメドライン（MEDLINE）には、不妊治療のリスクを扱った論文が数多く登録《とうろく》されています。これらの多くが不妊治療を提供する医師によるものであることから考えると、不妊治療に対する医師の意識は、当事者とその子どものリスクへ多くが割《さ》かれているとみて間違いはなさそうです。

　ただし、これらの論文のなかには、不妊治療によって生まれた子どもが被《こうむ》るリスクと、自然妊娠によって生まれた子どものリスクに、大差がないとする論文がある一方で［Allen et al., 2008 など］、このリスクに対して慎重《しんちょう》な態度をとるものもあります［Squires & Kaplan, 2007 / Voorhis, 2006 など］。たとえば、当事者や医師がこれらのリスクを過小《かしょう》評価する傾向があることに警鐘《けいしょう》を鳴らす論文や［久保、二〇〇四］、二〇一五年の『臨床《りんしょう》婦人科産科』誌でも「体外受精治療の行方《ゆくえ》」とした特集で、体外受精の問題点として新生児《しんせいじ》異常が取り上げられています。ここでは概《おおむ》ね児《こ》の健康に影響はないとしながらも、若干《じゃっかん》の先天異常の上昇や、そもそも不妊の病態《びょうたい》が明らかにされていないことによる異常との因果《いんが》関係を把握《はあく》することの難しさについて触れられています［平原、二〇一五］。出生児が被るリスクに関して、医師および医学研究者のあいだには、いまだに体外受精の安全性を楽観視《らっかんし》できない何かが残っているのかもしれません。

リスク以外にも医師たちが不妊治療の普及を躊躇する問題があります。それが不妊治療によって新たに生まれるかもしれない家族のかたちに関するものです。矢内原巧《やないはらたくみ》と山縣然太朗《やまがたぜんたろう》が行なった調査では、第三者からの精子や卵子提供などによる不妊治療を受容できるか、医師たちにも回答をもとめています［矢内原・山縣、一九九九］。そこでは、多くの医師が第三者を交《まじ》えた不妊治療——たとえば、精子や卵子、胚《はい》［➡39頁］の提供による体外受精、代理母《だいりぼ》、借《か》り腹《ばら》——の受容に抵抗しているのです。その受容度は、同時に実施した一般人や患者の受容よりも低い結果となりました。▼7 不妊治療の受容のうち、従来の家族形態に合わない家族をつくりかねない治

7——この調査では一般男性、一般女性、患者、産科婦人科学会に登録された不妊治療施設の産婦人科医、それ以外の産婦人科医、小児科医に回答を求めています。たとえば、「一般論として第三者の精子を使った体外受精は認められるか」との質問に「認めてよい」「条件つきで認めて良い」と回答した者の合計は、順に六四・三%、五二・八%、七九・七%、六五・七%、五三・一%、四五・一%となっています。

療に対して、医師が一般よりも強い躊躇《ちゅうちょ》をもっていることがわかります。

アンケート調査ではありませんが、不妊治療を提供する医師へのインタビュー調査を行なったものもあります。柘植《つげ》あづみは、医師が不妊治療に対して技術的な面から意見を述べることが多いことを見出していますが［柘植、一九九九］、これは当時の医師たちが、不妊治療が発展途上の技術で成り立っていることを承知《しょうち》した上で、リスクに何らかの懸念《けねん》をもっていたことをうかがわせます。同様に、東京女性財団の聞き取り調査［前掲書］でも、排卵誘発《はいらんゆうはつ》の副作用である卵巣過剰刺激症候群《らんそうかじょうしげきしょうこうぐん》のリスクに関する説明責任がないがしろにされがちなことや、施設間の成功率《りつ》格差を隠蔽《いんぺい》しようとするデータねつ造《ぞう》について、医師たちが懸念《けねん》を表明しています。しかし一方で、体外受精が卵管《らんかん》形成術という大手術に比べれば、簡単かつ安全である点も指摘されています。

以上を踏まえると、医師および医学研究者が、不妊治療に対して少なからずリスクを感じているということと、不妊治療に関する医師の躊躇は、不妊治療にともなう医学的なリスクだけでなく、従来の家族形態を揺《ゆ》るがすことや、不妊治療をめぐる医療制度の不備《ふび》や医師集団の独《どく》善《ぜん》的な動きへも向かっていると言えそうです。しかし同時に、不妊治療の可能性にも目が向けられており、不妊治療が有効な医療として成立するよう、一刻《いっこく》も早い制度づくりが望まれているることも特徴です。やはりここでも、躊躇が社会的な要因《よういん》と密接に繋《つな》がっていることをうかがわせます。

3 本書のアプローチ

不妊治療に関する一般人、当事者、専門家の意識を扱おうとするとき、これを受け容れられるか否かという問題が重視されていることは共通していそうです。これはすなわち、不妊治療という問題含《ぶく》みの革新的技術群《ぐん》を、皆《みな》がどう思っているかという素朴《そぼく》な問題意識の現《あらわ》れとみるべきでしょう。そして忘れてならないのは、結果にあらわれた調査対象者の意識の背後にどっしりと横たわっているのが不妊治療への躊躇《ちゅうちょ》であり、それを生み出す複雑な感情なのです。しかし、残念なことにこれらの調査では、関係者の不妊治療に対する受容《じゅよう》態度を表面的に掬《すく》っているだけで「なぜ受容できないのか」という問題、さらに踏み込んで言えば「なぜ不妊治療の受容に躊躇するのか」といった感情的な問題には深く立ち入らないままでいます。本書ではこの点に焦点《しょうてん》を合わせていきます。

不妊治療に対する躊躇《ちゅうちょ》へどのように接近するのか

それでは、不妊治療に対する躊躇へどのようにアプローチしていけばよいでしょうか。この問題に対して、本書ではインタビューを用いて躊躇を真っ白な状態から立ち上げていこうと考えています。以下では、その方法を採用《さいよう》した理由をあげるとともに、その接近法が抱《かか》える問題についても示してみたいと思います。

躊躇を生み出す複雑な要因

当事者が不妊治療を躊躇《ためら》う原因を考える際、手掛《てが》かりとなるのは不妊治療が抱《かか》えているとされる問題の数々でしょう。多くの研究者が、体外受精の登場当初から不妊治療の問題を検討してきましたが、これらをまとめた研究者がいます。L・ベックマンとS・ハーヴェイによると、不妊治療には心理的、倫理《りんり》的、文化社会的、政治的問題の関与《かんよ》が指摘されています。そして、不妊治療に関する問題を学術的に扱うためには、五つの側面――①状況的文脈《ぶんみゃく》、②関係的文脈、③当事者の特徴、④技術の特徴、⑤不妊治療が当事者個人や社会へ受《う》け容《い》れられた結果――について研究することを提唱《ていしょう》してい

表 1-4　**不妊治療に関する問題を理解するための枠組み**

① 状況的文脈	② 関係的文脈	③ 利用者の特徴
提供システム	関係の特徴	属　　性
文化的規範・信念	・安 定 度	認　　知
・生殖に関するもの	・段　　階	・不妊について
・特殊な方法に関するもの	・愛　　情	・リスクについて
・ジェンダー役割に関するもの	・コミュニケーション	・特殊な技術について
法システム	ジェンダー役割／権力	出産の動機
政治情勢	・意思決定の優位性	社会人口学的特徴
差別・偏見	パートナーの支援	・民 族 性
	性 行 動	・性 的 志 向

④ 技術の特徴	⑤ 結　果
技術の内容	心理社会的影響
一般的受容性	社会的影響
・利用の困難さ	法的に派生する問題
・副 作 用	
・快 適 性	
・効　　果	

註 ｜ Beckman & Harvey [2005] を一部改変

ます［Beckman & Harvey, 2005］。具体的には、①として不妊治療が提供されるシステムや文化的規範《きはん》、法システム、政治情《じょう》勢《せい》、不妊治療に対する偏見《へんけん》、②としてパートナーからの支援《しえん》、ジェンダー役割、性行動、③として当事者の属性《ぞくせい》や社会人口学的特徴、認知《にんち》・知覚、出産の動機、④として不妊治療で扱う技術の内容、利用の容易さや副作用、⑤として心理社会的影響、法的に派生《はせい》する問題などがあげられています（表1－4）。いかに不妊治療が、広範囲にわたる問題を抱えているかがわかります。

　学術的な関心は、このように多岐《たき》に渡っています。しかし、当事者が不妊治療を受容《じゅよう》しつつも、この利用を躊躇《ためら》う原因を考えるとき、L・ベックマンとS・ハーヴェイの分類のどこか一カ所だけに注目することは難しいと言わざるを得ません。たとえば、当事者の夫婦関係から躊躇《ちゅうちょ》解明の取り組みを始めたとしても、不妊治療の安全性の問題からパートナーの反対があって利用に踏み切れない当事者がいることは十分想像できます。さらにもしかしたら、ベックマンとハーヴェイの分類に加えられなかった、日本独自の要因《よういん》の関与《かんよ》もあるかもしれません。彼らがあげたような、不妊治療が抱《かか》える諸問題をばらばらに分解し、断片《だんぺん》的に扱って一つの仮説《かせつ》を検証《けんしょう》していくような手法では、当事者の躊躇は適切に捉《とら》えられないのです。求められるのは、いったん当事者の躊躇に対する先入観《せんにゅうかん》をすべて捨て去り、白《はく》紙《し》のなかからこれを立ち上げていくことでしょう。そして、当事者の「生きられた経験」としての躊躇をリアルに読み手と共有することによってのみ、確実にこれへ接近できるのです。

不妊治療の普及と躊躇の変化

不妊治療に対する当事者の躊躇を考えるとき、もう一つ注意を払うべき課題があります。それは、不妊治療が抱《かか》える問題が社会や文化の変化とともに変容していくことで、当事者の躊躇にも変化が現《あらわ》れるかもしれないということです。つまり、一〇年という歳月《さいげつ》のなかでは、法律の改正や医療制度の変更、人びとのライフスタイルなどにも変化が起こります。それらが折り重なって、不妊治療に対する躊躇へも影響を与える恐れがあります。このように、不妊治療に対する躊躇を見極めるためには、単一時点の当事者を対象にするだけでは不十分なのです。少なくとも二つの世代をターゲットにして、当事者の躊躇を比較検討しなければ、不妊治療の躊躇を適切かつ動的《どうてき》に考察できないと言えるでしょう。

また、当事者の躊躇は、文化社会的文脈《ぶんみゃく》のなかで生起《せいき》する感情反応が元《もと》になっている点にも配慮《はいりょ》しなければなりません。そして、当事者の躊躇が文化社会的背景と堅《かた》く結びついていることを承知《しょうち》するなら、その社会が時間の経過とともに変化することにも意識的であらねばなりません。一〇年前に顕著《けんちょ》な躊躇が向けられていた不妊治療のある側面が、今ではそれほどでもないということはありそうなことです。

以上を踏まえ、本書では当事者の不妊治療に対する躊躇を白紙から立ち上げ、それが生起する文化社会的文脈をも含めて検討したいと思います。そしてさらに躊躇の社会性を重視することで生まれる、躊躇の時間的な変化という切り口にも目を向けていきたいと思います。このような立場から議論を開始することによって、不妊治療への躊躇へ真に迫ることができると思われますし、当事者の「生きられた経験」としての躊躇がこの方法によって最大限に理解できるのではないかと考えています。

躊躇《ちゅうちょ》の扱いにくさ

ただし、このような躊躇への接近法は、二つの大きな問題を抱《かか》えることを承知《しょうち》しなければなりません。

第一の問題が、感情の生理的側面と社会的側面の難しい関係です。本書のアプローチ方法では、感情の生理的側面をカバーすることはできそうにないのです。

社会学では、感情をまずは「社会的につくられたもの」と捉《とら》えるため、感情の生理的側面をも、「社会的につくられたもの」と考える傾向にあります。しかし、J・ターナーとJ・ステッツが指摘するように、このような感情の捉《とら》え方《かた》は、やはり幾分《いくぶん》無理があるのです。その理由として、多くの感情に関する表現が、あらゆる文化に共通して現《あらわ》れることがあげられています［Turner & Stets＝前掲書］。社会が感情をつくるならば、異なる文化をもつ社会では、ある感情に関して与えられる表現は当然異なってくるはずです。しかしながら実際は、日本人が「喜び」を表《あらわ》す言葉をアメリカ人ももっていますし、笑顔を笑顔として共通に理解できるのです。

どのような社会過程であれ、ほとんどの社会学者は生物学の効果を考慮することに嫌《けん》悪感《おかん》を抱いている。こうした生物学に対するどちらかといえば偏狭《へんきょう》な立場こそが、感情研究においてとくに大問題である。［…］文化と社会構造が感情を導《みちび》き、そして実際に感情の表現を制約することが事実であるとしても、しかし感情が、社会生活にどのような影響をおよぼしているかを完全に理解しようとすれば、社会学者は感情喚起《かんき》の生物学を真摯《しんし》に考察すべきである。

［Turner & Stets ＝前掲書、三五頁］

実際に社会学が感情にかかわる生理的反応――脳、自律神経《じりつしんけい》、ホルモン系《けい》、筋骨格《きんこっかく》系などの反応――を視野に入れようとすれば、克服すべき課題が山積《さんせき》するのは言うまでもありません。しかし、J・ターナーとJ・ステッツの言うような感情喚起の生理学を切り捨てずにおこうとする姿勢は、一目《いちもく》置く価値があります。感情が人類共通の身体という土台に生起《せいき》する生理的過程であることも考慮することで、文化や社会が異なったとしても、そしてもちろん自分ではない誰か他の人の感情だったとしても、それを読み解く可能性を開くものとして立ち現れてくるからです。

第二の問題は、感情を「社会的につくられたもの」と捉《とら》え、分析対象としての地位を確保したとしても、実際に分析にとりかかることができるのは、私たちの目に触れたり、声に出されたり、行動で示されたりした、社会的行為をともなったものでなければならないという事実です。特に本書の場合では、声に出されなければ不妊治療の躊躇として検討することができないのです。

そして面倒なことに、感情の表明《ひょうめい》がいつも正しく行なわれるという保証もありません。言語を介《かい》して表される感情は、言語の性質ゆえに乱用《らんよう》や誤用《ごよう》もあるのです。

> 日常言語は、規範《きはん》的に組織されているのであって、決定異論《いろん》的なしかたでコントロールされてはいない。じっさい、もし望むなら、あるいは無知ゆえに、わたしたちはそれを乱用したり誤用したりできる。
> ［Coulter, 1979＝一九九八、一一二頁］

さらに、感情が第三者に表明されたとしても、それが正しく理解されるかどうか、はなはだ心許《こころもと》ないことも忘れてはならないでしょう。

> たとえば、「本」という概念《がいねん》を把握するためには（その本とは何かを知るためには）、その概念が、たとえば、「紙」「背」「読書」「破る」「文字」といった諸概念と、それぞれ違ったしかたで、またそのつどコンテクストに応じて、どのように関係し合うか、を知らねばならない。〔…〕多くのばあい、概念的誤謬《ごびゅう》とは、概念どうしを誤ったしかたで結びつけることにほかならず、またそこからさらに、どのような事態が表されるかについて

誤った推論《すいろん》をおこなうことにほかならない。

［Coulter＝前掲書、一二頁］

感情を社会的なものと捉《とら》え、その文化社会的要因とともに分析の俎上《そじょう》にあげることに成功したとしても、それが正しく第三者に伝えられるかどうかわかりません。特に言語という特殊な道具を介して表明された感情は、様々な誤謬に阻《はば》まれることを余儀《よぎ》なくさせます。これが本書のアプローチでは越えることが難しい第二の問題なのです。

インタビュー調査について

感情の生起《せいき》が生理的な要因からスタートしていることや、感情の生起が正しく行なわれ、それが間違いなく第三者に理解されるかどうかがわからないという問題は、本書が採用した感情語へのアプローチでは克服が難しい問題です。しかし、ひろく不妊治療に関する躊躇《ちゅうちょ》を拾《ひろ》い上げ、検討の俎上《そじょう》にあげるにはこの方法が最適とは言えないまでも、適切な手法の範囲内にあるのではないかと考えます。というのは、インタビュー形式にて当事者の躊躇を聞き取るという方法は、当事者と調査者が言葉を交《か》わしあうなかで誤謬《ごびゅう》をその都度、解消《かいしょう》することが可能だからです。
そしてなによりも、この方法では当事者の「生きられた経験」としての躊躇を取り出せる見込みが高いと考えられます。これこそが本書が最も注力したい点なのです。
以上を踏まえ、それでは調査の具体的方法を紹介したいと思います。

調査の概要

本書では当事者の意識から議論を行なうため、インタビュー調査の結果を主軸《しゅじく》に据《す》えています。インタビュー調査では、受診《じゅしん》のきっかけから現在までの経過《けいか》、不妊治療の処置《しょち》等で感じたこと、情報源、子どもをもつ意味、不妊治療全般について思うことを中心に聞き取りました。ただし、インタビューはそれぞれの調査協力者（以下、協力者と記す［⬇40頁］）に合わせて質問順や内容も臨機応変《りんきおうへん》に変更しました。たとえば、情報収集活動が盛んな協力者には、不妊治療への情報をどのような方法で入手したかについて、他の協力者よりも詳《くわ》しく尋《たず》ねるということもしましたし、不妊治療とは直接関係ない疾患《しっかん》の治療経験であっても、協力者が関係あると判断した場合は、その治療に関する話も聞き取りました。その意味では、この調査は協力者の人生を聞き取る、ライフヒストリー法の考えにもとづいています。

なお、本書では不妊治療に対する躊躇を別な角度から検証《けんしょう》するため、アンケート調査も実施《じっし》しています。アンケート調査の方法については、第4章の冒頭で述べることにします。

調査方法　二〇〇〇年代初期調査

調査は第一期（二〇〇三年七月〜一一月）、第二期（二〇〇五年二月〜七月）に実施《じっし》しました。第一期は調査者の知人を介する雪だるま方式で協力者を募《つの》り、第二期は不妊当事者の自助《じじょ》団体（フィンレージの会）の協力を得て、二〇〇五年二月から五月にかけてウェブサイト上で協力依頼文を掲載《けいさい》し、協力者の連絡を待つ方法をとりました。その結果、第一期九名、第二期一二名の計二一名が調査に協力しました（次頁の**表1－5**）。

調査方法　二〇一〇年代初期調査

日本産科《さんか》婦人科学会による生殖補助医療の登録《とうろく》医療施設の長宛《おさあて》へ調査依頼状を送付し、協力の意思を確認できた医療施設にて、個別に協力者を募《つの》りました。その際、協力医療施設には協力者の情報が伝わらないように配慮《はいりょ》しました。これは、医療施設と協力者のそれまでの関係を保ちつつ、本インタビュー調査においても自由に意見を述べられるようにするためです。なお、調査は関西を中心としたプレ調査（二〇一三年一二月から二〇一四年二月）と全国を対象とした本調査（二〇一四年三月から二〇一五年一二月）を実施しました。プレ調査の協力者は一一名、本調査の協力者は二八名の計三九名でした（次頁の**表1－6**）。

表1-5　**2000年代初期調査の協力者**

協力者（仮名）	調査時年齢	性別	最終段階	調査年月日	調査方法
佐　藤	34	女	タイミング	2003年7月	個　別
鈴　木	35	女	人工授精	2003年7月	個　別
高　橋	34	女	人工授精	2003年8月	個　別
田　中	37	女	タイミング	2003年8月	個　別
渡　邊	42	女	顕微授精	2003年8月	個　別
伊　藤	39	女	人工授精	2003年8月	個　別
山　本	37	女	人工授精	2003年11月	個　別
中　村	39	女	人工授精	2003年11月	個　別
小　林	44	女	顕微授精	2003年11月 2005年2月	個　別 （2回実施）
加　藤	30	女	人工授精	2005年2月	個　別
吉　田	36	女	体外受精	2005年2月	個　別
山　田	30	女	顕微授精	2005年2月	個　別
佐々木	37	女	顕微授精	2005年2月	個　別
山　口	35	女	顕微授精	2005年4月	個　別
斉　藤	36	女	顕微授精	2005年6月	個　別
松　本	34	女	人工授精	2005年6月	個　別
井上（妻）	28	女	顕微授精	2005年6月	同時調査（夫婦）
井上（夫）	31	男	顕微授精	2005年6月	
木　村	40	女	タイミング	2005年6月	個　別
林	37	女	顕微授精	2005年8月	個　別
清　水	35	女	人工授精	2005年9月	個　別

表1-6　**2010年代初期調査の協力者**

協力者（仮名）	調査時年齢	性別	最終段階	調査年月日	調査方法
山　崎	40	女	顕微授精	2013年12月	個　別
森	37	女	体外受精	2013年12月	個　別
安　部	30	女	人工授精	2013年12月	個　別
池　田	38	女	タイミング	2014年1月	個　別
橋　本	35	女	タイミング	2014年1月	個　別
山　下	41	女	顕微授精	2014年1月	個　別
石　川	31	女	人工授精	2014年1月	個　別
中　島	39	女	体外受精	2014年1月	個　別
前　田	41	女	体外受精	2014年1月	個　別
藤　田	32	女	体外受精	2014年2月	個　別
小　川	31	女	人工授精	2014年2月	個　別
後　藤	36	女	体外受精	2014年5月	個　別
岡　田	36	女	人工授精	2015年3月	個　別
長谷川	32	女	人工授精	2015年3月	個　別
村　上	38	女	顕微授精	2015年6月	個　別
近　藤	32	女	人工授精	2015年7月	個　別
石　井	42	女	顕微授精	2015年7月	個　別
坂　本	46	女	体外受精	2015年7月	個　別
遠　藤	34	女	顕微授精	2015年7月	個　別
青　木	32	女	人工授精	2015年7月	個　別
藤　井	39	女	顕微授精	2015年7月	個　別
西　村	31	女	体外受精	2015年8月	個　別
福　田	38	女	体外受精	2015年8月	個　別
太　田	33	女	体外受精	2015年8月	個　別
三　浦	39	女	顕微授精	2015年8月	個　別
岡　本	—	女	人工授精	2015年8月	個　別
松田（妻）	35	女	体外受精	2015年8月	個　別
松田（夫）	—	男	体外受精	2015年8月	個　別
中　野	30	女	顕微授精	2015年9月	個　別
原　田	27	女	顕微授精	2015年9月	個　別
藤　原	37	女	顕微授精	2015年9月	個　別
小　野	35	女	顕微授精	2015年9月	個　別
田　村	37	女	顕微授精	2015年9月	個　別
竹　内	33	女	人工授精	2015年9月	個　別
金　子	35	女	顕微授精	2015年9月	個　別
和田（夫）	43	男	体外受精	2015年12月	同時調査（夫婦）
和田（妻）	42	女	体外受精	2015年12月	
中　山	33	女	体外受精	2015年12月	個　別
石　田	26	女	体外受精	2016年1月	個　別

註 ｜ 協力者の意向により属性情報を掲載しない場合は「—」で示しました。

本書では、当事者の躊躇《ちゅうちょ》をまったくの白紙《はくし》から描き出すことに力を注いでいます。しかし、ここで大きな問題に直面することに気づかれた方《かた》が多いと思います。「まったくの白紙」というのでは手がかりも何もないため、どこから分析を始めればいいのかわからないではないか、という素朴《そぼく》かつ当然の疑問です。

分析方法

この問題に際し、本書では差し当たって、当事者の心理的な抵抗を扱うことにしました。インタビュー調査に協力してくれた人たちが無意識的に使った「躊躇《ためら》った」「戸惑《とまど》った」「抵抗《ていこう》があった」「迷《まよ》った」「嫌《いや》だった」「避《さ》けたかった」「違和感《いわかん》があった」などの感情に関連すると思われる語彙《ごい》に注目し、これらの語彙が使われた話題から、当事者の躊躇を時間をかけて徐々《じょじょ》にかたちにすることにしました。ゆえに、本書で引用した協力者の話には、躊躇を表すターゲットの語彙が含まれていない場合があります。しかし、インタビューのなかで、協力者がその話題について躊躇を示していたことはすべての引用に共通しています。

感情に関連する語彙をインタビューデータから抽出し、その語彙が表現の対象となっている事象《じしょう》を探りました。具体的には、以下のような語彙がインタビューデータの一部にあらわれたとします。

山田――顕微受精《けんびじゅせい》で、よく卵に針《はり》を刺《さ》すのとか出るじゃないですか。あれはいかにもクローン人間みたいで気持ち悪いって思ってたんですよ。

この場合は傍点部《ぼうてん》の「気持ち悪いって思ってた」が「躊躇」を現《うつ》す心理的抵抗と考えました。そして、山田さんが「気持ち悪いって思ってた」のは〈顕微授精における卵子《らんし》への侵襲《しんしゅう》〉です。そこで再度、山田さんのインタビューデータに戻り、〈顕微授精における卵子への侵襲〉に対して話している箇所《かしょ》が他《ほか》にないか確認しました。つまり、不妊治療に対する心理的抵抗を示す語《ご》彙《い》を探し出し、このような語彙が使われた原因一つひとつについて、その協力者がどう思い、どう行動したかをインタビューデータ全体から浮かび上がらせたのです。

分析の流れとしては、まずインタビュー調査で得られた一人ひとりのデータを逐語録《ちくごろく》に起こし、「サンプリング」を行ないました。これが先に述べた心理的抵抗が現《あらわ》れている発話箇所のピックアップにあたります。その後、切り出したインタビューデータに「卵子への侵襲に対する躊躇」というような「コーディング」をします。そして、再度インタビューデータに戻って、「卵子への侵襲に対する躊躇」に関して山田さんが話している箇所はないか確認しました。もし見つかった場合は、心理的抵抗を現す語彙が用いられていなくても、その箇所も分析対象としてピックアップしました。この作業を、すべての協力者のデータに対して行ないました。[▼8]

「コーディング」がある程度進んだところで、着目したデータを適切に表現する言葉を検討しながら「概念《がいねん》」を生成《せいせい》していきました。これは「コーディング」作業で振られたコードのうち、類似するものや関連の強いものを結びつけながら、それらの複数のコードが共通してもつ、より上位のコードを振《ふ》るという作業です。たとえば、「卵子への侵襲《しんしゅう》に対する躊躇」は、顕微授精における「精子の選別《せんべつ》に対する躊躇」、精子や卵子などの「配偶子《はいぐうし》の凍結《とうけつ》に対する躊躇」などと結びつけ、「生命への介入《かいにゅう》に対する躊躇」とします。

「概念《がいねん》」の生成《せいせい》が終わった時点で、「概念的モデルの構築《こうちく》」に取りかかりました。先に生成した概念同士の繋《つな》がりを再度検討しながら、協力者の不妊治療の理解をかたちづくるモデルを導き出しました。つまり、「コーディング」に始まる概念の生成は、多層《たそう》的構造をもち、最も抽象的な位置に生成された概念同士の関係をモデル化するという作業です。なお、「コーディング」から「概念的モデルの構築」作業は、分析の過程で何度も繰り返しています。これは解釈の妥当性《だとうせい》を高め、モデルの精緻化《せいちか》を目指す努力の一環《いっかん》です。

ここで一点、注意が必要です。このような作業を通してできあがった概念モデルは、二〇〇〇年代初期調査と二〇一〇年代初期調査それぞれの調査協力者すべてから導き出されたものだということです。ゆえに、二〇〇〇年代初期調査に参加した一人のデータが、二〇〇〇年代初期調査で作成された概念モデルのすべてを網羅《もうら》しているというわけではありません。あくまでも、二〇〇〇年代初期と二〇一〇年代初期の不妊治療の当事者の傾向を摑《つか》む試《こころ》みと承知してください。

「凡例」の再確認

インタビューデータの引用部で、〔　〕内はデータの補足《ほそく》のために著者が加筆した箇所《かしょ》です。また、〔＝　〕内はこの括弧《カッコ》に先立つデータが指す指示語などを一般的な表現へ書き換えた内容を記《しる》しています。

また、インタビューデータ内の＊印は調査者（著者・竹田）の発言箇所です。

なお、引用部に障害者への偏見《へんけん》・差別が含まれているように受け取れる箇所がありますが、不妊治療をめぐる社会全般の問題を反映させるため、そのまま掲載《けいさい》しました。

これらのことは、本書15頁（「目次」の直後のページ）の「凡例《はんれい》」のなかでも記しております。「当事者」と「協力者」の言葉の区別、あるいは関連する語や事例の参照《さんしょう》ページの表示法など、不明な表記や記号などがありましたらご参照ください。

また、生殖補助医療技術に関する用語につきましては、前述の36頁以下をご覧《らん》ください。さらに次章以降では、専門用語が登場するたびに、その用語についての説明が書かれているページ数をできるかぎり示していきます。本書末尾の「索引《さくいん》」とともに、ご利用ください。

8――ただし、このコーディング作業では、グラウンデッド・セオリーが提唱するようなデータの細かい切片化《せっぺんか》はせず、木下康仁《きのしたやすひと》［一九九九、一五四～一五九頁］を参考に、データの文脈を重視つつコードを付与《ふよ》していきました。これは部分に着目しすぎて、データの文脈を疎《おろそ》かにしないための措置《そち》です。

コラム1

事実婚《じじつこん》カップルの不妊治療

事実婚と不妊治療

現在のところ、不妊治療を受ける際には、男女両性が揃《そろ》っていることが暗黙《あんもく》の前提とされています。さらに言うなら、その男女は婚姻届《こんいんとどけ》を提出した法律上の夫婦と考えられることが多いでしょう。しかし、男女の仲《なか》は婚姻制度の枠組《わくぐ》みに収《おさ》まらない複雑なものです。なかでも近年、結婚に縛《しば》られない自由なライフスタイルを選びたいという意思や、現行の婚姻制度にまつわる問題意識などから、あえて事実婚《じじつこん》を選ぶ人たちの存在がクローズアップされています。その代表としてあげられるのが、夫婦別姓《ふうふべっせい》を実行する人たちです。

夫婦別姓を現在の日本で実践《じっせん》するには、二つの方法があるとされています。一つは婚姻届を出さない事実婚です。この方法では、子どもが生まれた際には非嫡出子《ひちゃくしゅつし》となり、扶養《ふよう》家族控除《こうじょ》や様々な公的手当《てあて》が受けられなかったり、子どもに相続権《そうぞくけん》が認められなかったりするというデメリットが発生します。また、子どもが生まれるたびに、夫婦どちらの籍《せき》に入れるかを検討しなければならないほか、きょうだいが夫婦それぞれの籍に入った場合は、きょうだい同士で姓《せい》が異なってしまいます。

もう一つは、婚姻届を提出して法律上は夫婦同姓《どうせい》になりますが、職場等では結婚前の姓を名乗る通称《つうしょう》夫婦別姓《べっせい》です。この方法では公的な各種優遇《ゆうぐう》が受けられますが、二〇一七年四月現在のところ通称は法的に認められていないため、戸籍《こせき》上の姓で業務をこなすことを要求されたり、本人確認に手間取ってしまったりするといった欠点があると言われています。ただし、子どもは婚姻届の提出時に作られた戸籍に入れられるため、事実婚のような姓の問題が起こることはないとされています。

以上のように、夫婦別姓には社会生活上、いくつかのデメリットが指摘されていますが、夫婦別姓を選ぶ人たちは夫と妻の結合、つまり婚姻の意思をもって共同生活を営《いとな》もうとしているという点が重要です。ゆえに、そのような夫婦が子をもうけるために不妊治療を試みたいと思うのは、少しも不思議ではありません。

しかし、二〇一四年まで、事実婚の夫婦が体外受精以上の高度な不妊治療を受けるには高い壁《かべ》がありました。日本産科《さんか》婦人科学会では、一九八三年一〇月に「体外受精・胚移植《はいいしょく》に関する見解」を発表し、「被実施者《ひじっししゃ》は婚姻しており、挙児《きょじ》を強く希望する夫婦で、心身ともに妊娠・分娩《ぶんべん》・育児に耐《た》え得る状態にある」ことを条件としました。同様に、一九八八年四月に発表された同学会の「ヒト胚《はい》および卵子の凍結保存《とうけつほぞん》と移植《いしょく》に関する見解」でも、「婚姻していること」が胚や卵子の凍結保存と移植の実施条件と明記されたのです。さらには、体外受精以上の高度な不妊治療の一部助成を行なう厚生《こうせい》労働省の「特定治療費助成事業」でも、法律婚が対象とされたのです。

事実婚が不妊治療対象から外されていた理由

婚姻届を出していない夫婦が不妊治療から外《はず》されていた理由は二つあります。一つは、事実《じじつ》婚《こん》夫婦を事実上の夫婦として認める定まった方法がないという理由です。二つめは、事実婚に与えられていない公的な優遇措置《ゆうぐうそち》や子どもの相続権です。事実婚夫婦のあいだに生まれた子どもは現行法上、社会制度上の不利を抱《かか》えていることも、医療が尻込《しりご》みした原因でした［日本産科婦人科学会、二〇〇二］。この二つの理由を突き詰めて言えば、法律婚夫婦と事実婚夫婦では、もうけられた子どもがもつ社会的な権利に不平等があるということです。

しかし、二〇一三年九月に最高裁で、婚外子《こんがいし》の遺産相続不平等が違憲《いけん》との判断が出されたのを機会に、日本産科婦人科学会は、翌二〇一四年六月に「体外受精・胚移植《はいいしょく》に関する見解」および「ヒト胚および卵子の凍結《とうけつ》保存《ほぞん》と移植に関する見解」を改定《かいてい》し、これらから「婚姻《こんいん》」の文字を削除《さくじょ》しました。ここでは「被《ひ》実施者は挙児《きょじ》を強く希望する夫婦」との表現に改《あらた》められています［日本産科婦人科学会、二〇一四］。このように事実婚夫婦にも不妊治療への道が開けたのですが、▼1学会の見解はあくまでガイドラインであるため、法的な拘束力《こうそくりょく》はありません。事実婚夫婦に体外受精以上の高度な不妊治療を実施するか否《いな》かは、現在でも個々の医療施設に委《ゆだ》ねられていることになります。

さらには、不妊治療費の公的助成制度「不妊に悩む方《かた》への特定治療支援事業」は、二〇一八年五月時点で、法律婚夫婦に限定されたままです。学会が事実婚夫婦の不妊治療を認めたとしても、それを社会全体が共有し、尊重できるほどには至《いた》っていないのです。

事実婚夫婦の不妊治療の今後

皆婚《かいこん》主義が主流だった頃に比べ、現在では結婚そのものから遠ざかる若者が増えています。そんななか事実婚に不妊治療の門《もん》を開けることは、多様な家族のあり方が模索《もさく》されている近年の世相《せそう》を反映させるものです。

しかしその一方で、この事実婚への不妊治療解禁を短絡的《たんらく》に少子化対策と繫《つな》げ、歓迎《かんげい》するむきには慎重《しんちょう》であるべきです。少子化問題の解決の糸口を事実婚夫婦による不妊治療へ期待するのなら、日本における事実婚割合《わりあい》の極端な低さ[2]の原因や、最高裁判決が出るまで事実婚夫婦に対する不妊治療を実施しにくかった日本の現状にこそ、目を向けるべきではないでしょうか。そしてなによりも、なぜ若い世代が家族を、そして子どもをもつのを躊躇《ためら》うかについて、いま一度真剣な議論を深める努力が求められるでしょう。

1――　二〇一四年の見解に先立ち、日本産科婦人科学会は二〇〇六年に、不妊治療を受ける夫婦に対する戸籍抄本《こせきしょうほん》の提出などの条件をなくす指針《ししん》改定をしています。事実婚夫婦の不妊治療は、現場からの要望と民法上の不平等解消要求によって少しずつ容認《ようにん》へ向かっているとみることができます。

2――　婚姻届が出されないため、事実婚実数の把握は困難ですが、日本における事実婚によって生まれた子ども（婚外子）の全出生数に占める割合は、二〇〇八年では二・一％に対し、ドイツでは三二・一％、デンマークは四六・二％、フランスでは五二・六％、スウェーデンは五四・七％とされています［厚生労働省、二〇一三a］。

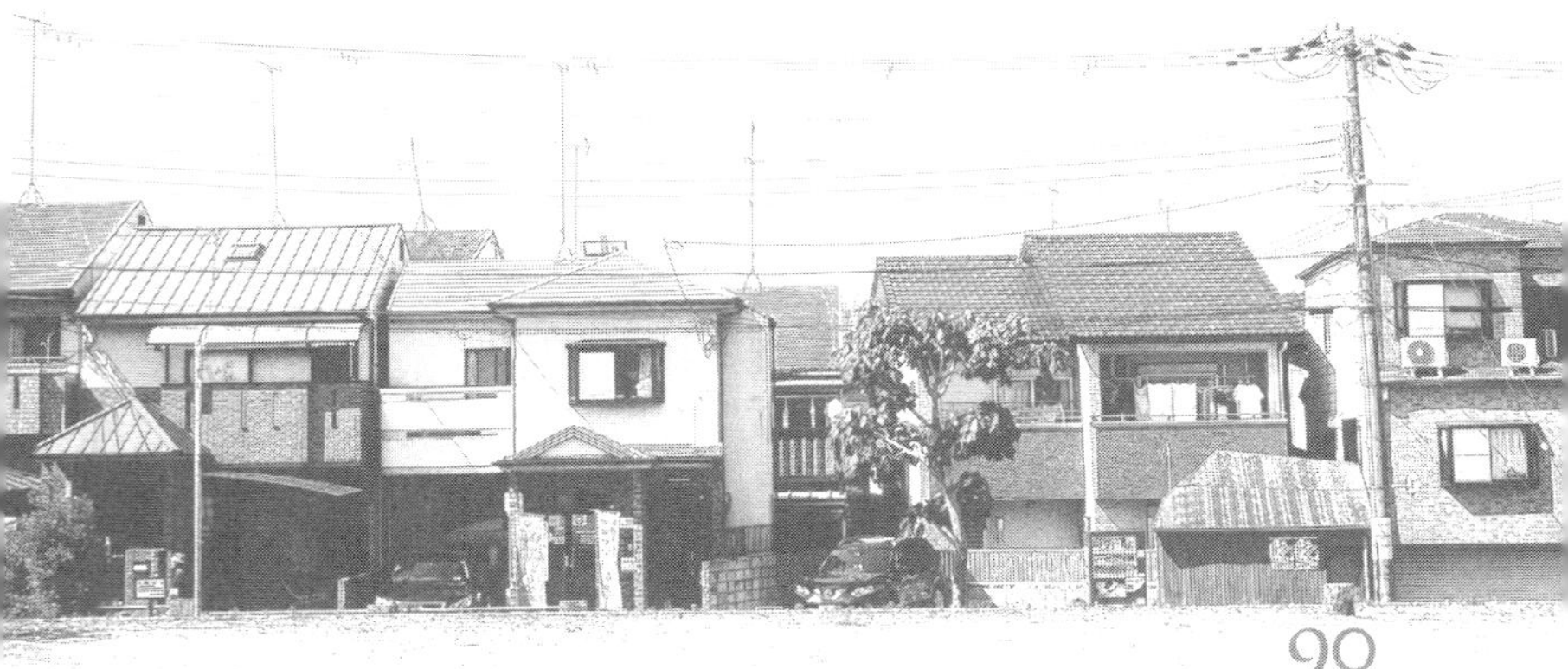

第2章

二〇〇〇年代初期《しょき》と二〇一〇年代初期の日本と不妊治療

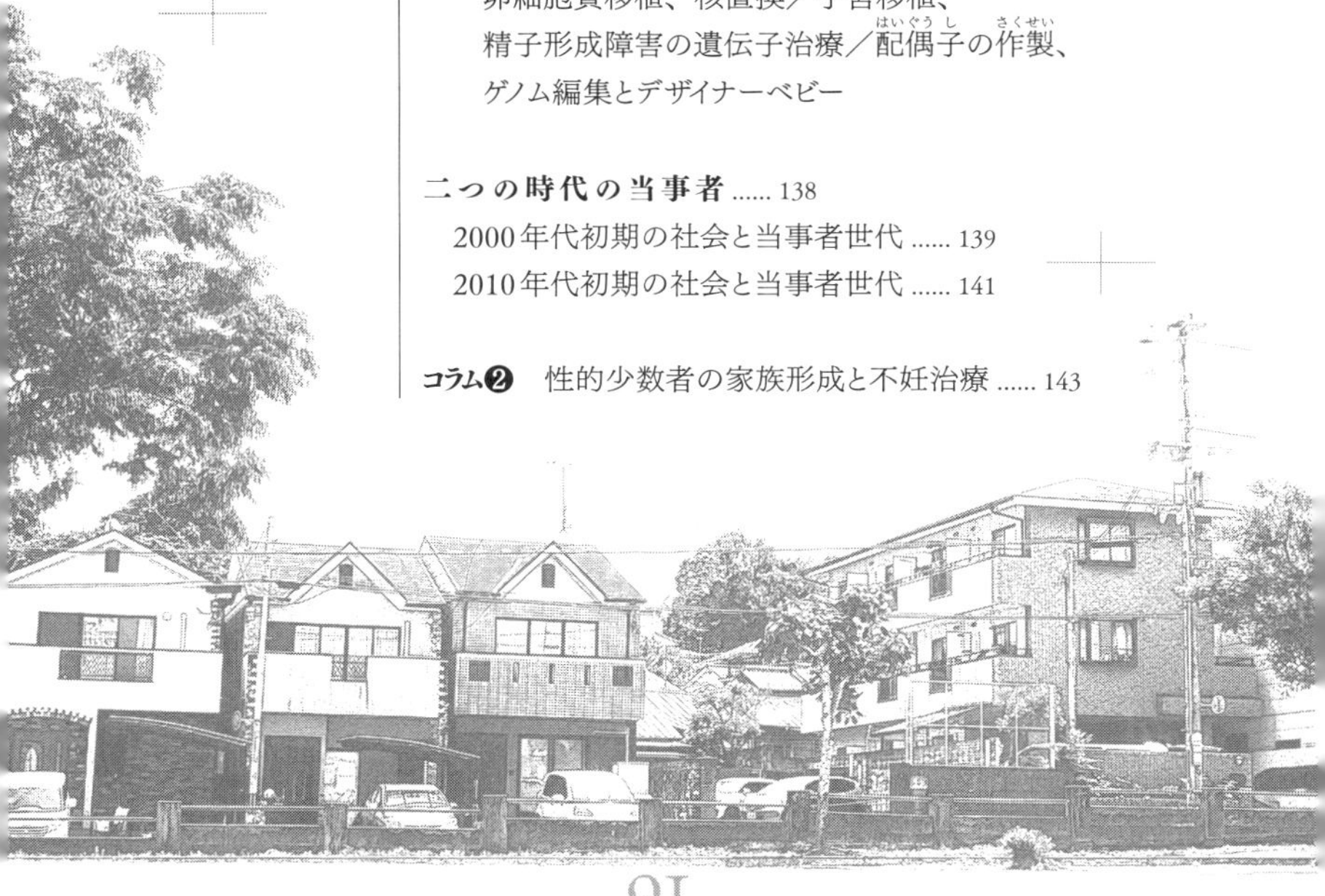

本書では二〇〇〇年代初期と二〇一〇年代初期に不妊治療を受けていた人たちの躊躇《ちゅうちょ》を検討します。その検討の前に、この二つの時代がどのような特徴をもっていたかを概観《がいかん》しておきたいと思います。なぜなら、一〇年という時間が生み出した社会の変化が、当事者の不妊治療に対するものの見方に影響を与えている可能性があるからです。そこで以下では、二〇〇〇年代初期と二〇一〇年代初期の社会情勢《じょうせい》と、その当時の不妊治療の動向《どうこう》についても触れたいと思います。

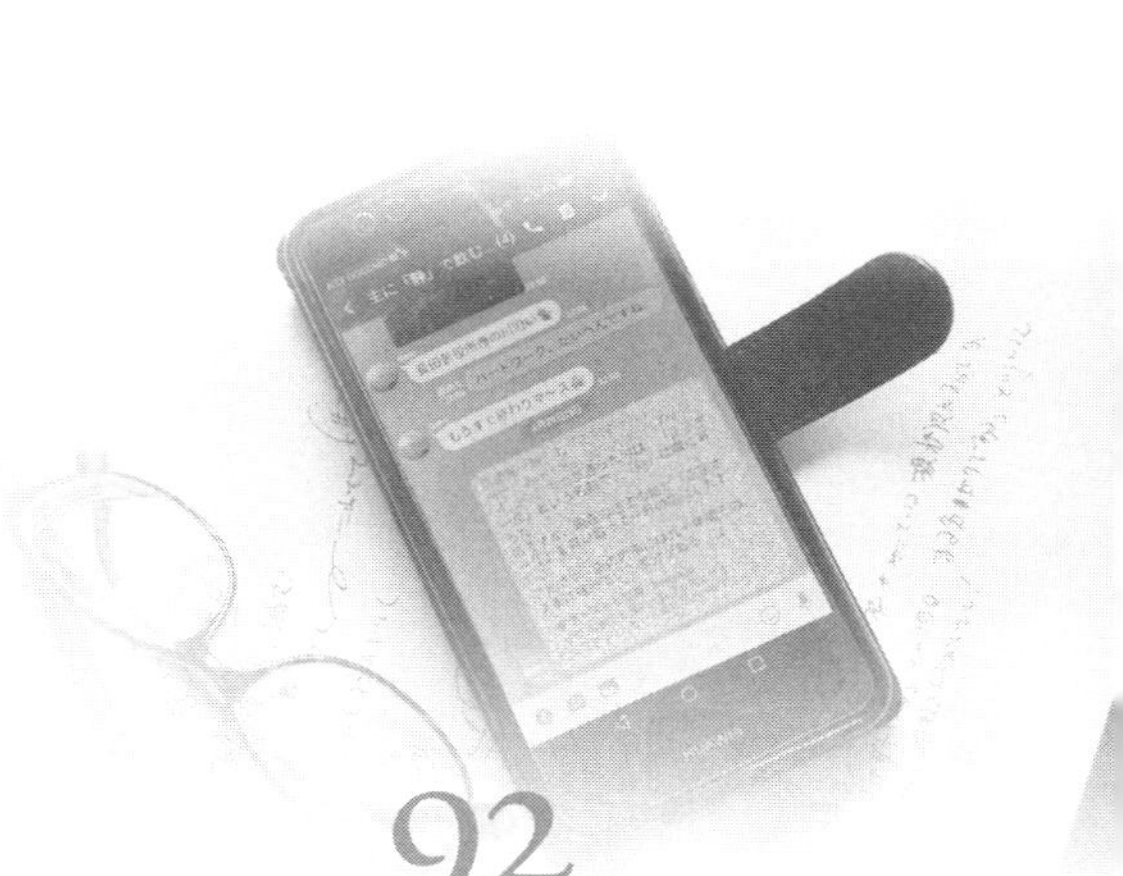

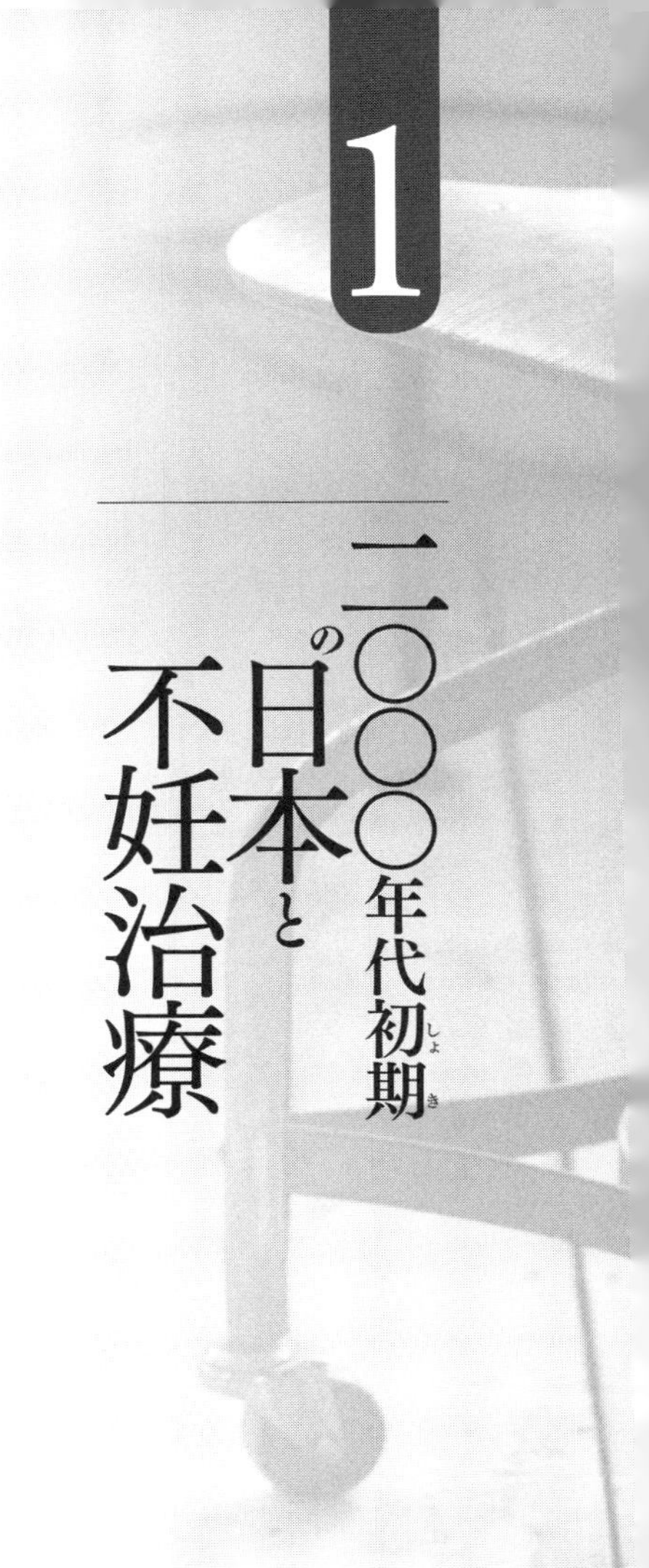

1

二〇〇〇年代初期《しょき》の日本と不妊治療

二〇〇一年は二一世紀の幕開《まくあ》けでした。コンピュータの誤作動《ごさどう》が起こるのではないかとの懸念《けねん》が広がっていましたが、大きな混乱はありませんでした。アメリカの9・11同時多発テロ（二〇〇一年）に始まった各国でのテロ事件や、米英軍によるイラクへの攻撃（二〇〇三年）も起こりました。国内では住基《じゅうき》ネットワークの稼働《かどう》（二〇〇四年）や個人情報保護法が施行《しこう》（二〇〇五年）された時期です。また、二〇〇五年には日本の人口が初の減少へ転《てん》じた時期でもありました。このような時代の特徴を簡単にまとめることは困難ですが、以下では、当時の妊娠から出産、育児にまつわる社会の動きを中心に概観《がいかん》してみたいと思います。

二〇〇〇年代初期の出産と育児をめぐる動き

出生率の低下と家族形成の困難

晩婚化《ばんこんか》、非婚化《ひこんか》による出生率《しゅっしょうりつ》の低下が進み、一九九〇年の出生率「一・五七ショック」が、少子化《しょうしか》問題をさらに先鋭《せんえい》させるかたちで起こりました。この一・五七という数値は、一人の女性が一生のあいだに出産する子どもの数を示す統計上の指標《しひょう》です。専門的には「合計特殊《とくしゅ》出生率」と言われるこの数値が、一九六六年の「ひのえうま」(様々な迷信がある干支《えと》の年)による過去最低の一・五八をさらに下回ったのです(**図2-1**)。その後さらに出生率は減少し、二〇〇五年の出生率は一・二六にまで低下してしまいました。二〇一二年以降は一・四程度を維持しています。

出生率が低下した理由として、様々な要因《よういん》が取り上げられていますが、まずは結婚する若者が減ってきたことがあげられます。内閣府の国勢調査《こくせいちょうさ》では、二〇~三四歳の未婚率《みこんりつ》は、一九五〇年から一九八〇年頃までは、男性が約五〇%、女性は約三三%でした。しかし、一九八〇年代後半から未婚率が上昇し始め、二〇〇〇年には男性六八・二%、女性五五・五%になりました[内閣府、二〇〇四]。大半の人が結婚する時代は終わり、独身者のほうが多い社会になったのです。

そして、この傾向は継続しています。なかでも二五～二九歳女性の未婚率の上昇が顕著《けんちょ》です。結婚から遠ざかる若い女性たちの晩婚化《ばんこんか》が進み、晩産《ばんさん》化《か》そして少子化を招《まね》くという、ドミノ倒し的な連《れん》鎖《さ》が一九七〇年代後半から急速に進行しています。

　では、二〇〇〇年代初期の高い未婚率と、これが引き起こした少子化は何を表《あらわ》しているのでしょうか。この頃からよく言われるようになったのが、「仕事と子育ての両立ができない雇用《こよう》環境」や「子育てにかかる経済的不安」があります。要《よう》は、若い世代が結婚しなくなり、子どもをもうけなくなったのは、それを可能とする社会環境ではなくなったからです。特に、厳《きび》しい雇用環境は社会全体の安定をも揺《ゆ》るがすようになりました。一九九一年に制定された育児休業法は、両性を対象としたものでした。しかしながら、男性が育児休業をとるのは難《むつか》しく、二〇〇四年当時の女性の育児休

図 2-1　**日本の出生率の推移**　註｜出典は厚生労働省人口動態統計

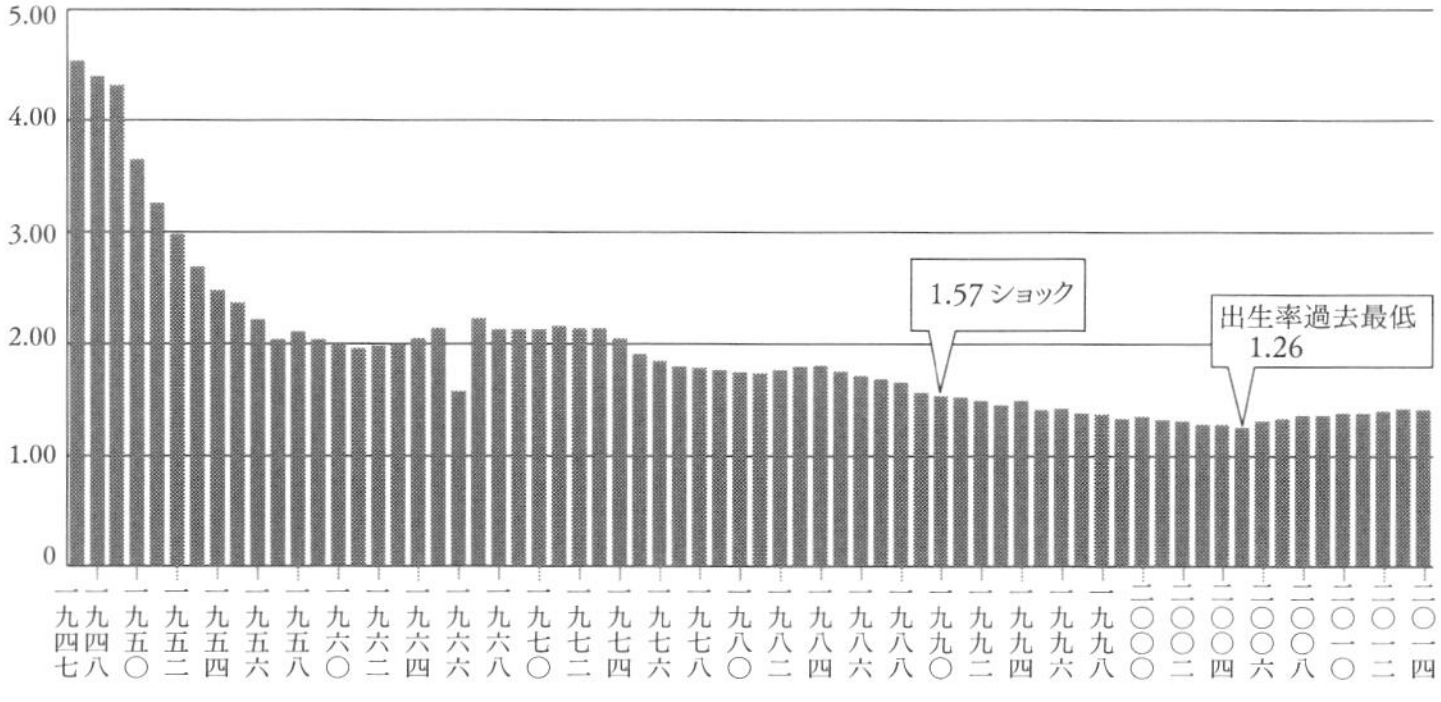

業取得率《しゅとくりつ》が七〇・六％であったのに対して、男性はわずか〇・五六％でした〔厚生労働省、二〇一五〕。仕事と家事・育児を一人で担《にな》わざるを得ないことを憂《うれ》えた女性は、子どもをもうけることを先《さき》延《の》ばしにしたのです。

日本で少子化対策が実《み》を結ばなかったのは、育児への政策的関心が高かったにもかかわらず、財政的給付《きゅうふ》と規制の両面で介入《かいにゅう》が不十分だったためだと考えられています〔仁平、二〇一四〕。社会福祉が充実した先進国が加盟《かめい》する経済協力開発機構（OECD）のあいだでも、一九七〇年代は女性の高い社会進出のために出生率が低かったのですが、徐々に政策の効果が出て、二〇〇〇年には女性の社会進出が進むほど、出生率が高まっていきました。これに倣《なら》うようなかたちで日本でも、一九九七年に男女雇用機会均等法《だんじょこようきかいきんとうほう》が改正され、女性が「男性並《な》みに」働けるような政策が打ち出されたのです。ところが、安心して子育てできる環境が整《ととの》わないままで雇用機会均等法が施行《しこう》されたため、たとえ就業《しゅうぎょう》したとしても、安心して出産できませんでした。若い世代が結婚し、子どもをもつ気持ちにすらなれなかったのは当然だったと言えます。

空回《からまわ》りする少子化対策と子育て支援

このような事態を受け、政府は子育て支援《しえん》のための施策《しさく》である「エンゼルプラン」を一九九四年に策定《さくてい》し、以後一〇年間の計画を実行に移しました。その内容は、保育所の増加や〇《ゼロ》歳児からの低年齢保育、延長保育等の多様な保育サービスの充実、地域子育て支援センターの整備などでした。次いで一九九九年に「少子化《しょうしか》対策推進《すいしん》基本方針」が決まり、二〇〇〇年からは「新エンゼルプラン」に移りました。この計画では保育サービスの充実のほかに、女性の雇用、母子保健、教育などに関する事業が盛り込まれました。

また、この頃から、これまでの仕事と子育ての両立を図《はか》ることで少子化を抑制《よくせい》しようとの試みを改《あらた》め、子育て世帯のニーズに広く応《こた》える取り組みが必要と考えられるようになりました。具体的には、男性を含めた働き方の見直しや地域における子育て、子どもの社会性向上などを視野に入れた支援の実現が、政策レベルで目指されるようになりました。

子育て支援とともに、少子化対策もこの時期に始まっています。少子化社会対策基本法が二〇〇三年に施行され、これにもとづいて、生後四ヶ月までの全戸《ぜんこ》訪問の実施、児童手当制度における乳幼児加算、育児休業給付率の引き上げなどとともに、企業が一定要件を満たす事業所内託児《たくじ》施設を設置した場合の税制優遇《ゆうぐう》も講《こう》じられました〔内閣府、二〇一四、前掲書〕。

このような対策が実行されたにもかかわらず、少子化に歯止めは掛《か》かりませんでした。相変《あいか》わらず、若い世代が安心して子どもを産める環境が整わなかったのです。たとえば、待機《たいき》児童問題にしても、「エンゼルプラン」で改善《かいぜん》目標として掲《かか》げられていた保育所の造設《ぞうせつ》などの保育サービスは、認可《にんか》保育所を増やすのではなく、既存《きそん》の保育所に低年齢児の受《う》け容《い》れや休日保育の受け容れを要請《ようせい》するかたちで進められたのです。これは、保育にまつわる公的資金の投入を最小限に抑《おさ》えながら、保育へのニーズに応《こた》えようとする国の対応でしたが、保育所の負担が増加してしまいました。この頃より、保育士の労働環境の劣化《れっか》が指摘されるようになっています。働く母親に代わって育児を担《にな》う専門家が過重《かじゅう》労働とそれに見合わない低賃金のため、職場を去るようになったのです。

その一方で、子どもを保育園に預《あず》けて働きたい母親は増加しつづけました。そのため、保育にかける公的な支援を抑えつつ、ニーズに応えようとした国は、保育所設立にかかわる規制を緩和《かんわ》する方向へむかいました。これを受けて二〇〇〇年に認可《にんか》保育所への企業参加が認められ、国の認可を受けない認可外《がい》保育施設も増加していったのがこの時期です。その結果、保育環境が問題のベビーホテルが、一九九七年の六四九箇所《かしょ》から二〇〇八年の一七五六箇所へ増えてしまったのです［仁平、前掲書］。このように、保育への財政支出を抑《おさ》えつつ、保育の供給《きょうきゅう》を増やそうと施策《しさく》されましたが、保育を希望する児童のすべてを保育施設が受け容れられるはずもなく、待機児童《たいきじどう》は増えつづけていったのです。

二〇〇〇年初期の社会において、もう一つ重要な動きとして情報通信技術の発展があげられます。たとえば、二〇〇〇年には携帯《けいたい》電話が普及し、ｉ《アイ》モード契約数が一〇〇〇万を突破しました。インターネットカフェが日本に出現したのも二〇〇〇年とされています。また、ヤフージャパンの株価が日本初の一億円を超えるという話題もあり、情報通信産業の躍進《やくしん》が期待される時代に入りました。

情報通信の幕開《まくあ》け

情報通信技術の発展は、文化にも影響を与えました。当時のネット・コラムニストの小説『コンセント』や『恋空《こいぞら》』がベストセラーになり、いわゆる「ケータイ小説」と言われるようなネット発の新しい文化が誕生しました。

濱野智史《はまのさとし》によれば、このような通信技術の発展は、インフラ層（TCP／IPと呼ばれる通信プロトコル）と、このインフラを用いたアプリケーションの層（World Wide Webや電子メール、スカイプ、ファイル共有ソフトなど）に分けて考えるとわかりやすいとされています［濱野、二〇一四］。たとえば、一九八九年に一一・六％だったパソコンの世帯普及率《せたいふきゅう》は、二〇〇九年には八七・二％になりました。インターネットの世帯普及率は一九九六年に三・三％だったのが、二〇〇〇年以降には八〇％を超えています［総務省、二〇一〇a］。これは、ケーブルテレビ回線や光ファイバーなどを利用したブロードバンド・インフラが急速に普及したことを物語ります。

その一方で、日本では携帯電話の普及も早かったと言えます。NTTドコモが一九九九年に始まったｉモードの利用者は、開始翌年の二〇〇〇年に二六〇〇万人を超え、二〇〇一年には四八〇〇万人を超えました。また、「パケット定額」と呼ばれる料金体系も、モバイル・インターネットサービスの利用を拡大させることに一役《ひとやく》買ったようです。二〇〇〇年代初期は、インターネットに接続できる携帯電話をもつ人が急速に増えた時代でもありました。

このようなインフラの普及《ふきゅう》が進んだ背景には、二〇〇六年までに三〇〇〇万世帯のインターネット常時接続が可能な環境整備を掲《かか》げる「e-Japan 戦略」を内閣ＩＴ戦略本部が策定《さくてい》したことがありました［濱野、前掲書］。この戦略が始まる前までは、インターネットは一部のマニアが深夜の電話料金定額サービス「テレホーダイ」を使って細々《ほそぼそ》と利用するものでした。これが、一気に一般へと広がったのです。

インターネットを利用するための基盤の一つであるインフラ層は、二〇〇〇年初期に急速に整備されました。では、このインフラはどのように活用され始めたのでしょうか。この問題に関し、一般に「ウェブ」もしくは「インターネット」と言われている World Wide Web（以下「インターネット」と表記する）の普及をみてみます。インターネットで公開されているウェブサイト数の正確な把握は困難なものの、二〇〇六年には世界のウェブサイトが一億を超えたとする報告があります［Netcraft, 2006］。この報告によれば、一九九一年から一九九七年には毎年八五〇％の増加、一九九八年から二〇〇一年には毎年一五〇％の増加、二〇〇二年から二〇〇六年には毎年二五％の増加がみられたとしています。インフラ整備されたインターネットを使って、短期間のうちにウェブサイトが急増《きゅうぞう》した様子がうかがえます。

では、インターネットでどのような情報が流通し始めたのでしょうか。橋元良明《はしもとよしあき》らの調査によれば、二〇〇五年のパソコンでのウェブサイト利用は旅行・観光情報（四二・六％）、ショッピング（四一・一％）、健康・医療関連（二六・四％）、グルメ情報（二七・八％）、テレビ番組情報（一五・九％）の順によく使われていることがわかりました［橋元、二〇一一］。個人的な興味、関心を充《み》たすツールとしてインターネットが普及し、ウェブサイトも急速に増加する、そのまさに黎明《れいめい》期《き》だったのが二〇〇〇年代初期だったのです。

そして、不妊治療の当事者のあいだでは、早くも九〇年代初期からパソコン通信を用いて交流を始める動きが現《あらわ》れていました［フィンレージの会、一九九四、一三八〜一四〇頁］。これが後のインターネット普及と相《あい》まって、さらに広がる兆《きざ》しがみられたのが二〇〇〇年代初期だったのです。

不妊治療とマスメディア

情報通信技術が急速に発達したのは二〇〇〇年代初期でしたが、不妊治療に関する情報は、どのようなメディアから発信されていたのでしょうか。ＮＨＫの番組アーカイブ「ＮＨＫアーカイブス」[1]には、二〇〇〇年代初期の

1——ＮＨＫアーカイブスは、日本放送協会が保有している映像や音源を保存・活用するために二〇〇三年に開設されました。二〇一八年五月時点、ＮＨＫアーカイブスに保存された番組情報は検索［http://www.nhk.or.jp/archives/document/］できます。

テレビ番組として八一件、ラジオ番組は四件が登録《とうろく》されています。テレビでは、「きょうの健康」で不妊治療の最新情報が取り上げられていたり、「クローズアップ現代」で不妊治療に追い詰められる女性を扱ったドキュメンタリーが放送されました。さらに、不妊治療と子どもの権利について考える番組や、イギリスＢＢＣが製作《せいさく》した高齢者の不妊治療や男性不妊に焦点《しょうてん》を合わせた番組も放送されたことが記録として残されています。また、不妊治療を直接扱ってはいませんが、生命の発生メカニズムを解明することで、これを不妊治療に生かせることを示唆《しさ》する科学番組も放映されていました。

「ＮＨＫアーカイブス」とよく似た目的をもった「放送ライブラリー」[2]には、当時のテレビ番組として一件、ラジオ番組として二件が登録《とうろく》されています。日本初の体外受精による出産を扱った東北放送のテレビ番組「そこが知りたい　日本で初めての体外受精児誕生！」では、体外受精による誕生までの過程がドキュメンタリーとして放映されました。また、二〇〇二年のラジオ番組「スーパーステーション　命宿《いのちやど》る日まで　体外受精の最前線」では、将来に備《そな》えて卵子《らんし》凍結《とうけつ》した難病の女子高校生や、卵子提供によって出産した高齢女性、卵子提供を斡旋《あっせん》する業者の声を取り上げ、法整備が不十分な不妊治療の問題が扱われたようです。

さらに、この時期に特徴だったことに、不妊治療の当事者がテレビなどを通して声を上げ始めたことがあります。タレントの向井亜紀［➡55頁］が自身の代理出産経験をテレビなどで話し始め、体験を手記にしました。『会いたかった――代理出産という選択』が二〇〇四年に、『家族末満』は二〇〇七年に出版されました［向井、二〇〇四、二〇〇七］。国会議員の野田聖子《のだせいこ》も二〇〇四年に『私は、産みたい』を出版して話題になっています［野田、二〇〇四］。不妊に対する偏見《へんけん》や烙印《スティグマ》に苦しむ当事者が多いなか、これ以降、少しずつ不妊治療を受けた有名人がメディアに登場し、治療の苦労を伝えるようになっていきました。

このように、不妊治療に関する情報は、マスメディアを通じて流通する兆《きざ》しが現《あらわ》れ、ウェブサイトでの情報提供もこの頃より広まり始めました。二〇一〇年代初期でも公開されている不妊関連の情報検索サイトのうち、二〇〇〇年代初期に開設された代表的なものには「ジネコ」（二〇〇〇年一月）、「ウィメンズパーク（開設時は「ベネッセウィメンズパーク」）」（二〇〇〇年五月）、「e－妊娠」（二〇〇五年五月）があります。これらのウェブサイトは、当事者が質問を書き込み、情報を交換しあう場として今日でも多く利用されています。

2―― 放送ライブラリーは（公財）放送番組センターが放送法にもとづいて運営する、日本唯一の放送番組のアーカイブ施設です。二〇一八年五月時点では、当該《とうがい》施設のウェブサイト［http://www.bpcj.or.jp/search/］から放送ライブラリーで視聴できる番組の検索ができるようになっています。なお、放送番組は番組の放送から三ヶ月間は視聴者からの問い合わせに対応できるよう、放送局が保存することが規定されていますが、六ヶ月以上は番組の映像を保管することが著作権法で禁じられています。そのため、放送番組のアーカイブは困難な状況にあります。不妊治療に関する番組は日本で数多く製作、放送されているはずですが、アーカイブされないままになった番組の内容は把握《はあく》できません。放送ライブラリーで視聴《しちょう》できる不妊治療関連の番組がごく少数だったのも、以上のような理由から生じています。

しかし、二〇〇〇年代初期はまだ、これらのサイトの内容は発展途上でしたし、利用者もインターネット接続環境が整った一部の当事者に限られていたと考えられます。ゆえに、不妊治療に関する情報収集は、書籍やテレビなどの従来メディアに多くを頼らざるを得なかったでしょうし、まだまだ一般的ではなかった不妊に関して、当事者同士が気軽《きがる》に情報交換できる場も少なかったと推測できます。そのため、不妊に悩む当事者が直接に顔を合わせて交流する当事者団体は大きな存在だったと考えられます。二〇〇〇年当時に結成されていた当事者団体としては、不妊に関する問題をいち早く取り上げていた「フィンレージの会」(一九九九年結成)があります。また、二〇〇四年には「F・ine」も結成され、当事者へのピアカウンセリングや不妊に関する講演会、勉強会を催《もよお》しています。このほかにも、各地で小規模な当事者団体が結成されて情報交換を始め、共助《きょうじょ》の活動を展開し始めていました。

二〇〇〇年代初期の不妊治療

二〇〇〇年初期は、不妊治療のかたちが整《ととの》えられるべく模索《もさく》の最中《さいちゅう》でした。現在では標準的な治療コースに組み込まれている顕微授精《けんびじゅせい》[➡37頁]が登場したのもこの頃ですし、受精卵《じゅせいらん》や卵子の凍結《とうけつ》保存《ほぞん》技術［⬇38頁］も改良《かいりょう》が重ねられていました。また、代理出産や配偶子《はいぐうし》［⬇38頁］提供、生前の夫が凍結保存しておいた精子による「死後生殖《しごせいしょく》」といった具体的な事例《じれい》が日本でも現れ、これに対応すべく国や専門家集団が動いた時期でもありました。以下では、この時期に起こった不妊治療にまつわる出来事を概観《がいかん》しておきます。

職能団体の動き

二〇〇〇年代初期はその前の一九九〇年代に引きつづき、不妊治療の提供方法に関して、日本産科婦人科学会を始めとした職能《しょくのう》団体が、矢継《やつ》ぎ早《ばや》にガイドラインを発表した時代でした。たとえば二〇〇〇年には、日本不妊学会（現在の日本生殖医学会）が、男性不妊患者に実施する顕微授精についての会告《かいこく》を発表し、日本弁護士連合会も「生殖医療技術の利用に対する法的規制に関する提言《ていげん》」を発表しました。翌二〇〇一年には日本不妊学会が「「クローン人間の産生《さんせい》に関する」日本不妊学会の見解《けんかい》」を発表し、二〇〇二年には日本産科婦人科学会倫理審《りんりしん》が第三者への受精卵提供を認めない方針《ほうしん》を出しています。二〇〇三年には日本産科婦人科学会理事会による代理出産の禁止と、日本不妊学会による「「医学的介入《かいにゅう》により造精《ぞうせい》機能低下の可能性のある男性の精子の凍結保存」に関する日本不妊学会の見解」が発表され、厚労省・厚生科学審議会生殖補助医療《せいしょくほじょいりょう》部会も「精子・卵子・胚《はい》の提供等による生殖補助医療整備に関する報告書」を提出しました。さらに二〇〇五年には日本産科婦人科学会が重篤《じゅうとく》な遺伝性疾患《しっかん》を避けるための受精卵診断を認める方向へ動き、翌二〇〇六年には同学会が「顕微授精に関する見解」を出しました。これらはいずれも、不妊治療に供《きょう》される最新技術の利用をめぐる、専門家たちの意見を表明したものとみることができますが、罰則《ばっそく》規定のない、緩《ゆる》やかな規制効果を発するものでした。専門家たちがこのような動きを連発した背景には、不妊治療をめぐって看過《かんか》できない具体的な事件が、いくつか起こったからでした。

そのような事件として、二〇〇〇年に東日本の産婦人科で実施された姉妹間の代理出産《だいりしゅっさん》があげられます。この頃に開催《かいさい》されていた旧厚生省の厚生科学審議会《しんぎかい》先端医療技術評価部会「生殖補助医療技術に関する専門委員会」は、代理出産の施術《せじゅつ》および斡旋《あっせん》を禁止しました。国の代理出産に対する方針はこの後も変化せず、禁止されたままです。ただし、罰則規定がないため、海外で代理出産を斡旋する業者が現れ始め、現在に至っています。

また二〇〇三年には、亡夫の凍結精子によって産まれた子どもの死後認知《にんち》を認めない判決が、愛媛県の松山《まつやま》地裁でだされました。この判決は翌二〇〇四年に高松《たかまつ》高等裁判所にて取り消されましたが、結局二〇〇六年に、最高裁が認知《にんち》を認める高等裁判所判決を破棄《はき》しました［➡53頁］。判決の理由として、現行の民法が父親の死後に生まれた子どもとの親子関係を想定していないことや、親権や相続などの親子関係にまつわる法律が整っていないことをあげています。これは不妊治療で提供される諸技術に、社会制度が追いついていないことを示します。最高裁判所の判決にも、不妊治療にまつわる法整備を求める趣旨《しゅし》が記載《きさい》されています。

行政の動き

二〇〇〇年代初期に始まった重要な制度に、特定不妊治療費助成制度《とくていふにんちりょうひじょせいせいど》があります。二〇〇四年に始まったこの制度に先立って、不妊治療に掛《か》かる医療費を公的な医療保険の適用《てきよう》にするよう求める署名《しょめい》活動や国会議員への陳情《ちんじょう》も行なわれたのですが、実現には至りませんでした。

特定不妊治療費助成制度は、翌二〇〇五年に治療費助成期間を通算二年から五年に延長しました。しかし、二〇〇七年の厚生労働省の調査によると、この制度の利用率は一六・三％に留《とど》まっていました［殿村、二〇〇八］。その原因が、体外受精や顕微授精《けんびじゅせい》を受けていないために助成適用外《てきようがい》である（四七・七％）ことや、収入が所得制限を上回った（二四・九％）ことでした。この制度の対象となる体外受精や顕微授精に掛《か》かる費用は高額で、たとえ助成を受けたとしても治療費の自己負担額は一〇万円を遥《はる》かに超えます。殿村琴子《とのむらことこ》は、家計に余裕のない世帯では、そもそもこの制度を利用して体外受精や顕微授精を受けてみようという気持ちになれなかっただろうとしています［同書］。

このように、不妊治療に関する専門家と国の動きが目立ったのが二〇〇〇年代初期でした。もちろんこの背景には、代理出産や死後生殖などによって実現した、不妊治療による新しいかたちの家族形成が問題となった時期でもありました。そして、これらの問題に対して、法律の整備がほとんど進まず、当事者への公的な支援も不十分だったのでした。

二〇〇〇年代初期に注目された主な最新不妊治療を以下に紹介します。これらの治療に関する話題はしばしば社会で取り上げられ、問題視されることもありました。

二〇〇〇年代初期に注目された主な最新不妊治療

クローン技術

一九九七年に誕生したクローン羊《ひつじ》ドリーは、世界中から大きな注目を浴びました。この羊が驚きをもって迎《むか》えられたのは、SF的な話題だったからではありません。ドリーの誕生は、分化した体細胞《たいさいぼう》(ドリーの場合は乳腺《にゅうせん》細胞)から哺乳類《ほにゅうるい》のクローン個体をつくり出すという可能性を現実にしました。つまり、両性《りょうせい》生殖によって次世代を繋《つな》いでいたヒトを始めとした生物に、無《む》性《せい》生殖という道を示したのです。ゆえに、不妊治療へ応用できれば、異性《いせい》との結合なしに、自分の遺伝子をそのまま受け継いだ子をもうけることが可能になると考えられました。

クローン技術に対する懸念《けねん》はすさまじく、ドリーの誕生直後から世界各国でヒトを対象としたクローン研究を禁止する動きが広まりました。日本でも二〇〇〇年に「ヒトに関するクローン技術等の規制に関する法律」が公布《こうふ》されました。これにより、ヒトクローン作成の研究には歯止めが掛かりましたが、クローン技術に含まれる核《かく》の移植《いしょく》は、別なかたちで不妊治療に応用されようとしました。それが次に示す卵子の核置換《ちかん》です。

図2-2

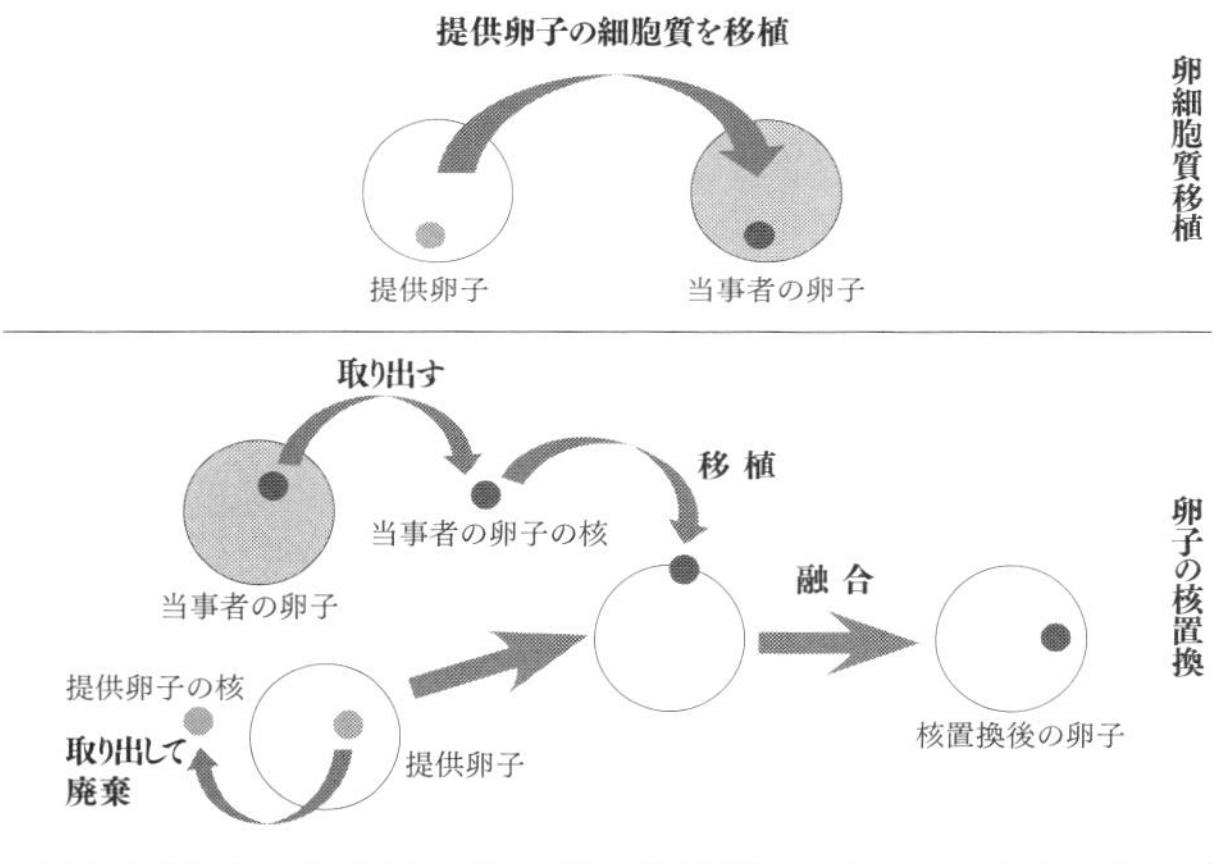

卵《らん》細《さい》胞《ぼう》質《しつ》移《い》植《しょく》、核《かく》置《ち》換《かん》

二〇〇〇年代初期に新技術として医学界で注目されていたものとしては、卵細胞質移植《らんさいぼうしついしょく》と核置換《かくちかん》があげられます（図2-2）。J・コーエンらが実施した卵細胞質移植は、顕微授精《けんびじゅせい》を実施しても受精が進まない卵子へ第三者の卵細胞質を極少量移植するというもので、これを実行した症例では、出産へこぎつけたと報告されています［Cohen *et al.*, 1997］。コーエンらの最初の報告から二〇〇一年までに少なくとも二四人の児《こ》が誕生したとされています［森、二〇〇五］。

また、核置換は当事者の卵子から核だけを抜き取り、除核《じょかく》した提供卵子へ移植するという技術です。クローン細胞を作成する際に用いる技術を卵子に応用することで可能となりました。

卵細胞質移植や核置換は不妊治療を受ける一部

の当事者に希望を与えましたが、生まれた子どもにどのような影響を与えるか予想できず、研究者だけでなく、一般からも懸念《けねん》が寄せられました。[▼3]

胚盤胞移植《はいばんほういしょく》

胚盤胞移植とは、受精後五日程度の「胚盤胞《はいばんほう》」を子宮内へ移植《いしょく》する技術です。受精後に分割《ぶんかつ》が進んだ胚［➡39頁］は「胚盤胞」と呼ばれるまでに成長し、子宮内膜《しきゅうないまく》に着床《ちゃくしょう》すると考えられています。そのため、体外受精で「胚盤胞」にまで育った胚を移植すれば、自然に近いかたちで着床を期待できると考えられたのです。

ただし、胚盤胞移植を実施《じっし》するには、当然のことながら五日間の胚の体外培養《ばいよう》が必要です。従来の体外受精では二日間程度の培養で得られた胚を移植していたので、ほんの三日間ほど培養期間を延長することになりますが、これを実施するには十分な設備と知識、技術をもった専門家が必要でした。二〇〇四年に胚盤胞移植による妊娠が報告されましたが［Gardner *et al.*, 2004］、安全性の問題もあり、不妊治療のルーチンで妊娠にまでこぎつけるようになるには、もうしばらく時間が掛かると考えられていました。

卵巣組織《らんそうそしき》の凍結保存《とうけつほぞん》

卵巣組織の凍結は、一九九七年に世界で初めて実施され、二〇〇四年に最初の出産が報告されています［日本がん・生殖医療学会、二〇一六］。二〇〇〇年代初期に卵巣組織の保存へ注目が集まったのは、この技術により、がん治療を行なう女性が将来子どもをもてるようになるからです。ゆえに、不妊治療をしている当事者ではなく、若いがん患者の将来的な備《そな》えとして有望視されました。ただし、この技術も新しく登場したばかりであり、安全性に疑問があると考えられていました。

一方、精巣《せいそう》組織の凍結は、ほとんど注目されていませんでした。これには、精子《せいし》の凍結保存が安定的に実施されるようになったことが背景にあると考えられています［横西・小川、二〇一四］。

未《み》熟《じゅく》精《せい》子《し》細《さい》胞《ぼう》の培《ばい》養《よう》

精子の数が少なかったり、受精能力に問題があったりして、妊娠に至らない場合があります。このような問題を解決するため、精巣内から未熟な精子細胞を取り出し、体外で成熟するまで培養《ばいよう》する試みがあります。二〇〇〇年代初期には、日本のいくつかのクリニックなどで研究が進められていましたが、実験動物段階で実用には遠い状態でした。しかし、男性不妊への適応

3――たとえば、「毎日新聞」の社説では、卵細胞質移植を遺伝子の一部改変《かいへん》と同様の操作であるという解釈を示していますし［毎日新聞社、二〇〇一a］、「朝日新聞」でも、当事者卵子の核を提供卵子へ移植する核置換を遺伝情報の混乱を招くものとして危惧《きぐ》しています［朝日新聞社、二〇〇〇］。

として注目を集め、新聞報道されることもありました。◀4 男性不妊が不妊治療で本格的に取り扱われるようになるには、二〇一〇年代になるまで待たねばなりませんでした（後述のコラム「不妊治療と男性」［⬇513頁］で詳《くわ》しく紹介します）。

卵《らん》巣《そう》刺《し》激《げき》法《ほう》の改《かい》良《りょう》

体外受精が登場した当初は、自然周期《しゅうき》で卵子を採取《さいしゅ》していたと言われています［竹田、二〇一六］。しかし、卵巣採取に掛かる時間的、経済的コストに加え、当事者への身体的負担も大きいことから卵巣刺激法が考案され、不妊治療の一環《いっかん》として世界に広まりました。

ただし、ホルモン剤を服用して卵子を過剰《かじょう》採取しようとしたところ、卵巣が腫《は》れ上がり、重篤《じゅうとく》な副作用に苦しむ当事者が現れ始めました。そこで一九八〇年代から卵巣刺激法の改良が始まったのですが、二〇〇〇年代初期あたりから、性腺《せいせん》刺激ホルモン放出ホルモン誘導体《ゆうどうたい》（GnRHアゴニスト、アンタゴニスト）が臨床《りんしょう》応用され始めました。

特に、GnRHアンタゴニストは「セトロタイド」と「ガニレスト」という製品名で、それぞれ二〇〇六年と二〇〇八年に日本で販売が開始されました。二〇〇〇年代初期調査の協力者（調査協力者［⬇40頁］）のなかには、これらの製剤《せいざい》を臨床応用するための治験《ちけん》に参加したとみられる人もいました。

クローン技術、卵細胞質移植・核置換、胚盤胞移植、卵巣組織の凍結保存、未熟精子細胞の培養、卵巣刺激法の改良といった最新技術が次々と登場したのが二〇〇〇年代初期でした。一〇年後には応用に至った技術もありますが、社会的な規制が早急にかけられたクローン技術の開発のような試みが現《あらわ》れたのも二〇〇〇年代初期でした。まさに不妊治療の行方《ゆくえ》を世界中が模《も》索《さく》せざるを得ない、技術革新の波が次々と押し寄せた激動《げきどう》の時期だったのです。

4――　たとえば「毎日新聞」で、二〇〇一一一月八日に未熟な精子細胞の体外培養について記事が掲載《けいさい》されました［毎日新聞社、二〇〇一b］。

2

二〇一〇年代初《しょ》期《き》の日本と不妊治療

それでは、二〇一〇年代初期の不妊治療をめぐる動きはどうなったでしょうか。

以下では二〇〇〇年代初期と比較する意味で、社会福祉政策と情報通信技術の発展および二〇一〇年代初期に最新技術として注目されていた生殖技術［↓36頁］をみていきます。

二〇一〇年代初期の出産と育児をめぐる動き

「イクメン」と「妊活《にんかつ》」の登場

日本人は勤勉《きんべん》だとよく言われます。しかしこれを裏返すと、働き過ぎで仕事と家庭のバランスがとれていないことを意味します。ある意味で「不健全」な日本人の働き方を改善するため、国は対応を重ねています。

その成果は、一九八八年の労働基準法改正以降の、平均年間総《そう》労働時間に現れ始めました［労働政策研究・研修機構、二〇一六］。一九八八年に日本人は、年間平均二〇七六時間働いていたところ、二〇一〇年には一七三三時間に減りました。同年のアメリカの平均年間総《そう》労働時間が一七七七時間、ドイツ一三九〇時間、フランス一四九七時間であったことからも、諸外国並《な》みにまで落ち着いてきたと言えるかもしれません。

ただし、気をつけなければならないのは、日本の場合、長時間労働をする者の割合が、諸外国と比べて高いことです。同統計の二〇一〇年のデータを見ると、週四九時間以上働く長時間労働者の割合はアメリカ一五・四%、ドイツ一一・七%、フランス一一・八%に対して、日本は二三・一%でした［労働政策研究・研修機構、前掲書］。そして、日本の長時間労働者の割合の高さが、男性雇用者《こようしゃ》によってはじき出された数字——男性三二・〇%に対して、女性は一一・一%——であることが、子育て世代の出産と育児の問題に大きな影響を与えます。「ワンオペ育児」と言われる、仕事・家事・育児のすべてを女性一人でこなさねばならない状況に陥《おちい》るのです。

さらには、育児休業取得率《しゅとくりつ》も女性八三・七%に対して、男性は一・三八%と桁《ケタ》が違う低水準です［厚生労働省、二〇一四c］。これらのデータから導き出される、日本における子育て中の典型的な夫婦像とは、夜遅くまで残業を繰り返す夫と、専業主婦かパートなどの短時間労働をしながら家事と育児もこなす妻からなっています。

家族形成の最重要期に夫婦が一致団結《いっちだんけつ》できないことは、個々の家族に問題を起こさせます。それに加えて、ワークライフバランスの偏《かたよ》りによる社会全体の健全性という意味からも、国レベルでの改善が強く求められるようになりました。そこで政府は、二〇〇九年に育児・介護《かいご》休業法を改正したり、翌年には男性の子育てへの参加を促す「イクメンプロジェクト」を開始したりしました。この取り組みのなかで当時、たいへん話題になったのが「育児をしない男を、

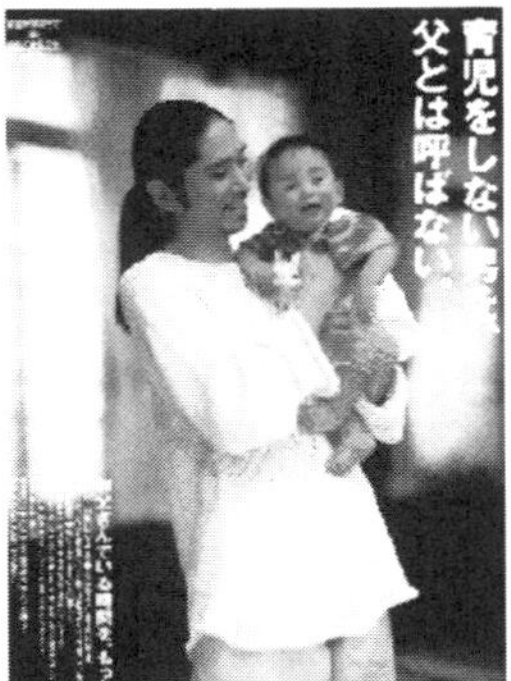

図2-3　**厚生労働省の少子化対策ポスター**
註｜出典は厚生労働省雇用均等・育児家庭局ウェブサイト

父と呼ばない」という文章を入れたポスターでした。ここには、その時期ちょうど父親になったばかりのダンサーSAMが、赤ちゃんを抱いている姿が載《の》せられています（図2-3）。

また、時期を同じくして「妊活《にんかつ》」という言葉も使われるようになってきました。この言葉はジャーナリストの白川桃子《しらかわとうこ》がつくったとされていますが［朝日新聞社、二〇〇七］、二〇一二年に出版された同氏の『妊活バイブル』を皮切りに［齊藤・白川、二〇一二］、「妊活本」と呼ばれる書籍が多く世に出されました。しかし、「妊活」が登場したのは、女性の社会進出が進み、晩婚化《ばんこんか》が止まらなくなってしまった時代背景が大きな影響を与えています。このような時代に生きる女性が、自分の求めるライフプランを着実に実現するには、自分の身体《からだ》を知ることが必要だったのです。妊娠について知り、不妊にまつわる知識を得ることが「妊活」の第一歩であるとともに、社会が少子化を食い止めるためには「妊活」を応援するような対策が必要だとされています。

「妊活」という言葉が生み出された意図はさておき、二〇一〇年代初期は、この言葉が急速に広まった時期でした。そして、その動きが不妊治療へ向けられたネガティブな印象を好転させる力を発揮《はっき》した感があります。「不妊治療を受けること」から「妊活」への転換が、社会進出する女性のライフプランに、出産と子育てを意識的に組み込ませ、これをポジティブな位置づけに変えたようにみえます。それは女性だけでなく、徐々に男性の「妊活」へと広がりをみせ始めています。▼5

福祉政策

不妊治療に関する社会福祉政策は、二〇〇〇年代初期に少子化対策の一環として取り上げられるようになったことを先に述べました。しかし、雇用対策も十分でなかったため、働きながら育児をする環境が整いませんでした。仁平典宏《にへいのりひろ》によると、社会保障費を抑制《よくせい》し、企業と家庭がセーフティネット機能を代替《だいたい》する日本型の生活保障システムは、欧州の社会保障制度のように成熟することなく、平成初期に崩《くず》れたと考えられています［仁平、前掲書］。その結果、待機《たいき》児童が増加したり、育児休業法が施行《しこう》されたにもかかわらず、育児休暇が取れなかったりするという問題が発生しました。

そんななか、二〇〇八年に発足《ほっそく》した鳩山《はとやま》内閣（民主党・社会民主党・国民新党の連立政権）では、政権交代を象徴する政策が実施《じっし》されました。民主党の公約《こうやく》の一つであった「子ども手当《てあて》」を支給《しきゅう》する制度が始まったのです。これは中学生以下の子どもがいる世帯へ、子ども一人につき一律《いちりつ》一万三〇〇〇円を支給するというものでした。さらに、翌二〇一一年度予算では、三歳以上中学生以下の子どもについて一万三〇〇〇円を維持しつつ、三歳未満の子どもには月七〇〇〇円を上乗《うわの》せするとしました。画期的だったのは、この手当には所得制限をもたせなかったという点です。

ところが、その年の三月に東日本大震災《ひがしにほんだいしんさい》が起こりました。被災地への緊急的な財政支援が必要となり、社会保障費へ割《さ》ける財源が苦しくなったのです。そのため、三歳児未満の子どもへの上乗せ支給を見送り、これを震災復興《ふっこう》に向けた財源を補《おぎな》うための費用に充《あ》てたのです。その後、税制全般に関する与野党《よやとう》の議論を経《へ》て、消費税の増税を中心とした社会保障・税一体《いったい》改革関連法案が成立しました。そして、二〇一二年度には民主党・野田《のだ》第一次改造内閣によって、「子ども手当」は以前と同じ児童手当へ名称《めいしょう》が戻され、内容も所得制限が設《もう》けられるようになったのです。

また、保育園対策に関しては、二〇一〇年にすべての保育所と希望する幼稚園を合併《がっぺい》させ、「こども園」として再編《さいへん》しようとの動きが出ました。そして、多様な事業者が保育へ参入しやすくさせ、市町村の保育実施義務もなくす方向へ向かいました。ただし、このような施策《しさく》は、子どもの安全を脅《おびや》かすような保育環境を作り出し、親の所得による育児格差を招く恐れがあります。二〇〇〇年代と変わらず、社会保障費を抑えて家庭や企業に社会保障を担《にな》わせようとする姿勢はあらたまっていないのです。

不妊治療への経済的支援

二〇一〇年頃より、不妊治療を継続するための金融《きんゆう》商品が登場し始めました。例えば、東京スター銀行が、普通預金の残高と同額であれば金利が掛《か》からない、不妊治療のためのローン商品を発売しました。このローンでは、

5——男性の「妊活《にんかつ》」を扱った書籍に『妊活カップルのためのオトコ学』〔小堀、二〇一四〕、『俺たち妊活部』〔村橋、二〇一六〕などがあります。

不妊治療に掛《か》かる実費《じっぴ》のほかに、通院《つういん》のための交通費や宿泊費などを一〇〇万円以内で利用できます。

このような金融界の動きの背景には、高額な不妊治療費に関する社会の周知《しゅうち》もありますが、厚生労相省の特定不妊治療支援事業の内容変更も大きな影響を与えています。二〇一六年四月以降から、この支援事業では四三歳以上は対象外となりました。所定の男性不妊治療費には、給付《きゅうふ》が一五万円上乗《うわの》せになるという新しい面もありますが、この事業には旧来の支援と同様、所得や受給《じゅきゅう》回数などの給付制限があります。これは当事者にとって、より一層厳《きび》しい経済事情になることを意味します。治療費を工面《くめん》するには、公的支援だけでは不十分であり、民間の金融商品に頼らざるを得ないというのが二〇一〇年代初期の日本の特徴です。これは一〇年前と変わっていないと言えます。

ただし、国が少子化《しょうしか》を食い止めたいことには変わりありません。二〇一五年一一月に安倍晋《あべ》三内閣（自民党・公明党の連立政権）のもとで立ち上がった「一億総活躍《そうかつやく》国民会議」が、出生率を上げる方法の一つとして不妊治療支援の拡充《かくじゅう》を提言しました。これを受け、金融庁が民間の生命保険会社に対して、不妊治療費を保障する保険の販売を検討するよう促《うなが》し始めました。金融制度の改善などについて調査や審議《しんぎ》を行なう金融審議会は、金融庁に設置されていますが、ここで不妊治療を保障する保険についても検討されることになったのです。二〇一三年六月に発表された金融審議会の報告書のなかでは、不妊治療が保険の対象となりうる要素をもち、社会的意義《いぎ》も十分認められるとされています［金融審議会保険商品・サービスの提供等の在り方に関するワーキング・グループ、二〇一五］。しかし一方で、合理的な保険料の算出や、治療を受けるか否《いな》かが被《ひ》保険者の意思に委《ゆだ》ねられていることによって生じる課題への対処が、保険商品の開発に不可欠であることが指摘されています。保険給付をどのような場合に行なうのかといった複雑な問題がありますし、子どもが欲しいわけではない人がこの保険を悪用するといったモラルリスクや、治療を視野に入れた人が保険に加入するという問題も起こりうると考えられています。このような課題は、将来に備《そな》えて保険に加入している人たちの保険料を高めてしまい、契約者間の公平性を損なうと危惧《きぐ》されています［ニッセイ基礎研究所、二〇一七］。

多くの課題が山積するなか、二〇一六年四月に民間での不妊治療に関する保険が解禁され、一〇月に日本生命保険が国内初の保険を発売しました。加入対象者は女性に限られていますが、体外受精や顕微授精《けんびじゅせい》などの特定不妊治療を一～六回までは一回につき五万円まで、七～一二回までは一回につき一〇万円まで、最大九〇万円まで支給されます。ただし、保険に加入後二年を経過しなければ保障は受けられない、などの制限は設けられています。

この保険が登場するまでは、不妊治療によって医療保険に加入しにくかった女性を対象に、不妊治療中に発症《はっしょう》するその他の病気を保障する保険▼6しかありませんでした。それを考えると少

6――たとえば、アイアル少額短期保険株式会社の医療保険「子宝エール」があります。

し前進したと言えるでしょう。しかし、これらの保険の内容では実際のところ、治療費のごく一部をまかなえる程度でしかありません。不妊治療に対する社会的な支援は不十分なままであり、いぜんとして当事者は自力で、高額な治療費を捻出《ねんしゅつ》せざるを得ない状況にあります。

情報通信技術の普及《ふきゅう》によるコミュニケーションの変化

情報の氾濫《はんらん》とソーシャルメディアの普及

二〇〇〇年代初期と比較して大きな変化があったのは、近年の情報通信環境の向上とそれによるコミュニケーションの変化があげられます。二〇一〇年代初期では、インターネットの普及《ふきゅう》によってウェブサイトから手軽に不妊治療に関する情報の入手が可能になってきています。二〇一八年五月時点で、日本語で表記された不妊関連のウェブページは、検索エンジンのGoogleを使うと一七四〇万件以上がヒットしますし、公的機関から個人までの様々な管理者が情報を公開しているのがわかります。

また、インターネットを介《かい》する情報発信は、受け手とのあいだで双方向的《そうほうこう》にもなってきました。二〇〇〇年代初期にも当事者の一部に利用がみられた電子掲示板《けいじばん》は、二〇一〇年代には通信環境も整備され、接続にかかるストレスも激減《げきげん》しました。なによりかつてのような通信料を気にしながら、インターネットに接続するという負担もなくなったのです。スマートフォンの普及《ふきゅう》（ちなみに日本でのiPhone発売は二〇〇八年）も手伝って、治療の待ち時間などに、手軽に電子掲示板の書き込みを閲覧《えつらん》したり、自分で書き込んだりできるようになったのは、二〇〇〇年代初期に比べて大きな変化だと言えるでしょう。

二〇一〇年代初期には、電子掲示板以外にもブログ、ツイッター、フェイスブックが登場し、二〇一〇年にはインスタグラムの提供も始まりました。また、ウィキペディアやキュレーションサイトなどがウェブ上の情報をまとめ、利用者全体の集合知《しゅうごうち》として、日々更新《こうしん》されるという動きも二〇一〇年代初期には定着したと言えそうです。

さらに、インターネット上で専門的な情報も公開されるようになってきました。以前は専門家だけが利用していた論文検索サイトが、一般にも公開されるようになりました。たとえば米国国立医学図書館（National Library of Medicine）が作成している生物医学系データベース「MEDLINE」［⬇66頁］に収録されている学術論文等の数は、二〇一八年五月時点で二八〇〇万件以上にのぼります。また、日本語の論文情報を収集した「CiNii Articles」は国立情報学研究所が提供していますし、科学技術振興機構《しんこうきこう》は「J-STAGE」を公開しています。

しかし、医療情報の収集や保管、活用には問題が多く、提供システムが十分に整備されていないことが指摘されたり［Marriott *et al.*, 2008／Okamura *et al.*, 2002／Huang *et al.*, 2005／van Empel *et al.*, 2011］、一般に流通する医療情報の質が問題視されたりしています［中山、二〇一四a、二〇一四b］。通信技術が向上し、専門知識を含む様々な情報が提供されるようになりましたが、近年では利用者間に情報格差が生じつつあることも指摘されています。一般向けの情報だけでなく、専門知識さえもが、様々なソーシャルメディアに乗って遣《や》り取《と》りされています。二〇一〇年代初期は玉石混淆《ぎょくせきこんこう》の情報の海が現れた時代だったのです。

不妊治療とソーシャルメディア

二〇一〇年代初期には、不妊に関する医療情報の提供を専門に行なうウェブサイトの進化に、目を瞠《みは》るものがあります。このようなウェブサイトには情報を掲示《けいじ》するだけのものもありますが、不妊のリスクや妊娠しやすさを判定するチェック項目、毎日の基礎体温［➡38頁］の管理ツールを搭載《とうさい》するものもあります。そして、それらのウェブサイトの多くには電子掲示板が組み込まれており、利用者の疑問や相談事について情報の遣《や》り取《と》りができるように工夫されています。なかには、現役医師らと質疑応答できるウェブサイトも開設されるようになってきました（左ページの**表2－1**）。不妊治療にはデリケートな問題も絡《から》むため、これらのウェブサイトの多くは登録制《とうろくせい》になっているものが多いものの、それがかえって会員同士の濃密《のうみつ》なコミュニケーションを可能としているようです。

さらに、二〇〇〇年代初期にブレイクしたブログも、二〇一〇年代初期では一般的になり、当事者も多数利用しています。たとえば「Ameba」では、二〇一八年五月時点で、妊活や不妊治療の「ベビ待《ま》ち」ブログジャンルに一三万を超える投稿《とうこう》があります。「Ameba」や「にほんブログ村」では、不妊治療中の当事者によるブログの人気ランキングもされています。これらのブログは個性に溢《あふ》れ、就業中に治療を行なうブロガーや、二人目不妊に悩むブロガー、そして近年では男性当事者のブロガーも参加しています。芸能人や有名人もブログで不妊治療経験を公表することが増えてきましたし、彼ら・彼女らの治療体験を特集するウェブサイトも現《あらわ》れています。なかには書籍化され、さらに多くの読者を獲得するブログもあるようです。以前では、有名人の体験はテレビや書籍によって公表される程度でしたが、二〇一〇年代初期ではほぼリアルタイムで一般当事者と芸能人・有名人の不妊治療体験が当事者間で共有されるようになってきたのです。

このように、電子掲示板、ブログなどのソーシャルメディアを通じたコミュニケーションは、情報収集はもとより、当事者同士の親密な繋《つな》がりを実現し

表 2-1　**不妊情報を扱うウェブサイトとその内容**

サイト内の情報と機能	サイト仮名																		
	A	B	C	D	E	F	G	H	I	J	K	L	M	N	O	P	Q	R	S
不妊治療知識・ニュース	●	●	●	●	●			●	●	●	●		●		●	●	●	●	●
病院情報	●	●				●			●	●	●	●		●		●			●
掲示板	●					●	●					●	●	●			●	○	●
体験談・ブログ掲載		●	●			●			●		●	●	●			●			
基礎体温表作成ツール						●			●								●		
不妊リスク・妊娠力チェック		●	●						●			●							
医師等との質疑応答						●	●			●									
非正統医療の紹介	●											●							
助成金、行政の相談窓口、患者団体情報	●	●	●			●			●	●		●							
メールマガジン発信					●		●								●				
商業的リンク	●		●	●	●		●	●		●		●		●	●	●	●	●	

註 ｜ ●は 2015 年 3 月時点で確認できたもの。○はウェブサイト内に電子掲示板はあるが交流の実態がなかったもの。

ました。ただし、その繋がりは顔のみえない匿名性《とくめいせい》のもとで繰り広げられるのです。ここに不妊に対する烙印《スティグマ》の残渣《ざんさ》を垣間《かいま》みることができるのではないでしょうか。顔のみえる相手と不妊の話ができないからこそ、顔のみえないソーシャルメディアを介した匿名のコミュニケーションへ求心力が働いたとみることができるからです。二〇一〇年代でもなお、不妊に対する烙印はしぶとく生き残っていることをうかがわせます。

不妊への烙印《スティグマ》ゆえに他者と情報交換しにくかった二〇〇〇年代初期に比べて、二〇一〇年代初期は、匿名性という安全弁《あんぜんべん》を確保しながら、ソーシャルメディアが当事者の交流を促進させたのです。その点では、ソーシャルメディアの発展は、当事者へ恩恵《おんけい》を与えたと言えるでしょう。しかし、当事者のこのようなコミュニケーションには危《あや》うさも指摘できます。近年のインターネット普及による多様な選択肢《せんたくし》の登場について、小林哲郎《こばやしてつろう》は次のように述べています。

近年ますます多くの人々がソーシャルメディアを通してニュースに接触《せっしょく》するようになりつつあるが、そこで重要となるのは「友達」によって共有される情報である。フェイスブックでは比較的リアルな人間関係に基づいたネットワークが形成されるが、リアルな人間関係は同類《どうるい》原理から政治的意見の同質性《どうしつ》が高い。こうした政治的に同質な他者が「シェア」する情報は自分の先有《せんゆう》態度と一致している確率が高いため、社会全体の中では少数派であっても、ソーシャルメディア上ではあたかも自分と同じ意見をもつ人が多数派を占めているように見える可能性がある。一方、ツイッターでは見知らぬ相手やニュースアカウントであっても気軽にフォローできるが、自分と意見を同じくする人を選択的にフォローすることができる。したがって、同質な人びとのツイートやリツイートに繰り返し接触することで、オフラインも含めた母集団《ぼしゅうだん》における自分と同じ意見の割合が過大推定《かだいすいてい》される可能性がある。

［小林哲郎、二〇一五］

同じ不妊の悩みを抱《かか》えて頑張っている顔のみえない「友人」のブログや、電子掲示板を読みつづけていると、自分と同じ悩みをもった当事者が大勢を占めているような錯覚《さっかく》に陥《おちい》る恐れがありま す。それは、現実の世界で自分の気持ちに共感してくれない顔のみえる知人とのあいだに大きな溝《みぞ》をつくり出します。そしてより一層、当事者を狭《せま》い世界へ閉じ込める役割を担《にな》ってしまうかもしれないのです。

メディアの種類を越えて拡散《かくさん》する情報

二〇一〇年代に入ってインターネットによる情報流通が発達したことで変わったのは、当事者間のコミュニケーション方法だけではありません。他の従来メディアで発信された情報が、即座《そくざ》にインターネットを介して拡散するようになったことも、社会の大きな変化だと考えられます。たとえば、ある短いテレビ番組から発信された情報が、インターネット上で再度取り上げられ、当事者に限らず、多くの人の目に触《ふ》れることが度々《たびたび》起こるようになりました。その具体例として、毎週土曜日の午前八時一五分からNHKで生放送されている「週刊ニュース深読《ふかよ》み」で起こった出来事を紹介します。この番組の二〇一六年二月一三日放送分では、体外受精の成功率が四〇歳から急に下がることが紹介されました。その後で、小野文恵《おのふみえ》アナウンサーが、仕事を優先したことによる出産タイミングを逃した自分の経験を話したのです。そして、自分のような境遇《きょうぐう》の女性は「いい捨《す》て石《いし》になろう」と話したのです。

このテレビ放送直後から、インターネット上で活発な議論が交《か》わされました。小野アナウンサーの言葉はあまりに自虐《じぎゃく》的だと批判される一方で、仕事を優先した結果、家族形成が後回《あとまわ》しになった人たちの存在を見直す必要も問われ、賛否両論《さんぴりょうろん》が交わされました。いずれにせよ、小野アナウンサーの発言が引き起こした「事件」は、従来メディアであるテレビからインターネットに舞台を移して、当事者を初めとする一般の人びとのあいだへ、不妊治療の問題を知らせる役目を担《にな》いました。インターネットを介した情報流通の双方向性《そうほうこうせい》と他のメディアを巻き込んだ情報交換は、一〇年前にはなかった二〇一〇年代初期の特徴だと言えるでしょう。

二〇一〇年代初期の不妊治療

二〇一〇年代に入り、一般的な不妊治療について、その利用の是非《ぜひ》が以前のように問われることは、ほとんどなくなってきました。同様に、

職能団体の動き

職能《しょくのう》団体の動きも目立たなくなっています。ただし、生殖技術そのものは発展をつづけていますので、不妊治療へ連結できそうな最新技術については、議論がもたれたことに違いはありません。

たとえば、日本産科婦人科学会は二〇一四年に、晩婚化《ばんこんか》による高齢出産《こうれいしゅっさん》の増加から、若年期《じゃくねんき》に生殖細胞を組織ごと保存する場合の対応（「医学的適応による未受精《みじゅせい》卵子および卵巣《らんそう》組織の採取《さいしゅ》・凍結・保存に関する見解」）を示すと同時に、一九八八年の「ヒト胚《はい》および卵子の凍結《とうけつ》保存と移植に関する見解」を改定《かいてい》しました。二〇一五年には、重篤《じゅうとく》な遺伝疾患《しっかん》に加え、染色体転座《てんざ》による習慣性流産を予防するための「「着床前診断《ちゃくしょうぜんしんだん》」に関する見解《けんかい》」（一九九八年）も改定しています。

いずれの見解も、以前出されたものを現状に合わせて改《あらた》めたとされています。[7] 不妊治療を提供する側の動きが落ち着いてきたということは、体外受精をはじめとした、一般的に「不妊治

療」［⬇36頁］と呼ばれるようになった技術群《ぐん》が社会に受け容れられ、その提供方法もほぼ安定したことを意味します。ただし、あくまでもこの受け容れは、配偶者《はいぐうしゃ》間のものであることには注意を要します。日本産科婦人科学会に登録《とうろく》された生殖補助《ほじょ》医療提供施設リストには、非配偶者《ひはいぐうしゃ》間人工授精《じゅせい》に関する登録施設が別に掲《かか》げられています。非配偶者間の人工授精を行なっている医療施設は、二〇一五年で一五施設だけが登録されています［日本産科婦人科学会、二〇一五a］。二〇一〇年代初期の日本においても、不妊治療の主流は配偶者間のものなのです。

医療施設の淘汰《とうた》と利用者の高齢化

体外受精の登場以来、不妊治療は普及をつづけてきました。しかし、二〇一〇年代に入って、不妊治療を提供する医療施設数の増加は足踏《あしぶ》み状態をうかがわせます。下の**図2－4**をみていただくと、

図 2-4　**不妊治療を提供する医療施設数の推移**

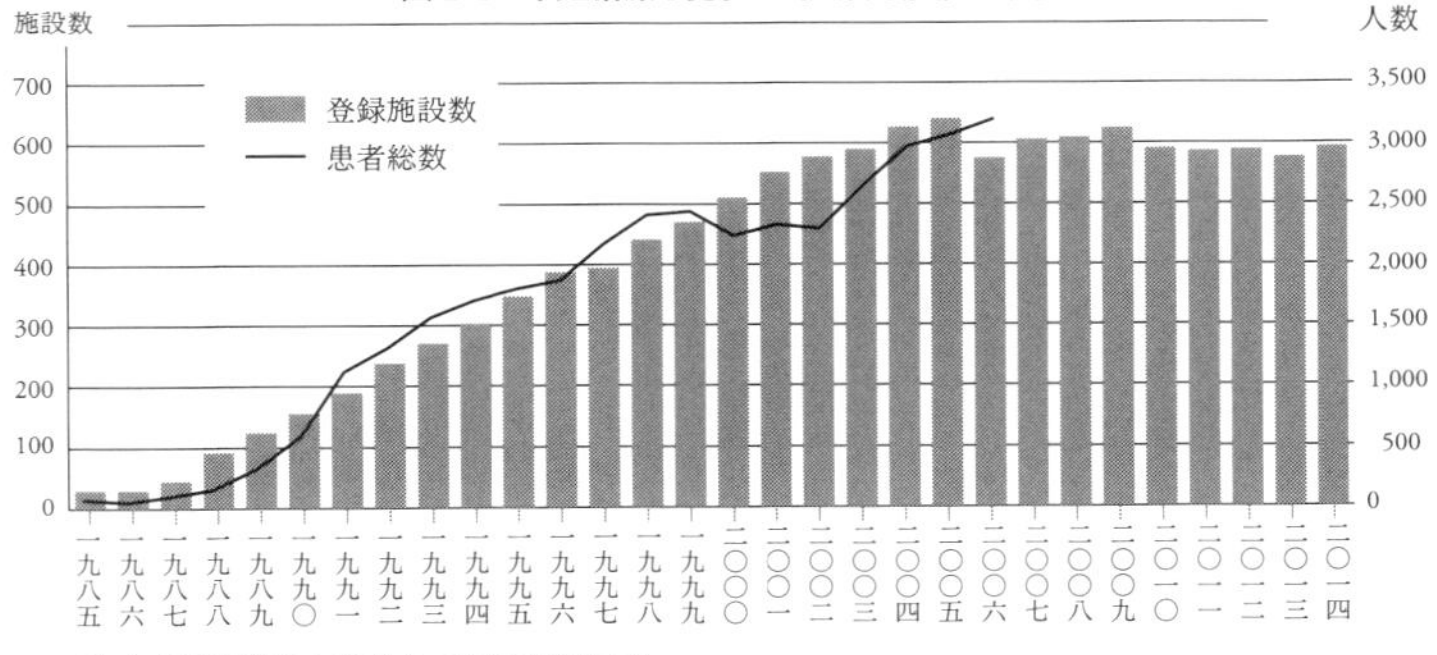

註｜日本産科婦人科学会の登録施設数より

日本産科婦人科学会に登録している不妊治療関係の医療施設数は、二〇〇五年にピークを示した後、一割程度減少したまま推移《すいい》しています。不妊治療業界は、飽和《ほうわ》状態に至《いた》ったとみてよいのかもしれません。GM・チャンバースらの報告〔二〇一四〕でも、日本の不妊治療施設数は世界でも最多《さいた》を示しています。▼8

日本における不妊治療病院が頭打ちになった一方で、増加しつづけているものがあります。それが不妊治療を受ける高齢女性の割合です。先にあげたGM・チャンバースの報告でも、新鮮胚《しんせんはい》（卵巣から取り出した卵子を使って、凍結を経ずに受精させた胚）を用いた不妊治療を受ける三五歳以上の女性の割合は、日本で七三％とされています。こちらも世界最多級の割合です。▼9

不妊治療を提供する医療施設数の停滞《ていたい》と、不妊治療を受ける当事者の高齢化の背景に何があるのか、ここで明らかにするのは困難です。しかし、あくまで仮説《かせつ》ですが、近年の晩婚《ばんこん》化による晩産《ばんさん》化の影響は指摘できるでしょう。二〇一二年にNHKが「卵子の老化」をドキュメンタ

7——「「着床前診断」に関する見解」の改定についてはは社会的実情の変化というよりも、着床前診断がもたらす人工中絶を正当化するための医師集団による理論的方策だったという指摘もあります〔利光、二〇一二〕。

8——出産可能年齢とされる一五歳から四九歳の女性一〇〇万人当たりの不妊治療病院数は、日本で二一・七九施設です。アメリカ六・五八施設、イギリス四・八一施設、デンマーク一七・六七などに比べると多いことがわかります。

9——たとえば、イギリスでは六一％、デンマーク四五％です。

リー番組で報じたように、四〇歳以上の高齢女性が不妊治療で妊娠する確率は、それより若い者よりも低いことが世間に周知《しゅうち》されました。そして、不妊治療を受ける当事者の平均年齢も徐々に高齢化しています。つまり、晩婚によって家族形成の開始時期が遅れてしまった当事者が、不妊治療に多く訪《おとず》れるようになった結果、妊娠の確率を高めるため、体外受精以上の高度な不妊治療の受療《じゅりょう》が増えたと考えられるのです。そして、体外受精が実施できる、ある程度設備が整った医療施設へこれらの当事者が詰めかけ始めたのではないでしょうか。このような事態が進めば、採卵《さいらん》［↓37頁］や胚培養《はいばいよう》のための設備が不要な人工授精《じゅせい》までの治療を中心に提供する医療施設は、不妊治療から離脱《りだつ》せざるを得なくなるでしょう。その兆《きざ》しが、近年の不妊治療登録医療施設数の微減《びげん》だと考えられます。

そして、このような状況は、公的な支援が不十分な日本において、不妊治療が身体的、精神的だけでなく、経済的にもより一層厳《きび》しいものになっていくことを示します。若い時期に卵子の凍結保存［↓38頁］を呼びかける動き◀10もありますが、生殖年齢の女性のあいだで、これが大きな動きになっているとは言えません。不妊治療に「当事者の年齢」が取沙汰《とりざた》されるようになったのが、二〇一〇年代だったのです。

二〇一〇年代初期に注目されていた主な最新不妊治療

二〇一〇年代初期に注目されていた主な最新不妊治療を以下に紹介します。これらの治療のなかには二〇〇〇年代初期にすでに注目され始めていたものもありますが、一〇年の時を経て、より実用に迫っていました。

卵《らん》細《さい》胞《ぼう》質《しつ》移《い》植《しょく》、核《かく》置《ち》換《かん》

加《か》齢《れい》卵子の受精から発生を助けるために考案された卵細胞質移植［⬇109頁］は、二〇一〇年代初期でも依然として生殖医療学界で注目され、議論がつづいています。技術的にも倫理的にも克服すべき課題が山積《さんせき》していたために、二〇〇〇年代初期では困難だった核置換［⬇109頁］も、二〇一〇年代初期になると、各地で研究実験が行なわれるようになってきました。たとえば、提供卵子から核を抜き出し、電気刺激やセンダイウイルスを使って、当事者の卵子と融合《ゆうごう》させる核置換法も考案されています［田中ほか、二〇一四］。

卵細胞質移植と核置換は、ともに二〇〇〇年代初期から、加齢卵子による発生を助ける切《き》り札《ふだ》として注目されてきました。しかし、安全性の問題もあって、普及には至らなかったとされています［日本哺乳動物卵子学会、二〇一二］。石井《いしい》哲也《てつや》によると、アメリカで不妊治療のために実施された卵細胞質移植によって、三〇人程度の児《こ》が誕生しましたが、ターナー症候群《しょうこうぐん》や発達上の障害を抱《かか》える先天異常がみられたため、実質上禁止の状態になったとされています［石井、二〇一六］。

10——二〇一五年度から千葉県浦安《うらやす》市が三年間の予定で、卵子の凍結保存にかかる費用の助成制度を発足《ほっそく》させました。

卵子の細胞質に含まれるミトコンドリアと卵子の核のあいだには、進化の過程で高度に調和した相互作用が成立していると考えられ、これを乱《みだ》す卵細胞質移植や核置換の実施には、未知の悪影響があることが懸念《けねん》されています[Ishii, 2014]。ゆえに、実用化には大きな壁があると考えられていますが、当事者の高齢化も手伝って、日本でも基礎研究が進められていますし、イギリスでは実用化に向けた具体的な動きもみられます。◀11

子《し》宮《きゅう》移《い》植《しょく》

ヒトの子宮移植は、二〇〇〇年のサウジアラビアにおける生体間で行なわれた事例が、世界初だとされています[木須・阪埜、二〇一五]。産後出血によって子宮を摘出《てきしゅつ》した二六歳女性へ、卵巣嚢腫《のうしゅ》を患《わずら》った四六歳女性の子宮が提供されました。しかし、移植された子宮は定着せず、残念ながら壊死《えし》してしまいました。また、二〇一一年には生まれつき子宮がない女性に、脳死ドナーから提供された子宮が移植されました。この女性は、二〇一三年に不妊治療を受けて妊娠しましたが、流産したことが報告されています。その後も、世界各地で子宮移植は実施され、スウェーデンでは出産まで漕《こ》ぎ着《つ》けた例もあるとされています[子宮移植プロジェクトチーム、二〇一四]。

少しずつ成功例がみられるようになってきた子宮移植ですが、一つ大きな問題があります。それは子宮移植を受けた女性が、免疫抑制剤《めんえきよくせいざい》を飲みつづけなければならないという問題です。免疫抑制剤が生まれてくる子どもへどのような影響を与えるかわからないのです。もともと臓《ぞう》器《き》提供が盛んではないこともあって、二〇一八年五月時点で、日本ではまだ臨床《りんしょう》応用例はなく、研究段階にとどまっています。

精《せい》子《し》形《けい》成《せい》障《しょう》害《がい》の遺《い》伝《でん》子《し》治《ち》療《りょう》

精液《せいえき》中にほとんど精子を認めない無精子症《むせいししょう》や、精液中の精子数が少なくなる乏精子症《ぼうせいししょう》の大部分は原因不明とされています。しかしなかには、遺伝的な原因がつきとめられている精子形成障害もあり、遺伝子治療によって状態を改善させようとの試みがもたれるようになってきました。たとえば、精巣《せいそう》内の精細胞《せいさいぼう》の遺伝子解析によって、欠損《けっそん》や機能不全の遺伝子を突き止め、精巣内への直接投与《とうよ》によって、精子形成を促《うなが》す遺伝子を導入できるか検討されています［梅本、二〇一五］。

もちろん、このような遺伝子治療は、精子の成熟に関与する遺伝子を特定し、その働きを把握してからでなければ、実際の臨床《りんしょう》応用は難しいと思われます。生殖にかかわる細胞を扱う技

11――イギリスでは上院で、母系遺伝性疾患《しっかん》のミトコンドリア病を防ぐための卵子の核置換を世界で初めて合法化しました。日本でも同様の疾患をもつ女性が多いとされ、実施体制の構築に向けた議論が始まっています［日本経済新聞社、二〇一六］。しかし、依然として安全性を疑問視する声や、英国国教会やカトリックが倫理に反するとの抗議も行なっており、反対論も多いようです［毎日新聞社、二〇一五］。

術であるため、倫理的な問題もあって、実用にはまだまだ時間がかかりそうです。

配偶子《はいぐうし》の作製《さくせい》

ヒトの精巣《せいそう》には、生涯にわたって精子をつくりつづける細胞（雄性生殖幹細胞《ゆうせいせいしょくかんさいぼう》）が存在します。これに対して、長らくヒトの卵巣《らんそう》のなかには、新しい卵子を生み出す仕組みはないと考えられてきました。ヒトが一生のうちにつくりだす卵子は、生まれてきたときすでに卵子となるよう運命づけられた、卵巣内に存在する細胞の数だとされてきたのです。これは形態《けいたい》学的な裏付けの元《もと》に、専門家のなかで、ある程度共有されてきた認識だったようです。その一方で、卵巣内には、出生後も新たに卵子を生み出す細胞（雌性《しせい》生殖幹細胞）が存在するのではないかという議論も、根強く残っていたとされています。

卵子に関するこのような「定説」は、二〇〇四年に出された論文によって大きく揺らぎました。成熟したマウスの卵巣から、新しい卵子がつくりだされている可能性が示唆《しさ》され、二〇一二年には、成人したヒトの卵巣からも、増殖《ぞうしょく》可能な雌性生殖細胞が分離されたのです［高井、二〇一五］。

生殖幹細胞を精巣や卵巣から取り出し、最適な条件下で、成熟した精子や卵子まで育てることができるようになれば、不妊治療に用いることができますし、がん治療に備《そな》える患者にも新しい選択肢《し》を与えることができると考えられています。また、精巣や卵巣から取り出した生殖幹細胞以外に、胚性幹細胞《はいせいかんさいぼう》（ES細胞）や人工多能性幹細胞《じんこうたのうせいかんさいぼう》（iPS細胞）からも、精子や卵子をつくりだせないか研究されています。

しかしながら、体外培養《ばいよう》で精子や卵子を作製《さくせい》するには、まだまだ知られていないことが多くあるため、実用までに克服すべき課題が多いとされています［斉藤・林、二〇一四］。

ゲノム編集《へんしゅう》とデザイナーベビー

二〇一〇年代初期になって、遺伝子を安定的に改変《かいへん》する「ゲノム編集《へんしゅう》」と呼ばれる技術が考案され、技術的にも実施可能となってきました。二〇一五年と翌一六年に中国から報告されたヒト受精卵の「ゲノム編集」は、技術的には未熟とされていますが［石井、前掲書］、この技術が不妊治療に導入されるようになれば、体外受精が登場した当時に懸念《けねん》された「デザイナーベビー」が現実となり得ますし、ヒト以外の動物の遺伝子を混ぜることも可能になります。SFの世界に現れる「ヒト化マウス」のような動物を生み出せるかもしれないのです［伊川、二〇一六］。

そのような事態を憂慮《ゆうりょ》し、二〇一六年には、日本産科《さんか》婦人科学会、日本生殖医学会、日本遺伝子細胞治療学会、日本人類《じんるい》遺伝学会が、ヒトの生殖細胞や胚《はい》［⬇39頁］の「ゲノム編集」を基礎研究の範囲にとどめ、臨床応用を行なわないとする「四学会合同の提言《ていげん》」を公表しています。

3

二つの時代の当事者

本書に登場する当事者の声は、以上のような特徴をもった二つの時期（二〇〇〇年代初期と二〇一〇年代初期）に現《あらわ》れました。そして、それぞれの時代ならではの社会状況が、その当事者世代特有のユニークな躊躇《ちゅうちょ》を生み出すのではないか、というのが本書の中心的な関心です。そこで、当事者の具体的な声に触れる前に、この章のまとめとして、二〇〇〇年代初期と二〇一〇年代初期の当事者が過ごした日本社会の特徴と、それぞれの当事者世代の特徴[12]を簡単に整理しておきたいと思います。

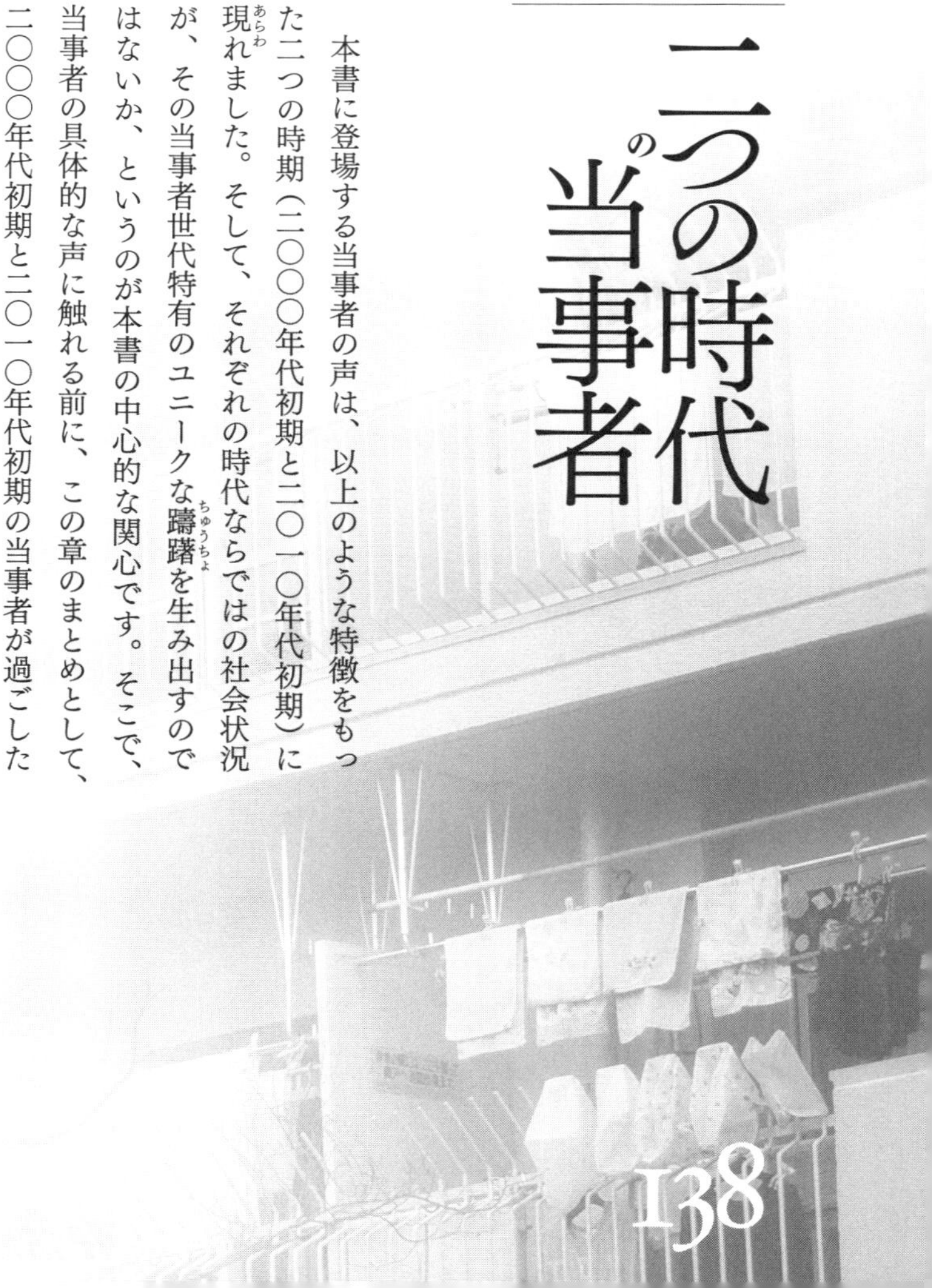

二〇〇〇年代初期の社会と当事者世代

二〇〇三年から二〇〇五年のあいだに不妊治療を受けていた当事者の年齢を三〇歳代とすれば、概《おおむ》ね一九六〇年代半ば～七〇年代半ば生まれです。彼ら・彼女らは、日本の高度経済成長とその終わりを目撃するという特異な時代に生まれ、育ちました。さらに、この世代は、情報通信技術の発展の黎明期《れいめいき》にも遭遇《そうぐう》したのです。幼少時にテレビ、電子レンジ、パーソナルコンピュータなど、相次ぐ技術革新の恩恵《おんけい》を受けながら育った二〇〇〇年代初期の当事者は、その恩恵と同時に急激な社会変化も目撃しました。

12―― 本書に関係する二つの時代（二〇〇〇年代初期と二〇一〇年代初期）をめぐって、あくまで理解の補助線として、世代論のいくつかをまとめたのが次頁の**表2－2**です。世代論1はもっとも一般に喧伝《けんでん》されている分類でしょう。世代論2は、サントリー不易流行研究所による分類で、暮らしや仕事における傾向をまとめたものです［サントリー不易流行研究所、一九九七、二〇〇二］。世代論3は、若い女性をターゲットに時代を区分した試みです［松谷、二〇一二］。世代論4は、生まれ育った情報通信環境の違いから分類したものです［橋元、二〇一〇］。

女性の社会参加も推進されるなか、二〇〇〇年代初期の当事者は、家庭と仕事のバランスに苦慮《くりょ》しました。それというのも、子育てに関する社会的支援が整《ととの》わなかったのです。その結果、結婚や子どもをもつことを先延《さきの》ばしする者が増え、これが徐々に少子化問題へと発展していきました。

注目すべきは、自分の周囲の生活空間を豊かにする数々の技術革新に親しみ、夫婦ともに社会へ参加することの困難を経験した二〇〇〇年代初期の当事者が、不妊治療というまったく新しい医療技術に出会ったということです。しかもその技術は、自分の選択で受《う》け容《い》れたとしても、結果は次の世代に影響するかもしれないというリスクをもったものでした。初めて尽《づ》くしの経験のなかで、不妊治療を受け容れるかどうか、「大人として」の選択を社会から期待されたのが、二〇〇〇年代初期の当事者だったのです。

表 2-2　**1960 年代から 1980 年代生まれに関する主な世代論**

<table>
<tr><td>世代分類</td><td>1963年以前</td><td>64</td><td>65</td><td>66</td><td>67</td><td>68</td><td>69</td><td>70</td><td>71</td><td>72</td><td>73</td><td>74</td><td>75</td><td>76</td><td>77</td><td>78</td><td>79</td><td>80</td><td>81</td><td>82</td><td>83</td><td>84</td></tr>
<tr><td>世代論(1)</td><td colspan="2"></td><td colspan="5">バブル世代</td><td colspan="15">団塊ジュニア世代（ロストジェネレーション）</td></tr>
<tr><td>世代論(2)</td><td colspan="2"></td><td colspan="6">堅実・安定志向世代</td><td colspan="5">体感なきデジタル世代</td><td colspan="5">ロストプロセス世代</td><td colspan="4"></td></tr>
<tr><td>世代論(3)</td><td>少女世代</td><td colspan="11">狭間の世代</td><td colspan="10">コギャル世代</td></tr>
<tr><td>世代論(4)</td><td colspan="12"></td><td colspan="8">76世代　デジタルネイティブ第1世代</td><td colspan="2">デジタルネイティブ第2世代</td></tr>
<tr><td>本書の当事者</td><td colspan="2"></td><td colspan="10">2000年代初期の当事者の誕生</td><td colspan="10">2010年代初期の当事者の誕生</td></tr>
</table>

二〇一〇年代初期の社会と当事者世代

一方、二〇一〇年代初期の当事者が過ごしてきた時代は、厳《きび》しさと不安を特色とします。二〇一三年から二〇一五年のあいだに不妊治療を受けていた当事者も三〇歳代とすれば、概《おおむ》ね一九七〇年代半《なか》ば〜八〇年代半ば生まれになります。彼ら・彼女らはバブルが崩壊《ほうかい》し、社会が混乱に陥《おちい》った時期に成人しました。景気が落ち込んだために、多くが就職氷河期《ひょうがき》を体験するという困難に直面しました。ゆえに彼ら・彼女らは派手な生活を好まず、消費を嫌《きら》う傾向があると指摘されています［松田、二〇〇九］。

そして、二〇一〇年代初期の当事者たちの世代では、厳しい就職戦線を切り抜けた者と非正《ひせい》規雇用《きこよう》に甘《あま》んじなければならなくなった者とのあいだに格差が生まれ始めたことも重要です。自己責任《じこせきにん》を強いる新自由主義《しんじゆうしゅぎ》の社会で生き抜かねばならないことを、若い頃から目《ま》の当たりにしてきた当事者たちの世代が、社会経済的な要因を始めとした不安から家族形成を先延ばしにしたのは、当然の成り行きだったのかもしれません（この点は後述の第7章内の「公的支援の問題」の節で詳しく言及します）。これを後押《あとお》しするかのように、子どもを産み・育てるための社会的支援も一〇年前とほとんど変わらず、乏《とぼ》しいままです。

暗く険《けわ》しい条件ばかりが目につきますが、二〇一〇年代初期は、インターネットを介したコミュニケーションが生まれつつあった時代でもありました。「デジタルネイティブ」[13]とも称《しょう》される二〇一〇年代初期の当事者たちは、異なる背景をもつ友人たちとスムーズに交流するための、新しいコミュニケーション技術《アーツ》［⬇後述382頁］を模索《もさく》し、活用し始めたのです。

戦後の経済発展のなかで幼少期を過ごし、男女同権が叫ばれる社会で、家族形成を目指そうと努力してきた二〇〇〇年代初期の当事者だからこそ、選び取ることのできた不妊治療のかたちがあったのではないでしょうか。そしてまた、インターネットの普及《ふきゅう》が生み出した新しい技術《アーツ》を駆使《くし》して繋《つな》がり合いながら、経済低迷という厳《きび》しい社会情勢《じょうせい》のなかで生きねばならなかった二〇一〇年代初期の当事者だからこそ、選び取れた不妊治療のかたちもあったはずです。以下の章では、それぞれの時代の社会背景も視野に入れつつ、当事者である調査協力者たちが話してくれた経験に耳を傾けていきたいと思います。

13――デジタル技術に青少年期から本格的に接した世代のことで、およそ一九八〇年前後生まれ以降を指します――［木村、二〇一二］。

コラム2

性的少数者の家族形成と不妊治療

性的少数者の家族形成

体外受精《たいがいじゅせい》［↓37頁］の登場以来、不妊治療は暗《あん》黙《もく》のうちに男女の夫婦を対象として普及《ふきゅう》してきました。ゆえに、男性側に問題があれば精路再《せいろさい》建《けん》や精子提供《せいしていきょう》などを、女性側ならば排卵誘発《はいらんゆうはつ》や卵子《らんし》提供、代理出産《だいりしゅっさん》などが考え出され、子をもてるような医学的支援《しえん》が模索《もさく》されてきたのです。

そして、このような動きの前提として、結婚が異性間で結ばれる社会的契約《けいやく》であり、その二人が子をもうけるという「当たり前」の考え方がありました。

しかし近年、性的対象の志向《しこう》が同性もしくは両性に向かっている人たちや、社会的に割りあてられた性別と自分が思う性別とが一致しない人たちの存在が、ひろく知られるようになってきました。これらの人びとは少数派であるために、様々な社会的不利益を被《こうむ》ってきました。偏《へん》見《けん》や差別はもちろん、パートナーと親密《しんみつ》な関係を結んで家族をつくりたいと願うことをも許されなかったのです。

たとえば、二〇〇〇年にアメリカで製作《せいさく》された『ウーマンラブウーマン』というテレビ映画では、異なる時代の、ある一軒《いっけん》の同じ家に住むレズビアンカップルの話が、三つのオムニバス形式で描かれています。第一話は一九六一年が舞台なのですが、主人公の女性が、病院でパートナーとの最期の別れに呼んでもらえなかったり、二人の思い出が詰まった家財《かざい》の相続が叶《かな》わなかったりするという内容です。遺《のこ》された女性の切《せつ》なさと当時の社会の理不尽《りふじん》さを観《み》る者に与える作品です。

ただし、この作品の第三話では、二〇〇〇年のレズビアンカップルが、精子提供を受けて自分たちの家族を手に入れようと奮闘《ふんとう》する姿が描かれます。そして街《まち》の路上で彼女たちが仲睦《なかむつ》まじく過ごす姿を目にした老女性が、少し驚きながらも笑顔を向ける様子が時代の変化を表《あらわ》すのです。かつてパートナーと辛《つら》い別れをした女性が住んでいたその家で、現代のレズビアンカップルが明るく、時にはコミカルに家族形成に挑戦しています。第一話での胸《むね》に詰まるような不《ふ》条理《じょうり》は、彼女たちの快活《かいかつ》な笑顔によって一種のカタルシスを迎《むか》えていきます。

このように、性的少数者の存在は少しずつ社会に受《う》け容《い》れられてきているようにみえます。そして、異性愛者《いせいあいしゃ》中心の社会で普及《ふきゅう》をつづけていた不妊治療も、彼らの存在を無視できなくなりつつあります。

性同一性障害者の家族形成

日本において、性的少数者の不妊治療が社会的な問題提起となった事例として、性同一性《せいどういっせい》障害者が精子提供によってもうけた子どもの戸籍《こせき》問題がありました。二〇〇四年に施行《しこう》された

「性同一性障害者の性別の取り扱いの特例に関する法律」にもとづいて、女性から男性に性別を変更した人が、精子提供を受けて妻とのあいだで人工授精《じゅせい》をしました。にもかかわらず、授《さず》かった子どもは二人の実子《じっし》（婚内子《こんないし》）と認められなかったのです。これを不服《ふふく》として、二〇一二年に東京家庭裁判所へ不服申立《もうしたて》がなされました。この人は以前、女性だったことが戸籍《こせき》の記《き》載《さい》からあきらかでした。ゆえに、生物学的に女性同士の夫婦では子どもとのあいだに血縁《けつえん》関係がないことがわかったため、役所が出生届《しゅっしょうとどけ》を受《じゅ》理《り》しなかったのです。

しかし、男性として生まれた人が精子提供を受けて妻とのあいだにもうけた子どもは、役所の窓口ではそれとはわからず、実子《じっし》として受理されつづけているはずなのです。民法も父子関係に必ずしも血縁《けつえん》関係を求めていない[1]ことを考えると、不当な差別に該当《がいとう》すると言えそうです。

この裁判は二〇一三年一二月に最高裁で判決が下り、性同一性障害者が精子提供によってもうけた子どもは、実子として認知《にんち》されることになりました。これを受けて法務省《ほうむしょう》は、すでに婚外子として戸籍に記載《きさい》されている性同一性障害者の子どもについても父親の名前欄《らん》に夫の名を記載し、養子《ようし》として扱われている場合は、戸籍の養子縁組《えんぐみ》の項目を取り消すことにしました。これにより、女性から男性に性別変更して女性と結婚した性同一性障害者には、不妊治療を使った家族形成への道はより広く開けたと言えるでしょう。

1――民法第七七二条では、妻が婚姻中に懐胎《かいたい》した子を夫の子と「推定《すいてい》」するとしています（嫡出《てきしゅつ》推定制度）。これを裏返すと、父子関係には血縁を求めていないことになります。

これに対し、現在のところ日本では、男性から女性に性別変更して男性と結婚した人たちが自分たちの子どもをもうける道は険《けわ》しいままです。このような夫婦が子どもをもうけようとするなら、卵子提供に加えて代理出産も必要になるからです。近年では条件が揃《そろ》えば、卵子提供を受けるのは以前のように難しくなくなりましたが、[2] 日本産科《さんか》婦人科学会が代理出産を自主規制しているため、実質上、国内の医療施設では不可能になっています。

性自認と性的指向の複雑さ

性同一性障害の人たちは二〇〇四年から施行された「性同一性障害者の性別の取り扱いの特例に関する法律」によって、特定の要件《ようけん》を満たした場合は、戸籍上の性別を変更できるようになりました。これにより、女性から男性へ性別変更した人が女性と結婚することや、男性から女性へ性別変更した人が男性と結婚することは、法律上なんの問題もなくなりました。そして、前者の場合は精子提供によって産まれた子どもを実子《じっし》として認知《にんち》することができるようになったことは先に触れたとおりです。

ただし、性の多様性に関する問題は、実は少々複雑です。自分が男性または女性であるという「性自認《せいじにん》」と、性の対象が男性に向かっているか、女性に向かっているかという「性的指向《せいてきしこう》」は分けて考える必要があるとされています。たとえば、身体が女性にもかかわらず自分は男性であると考える人が男性と結婚したいと考えることや、身体は男性であるにもかかわらず自分は女性であると思う人が女性と結婚したいと考えることもあるわけです。これらのケースを生物学的に見れば両性の結合となり、戸籍上も問題なく婚姻《こんいん》が成立しますが、心理的にはゲイもしくはレズビアンということになります。そして、自らの性自認《せいじにん》を適切に表現するために戸籍上の性を変更した場合、民法の規定から同性であるパートナーとの法律上の結婚が叶《かな》わないのが現状なのです。▼3

同性愛者の家族形成

二〇一五年四月に、東京都の渋谷《しぶや》区と世田谷《せたがや》区が同性パートナーシップ証明の発行を開始しました。翌年には三重県伊賀《いが》市、兵庫県宝塚《たからづか》市、沖縄県那覇《なは》市がつづいています。このように、同性愛者がパートナーを得ることが社会的に認められつつありますが、同性愛者の家族形成を社会的に認められた行為にするには、従来の「男女による結婚」という一般認識を覆《くつがえ》すこ

2――二〇一八年五月時点では、不妊治療を専門に実施している医療施設で結成されている団体（日本生殖補助医療標準化機関）のガイドラインに適合した場合は、当該《とうがい》団体が認定する「卵子提供実施施設」にて、卵子提供による不妊治療が行なえます。

3――二〇〇三年に成立した「性同一性障害者の性別の取り扱いの特例に関する法律」では、㈠二〇歳以上、現に婚姻していない、㈡現に未成年の子がいない、㈢生殖腺《せいしょくせん》がないこと、または生殖腺の機能を永続的に欠く状態であること、㈣その身体について他の性別に係《かかわ》る身体の性器に係《かかわ》る部分に近似する外観を備《そな》えていることをもって、性別の取り扱い請求ができるとされています。つまり、㈢および㈣の要件を充《み》たすため、戸籍上の性別を変更するためには、性別適合手術が不可欠とされています。この法律の適用によって戸籍変更した者は、自分の精子もしくは卵子、子宮を使って子どもをもうけることはできなくなるのです。しかしながら、この法律の施行《しこう》状況を踏まえ、障害者と関係者の状況などを勘案《かんあん》して、必要に応じて再検討することが明記されているため、将来的には、性別適合手術を受けないまま戸籍変更し、性的指向が合致《がっち》したパートナーとの結婚が可能になるかもしれません。

と抜きには始まりません。諸外国では一九八〇年代後半から同性婚に関する法律ができ始めているのですが、日本ではそのような法律をつくる動きさえみられないのです。▼4

日本とは対照的《たいしょうてき》に、近年、アメリカでは同性親家庭が増加していることが伝えられています。性的マイノリティの人たちがつくる家族は、一九七〇年代では離婚・再婚による血縁関係のない親子関係が生じたものが中心でしたが、一九八〇年代に入ってレズビアンのベビーブームが起こり、一九九〇年代には養子縁組《ようしえんぐみ》、二〇〇〇年前後から代理出産が増え始めていると言われています［杉山、二〇一六］。一九九〇年のニューズ誌の特集で「ゲイビー・ブーム」という造語《ぞうご》が現れて以来、アメリカの同性親たちは養子縁組制度や不妊治療を積極的に利用して、新しい家族のあり方を社会に提示《ていじ》してきたと言えるでしょう。

不妊治療の進展による家族の新しい可能性

不妊治療の歴史を振り返れば、医学や生物学などからの様々な研究成果が応用されてきたことがわかります。ともすれば、近年話題の胚性《はいせい》幹細胞《かんさいぼう》（ES細胞）や人工《じんこう》多能性幹細胞《たのうせいかんさいぼう》（iPS細胞）に関する基礎研究が進み、不妊治療に応用される日が来ないとは断言できません。これらの幹《かん》細胞から新たに精子や卵子をつくり出すことが可能になれば、「一対《いっつい》の男女」が子をもうけるという従来の枠組《わくぐ》みは解体します。さらには、子宮移植《いしょく》も実現すれば、ゲイ夫婦でも自分たちの遺伝情報を受け継いだ子どもを、第三者に代理出産を依頼することなくもうけることも理論的には可能になります（左の図を参照）。

新しい家族の可能性と問題とされていること

日本ではまだまだ、同性婚はおろかパート

図　性的少数者を対象とする不妊治療の将来

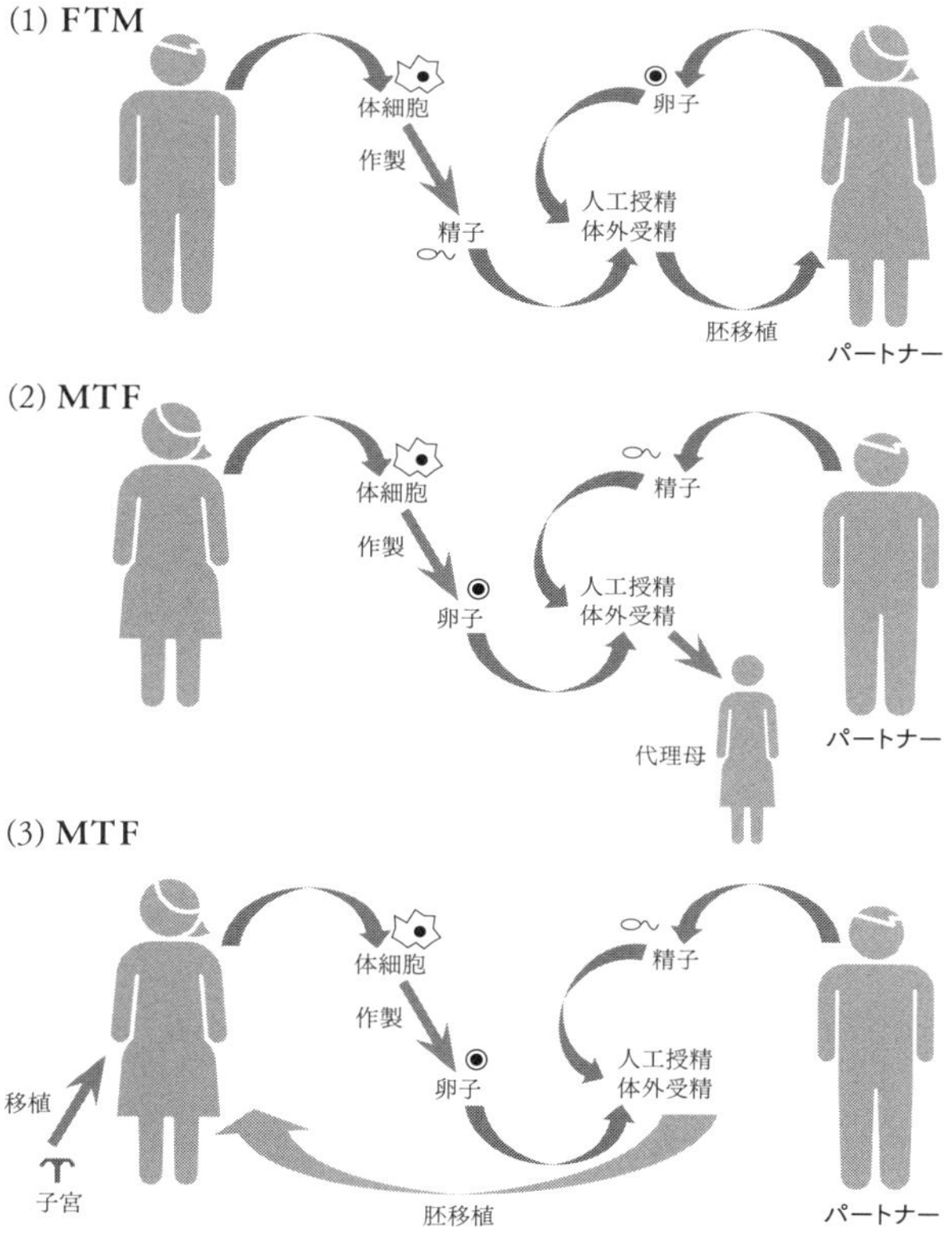

註｜
（1）は身体的には女性で性自認が男性の当事者（FTM）とパートナー（女性）の不妊治療。
（2）は身体的には男性で性自認が女性の当事者（MTF）とパートナー（男性）の不妊治療。
（3）（2）の場合の子宮移植パターン。

ナーシップ制度も充実していません。しかし、近年では、性的少数者が子を含めた家族をもとうとするとき、養子縁組のほかに不妊治療を利用する方法が浮上してきました。アメリカなどでは精子や卵子の提供を受けて家族形成する性的少数者が増えており、新しい家族のかたちを社会に問いつづけています。

しかし、その反面で、精子提供や卵子提供、そして代理出産が不適切な方法で行なわれないようにするための対策も必要です。たとえばアメリカでは、若い女性から卵子を大量に採取《さいしゅ》する悪徳業者が現《あらわ》れ、NPO団体がこれを告発するドキュメンタリー映画[5]を製作して反響を呼んでいますし、経済的に裕福《ゆうふく》ではない女性からの搾取《さくしゅ》として、代理出産契約のあり方を問題視する声も上がっています。卵子の提供や出産が女性の生命に危険を及ぼす恐れがある限り、実施は慎重《しんちょう》に行なうべきであることは言うまでもありません。性的少数者の家族をもつ権利とそれを実現する際に克服すべき課題をいかに解決するかが、これからの問題だと考えられます。

4―― 杉山によると、「二〇一五年版インターナショナル・レズビアン・ゲイ・バイセクシャル・トランス・インターセックス連盟ワールドマップ」では、性的少数者に関する法律で同性カップルの承認《しょうにん》をしているのは三四ヶ国と六五の地域、カップルの共同養子縁組を認めているのは一七ヶ国と二〇八の地域が存在しますが、同性愛者の死刑または禁固刑《きんこけい》に関する法律をもつ国もあげられています［杉山、前掲書］。

5―― The Center for Bioethics and culture Network が製作したドキュメンタリー映画「Eggsploitation」はウェブ上で有料公開されています。

第3章

二〇〇〇年代初期《しょき》の不妊治療と躊《ちゅう》躇《ちょ》

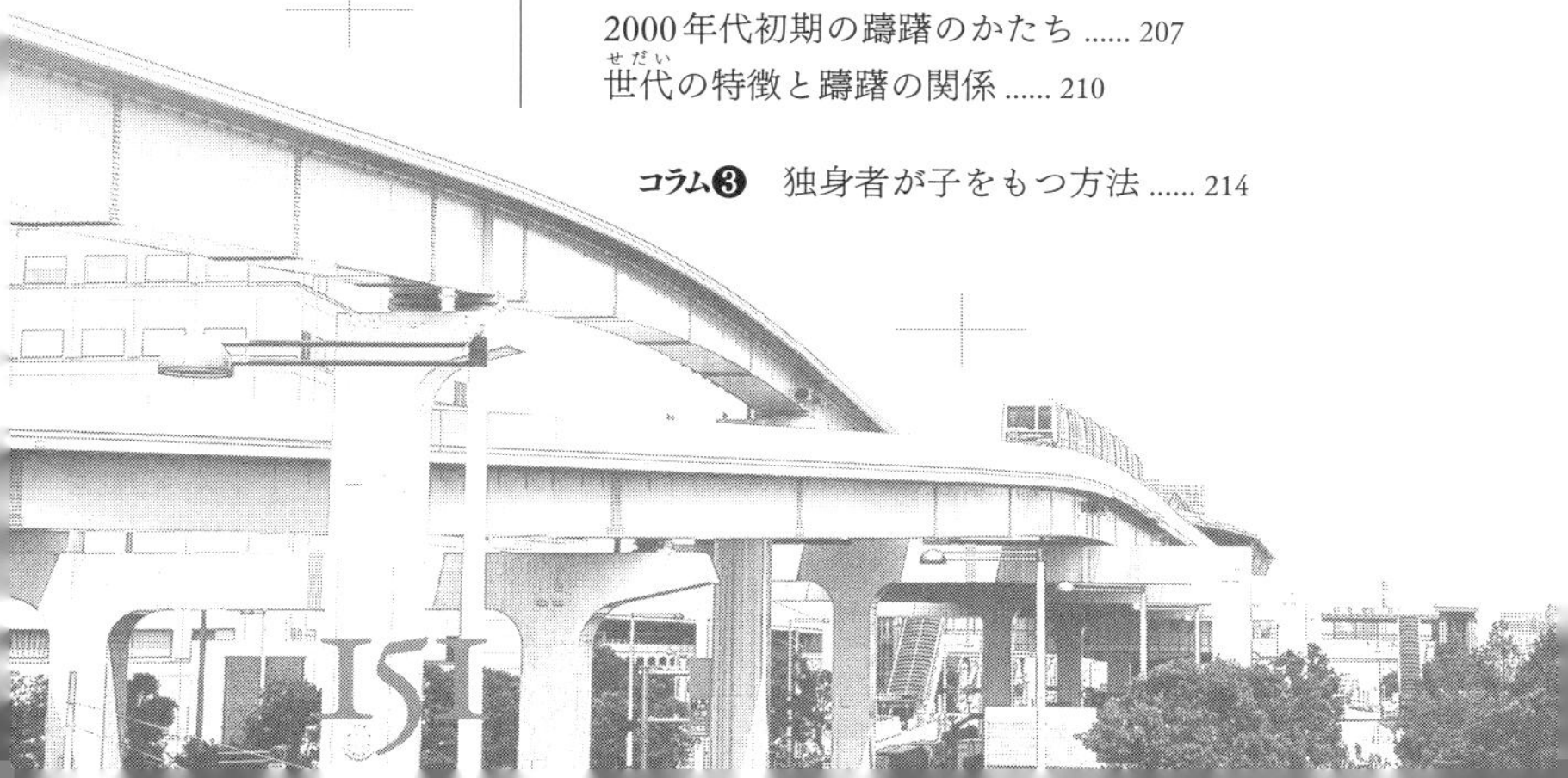

二〇〇〇年代初期に不妊治療を受けるとはどういう経験だったのでしょうか。二〇〇三年から二〇〇五年にかけて二一名の協力者（調査への協力者［⬇40頁］）へインタビューしたデータを分析したところ、不妊治療を躊躇《ためら》う理由として、10の要因《よういん》が浮かび上がってきました（**表3－1**）。

●生殖へ人為的《じんいてき》に介入《かいにゅう》することへの道徳的障壁《しょうへき》（①**生命への介入**）
●医学的処置《しょち》により自然な生殖《せいしょく》活動を管理すること（②**身体の制御《せいぎょ》**）
●治療によって被《こうむ》る子どもへの悪影響（③**子の安全**）
●治療によって被る自分への悪影響（④**自分の安全**）
●治療に協力するパートナーへの負担《ふたん》（⑤**パートナーへの負担**）
●治療を受けることによって家族や周囲の人から向けられる偏見《へんけん》（⑥**不妊治療への偏見**）
●高額な治療費（⑦**経済的コスト**）
●治療のために長時間を割《さ》くことや変則的《へんそくてき》な治療スケジュールに対応すること（⑧**時間的コスト**）
●不妊治療が技術面で未《み》確立な部分をもつことや、関連する医療制度が整っていないこと（⑨**治療法の未確立**）
●治療内容や治療方針を理解することが難しいこと（⑩**難解《なんかい》な治療内容**）

表3-1　**不協力者が不妊治療を躊躇する要因**（2000年代初期調査）

協力者（仮名）	①生命への介入	②身体の制御	③子の安全	④自分の安全	⑤パートナーへの負担	⑥不妊治療への偏見	⑦経済的コスト	⑧時間的コスト	⑨未確立な治療法	⑩難解な治療内容
佐　藤		●		●	●	●	●		●	
鈴　木		●		●		●	●	◎	●	●
高　橋		●		●	●	●		●	●	
田　中			●	●		●	●	●	●	
渡　邊	●	●		●					●	
伊　藤				●	●			◎		
山　本			●	●	●	●	●	●	●	
中　村	●	●			●	●		●	●	
小　林			●	●		●	●	◎	●	●
加　藤	●	●	●	●		●	●	◎	●	●
吉　田						●	●	◎	●	●
山　田	●	●	●		●	●	●	◎	●	●
佐々木	●	●						◎	●	
山　口					●	●	●	◎	●	●
斉　藤		●		●		●		◎	●	
松　本			●			●			●	
井上（妻）				●			●			●
井上（夫）			●		●		●	◎		
木　村	●	●	●	●	●	●	●	●	●	●
林	●			●	●			●	●	
清　水	●	●	●	●	●	●	●	◎	●	
割合（%）	38	52	43	67	52	71	57	76	86	38

註｜インタビュー内で各要因に該当する躊躇がみられた場合に●を付けました。また、時間的コストのうち、仕事との両立に関して躊躇がみられた場合は◎を付けました。

これらの要因のなかでも、⑨治療法が未確立であるために不妊治療の利用を躊躇《ためら》う気持ちをもった協力者は、九割にのぼりました。その他にも七割以上の者が、④自分の安全、⑥不妊治療への偏見、⑧時間的コストのために、不妊治療を躊躇《ちゅうちょ》していました。

協力者の不妊治療への躊躇は10の要因に拠《よ》っていたのですが、これらは単独で躊躇を生じさせていたわけではありません。しかしながら、10要因は複雑に絡《から》みあいつつ、当時の不妊治療への躊躇が三つの大きな特徴へ集約《しゅうやく》されていたのです。それは、不妊治療を受けることへの道徳的な躊躇《ためら》いが明確であることと、不妊治療に対する恥《は》じらいが強く表明されること、そして治療のリスクに対する大きな恐《おそ》れが存在することです。これらが、協力者の、不妊治療を受ける最初の段階や、受診後も、より高度な生殖技術を利用する際の壁《かべ》になっていることがわかりました。

また、この当時の協力者の躊躇いは、パートナーや家族などと共有されることはほとんどなく、協力者だけが心に秘《ひ》め、対応していた点も特徴です。とても孤独な治療生活のなかに当時の当事者が置かれていたことがわかります。以下では、二〇〇〇年代初期の調査でみられた不妊治療への躊躇をみていきましょう。

1

規《き》範《はん》を犯《おか》すことへの躊躇

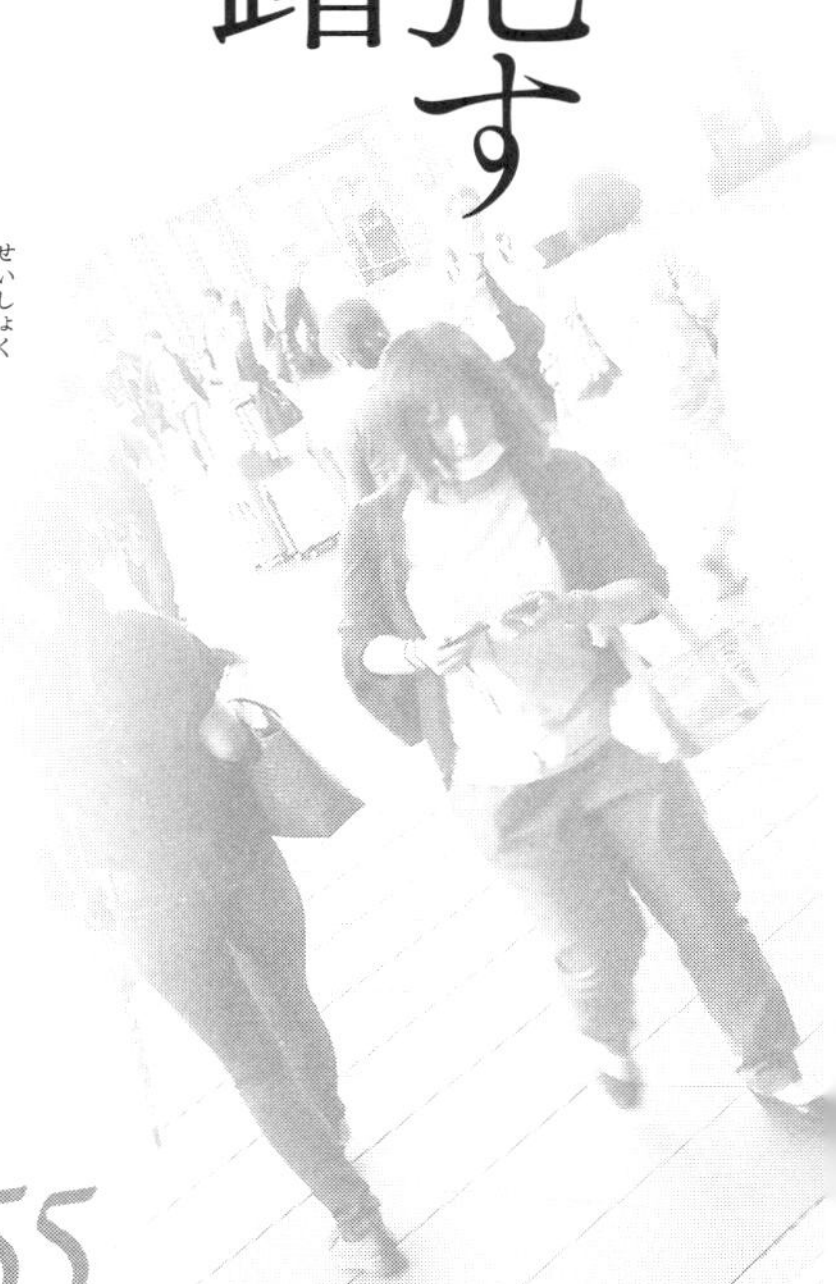

二〇〇〇年代初期の協力者には、従来の生殖《せいしょく》とは異なる不妊治療への戸惑《とまど》いがみられました。この戸惑いは、本来、人の手が加わることのない生殖細胞へ医学的な処置を施《ほどこ》すことや、不妊治療が性交することなく生殖を可能にすることから生じていました。協力者のなかには、生殖に人の手が加わることの是非《ぜひ》について深く悩み、時には自らの治療を超えて、不妊治療を社会が受け容れることが適切であるのかを自問《じもん》しつづける者もいました。これらの戸惑いはいずれも道徳的な壁《かべ》となって協力者の前に現《あらわ》れ、治療を受けるか否《いな》か、もしくは継続《けいぞく》するか否かの決断に繋《つな》がることもあったのです。

生命への介入

生命への介入《かいにゅう》に対して躊躇《ちゅうちょ》する協力者は八名いました。その一人である山田さんは、卵子に針《はり》を刺して精子を注入する顕微受精《けんびじゅせい》[➡37頁]に対して、クローン人間の作成[➡49頁]を彷彿《ほうふつ》とさせたと言います。大きな抵抗を感じた山田さんは、夫婦ともども、顕微授精だけは利用しないと決めていました。

山田――顕微受精で、よく卵に針を刺すのとか出るじゃないですか。あれはいかにもクローン人間みたいで気持ち悪いって思ってたんですよ。それで、体外受精[➡37頁]の時は私より主人のほうが抵抗を示して、私が説《と》き伏せたような感じで、「顕微受精するわけじゃないから良《い》いじゃない」みたいな、「卵と精子を取り出して、自然な力で受精させるんだから、別にそれは可能性としてやるだけだよ」って私が言って、主人も「わかった、やれば。でも、顕微受精はしないんでしょ」って言うから「うん、しない。それは気持ち悪いから」みたいな感じで。

顕微授精による出産が二〇〇二年に日本で報告され、それほど日が経《た》っていなかった当時では、山田さんのような顕微授精に対する躊躇《ためら》いは、強い拒絶《きょぜつ》となって他の協力者の口にものぼっていました。渡邊さんもそんな強い戸惑《とまど》いを感じた一人です。渡邊さんは、インタビュー当時四二歳で、治療のために飛行機を使って、遠方《えんぽう》の有名な不妊治療病院へ通っていました。非常に積極的な行動をとっていたにもかかわらず、渡邊さんは当時受けていた顕微授精に対して以下のように話すのです。

渡邊——顕微受精はイメージが嫌《いや》やった。受精するっていうのはさぁ、〔卵巣《らんそう》から卵管《らんかん》を通る〕長い旅を卵《たまご》がして、〔精子《せいし》が卵子《らんし》の〕殻《から》〔＝「透明帯《たい》」と呼ばれる卵子の周《まわ》りにできる分厚い膜《まく》〕を破《やぶ》って、ガッといくわけやんか。それで受精するわけやん。それを注射《ちゅうしゃ》ばっかり打ってやるていうことにはやっぱり抵抗があった。まだ顕微〔受精〕でないやつはまだな。〔それにしても精子は〕誰が選《えら》びよんねやろ。検査技師が選びよんねんで。「お前は神か」って思うやん。それは嫌やったわ、ごっつ。顕微〔受精に〕いくのは抵抗あった。なんか体《たい》外《がい》〔受精〕やったらもうちょっとつづけられてたかなと思う。顕微〔受精〕にはずっと抵抗あったな、正直言《い》ってな。

渡邊さんは卵子と精子が体内を長く旅して、やっとめぐり会った結果、神聖《しんせい》とも言える受精の瞬間が訪《おとず》れるというイメージをもっていました。しかしながら、顕微授精では専門の医療技術者[1]によって、精子は卵子内に注入されてしまいます。その医療技術者に対する「おまえは神か」という渡邊さんの強烈な言葉には、神聖な受精を汚《けが》された憤《いきどお》りが現れています。当時の不妊治療では、受精という生命の開始点に人の手が加わることに躊躇《ためら》いが湧《わ》き、いわゆる「ステップアップ」[2]と呼ばれる治療段階の進行へ、高い敷居《しきい》があったことがわかります。

また、渡邊さんの不妊治療への戸惑いと嫌悪感《けんおかん》は、配偶子《はいぐうし》〔⬇38頁〕を体外に取り出して人が扱うことだけではなく、排卵誘発剤《はいらんゆうはつざい》による身体《からだ》のコントロールへも広がっていました。

渡邊——〔ホルモン剤の服用には〕絶対、なんか〔不都合が〕あると思うてた。ホルモンあんなボコボコ打《う》つもんじゃないやん。それは毎回毎回さ。結局〔ちゃんと〕排卵《はいらん》もしてるのにな、強調させて打つわけやん、良《い》いわけあらへんやんって思うてたよ。

不妊治療では女性の性周期《せいしゅうき》〔⬇38頁〕を安定させるためや、体外受精に用いる卵子を少しでも多く獲得するために、各種ホルモン剤の投与《とうよ》が行なわれます。これらのホルモン剤は人工的に合成されたものであることや、女性の性周期《せいしゅうき》を人為的《じんいてき》かつ強制的にコントロールすることもあって、道徳的な躊躇いを感じる協力者が多くいたのです。生命誕生の場となる女性の身体を人為的にコントロールし、生命の元となる卵子の発生を左右するホルモン剤は、「良《い》いわけない」と捉《とら》えられていたのです。

このように、不妊治療における排卵誘発剤の利用、顕微授精における精子の選別《せんべつ》と卵子への注入のほか、配偶子や胚《はい》の凍結保存〔➡38頁〕、受精卵の分割《ぶんかつ》〔➡39頁〕を促《うなが》すためのアシスト・ハッチングと呼ばれる処置などについても、協力者は生命への人為的介入と捉《とら》え、躊躇《ためら》いを感じていました。しかし、そのような技術は子を得るために考案され、妊娠の可能性を高めてくれる力も秘めています。ゆえに、協力者は治療を継続すべきか大いに迷います。以下は、そのような状況に直面した加藤さんの葛藤《かっとう》です。

加藤――人工授精〔➡37頁〕してた時には、これは「何《なん》の子《こ》」なんだろうっていうことに興味があって、「科学の子」なんだか、「自然の子」なんだか。よく人工授精の子っていうのが嫌《いや》で、〔人工授精の〕後、夫婦関係持《も》つ人が、いっぱいいるじゃないですか、前後に。その時、これはいったい「何の子」なんだろうって思った時に、どうすればわかるかっていえば、科学しか使わなかったらわかりますよね。人工授精のみにしとけば、絶対それで妊娠したら、それは「科学の子」じゃないですか。

1――現在では主に胚培養士《はいばいようし》が行ないます。

2――人工授精から体外受精へ進んだり、体外受精から顕微授精へと治療をより高度なものへ進めたりすることを指します。

＊――それは「科学の子」をつくろうと思ったんですか。

加藤――なんなのかを知りたい。あやふやでいるのが嫌《いや》だ。子どもが産まれた後《あと》のことなんか考えてないいんですよ。後の生活。もうこれは今考えると疑ってるだけで、子どもできちゃったら、やばかったですね。

人工授精《じゅせい》では女性の子宮へ精子を人工的に送り込みます。ただし、人工授精によるものであるなしにかかわらず、女性の排卵《はいらん》前後に子宮内に辿《たど》り着いた精子は、すべて受精の可能性を秘《ひ》めていることになります。この原理を利用して、協力者のなかには、人工授精後にパートナーと通常の性的営《いとな》みを行ない、人工授精の人為性《じんいせい》を払拭《ふっしょく》しようと試みる者が複数いました。人工授精の人為性にかかわる躊躇《ちゅうちょ》は、当事者の努力で、ある程度減《へ》らすことが可能だったのです。

しかし、加藤さんは、人工授精だけで「科学の子」をもうけようとしました。この加藤さんの矛盾した答えの背後には、非常に複雑な心理が働いていると考えて良いでしょう。加藤さんは、人工授精の人為性に嫌悪《けんお》さえ抱《いだ》いていたにもかかわらず、そのような技術を実際に使おうとする自分自身を許《ゆる》せませんでした。自分が十分納得できない技術を利用するなら、起こるかもしれない何らかの弊害《リスク》は正々堂々と受け止めるべきであり、人工授精した前後に通常の性的営みを行なうことは、通《とお》すべき筋《すじ》を通さない卑怯《ひきょう》な行為だと考えられたのです。

加藤さんが「科学の子」をもうけようとするのは、自分の信念を通す唯一の方法でした。しかしながら、そのような行為は加藤さんを窮地《きゅうち》に陥《おとしい》れる恐れがあります。そもそも人工授精の人為性を嫌悪する加藤さんは、「科学の子」をも嫌悪するはずだからです。待望《たいぼう》の我が子を嫌悪しなければならない「やばい」状況に追い込ませるよう、加藤さんを仕向けたのが当時の不妊治療だったのです。

生命への介入に対する疑問を解消できないまま、加藤さんは体外受精に進みましたが、その後、不妊治療を潔《いさぎよ》く中止しました。しかし、後には解決できない難問が残されたのです。加藤さんが心の内を綴《つづ》った文章には、体外受精の是非《ぜひ》について思い悩む当事者の姿が浮かび上がっています。▼3

自力での妊娠を希望するなら、病院へ行くしかない。ありがたいことか何なのかよくわからないけれど、病院では妊娠の可能性を提供してくれる。「科学技術の恩恵《おんけい》を受ければ、妊娠のチャンスがありますよ」って。でも、ヒトとして、科学技術に頼っていいのだろうか？　人間の誕生という神秘の世界に、子どもがほしいからといって簡単に足を踏み入れていいのだろうか。第一、うまれてきた子どもはこの事実を知ったとき、何を思い何を感じるのだろう。これらの問題を解決できていないのに、私は体外受精を受

3——インタビュー調査の後に、加藤さんが自身の気持ちを綴《つづ》った文章を送ってくれたものの一部です。

けてもいいのだろうか？

このように、当時の協力者は、生命に介入《かいにゅう》して従来の生殖《せいしょく》とは異なる方法で妊娠を実現させようとする不妊治療に対して戸惑《とまど》い、そして躊躇《ちゅうちょ》していました。彼女たちの躊躇《ためら》いは、クローン人間を彷彿《ほうふつ》とさせたり、従来の生殖イメージを覆《くつがえ》させたり、女性の自然な性周期《せいしゅうき》を不自然にさせたりする不妊治療の特徴によってもたらされていたのです。そして、そのような従来とは異なる方法によって子をもうけようとすることは、これまで社会が当然として受け止めてきた生殖のあり方を破《やぶ》る「異端者《いたんしゃ》」になることを意味します。加藤さんを苦しめている自責《じせき》の念は、意《い》に反して「異端者」になることを選んでしまった自分への罰《ばつ》でもあったのです。加藤さんのこのような考え方は、生殖に関するアウトサイダーになることの「恐れ」として解釈することが可能です。

しかし、協力者を躊躇させたのは、生命への介入に関する問題だけではありませんでした。生殖のもう一つの重要な要因である、パートナーとの性的営《いとな》みを飛び越えるという不妊治療の特徴も、協力者へ大きな躊躇《ためら》いを喚起《かんき》させたのです。

パートナーとの営《いとな》みを飛び越える

人工授精では男性当事者の精液採取《せいえきさいしゅ》を、体外受精《たいがいじゅせい》や顕微授精《けんびじゅせい》では精液採取に加えて卵子《らんし》の採取を、医療処置《しょち》のもとで行なう必要があります。しかしこれを裏返すと、人工授精や体外受精では、従来の性的営《いとな》みは無用なのです。この性的営みを飛び越えて子をもつことが、二〇〇〇年代初期の協力者には、不妊治療を躊躇《ちゅうちょ》させる壁《かべ》になりました。林さんは、体外受精を受けるにあたり、以下のように話していました。

林――やっぱり妊娠っていうのは夫婦が愛を通《かよ》わせて、それで成立して、それで授《さず》かった子どもを育てるっていうのが、私のなかで一般的というか、セオリー通りの図式だったんですけど、それをシャーレなり試験管のなかで合わさったものを身体《からだ》のなかに戻されて、それを無事《ぶじ》出産しても、実際自分たちが子どもをもてたのかっていう、印象をもてるのかっていうところで抵抗感がありました。

林さんの「セオリー」とは従来の方法による生殖《せいしょく》です。しかし、夫婦が性的な情愛《じょうあい》を交《か》わさないまま行なわれる体外受精では、無事に出産へこぎつけたとしても、その子どもに愛をもてるか強い不安を抱《いだ》かせずにはいられません。ここには、純愛《じゅんあい》と結婚が結びついた「ロマンティックラブ」を志向《しこう》する当事者の姿がみえます。

同様の抵抗感について話したのは佐々木さんです。佐々木さん夫婦は、男性側が原因のセックスレス状態でした。妻である佐々木さんが希望して不妊治療を始めたのですが、パートナーは治療に始終《しじゅう》消極的だったと述べています。

佐々木——病院へ行くっていうのは、私のなかでは不本意《ふほんい》なことなんですよ。私が〔病院へ〕行くってことは、タイミング〔⬇37頁〕も何もできないわけだから、人工授精をしに行くわけじゃないですか。夫が自分の責任も果たしてないのに人工的な手を加えて子どもができて、それで良《い》いのかという葛藤《かっとう》がありました。たぶん、私のなかでの「自然じゃない」っていうのはそこにあって、それで「あんたを父親になんかしない」っていうことも〔夫に〕言ったんですよ。自分の責任も果たしてないのに、あんたを父親になんかしないって。

自分には問題がないにもかかわらず、通院しなければならないことへの不満が高《こう》じ、佐々木さん夫婦はしばしば口論《こうろん》を繰り返したといいます。その口論のなかで佐々木さんは、「あんたを父親になんかしない」と夫へ宣言しました。

この言葉はたいへんショッキングですが、思うに任《まか》せない治療への憤《いきどお》りとして、安易《あんい》に解釈すべきではありません。佐々木さんの言うとおり、制度的に夫を父親にさせないならば、離婚《りこん》すればよいのです。しかし、佐々木さんは夫との離婚を望んでいるわけではありません。それどころか親密《しんみつ》な愛情をもっているからこそ、夫とのあいだに子をもうけ、二人で家庭を築《きず》きたいと考えていたのです。この親密な愛情を基盤とした家族形成への努力を夫がまったく行なわないことに対して、佐々木さんは憤りを感じていたのです。そして、自分だけが努力してもうけた子どもへ夫が暖《あたた》かい感情をよせ、何食《なにく》わぬ顔で家族とすることこそが佐々木さんには許《ゆる》せないのです。愛情ある家族形成を夫が望むならば、その希望と同等の努力を不妊治療へそそぐべきなのです。

林さんや佐々木さんの話のなかに現《あらわ》れるのは、家族形成における愛情の重要な位置です。当時の協力者にとって、不妊治療による生殖への技術的な介入《かいにゅう》は、愛情を基盤としない無味乾燥《むみかんそう》な家族形成へと繋《つな》がる恐れを、強烈に抱かせていたことを推測させます。ゆえに、不妊治療にかかわる様々な取り組みには、愛情と等価《とうか》の努力を夫婦揃って行なう必要がありました。そのような努力なしには、当事者が愛情ある理想的な家族をつくることはできなかったのです。

不妊治療では配偶子《はいぐうし》の出会い、すなわち受精《じゅせい》が第一のハードルとして考えられます。そのため、不確定要素を多く含む従来の性的営《いとな》みに代わり、最短で確実に配偶子《はいぐうし》を出会わせる生殖技術が考案されてきました。しかしそれは、家族形成における両性の親密な営《いとな》みのあり方だけでなく、家族における愛の位置についても疑問を投げかけるという、副作用をもたらしたのです。

答えの出ない堂々巡り

二〇〇〇年代初期の協力者に、不妊治療による生命への介入《かいにゅう》に対する躊躇《ためら》いと、愛情のない家族形成を招くことへの抵抗があったことをみてきました。前者は生命倫理的な視点から生命介入の是非《ぜひ》が問われていたのに対し、後者は家族形成における愛情のあり方が問題視されていたことになります。両者が問題視する対象は異なるものの、共通する点が一つあります。それはいずれも、不妊治療を利用するという自分の行為が「生命への人為的《じんいてき》介入を認め」、「愛のない家族形成を許《ゆる》す」という、社会的な規範《きはん》からの逸脱《いつだつ》にあたるかもしれないという恐れを生んでいる点です。しかしながら、この恐れは容易に解消できません。家族形成のために不妊治療を利用するという自分の行為が、はたして社会に受《う》け容《い》れられるのか、協力者たちは答えもなく自問《じもん》しつづけるのです。

このような疑問のあり方は、体外受精が登場した当初の新聞紙上における議論の様子を想起《そうき》させます。協力者の多くが不妊治療へ期待とともに躊躇《ちゅうちょ》を覚えながら、答えの出ない問いの周囲を堂々巡《どうどうめぐ》りしつづけていたのです。矛盾に満ちたこのような状況は、当事者にとって大きなストレスになることがうかがえます。ゆえに、長期間にわたる治療を受ける協力者のなかには、自分が道徳的な禁忌《タブー》にも家族への愛情にも関係のない、動物的な生殖を行なっているかのような錯覚《さっかく》に陥《おちい》る者がいました。鈴木さんは希望を叶《かな》えるために人工授精を一〇回実施することを決断し、実行しつづけていました。しかし、途中から以下のような奇妙《きみょう》な気持ちに囚《とら》われたといいます。

鈴木――人工授精《じんこうじゅせい》の時に「私って牛《ウシ》みたい」って思った。牛とかってさ、テレビで人工授精してるのみたことない？　そのイメージがすごくあったのかもしれへんけど、何回も何回も人工授精してたら、「私って人間じゃないみたい、牛みたい」って思ったことがある。乳牛がホルモン剤ボンボン打たれて、「乳出《ちちだ》せ乳出せ」って言われるみたいな感じで、ガーって注射打たれて人工授精。子牛産《う》め産《う》めって。最初のうちやないんやで。何回も何回もやってるうちに、なんかウシみたいって思って、そこでドーンって〔気持ちが〕沈《しず》んだ時期がつづいてあった。「そんなこと思ってもしゃあない、がんばろ」って思って気持ちが上向《うわむ》きになって、また「牛みたい」って思って「私っていったい何してるのかしら」って思ってて。そう、わたし牛だったの。

無限のループを歩きつづけるような治療のなかで、答えの出ない状況は協力者を苦しめていました。それは経験したからこそ理解できる辛《つら》さだと言えるでしょう。ゆえに、協力者は同じ苦しみに見舞われる者を少しでも減らしたいと思う一方で、苦しみを終わらせることの重さにも躊躇するのです。中村さんは人工授精でもうけた子どもに対して「自然ではない」との思いが消えず、罪悪感をもつことがあると言いました。子をもたない人生が考えられなかった中村さんは、治療を継続する者の気持ちを深く理解するからこそ、治療によって被《こうむ》る苦しみを断ち切る勇気について、恐るおそる口にするのです。

中村――〔治療を〕してること自体は自分のなかでは罪悪感というか、子ども見ても自然じゃないって今でも思う。でも、〔子どもが〕いない生活なんて考えられへんから。もしできひんかったら〔=できなければ〕どこまで行ってたやろうなって恐怖がすごいある。あんまし見通《みとお》しとか、もってなかったんやけど、だいぶ経《た》ってから、子どもが一〇歳とかになってから、知りあいの人が〔治療を〕一二年もしてね、子どもができた人がおって、たまたま友達になって、その人は〔小説家の〕林真理子《はやしまりこ》が妊娠した病院まで通ってたって、そういうのを聞いて、すっごい身勝手《みがって》なんよ、自分はもう〔子どもが〕できたから〔言えるのかもしれないけれど〕、どっかで歯止《はど》めをかけないと、〔子どもが〕できひん〔=できない〕ことをどこかで受《う》け容《い》れなあかんのと違《ちゃ》うかな、みたいにすごく思いました。

不妊治療を受けることは、二〇〇〇年代初期の協力者にとって、生命のあり方に関する禁忌《タブー》に触れるかもしれない逸脱行為であり、愛情のない家族をつくってしまうかもしれない危ない行為でもありました。この二つの危険な行為については、それぞれ区別して慎重《しんちょう》に議論すべきでしょう。しかし、これらの危険な選択をしてまで協力者が不妊治療をつづけるのは、子をもうけたいという希望があってのことです。そこで少し視点をずらして、この二つの危険な行為が意味するものをもう一度考えてみましょう。

協力者が犯した二つの危険な行為は、協力者が叶《かな》えたい希望、すなわち「子をもうけたい」、「家族をつくりたい」という至極《しごく》当然で、ありふれた気持ちから生まれています。これらは社会的な規範《きはん》に則《のっと》った、批判されるはずのない真《ま》っ当《とう》な願望なのです。しかし、社会から奨励《しょうれい》されているはずの願望を叶えるために選択した「不妊治療を受ける」という行為は、社会から批判の目を向けられていました。協力者の苦悩は、社会のこの矛盾から生まれていると言えるのです。つまり、これまでの「子をもうけよ」という社会的な規範を、新たに「〈自然な〉方法で子をもうけよ」というかたちへ書き換えるべきか否《いな》かが問われつづけていたのが、二〇〇〇年代初期だったのであり、その荒波《あらなみ》に揉《も》まれながら人知れず苦闘《くとう》していたのが、当時の当事者だったといえるのかもしれません。

2

羞《しゅう》恥《ち》心《しん》をもたせる不妊治療

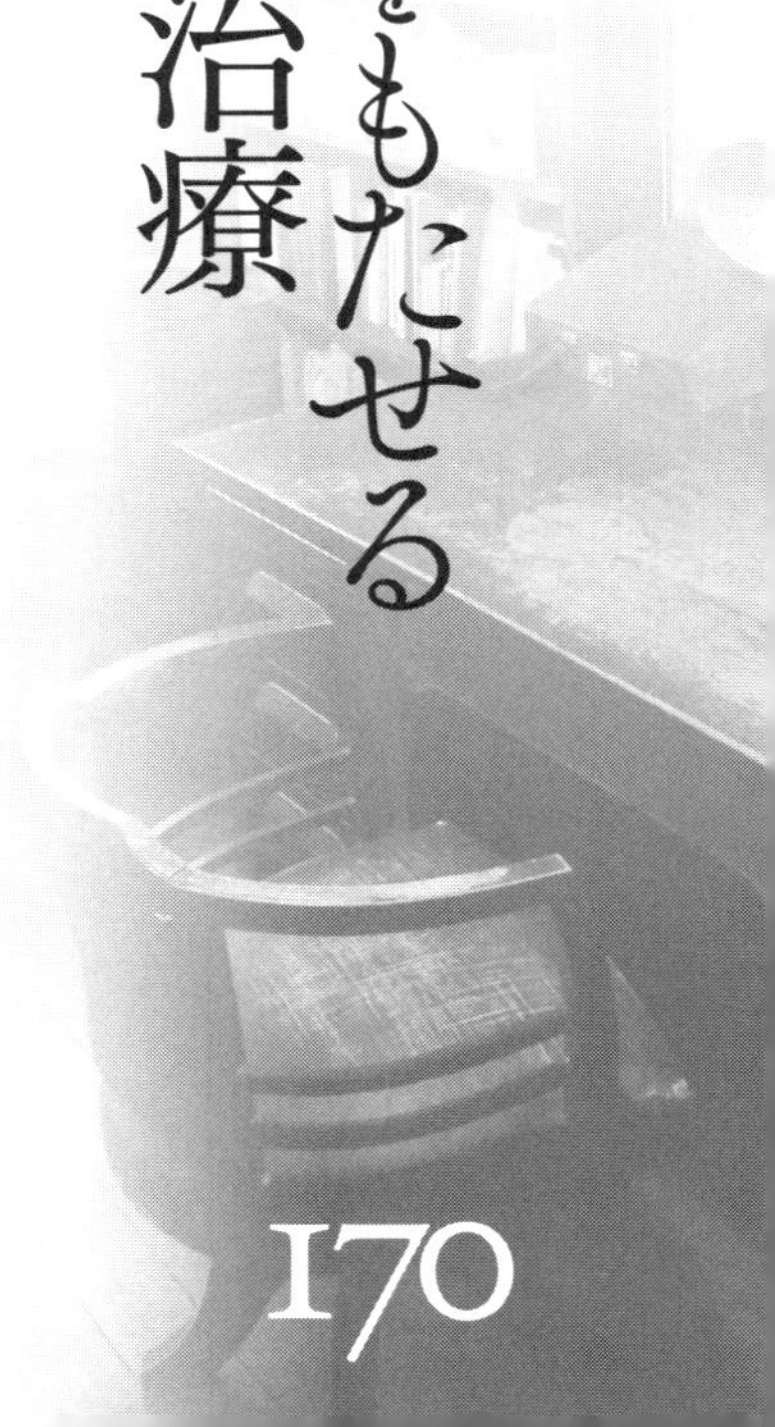

二〇〇〇年代初期の協力者（調査への協力者［➡40頁］）の特徴として、不妊治療の受診《じゅしん》を恥《は》じるという傾向もみられました。なかでも、内診《ないしん》の経験は、内診にまつわる周囲の好奇《こうき》な視線と相《あい》まって、協力者に恥《はじ》の念《ねん》を引き起こしていたのです。また、不妊治療をめぐる羞恥《しゅうち》は、協力者だけに起こるものではありませんでした。家族から寄せられる羞恥の視線によって、協力者はしばしば追い詰められることがあったのです。そのような環境のなかで治療せざるを得なかった当時の協力者は、治療していることをできる限り伏《ふ》せ、周囲に悟《さと》らせないように気を配《くば》るようになります。不妊治療がただひたすら孤独な取り組みになっていくのです。

ショッキングな内診

二〇〇〇年代初期において、不妊治療を受けるか否《いな》かは、社会的な規範を揺るがす危険な行為でした。しかし、不妊治療を受けるにあたって、当時の協力者が最初に躊躇《ちゅうちょ》したのは、そのような社会的な規範《きはん》からの逸脱《いつだつ》よりもまず、内診台《ないしんだい》という医療機器であり、内診という医療行為のほうだったのです。例えば、鈴木さんは以下のように話しています。内診台を見た当初は緊張のあまり全身が「ギュッ」と堅《かた》くなったと述べております。

鈴木――いちばん「エぇー!」って思ったのは、「ここに乗《の》んのか?」っていうの、診察台《しんさつだい》がね、いちばん。最初だけやな、衝撃《ショーゲキ》って感《かん》じは。最初の一、二回は見るたび、「ギュッ」って感じ。

大半の協力者が、多かれ少なかれ内診台もしくは内診にショックを受け、躊躇《ためら》いを感じたと話していました。下腹部《かふくぶ》を他人にみせる恥ずかしさはもとより、内診台上での体位《たいい》は無防備《むぼうび》なこともあり、本能的な恐怖が混じることも頷《うなず》けます。大袈裟《おおげさ》な表現かもしれませんが、内診台に乗《の》ることを求められた際にわき上がる躊躇は、生命の危機に繋《つな》がる感情と言うこともできるかもしれません。

ただし、内診台もしくは内診への躊躇《ためら》いには、単なる羞恥心《しゅうちしん》として済ませがたい問題もかかわっていたのです。それがわかるのが山本さんの話です。

山本――やっぱり検査の仕方が恥ずかしいっていうのはありますし。「あ、婦人科行《い》ったのね」っていう感じありますでしょ。そういうのも、「〔下腹部を〕出してきたのね」っていうふうに見られるじゃないですか。「ただ、ちょっと注射打《う》ってきただけなんだけどね」って言えば「ふーん」って終わる話なんだけど、「内診《ないしん》した」とかはちょっと言いにくいなって。

山本さんの話には、婦人科で内診を受けることが、社会的に恥ずかしい行為とみなされていたことが示されています。そして、不妊治療を受けることは、内診を受けることでもあります。つまり、社会的に恥ずかしい行為として、不妊治療の受診がみなされていると、協力者は感じていたのです。

周囲の目

不妊治療を受けることが恥ずかしい行為であると感じられていた当時、協力者の周囲の人びとは、不妊治療に対してどのような態度をとっていたのでしょうか。

娘を心配して協力者の実母が声を掛《か》ける場合は、不妊治療を通り越して、妊娠そのものを実現するための大騒動に発展することもあったようです。厄介《やっかい》なことに、以下の一見微笑《ほほえ》ましくも思える、渡邊さんと実母の遣《や》り取りの背後には、「子どもをもたなければならない」という従来の家族形成にかかわる社会的な規範《きはん》が存在します。渡邊さんの実母がスッポンを絞《し》めてまで実現しようとしたのも、この規範に則《のっと》ろうとしたからです。しかし、渡邊さんも薄々《うすうす》感じ取っているように、渡邊さんの実母の行動は、娘への愛として片づけられるような単純なものではありません。家族形成にかかわる社会的な規範を守れない娘が、社会から非難されることを渡邊さんの実母は、激しく案《あん》じているのです。

＊――周囲の理解とかありました？　治療のきっかけをつくったのは、お母さんでした

よね。

渡邊――でも、母親がいちばん重《おも》いわ。もう、うるさいし、あの人《ひと》。子どもいてなかったらあかん〔＝子どもをもたないのはいけない〕っていう考え方が基本的にあるから、ずっと鬱陶《うっとう》しかったね。〔子どもが〕でけへんかったら〔＝できなかったら〕養子貰《もら》えとか最後のほうは言《ゆ》うてたりしてたけど、「勝手なこと言《ゆ》うとるな、自分そんな〔治療〕したことあるんか」って思うわけよ。そういう母親に対してはあったかな。もうスッポンも余計《よけい》なお世話って感じ。

＊――精力付《づ》けで？

渡邊――そうそう。私の目の前で〔スッポンを〕さばいたんやで。あそこがなぁ、すごいなぁとも思うけど、はあーって思う。ダンナなんか昼間仕事行ってるのに呼び出されて戻って来ましたがな。「血《ちい》はすぐ飲まなあかん」とか。

＊――愛ですよね。

渡邊――愛か、あれ？　ちゃう〔＝違う〕と思うで。なんやねんやろね。

渡邊さんのように実両親が治療に関して口を挟《はさ》む場合は、まだ受け流すことができた協力者でしたが、義両親の場合はやや複雑になります。たとえば、不妊治療を受けていることを周囲に伝えていた協力者の一人である木村さんは、正月に帰省《きせい》したとき、義父から掛けられた言葉に酷《ひど》く傷ついたと言います。

木村――主人の親は〔私たちが不妊治療をしていることを〕知ってるんですね。結婚して何年目かにお正月やったか、帰ったときに向こうのお父さんに「仏壇《ぶつだん》の前に座《すわ》って謝《あやま》れ、ご先祖《せんぞ》様に謝れ」って言われたことがあるんですね。「子どもができなくて、すいませんって、ここに来て謝れ」って。すっごいショックで。〔子どもは〕いらんって、二人で〔生活しよう〕って思ってたわけじゃなかったから、もうすっごいショックで、〔別の部屋で一人で〕わんわん泣いてたんです。

治療を受けるという行為は、自力《じりき》で子どもをもてないことを公《おおやけ》に明示する行為でもあります。仏壇の前という異常な状況下で、義父が先祖に謝るよう木村さんに迫《せま》ったのも、木村さんに子どもができないという事実に義父が立腹《りっぷく》したという単純なことではなさそうです。そうではなく、人の手を借りなければ子を授《さず》かることもできない、「恥ずかしい」不妊治療を受ける木村さんへの怒りだったと解釈するならば納得できるのではないでしょうか。それだけ、義父にとって不妊治療は恥ずべき行為であり、そのような行為を通してしか子をもてないかもしれない木村さんには、怒りを向けることしかできなかったのです。

しかしながら、当時の協力者の周囲が、すべて不妊治療を恥じていたというわけではありません。なかには、不妊治療によって孫《まご》を得ることに抵抗をまったくもたない義両親をもつ協力者もいました。木村さんとは対称的《たいしょう》な環境になるため、おそらくこのような協力者の治療環境はまったく問題がないかのように思われるでしょう。しかしながら、事《こと》はそう簡単ではありませんでした。高橋さんも木村さん同様、治療を受けていることを義両親に告げていました。その事実を知った義父は、高橋さんへ以下のような言葉を掛《か》けたのです。

高橋――お義母《かあ》さんは病院通《かよ》う前も「子ども、子どもって考えなくて良《い》いのよ」って言ってくれてたんですけども、お義父さんから「お金出すから、病院行けよ」って言われたんですよ。「あの子〔＝義姉の子ども〕もな、治療して生まれたけども、健康に生まれてるやろ」って。

高橋さんは、義父の言葉に怒りを抑《おさ》えられなかったといいます。「健康に生まれるかどうか」だけでなく、高橋さんが様々な不安と葛藤《かっとう》を抱《かか》えながら受診していることに義父は無頓着《むとんちゃく》なのです。そして何よりも高橋さんを憤《いきどお》らせたのは、子どもの誕生を金銭で簡単に解決できるかのような義父の物言《ものい》いでした。高橋さんの義父は、木村さんの義父のように不妊治療の受診を恥《は》じてはいません。しかし、高橋さんの義父は、不妊治療という経済活動が生み出した「モノ」として子どもをみなしているという点で、不妊治療を恥じるより一層、偏《かたよ》った見方をしているように高橋さんに思えたのではないでしょうか。
このような不妊治療への偏見《へんけん》の目は、当時の協力者の近くにしばしば現《あらわ》れています。山田さんによると、不妊治療を受けている当事者が記したブログには、不妊治療に対する数々の偏見が寄せられていたのです。

山田――最近、インターネットでブログとかあるじゃないですか。不妊治療されてる人のブログを私よく読むんですけど、そういうのを読んでると、〔不妊治療をしていることを周囲に〕公表したらすごく冷たい言葉をかけられた人ってすごくたくさんいるんですよ。

＊――例えばどんなお話がありました？

山田――お友達に自分が体外受精をしたという話をうち明けたら、「えー！」とか言われたとか、「そこまでして子どもが欲しいの？」とか言われてしまったとか、「お金を使って子どもをつくるんだったら、まるで子どもがお金みたいね」って言われた人とか。そういう話を実際に言われたって、ほんとかどうかわからないけど。

周囲からの偏見と、その偏見のなかに垣間《かいま》みえる恥《はじ》の認識は、不妊治療を受ける協力者にとって辛《つら》いものです。しかし協力者は、従来の家族形成に関する社会的な規範《きはん》に則《のっと》って努力しているだけで、責《せ》めを受けることは的外《まとはず》れに思えてなりません。にもかかわらず、社会からの不当な扱いにさらされつづけるにつけ、協力者は不妊治療を受ける自分を次第に恥《は》じて、終《しま》いには、疚《やま》しい存在として自《みずか》らを社会から遠ざけようとするのです。

存在を消そうとする協力者

田中――〔子どもが〕できるまでは人間として「欠陥《けっかん》」があるんじゃないかなって。友達も知らなかったとき、一人で治療をしていたとき、治療に行く前、一人で「できない、できない」と思っているあいだは、「なんでこの身体《からだ》にはできやん〔=できない〕のやろ?」って思ったことはある。けど、周《まわ》りに増えてくると、「結構《けっこう》いるんや」とか、「普通なんちゃうか〔=普通なのではないか〕」って楽観的《らっかんてき》に考えたりする。

子をもちたくて治療を受ける協力者は、自らに問題があると考えることがありました。田中さんは不妊治療の末、一子をもうけたのですが、妊娠するまでは自分に「欠陥」があると思えてなりませんでした。治療を始めてから子どもをもちたくても叶《かな》わない人たちが他にもいることを知り、いくぶん楽観的になったとのことですが、それでも、治療のため産科併設《へいせつ》の病院へ行く際には不妊治療を受けに来ていることを隠《かく》すため、妊婦を装《よそお》うウエストがゆったりとした服装を選んだといいます。

田中――〔病院の待合室で〕待ってるあいだね、結構だぼだぼのスカート穿《は》いて行った。妊婦じゃないんだけど、そこに短いスカート穿いてくと異質やんか。だから。

＊――〔周囲に〕合わせるため？

田中――合わせるためじゃないけど、たぶん気づかれたら嫌《いや》だっていうのがあったんやろね。「あの人は〔子どもが〕できないのかな」って。一人目〔をもうけるための不妊治療〕の時は婦人科も慣《な》れてないし、ジャンパースカート穿いて行った。

田中さんのように、不妊治療を受けることを恥じた協力者は、受診《じゅしん》を周囲に悟《さと》らせないよう、数々の努力をしていました。しかし不妊治療へ向けられた周囲からの否定的な視線は、当事者へある屈折《くっせつ》した届き方をします。不妊治療に対する否定的な視線が、協力者を孤立した治療に追い込むというよりも、ぼんやりと漂《ただよ》っていた当時の否定的な雰囲気《ふんいき》を気にする協力者本人が、不妊治療を受容《じゅよう》できずに、自ら閉鎖《へいさ》した治療生活へ引きこもっていったのです。

清水――女性だけの職場なので、いろんな人がいるから言《い》い辛《づら》い環境ではなかったんですけど、私自身がやっぱり不妊っていうことに抵抗を感じてて、それを自分の言葉にしていくっていう、そこまで受容《じゅよう》ができてなかった段階だったんですよね。HCGの注射[4]して結構《けっこう》、吐《は》き気《け》がしてたんですけど、なんかそういう時期で仕事がたいへんだったんですけど、やっぱり周囲に言えずに、そのまま休《やす》みとかもいっさい、もらわずに。

不妊治療を恥ずかしいと思うか否《いな》かは協力者次第《しだい》です。そして、子を得たい気持ちは恥ずかしさなどとは比較にならないほど強いはずです。しかし、まさにそういう「あなた次第」と突き放す社会からの圧力が、協力者に静かにのしかかった結果、「不妊治療は恥ずかしいのか」という答えの出ない問いが生まれ、悶々《もんもん》とした孤独な治療へ協力者を追い込むのです。

そんな協力者が唯一、治療のことをオープンにできるのがパートナーです。目標を共有するパートナーならば恥ずかしさも共有できます。唯一とも言える理解者に対し、協力者は感謝の念《ねん》をもつのです。ただし、協力者の気持ちは、周囲の不妊治療への負《マイナス》の視線の影響を受けて、やや複雑な動きをします。共《とも》に支えあうパートナーを気遣《きづか》うあまり、負担を掛《か》けていることを申し訳ないと思う気持ちになるのです。以下の木村さんの話にも、治療に協力した夫に対する単純な感謝ではなく、不妊治療という不愉快《ふゆかい》なものへ夫をかかわらせてしまったという激《はげ》しい負《お》い目《め》が現れているのがわかります。

木村――私自身、そういう治療をしてるっていうことを主人以外誰《だれ》も言ってないような状況で、自分の親にも言ってない状況だったんで、相談する人もいてなかった。〔…〕でも、不妊治療は私が一人でやってたんじゃなくて、すごい主人にはお世話になったというか、たぶん、男性やから自分で〔精液を〕採《と》ってとかいうのも嫌《いや》やったろうし、病院にも一回来てくれたのかな。それも〔主人は〕嫌やったと思うんですね。たぶん、喜んではきてないと思うんですけど、それを嫌とは言わず協力してくれた。今から思えば二年間、「今日よ」って言われて〔セックス〕やるのも嫌やったろうと思います。馬《ウマ》じゃないんやからね。

木村さんのような夫への負《お》い目《め》は、当時の協力者の四割にみられました。興味深いことに、これらの協力者のパートナーは、木村さんの話のなかにあるように、精液の採取や通院に数回付《つ》いてきたという程度のかかわりしかしていなかったのです。にもかかわらず、協力者はパートナーの協力に感謝し、そのような協力をさせてしまったことへの負い目に囚《とら》われていました。これは取りも直さず、不妊治療に対する周囲の視線が影響していると考えられますが、不妊治療が、女性中心で進められることが当然とされている面も大きいでしょう。恥ずかしい不妊治

4――ヒト絨毛《じゅうもう》性ゴナドトロピンのこと。排卵誘発剤《はいらんゆうはつざい》の一種。

療を受けねばならなくなったのは、パートナーではなく、女性である自分が原因であると考えられていたのです。

もちろん、医学的には不妊の原因は男女ともにあるとされています。しかし、精液検査の結果が芳《かんば》しくないことがわかっていた場合でも、子どもができない原因は自分にあると女性協力者は考える傾向にあったのです。これは女性協力者が、無精子症《むせいししょう》もしくは無精子症に近い状態でない限り、受精は不可能ではないという認識をもっていることを指します。そして、それよりももっと重大な不妊原因が、自分にあるかもしれないと考えられていたのではないでしょうか。それだけ二〇〇〇年代初期の不妊治療は、女性中心だったのです。

このような認識により、男性側に問題［➡後述のコラム「不妊治療と男性」513頁］がないとされる協力者の治療が長期化した場合、ある面倒《めんどう》を引き起こします。たとえ自分にも明白な原因がみつかっていなくとも、協力者のパートナーへの負《お》い目《め》はどんどん強まっていき、最終的には自分だけの責任として、何らかの決着を付けねばならないと考えられるようになるのです。

伊藤――ダンナのほうに負担がかかるから、いろいろ考えて四〇［歳］までは頑張《がんば》ろうと思って。四〇［歳を］過《す》ぎて［子どもが］できなかったらどうかなって考えたときに、［夫に］申し訳ないなって気はあった。やっぱり離婚《りこん》して、若い子に産んでもらえばいいかなっていうような感じだったかな。

＊――離婚を考えてしまわれたということですね。

伊藤――考えたことは考えましたね。〔子どもが〕できなかったらを考えましたね。こっちの両親とダンナのことを考えて。伊藤という婚家《ウチ》に対して考えましたね。

以上はパートナーに不妊の原因がみあたらない場合です。では、不妊の原因がパートナーにあることがはっきりした場合は、女性協力者の負担《ふたん》は少なくなるのでしょうか。残念ながら、事態《じたい》はそう簡単ではありませんでした。以下の山本さんの場合のように、女性協力者が不妊の原因となったパートナーを気遣《きづか》うあまり、気まずい雰囲気《ふんいき》をつくってしまうのです。恥ずかしさを共有することで、これを緩和《かんわ》できるはずの場である家庭が、不妊の原因解明によって余計《よけい》に恥ずかしさが強調される場になってしまうのです。

山本――〔子授《こさず》け寺《てら》などに〕主人誘《さそ》ってっていうのが嫌《いや》だったの。

＊――ご主人は人工授精の時、協力的だったんですか？

山本――「あー、わかった」って感じで言ってくれてましたし、主人にまったく問題がなくって、私だけが問題を抱《かか》えて、私のせいで〔不妊に〕なってるなら、「何々の寺《てら》があるんで行ってみよう」って〔簡単に〕言えるような気はするんですけども、〔主人の精子の〕運動率が悪いとか、そういうこと言われたりしているのは本人もわかっているので、なんかね、プレッシャーをかけたくないっていうのかね。

このように、不妊治療を受けることに関する周囲の眼差《まなざ》しは、協力者に羞恥《しゅうち》をもたせるよう働き、パートナーとの連帯《れんたい》に水を差《さ》していました。

やがて協力者は、両親からも距離を置くようになっていきます。周囲からの不妊治療への偏見《へんけん》を両親に向けさせることも不憫《ふびん》であるし、そもそも不妊治療に関する知識がない両親に、要《い》らぬ心配を掛けるのは不本意《ふほんい》です。ましてや子どもに障害があったときには、家族揃《そろ》って周囲から好奇《こうき》の目を向けられてしまうかもしれません。二〇〇〇年代初期において、不妊治療という革新的技術は、支えあえるかもしれない家族の絆《きずな》を弱め、女性協力者だけに新奇《しんき》な技術を使ったがゆえの責《せ》めを負わしていたと言えます。その結果、女性協力者は、社会はおろか、近《ちか》しい家族からもできるだけ距離を置き、存在を消そうとするのです。以下に協力者の発言をそのまま引用します。

山本——障害をもって生まれちゃったんですよね。それでまずびっくりですよね。そういう感じで私のなかでは何《なん》ていうんだろ、その重荷《おもに》はその相手〔＝夫〕の親にも心配かけちゃって。実はこんなこともあったのよって、そういうこと〔＝不妊治療の受診〕あったから、そういうこと〔＝障害児の出生〕があったんじゃないのっていう、アホなこと考えちゃいけないよって思うんですけど、知識もないまま、田舎《いなか》の人ですし、そういうふうに変《へん》に負担をかけたくないっていうのがあって、お義父《とう》さんが「俺《おれ》は〔孫を見に〕行かねえ」って言ったのもわかるし、〔孫を実際に〕見て、現実を知ってしまうと、そういうのは可哀想《かわいそう》かなって。

3

何が起こるかわからない治療

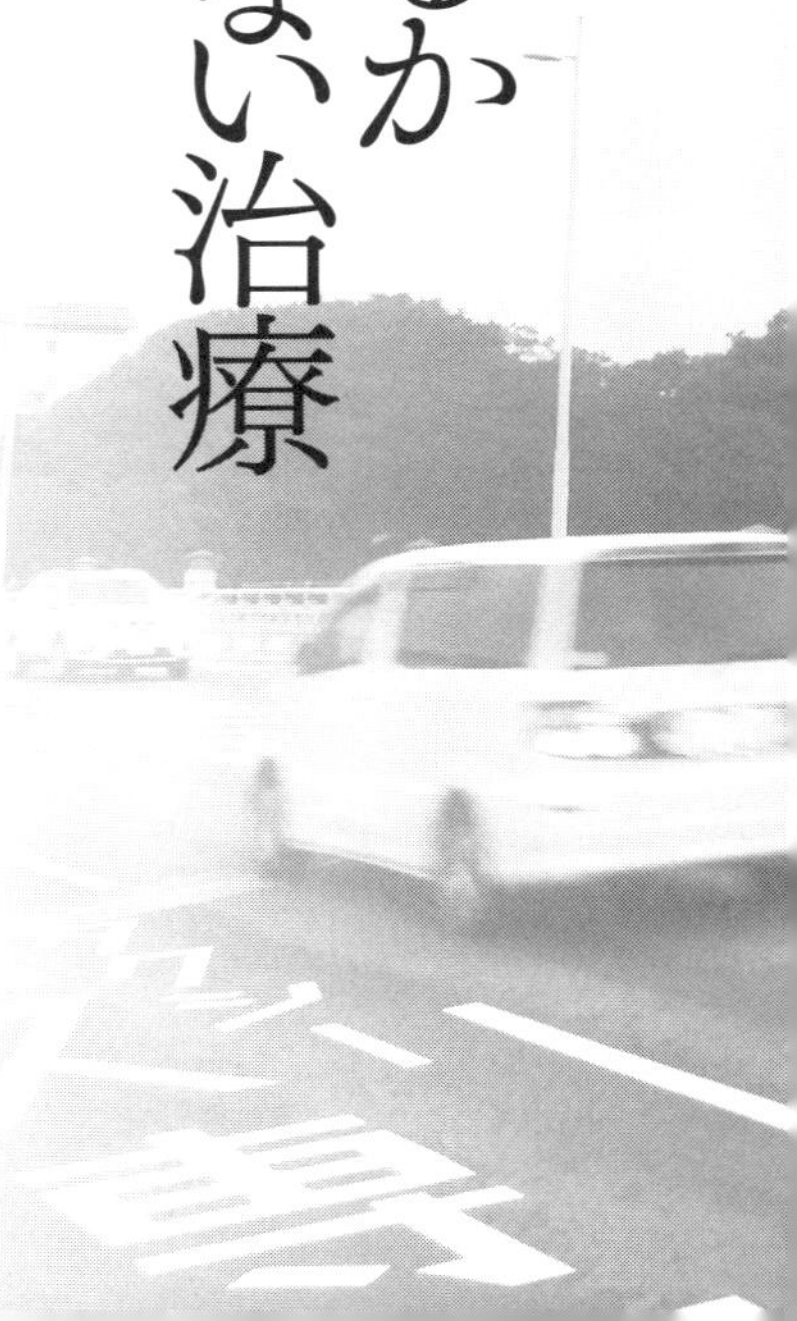

不妊治療では、体外受精《たいがいじゅせい》［↓37頁］だけではなく、人工授精《じんこうじゅせい》［↓37頁］やタイミング指導［↓37頁］時にも、妊娠率を高めるために排卵誘発剤《はいらんゆうはつざい》が使用される場合があります。二〇〇〇年代初期は、多種類の排卵誘発剤が登場しており、どの薬剤が効果的であるか、医療現場では試行錯誤《しこうさくご》の最中でした［竹田、二〇一六］。ゆえに、新しい薬剤が登場したり、臨床《りんしょう》試験も行なわれていましたし、排卵誘発剤の副作用《ふくさよう》として乳がん発生率の上昇にも警鐘《けいしょう》が鳴り始めていました。排卵誘発剤に関する知見《ちけん》の蓄積《ちくせき》途中であった当時では、治療にまつわるリスクとどう対峙《たいじ》するか、協力者［↓40頁］はもちろん、医療現場でも対応を整えている最中だったと言えるでしょう。

このような不妊治療を受けることは、協力者にとって何が起こるかわからない賭《か》けでもありました。そして、その不確かな状況は、治療を継続するために掛《か》かる費用と時間を見積《みつ》もれない不安も生み出していたのです。

訳《わけ》のわからない薬

不妊治療が招く未知の弊害《リスク》として協力者が心配していたことの一つに、排卵誘発剤による副作用がありました。排卵誘発剤は女性の性周期《せいしゅうき》〔↓38頁〕をコントロールし、身体的な変化や悪《お》心《しん》なども引き起こします。このため、協力者は漠然《ばくぜん》とした身体的違和《いわ》を覚えるのですが、如何《いかん》せん、つかみどころのない感覚であるため、不安になってしまうのです。

また、当時は排卵誘発剤の開発も盛んだったため、協力者はもとより医療者も、試行錯誤の最中でした。自分の身体内部で具体的に何が起こっているのか摑《つか》めない協力者のなかには、痛みという耐えがたい苦痛を受け容れるべきか否《いな》かという岐路《きろ》に立たされる者もいたのです。渡《わた》邊《なべ》さんはもともと顕微授精〔↓37頁〕に抵抗をもちながら通院していましたが、排卵誘発剤による副作用の痛みによって、治療を中止するという決断をしました。

渡邊——治療中、注射ポコポコ打《う》つやんか。すっごい今までいくらなんでも出てなかったよ、いうくらい下《した》っ腹《ぱら》が出てきてさ、ホルモン〔の影響〕やなあって思うた。

＊——毎回出ました？

渡邊——毎回というか、あれしてた頃《ころ》はずっと出てたみたい。

＊——痛かったですか？

渡邊——何回か夜中寝《ね》られへんことあったわ、痛くて。一回二回ぐらいあったわ。だから、その後の生理《せいり》がすっごいきつかった。〔今まで〕そんなんじゃなかったのに、何回か〔治療を〕やった後の生理がすっごい、もう夜寝《ね》られへんぐらい、ほんまに痛かったことがあった。あれはちょっと嫌《いや》やったな。あんなに痛いの初めて。痛《いた》み止《ど》めもさすがにもらったし、とにかく一回目は夜寝《ね》られへん、うろうろしてたもん、痛くって。あれ怖《こわ》かったな。そうそう思い出した、顕微《けんび》〔受精〕した後に〔病院へ〕行ったやんか。〔そうすると医師は〕「〔子どもが〕できへんし、いっかい、排卵剤《はいらんざい》かえてみましょう」て、それまで普通に排卵してたのに、〔医師が薬を〕かえよってん。別の新しいやつにかなんかに。そんな調子良《よ》う、普通に排卵してるのにとか思うやん。むこう〔＝医師〕は良かれと思ってやったんかもしれんけど、それがすっごい合《あ》えへんかってん。新薬なんか、それとも昔からあったやつかわかれへんねんけど、とにかく「かえます」って言われて、ずっとこれまで「フュメゴン」[5]でやってきたのに、かえやったんやんか。で、とにかくそれが合《あ》えへんかんたんやんか。その後の生理がそれやってん。ほんでこれあかん思うて。この時、寝られへんし、なんか合《あ》えへんっていうのがすっごくあって、腹痛《ふくつう》もあった。もうこりゃ嫌《いや》や思うて。

＊――それが顕微〔授精〕をやめるきっかけですか？

渡邊――顕微〔授精〕じゃなくって、治療を〔やめるきっかけだった〕。

この当時、排卵誘発剤の副作用による死亡事例の裁判[6]が報道されたこともあり、協力者全般に排卵誘発剤のリスクに関する懸念《けねん》がみられました。渡邊さんの「良《い》いわけあらへん」という言葉も、当時の社会の不安に根ざしていたと考えられます。

また、新しい排卵誘発剤の臨床《りんしょう》試験を薦《すす》められ、不安に思う協力者もいました。二〇〇五年当時にはＧｎＲＨアンタゴニスト[7]を用いた新薬が登場したのですが、まだ副作用がどのようなものになるか不明でした。林さんは良い成果を得たいため、迷いつつも臨床試験に参加したの

5――排卵誘発を図るホルモン剤の商品名。

6――一九九六年時点の排卵誘発剤による重篤《じゅうとく》な副作用として、卵巣過剰刺激症候群に至る例が三〇件、死亡事故は二件起こっており、このうち一九件が厚生労働省へ報告されていなかったとされています〔毎日新聞社、一九九六〕。

ですが、不安は抑《おさ》えられなかったと述べています。

林——それ〔ホルモン剤〕はもう自分の体験から、自分の身体《からだ》のなか、変わってしまうような、そういう嫌《イヤ》ぁな気持ちはありましたね。

＊——その薬は、顕微授精の時に使った排卵誘発剤ですか。

林——採卵《さいらん》〔⬇37頁〕までのことを言えば、一週間ぐらい注射があって、それからＨＣＧ打《う》って。アンタゴニスト〔⬇112頁〕って知ってますか。あれを使ったんですけど、それがまたよくわからない注射で、調べたりしたんですけど、「認可《にんか》されてないんですけど」って言われて、「そんな薬使うの？」って思って。それでやっぱり薬って怖《こわ》い。よくわからないで受けるんだなって、ちょっと怖かったです。

林さんは、新薬に対する副作用の情報がないというだけで、不安に思っているのではありません。従来の排卵誘発剤を使用していた際の「自分の身体のなか、変わってしまうような」不快感が、新薬に対する林さんの不安を増幅《ぞうふく》させたのです。しかし、そんな薬を使わねば子を授《さず》かれないかもしれない林さんには、挑戦する以外に選択肢はありません。そう考えた林さんは、怖いと思いながらも、その新薬の投与《とうよ》を承諾《しょうだく》したのです。

二〇〇〇年代初期は、不妊治療における排卵誘発法の開発と改良の真最中で、その副作用も解明段階でした。そのうえ、乳《にゅう》がんリスクの上昇も懸念《けねん》されていました。斉藤さんは不妊治療中に胸《むね》のしこりを感じ、検査の末、乳がんの宣告を受けた協力者です。以下の話のなかでは、斉藤さんの乳がんを前に、胸部《きょうぶ》外科の主治医《しゅじい》と不妊治療の主治医が連携《れんけい》をとったことが示されています。ただし、排卵誘発剤の副作用という新しい経験を前に、斉藤さんと二人の医師のあいだで、乳がんの発生に関する推測が行き交っているのがわかるでしょう。

斉藤さんは、乳がんの治療を済ませないことには先に進めないことを理解し、乳がん手術を受けることにしました。しかし、この後、乳がん治療と不妊治療の二足《にそく》の草鞋《わらじ》を履《は》くことになってしまいました。がんの再発を恐れながらの不妊治療は斉藤さんにとって不安の大きい、たいへん辛《つら》いものになっていきました。それは、斉藤さんが乳がんと不妊治療をかけもつ、負担の大きい患者になったからというだけではありません。不妊治療における、データのない最新事例の当事者となってしまったからなのです。

斉藤――ダンナと一緒に初めて〔乳がん治療の病院へ〕行った時に「手術しないといけない」って言われて。でも、私たち夫婦は子どもが欲しいから、困《こま》るって食い下がったん

7――視床下部《ししょうかぶ》から放出される「性腺《せいせん》刺激ホルモン放出ホルモン(GnRH)」に拮抗《きっこう》作用のある薬。GnRHとよく似た構造をもつGnRHアゴニストを使った製剤の短所を補《おぎな》うために使用されます。

です。そしたら、がんの先生がすごく良《い》い先生で、時間をつくってくれて、いつまでも何回でも話聞《き》いてくれるんですよ。納得して手術を受けるように。そしたら婦人科の先生に紹介状を書いてくれて、この人の今の診断はこうで、手術は温存《おんぞん》で、放射線をかける予定なんで、その後に子どもを産みたいって言ってるって。〔…〕〔婦人科の〕先生もびっくりして、自分の患者さんで初めてのケースだって。たぶん、不妊〔治療〕とは関係ないと思うけど、体外受精でホルモン剤いっぱい使ったじゃないですか。それが栄養になって、急激に〔がんが〕大きくなった可能性はあるかもしれないって。確かにそれまでは〔乳房にしこりは〕なかったんですよ。

＊――なるほど。がんをつくったんじゃなくて、もともとあったのを育てちゃった。

斉藤――そう。で、外科のほうの先生も乳がんはどっちかっていうと親からもらったものので、遺伝も結構《けっこう》あって、親が〔乳がんに〕なるから自分もなるというのも多いし、たぶん、私はたまたまそれをもってて、体外受精で使ったホルモン剤がたまたま育てて、急激に大きくなったのかもしれないって。だから、不妊治療自体が乳がんをつくりだすっていうことはないと思うって言われて。だから、不妊治療したから乳がんになったとは思わないんですけど、まずそれを治《なお》さないといけないから、乳がんのほうが治ったら、もう一回来なさいって〔不妊治療の〕先生が言ってくれて。〔がんの〕手術して放射線をあてるのも場所が離れてるから、卵巣《らんそう》がダメになるとか、子宮がダメになるとか、そういうことはないと思うから、たぶん大丈夫だよって。

このように、不妊治療に用いられる薬剤の副作用がわからず、新薬による治療効果についても未知の部分が大きかった二〇〇〇年代初期において、不妊治療はなにが起こるかわからない不安なものでした。しかしながら、協力者が不妊治療の継続を躊躇《ためら》った原因は、薬剤の作用によるものというよりは、不妊治療の提供方法が、この時期はまだ完全に整《ととの》っていなかったことが原因だったと言えるでしょう。わかりやすいところでは、二〇〇三年当時問題となった、人工受精時の精子の取り違え事件[8]も不妊治療の提供システムの不備《ふび》によるものです。整備段階にある不妊治療を受けることのリスクに気づいた協力者は、そのリスクがどこに潜《ひそ》んでいるかわからないことを悟《さと》って愕然《がくぜん》とします。その一人である加藤さんは、現状の医療体制では医療ミスは避けられないことを悟《さと》り、ショックを受けています。

加藤――いちばん最初に嫌《いや》だなって思ったのは、その最初の人工授精の時に、すごい名前の確認されたんですよ。内診台《ないしんだい》で、〔目の前に自分が〕いるのに「加藤さんですね、加藤さんですね」って三回ぐらい言われたんですよ。「なんでわかってるのにひつこい《ママ》な」

8――二〇〇三年八月に愛知県の医療施設で人工授精時に精液の取り違えがありました〔朝日新聞社、二〇〇三〕。

と思った時に、「あ！　これは間違いを犯さないようにしているんだ」って。そんなこと病院ではあってはいけないし、ありえないけども、絶対、精子の取り違えっていうのは一〇〇％、絶対夫《おっと》の精子というシステムではないんだっていうのが最初に思った。「ガーン」って。

医師によって異なる技術

さらには、人工授精の手技《しゅぎ》の細部が医師によって微妙に異なることに気づく協力者もいました。山本さんは、人工授精であまりに強い痛みに襲《おそ》われ、治療の継続《けいぞく》を悩みました。

山本――〔診察台から〕降《お》りてくださいって言われる頃から、もうガーって痛くなっちゃって。もう降りる頃から屈《かが》まないといけないくらいほんとに痛くって、汗《あせ》が出てきて、「とてもじゃない、歩けない」っていう感じで、普通にしていられる顔ではない。「すいません、ちょっと休《やす》ませてください」ってお願いして横《よこ》になったんですね。〔…〕それなりに起きれるだろうっていう頃《ころ》に起きて、また診察室に行きますよね。で、その時に入れてもらった男の先生だったんですけど、入った早々に「痛いの!?」とか言って「ちょっとぐらい痛いかもしれないね!」っていう感じで言われたのが私はすごく嫌《いや》だったんです。〔経膣《けいちつ》エコーは〕初めてやったし、わからないし、それは痛いものなんですよって何も言われてなかったので構《かま》えもなくって、〔簡単な器具が〕入るものっていう感覚でいたもんだから、「もうこんな辛《つら》いことをつづけるのは」って思って、いくら腕《うで》が良い《い》〔と評判の医師だとしても〕、絶対に話せる女の人でなきゃ嫌《イヤ》って強く思って、家に帰った覚えがありますよね。〔…〕そんなことあって、もう一回人工授精にチャレンジすることになって、その時の女の先生に、その〔以前の男性の〕先生の悪口を言ったんです。「すごく痛かったんです」って。そしたらその女医さんが、「先生、そういうとこあるよね」って、看護婦さんと言って下さって、「ゆっくり入れれば、そんなに痛みはないから。今度入れてるときに痛いようだったら言って」って言われて少し楽《らく》になったんです。

使用する薬剤の副作用はもとより、治療全体に生じうる医療ミス、そして医師一人ひとりで異なる技術の差などは、協力者に不妊治療の不確かさを実感させることになります。当事者にとって何が起こるかわからない治療を受け容れ、治療を継続するか否《いな》かは大きな賭《か》けです。ゆえに、不妊治療のこのような不確かさは、協力者にある漠然《ばくぜん》とした、しかし越えがたい壁を感じさせるようになります。

小林――〔不妊治療が〕どんどん進んでるわりに、こんなに〔子どもが〕できない人がいるんだったら、私にしたらあんまり進んでるようには思えない。進んでるのはほんの一部の人っていうか、その医者に合《あ》った体質の人っていうか、なんていうか、それに合致《がっち》した人だけができて、それにあぶれちゃった私みたいな人は、合致してなかったからできなかったんですね、きっとね。

井上〔妻〕――注射受《う》けて〔医師が〕「あれ、まだ上《あ》がってないなぁ。もう一本受《う》っとこか」って、次の日また行って「ああ、今日も上がってないな。今日も打って帰りな」って言って、なんかそういう感じの病院やったんです。そこしか知らなかったから、そうなんやろうなって。体温上《あ》がらんのは私の身体《からだ》がおかしいのかなぁって思って。

不妊治療にまつわる不確かさは、小林さんや井上〔妻〕さんのように、そもそも不妊治療に自分の身体《からだ》が合致していなかったかもしれないという、協力者の身体の不確かさへと辿《たど》り着きます。その漠然《ばくぜん》とした感覚は、しばしば協力者へ治療の継続を躊躇《ちゅうちょ》させる原因になっていたのです。

時間と費用が読めない

不妊治療の不確かさによる不安は、治療による成果が出るか否《いな》かだけに寄《よ》せられていたのではありません。不確かな治療に掛《か》かる時間と費用が読めないことも、協力者の負担《ふたん》になっていました。たとえば佐藤さんは、タイミング指導だけをつづける医師へ苛立《いらだ》ちを高めていました。

佐藤――ずるずる同じことするよりも、検査いっぱいして、「ここが悪いから、じゃ、今度はこれ」っていう展開が欲しかったんですよ。〔先生は〕ずっとタイミング〔⬇37頁〕ばっかり。先生曰《いわ》く「妊娠する身体《からだ》なんやから、つづけてたらいつかは大丈夫」って考えだったけど、そうじゃないなって考えて。だけど、先生はそれ以上なんもしようとはしなくって、ズルズルさが日が経《た》つにつれて落ち込んでいくじゃないですか。暗闇《くらやみ》に入っていくっていうか、そういうのが嫌《いや》で。

佐藤さんのように、体外受精などの高度な不妊治療への切り替えが遅れ、タイミング指導や人工授精だけを長期間継続したことのある協力者は、いずれも長引く治療に不安と苛立《いらだ》ちをもっていました。できるだけ手を加えない治療をしたいという希望と、このままの治療を継続すべきかという葛藤《かっとう》のなかで、ただ時間と治療費は嵩《かさ》んでいくばかりです。その不安は「暗闇《くらやみ》に入っていく」かのような感覚を協力者にもたせるのです。

佐藤さんのように治療の目処《めど》が立たない不安に襲われる協力者がいる一方で、不妊治療のスケジュールと自分の生活リズムが合わずに苦しむ協力者もいました。たとえば、吉田さんは夫婦共々《ともども》、多忙《たぼう》な毎日を過ごしており、家族形成に割《さ》く時間がもてないでいました。そんななか、不妊治療で妊娠したという同僚からのアドバイスがあり、空《あ》いた時間になんとなく医療施設に赴《おもむ》いたのです。薦《すす》められた病院が、たまたま最先端の技術を提供する不妊専門病院だったこともあり、初診の検査結果から急遽《きゅうきょ》、体外受精を受けることになりました。

吉田――ぜんぜん知識がなく、〔毎日病院へ〕行《い》かなあかんっていうのも知らんかった。他《ほか》の段階を踏んでそこに行き渡る〔＝不妊治療の標準的な診療指針に沿《そ》った治療を行なう〕んやったら、ずっと病院に通《かよ》よわなあかんし、ちょっとそれが無理かなっていう。仕事も忙《いそが》しいし、〔病院へは頻繁《ひんぱん》に〕通われへんしという思いもあって、それやったら体外受精のほうがちょっとの期間、頑張《がんば》ればいいのかなと思って行ったら、思ったよりすっごいしんどかって〔＝すごくたいへんで〕、〔同僚の〕みんなの理解を得て通わせてもらってた。

なんとなく受診《じゅしん》を開始した吉田さんには、ほとんど不妊治療の知識がありませんでした。軽い気持ちで受診したにもかかわらず、吉田さんは体外受精を必要とするほどの不妊を宣告《せんこく》されたのです。医師からの勧《すす》めもあって、吉田さんは「仕事も忙しいし」、「ちょっとの期間、頑張ればいいのかな」と簡単に考えて体外受精を受けることにしました。しかし、実際に治療を開始すると、思ったよりたいへんで、仕事との両立にも苦労したのです。吉田さんはこの後、仕事と不妊治療の両立が難しいことから、治療を断念しました。不妊治療に関する情報不足が、吉田さんの苦労の始まりだったとはいえ、治療に掛《か》かる時間が読めなかったことが、治療継続を妨《さまた》げたことは間違いありません。

不妊治療に掛かる時間もさることながら、治療費が読めないことも、協力者の戸惑《とまど》いの大きな原因になっていました。高額な不妊治療費について社会的にも関心が高まっていたこともあり、二〇〇四年には、特定《とくてい》不妊治療《ふにんちりょう》支援事業《しえんじぎょう》による特定不妊治療費助成制度《ちりょうひじょせいせいど》が始まっています。ただし、この制度では、給付が体外受精や顕微授精などの高度なものに限定されており、回数や所得制限もあるため、協力者からは十分とは言えないという声が多く聞かれました。

その一方で、協力者のなかには、不妊治療費を全面的に公的な支援対象とされた場合は、治療を社会から強制されるようになるかもしれないとの危惧《きぐ》も生まれていました。鈴木さんは、二人目をもうけるための不妊治療費と第一子誕生による生活変化が折りあわず、治療費の公的支援の必要性を感じていました。しかしそのような支援は、不確かな治療の継続を当事者へ迫《せま》る、社会からの新しい圧力を招《まね》くのではないかと考えていたのです。

鈴木——〔不妊治療を保険適用した方が良いかは〕難しいよ。でも、私はずっと働きながら〔治療を〕受けてたから、そんなに金銭的には困《こま》ってないけど、今、受けるんやったら、めっちゃ困る。やっぱ保険じゃないと困るかな。〔家の〕ローンもあるし、ダンナ一人の収入では。しかも私は一人目でけへんかった〔=できなかった〕けど、二人目でけへんかった人は結構《けっこう》きついでこれはって思う。あれを保険じゃなくって、ずっと自費《じひ》で払っていかなあかんやんか。すると大体《だいたい》、子どもを二人目欲《ほ》しいって言ってる人は、まだせいぜい幼稚園か小学校の低学年ぐらいで、働いてへん人が多いやんか。お金の工面《くめん》は幼稚園とか行ってる時はめっちゃたいへんやと思うんやんか、私立の幼稚園なんか行ってたら、もっと。幼稚園代払《はら》って、お稽古《けいこ》行かして、幼稚園行ってるあいだ、病院行って、何千円とか何万円とか払わなあかんかったら、すごいお金《かね》的には負担がきついよなって思うけど、保険で認めてしまうとなるとまたそれはそれで、「〔保険が効くのに〕なんで〔不妊治療を〕受けへんねん」って言われると辛《つら》いし。

不妊治療の不確かさは協力者を追い詰めていました。しかし、不妊治療費が読めないという経済的な不確かさは、不妊治療で子どもをもうけることができるかどうかわからない不安を断ち切る糸口《いとぐち》にもなりえます。「経済的に苦しい」という説明は、不妊治療を中止する理由になるからです。しかし、公的支援が充実してしまうと、当事者は、不妊治療が抱《かか》える医学的不確実さに立ち向かいつづけねばならなくなります。そして、立ち向かえば向かうほど、時間は着実に過ぎていくのです。

自分の自由、自分の責任

二〇〇〇年代当初は、体外受精などの技術も安定し始め、医療における不妊治療の提供方法も整備されつつありました。しかし、開発は途上《とじょう》であったことから、協力者のなかには斉藤さんや林さんのように、ほとんどデータがない状況下で、治療方法を選択しなければならなくなった者もいました。もちろん、整備《せいび》されつつあった一般的な治療方法を受けていた他の協力者も、治療を受けるか否《いな》か、継続するか否か、さらに高度な治療を受けるか否かといった決断を常に迫《せま》られていたことは間違いありません。

その決断について、協力者の考えは二つに分かれていました。一つは、不妊治療の受診が社会から要請《ようせい》された半《はん》強制的なものに感じられる者で、もう一つは、不妊治療を受けることは、まったくの当事者責任であると考える者です。前者の代表である中村さんは、不妊治療だけでなく、生殖《せいしょく》に掛《か》かるコストを女性だけが負《お》っていることを疑問視します。ただし、中村さんの主張は、子どもを欲する自分の気持ちと交差《こうさ》し、歯切れが悪いのです。

中村——女性側はさ、次の子ができたら仕事に行こうとか、子どもを含《ふく》めた段取《だんど》りがあるやろ。夫はずっと同じ生活やん。それはずっと思ってた。女性が不妊治療、ひいては子どものこと全体に縛《しば》られるっていうのが今はとっても嫌《いや》なん。治療中もそれは思ってたね。すごい身勝手《みがって》だと自分で思う。子どものいない生活ってないんやけど、でも、女性全部を代表して、子どもに縛られたくないなというのは、すごくアンビヴァレント〔＝相反《あいはん》する感情がぶつかりあっているよう〕に思ってる。

二〇〇〇年代初期では、中村さんのように、不妊治療に対する躊躇《ちゅうちょ》をもっていても、それは子を得るためには仕方のない代償《だいしょう》として諦《あきら》める協力者がほとんどでした。そのような一人である山田さんは人工授精に抵抗を感じていたのですが、以下のように無理矢理に納得《なっとく》したのです。

山田——人工授精しか方法がないなら、しょうがないって、自分を無理矢理、納得させたところがあって、人工授精っていう名前が付いてるけど、平《ひら》たく言えば一度、精子を身体《からだ》の外へ取り出して、きれいにした後《あと》、身体に戻すだけじゃないかって一生懸命《いっしょうけんめい》、紙に書いて「普通のことなんだよ」って自分で思わせようとした。よく考えたら、がんで放射線《ほうしゃせん》治療してる人よりも、よっぽど説明がつきやすいんじゃないかな。今まで病気になって、病院でする治療をすべて自分で理解していたわけじゃないし、それでも今まで悪いことをしていたような気になったことはないし、そんなに疑問に思ったこともないし、なんで今回はこんなに悩まなきゃなんないんだって。他の病気と並べて考えれば、そんな大したことじゃないんじゃないかって自分を一生懸命納得《なっとく》させようとした。

不妊治療に対する躊躇を理詰《りづ》めでなだめる方法は、協力者に多くみられました。生殖への人為的介入《じんいてきかいにゅう》に躊躇《ためら》いを感じる者の多くが、山田さんのように「普通のことだ」として、自分の感じた躊躇を再解釈したり、「ほんの少し手を貸しているだけ」と理屈《りくつ》で気持ちをなだめていたのです。

そして、このような躊躇の封《ふう》じ込《こ》めは、自由診療である不妊治療のもとで、ある大転換を迎《むか》えます。次に紹介する「不妊治療は当事者の自由である」という松本さんの主張には躊躇いもなく、明確でストレートです。

松本——不妊治療っていうのは病気じゃないと思うんですよね。病気だったら治療するか、完治《かんち》するか、完治しないでそのままでいくか、亡《な》くなってしまうかだけども、不妊治療っていうのは、止《や》めるか止めないかだし、死ぬわけでもないですし、自由ですよね、ある意味。普通の病気も自由といえば自由だけど、多くの人が必ず生きていたいと思うのが普通だと思うんですよ。でも、不妊治療に関しても、子どもが欲しいという人は多いけども、止めてもいいという意見もあると思うんですよ。それで辛《つら》い思いまでしてやるというのは、自分としては辛い思いをしてやっているのかもしれないけども、それは自分の自由なわけですよね。

松本さんが至《いた》った境地《きょうち》は、治療の自由選択による自己責任です。その前提として、選択前に十分納得できるような準備が整っていることがあげられます。その準備はもちろん自分がすべきことですが、準備さえ整っていれば躊躇《ちゅうちょ》など起こらないはずだと松本さんは主張します。もし、躊躇するようなことがあれば、それは自分の責任なのです。

しかし、どのような弊害《リスク》が起きるか予想できない場合でも、当事者は、躊躇しないように準備を万端《ばんたん》にすることなど、できるのでしょうか。次々と新しい技術が導入される不妊治療では、それはかなり難しいと言えるでしょう。

そこで現《あらわ》れるのが、以下の林さんのように、予想できない弊害《リスク》の発生を見込んだうえで、不妊治療を利用するというものです。この方法なら、予想できないことはたくさんあるのだと、あらかじめ承知しているので、実際に何かが起こっても躊躇を禁じられることはありません。松本さんが不妊治療の弊害《リスク》をすべて合理的に把握《マネジメント》しようと努力するのに対して、こちらの方法は、科学ですべて把握することを最初から放棄《ほうき》し、人智《じんち》では解明できない未知《みち》を最初から受《う》け容《い》れようとする姿勢です。

林——今すごく医療の技術が進んでるなかで、人の気持ちが付いて行けてないのが多いと思うんですね。例えばES細胞〔を〕使って臓器《ぞうき》つくったり、ダメんなっちゃった臓器を入《い》れ替《か》えるのができそうな気配《けはい》ですけど、そういうことをほんとにどうなんだろうって思うけど、でも実際はほんとに困ってる人は、お金で済むことだったらいくらでもお金出したいっていう人はたくさんいるわけですし、そういう人の気持ちに立てば、「ダメだダメだ」とは言ってられないんじゃないかっていう考えもあるし。そういうのと、不妊治療の患者だって、どこまでが人として許《ゆる》されて、こっから先は神様の領域だって、まったく医学に知識がない自分に答えが出るのかなって思います。だから、そこは常に悩みながら、妥協《だきょう》っていうんですかね、しょうがないかなっていう気持ちとか。そういうのが混《ま》ざって、その時々で「ま、いっか」って、「じゃやってみようか」って。〔…〕うちの場合、染色体《せんしょくたい》〔➡40頁〕に異常がみられなかったので、無精子症《むせいししょう》自体の原因っていうのはわからないわけですよね。なんで夫が無精子症になったのかっていう、どの部分に原因があって無精子症なのかわからないわけですよね。ほんとうの意味で不妊を治《なお》そうと思った場合は、そこをまず解明していかなきゃならないけど、ものすごい情報量の染色体のなかで、どこが問題があるのかって調べていくのに限界があるのかな。でも、それも、じきわかるようになっちゃうのかもしれないですよね。自分で言っててもわからなくなっちゃいました。

＊――なんかわからないところが、最後まで残るような気がして仕方《しかた》ないんですね。

林――そうです。

＊――それがさっき言ってた神様の領域、わからない領域が残るような気がすると。

林――そういうふうに感じてるし、全部わかっちゃうことも、もしかしたら問題なのかもしれない。

二〇〇〇年初期に不妊治療を受けることは、社会的な規範《きはん》を破《やぶ》り、羞恥心《しゅうちしん》を克服《こくふく》し、治療で何が起こるかわからない不安に耐《た》えることでした。そのうえ、科学で解明できていない未知《みち》を前に湧《わ》きあがる戸惑《とまど》いはもとより、この未知に対して、ただひとりで責任をもたねばならない理不尽《りふじん》さは、どこにぶつけることもできません。そのような理不尽に耐えることは、子をもうけるためには仕方ないこととして受け容れざるを得なかったのです。

4

二〇〇〇年代初期の躊躇

二〇〇〇年代初期の躊躇のかたち

協力者［⬇40頁］が不妊治療を躊躇《ちゅうちょ》した理由とその躊躇を生んだ背景とを、インタビューデータから整理して図式（概念《がいねん》図）化すると、次頁の**図**3－1のようになります。二〇〇〇年代初期の不妊治療の特徴（子どもをもうける「人工的」な方法）――生命への介入《かいにゅう》［⬇156頁］、性交を介《かい》さないこと［⬇163頁］、何が起こるかわからないという不安［⬇186頁］、治療期間（時間的コスト）［⬇197頁］、嵩《かさ》んでいく治療費（経済的コスト）［⬇199頁］――が絡《から》みあい、「「自然」な方法で子をもうけるべき」

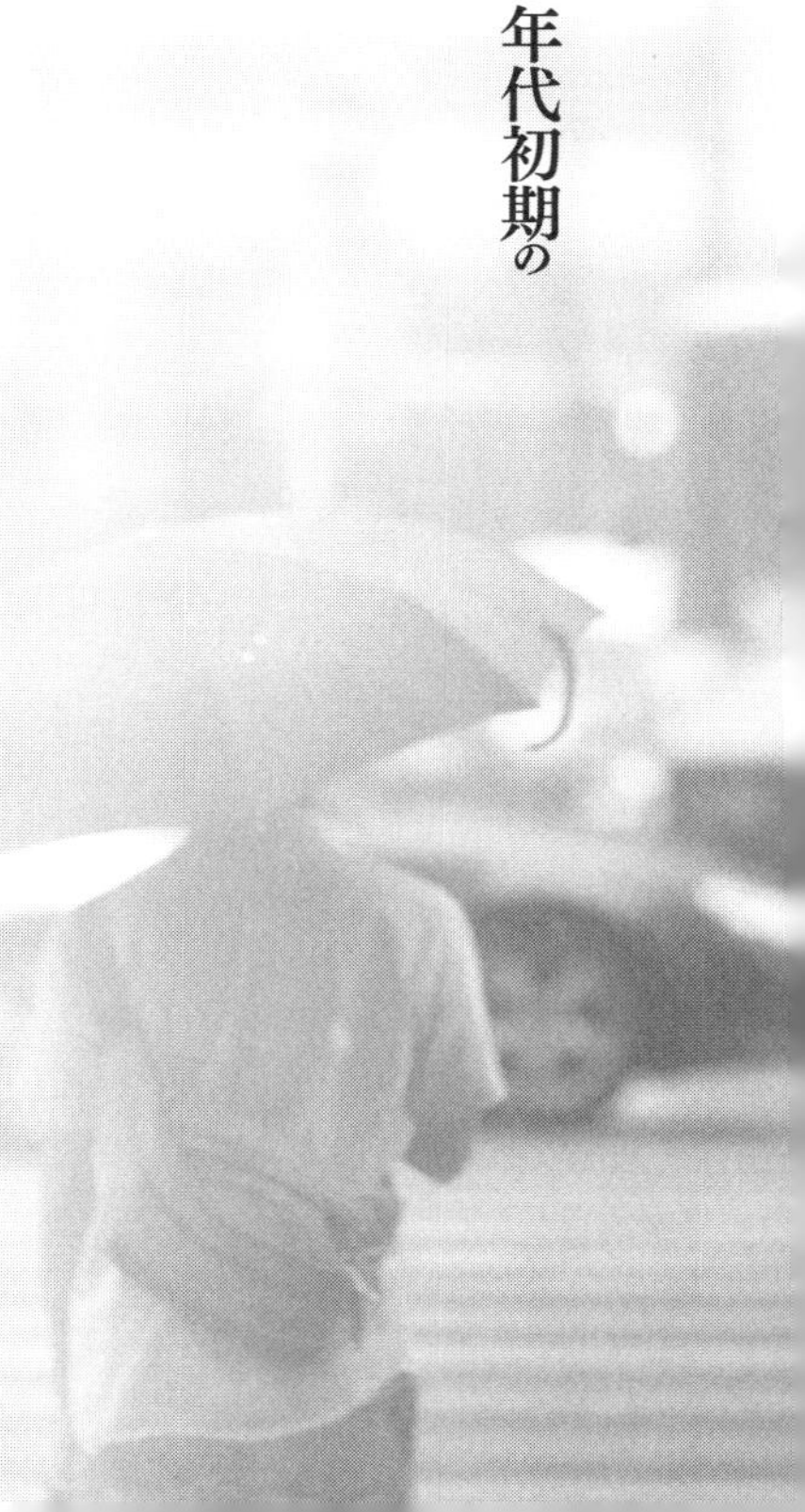

図3-1　**2000年代初期調査における協力者の不妊治療に対する躊躇**（概念図）

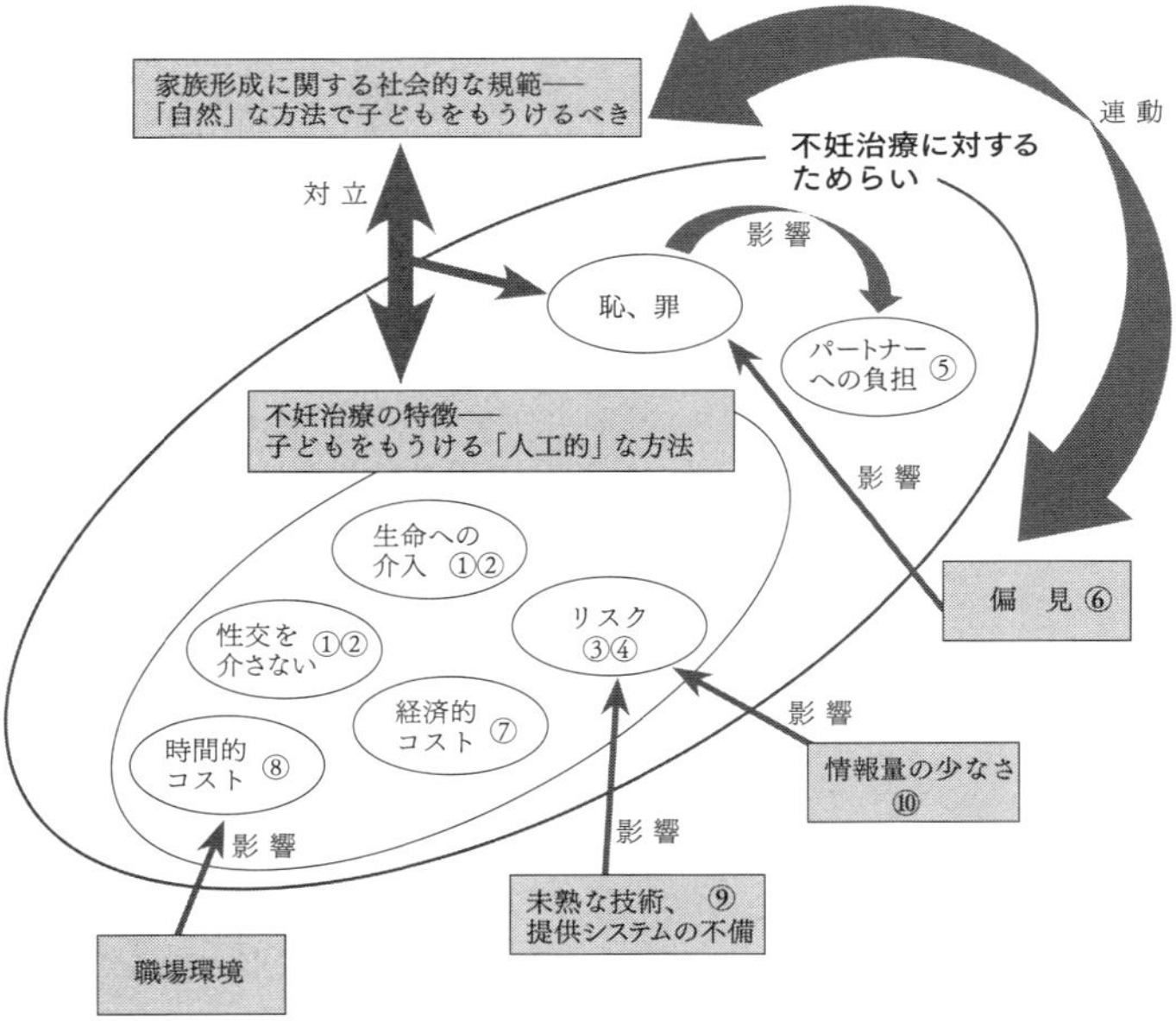

註｜ ○内の数字は協力者が不妊治療を躊躇する要因（①生命への介入、②身体の制御、③子の安全、④自分の安全、⑤パートナーへの負担、⑥不妊治療への偏見、⑦経済的コスト、⑧時間的コスト、⑨治療法の未確立、⑩難解な治療内容）が関係しています。

という、家族形成に関する社会的な規範《きはん》と対立が生じている当時の状況をお分かりいただけるでしょう。この対立が、「不妊治療は恥ずかしい」という気持ちを協力者たちに植《う》えつけ、さらには、一緒に不妊治療を受診《じゅしん》するパートナーへの負担を、パートナーに対する負《お》い目《め》として気に病《や》むまでに協力者たちを追い込んでいました。

また、治療成果が出るのが遅くて見通しが立てられない宙吊《ちゅうづ》り状態がつづくばかりか、仕事と治療の兼《か》ね合いからも、不妊治療に掛《か》かる時間的コストは、協力者を絶《た》え間《ま》のない躊躇の渦《うず》に巻き込んでいました。しかもこの時間的コストは、まるで納品日のように、生殖年齢のうちに家族形成を間《ま》に合わせるよう迫《せま》る世間的・企業的・行財政的な催促《さいそく》によっていっそうゆとりがなくなり、協力者の躊躇を増幅《ぞうふく》させていったのです。

また、二〇〇〇年代初期の医師と患者双方《そうほう》の情報量の少なさと、未熟だった各種生殖技術、そして不妊治療の提供システムの未整備とが複合して、リスクが原因の躊躇が大きく惹《ひ》き起こされていたと考えられます。

ここで注意したいのは、「「自然」な方法で子をもうけるべき」という家族形成に関する社会的規範《きはん》が、不妊治療を「逸脱《いつだつ》した生殖方法」とみなす偏見《へんけん》に繋《つな》がっているということです。不妊治療に関する当時の情報量の少なさは社会一般にも共通しており、それゆえ、二〇一〇年代初期と比べても、このような偏見に囚《とら》われる傾向が強かったのかもしれません。

今なればこそ何とでも言えると批判されるかもしれませんが、情報が不足していたがゆえ、技術が未熟で提供システムも未整備だったがゆえ、そして不妊治療が道徳的禁忌《タブー》を犯しているという偏見《へんけん》が根強かったがゆえにこそ、当事者のすくなくとも親族や知人や職場関係者、さらには医療関係者たちだけでも、彼ら・彼女らの不可解ともみえてしまう躊躇へ、もう少し寄《よ》り添《そ》う必要があったのではないでしょうか。

世代の特徴と躊躇の関係

二〇〇〇年代初期は、不妊治療を当事者だけでなく、社会全体がどのように受《う》け容《い》れていくか、その方向を模索《もさく》している最中だったと考えられます。協力者にみられた躊躇《ちゅうちょ》は、不妊治療のリスクやコスト、道徳性にまつわる問題にとどまりませんでした。彼ら・彼女らの話からは、みずから不妊治療を受け容れているにもかかわらず、不妊治療の受診を躊躇《ためら》わせるような疑念《ぎねん》や非難や好奇《こうき》の視線が社会から投げかけられることによって、治療を利用しにくくさせる状況が生み出されていたこともうかがえたのです。

ただし注意しなければならないのは、そのような視線は、協力者の視線でもあるということです。不妊治療をみずから受容しつつも、これを本当に受け容れても良いのだろうかという不安と身体的・経済的負担、そして世間体《せけんてい》といったもののなかで、社会からの視線を自分のなかに内面化《ないめんか》することになっていったのです。そのうえ、社会からの疑念の目は、不妊治療をしていることを周囲に明かしづらくさせ、協力者を孤立させました。不妊治療に関する情報も限られ、相談する者も少ないなかで、二〇〇〇年代初期の協力者は、ひとり悶々《もんもん》と治療に向かわざるを得なかったのです。

協力者がこのような状況に置かれたことを、彼らの世代的特徴から考えてみましょう。二〇〇〇年代初期調査の協力者は、一九六〇年代半ばから一九七〇年代半ば頃に生まれた世代です［⬇139頁］。この世代は、高度経済成長とその終焉《しゅうえん》を経験しました。ゆえに、幼い頃から生活が便利になる新技術の登場には慣《な》れていたと考えられます。新しいものに抵抗なく近づき、これを試《ため》すことに慣れていた世代だったからこそ、最新技術である体外受精に関心をもち、不妊治療を受け容れることができたのではないでしょうか。

また、この世代が社会人になった頃である一九八六年には、男女雇用機会均等法《だんじょこようきかいきんとうほう》が施行《しこう》されたというのも、大きな出来事だったと言えそうです。男女ともに社会参加し、新しい日本をつくるべく邁進《まいしん》した、初めての世代でもあったのです。

しかし悩ましいことに、この世代には性別役割分業《ぶんぎょう》を守り、「男性は仕事、女性は家庭」に生きることの「良さ」も、親《おや》世代から伝えられていました。その結果、自分が育ってきたような安定的な家庭を強く希求《ききゅう》しつつ、男女それぞれがキャリアアップを目指すことになったのです。たとえ仕事と家庭の両立が困難であっても、二〇〇〇年代初期の協力者世代の家族形成への願望は強く、親世代が培《つちか》った「家族をもつことは良いことだ」という社会規範と相《あい》まって、これを破《やぶ》ることへの強い忌避感《きひかん》を抱くようになったと考えられます。新しいものに抵抗をもたない代わりに、仕事をもちつつ家族形成することに失敗するのを強く恐れる世代によって、不妊治療は選ばれるべくして選ばれた、と言えるのではないでしょうか。

しかし、二〇〇〇年代初期には、協力者の希望と家族形成に関する社会的規範のあいだに、「自然／人為《じんい》」という新しい壁《かべ》が建て増しされ、社会からの疑念の視線が更新《こうしん》されつつありました。協力者が不妊治療を使う限り「自然／人為」の壁は越えられず、たとえ子をもうけることができたとしても、協力者は容易に「常人《ザ・ノーマル》」にはなれなかったのです [Goffman, 1963＝一九七〇]。

それでも協力者は、治療に向かっていました。たとえ「自然／人為」の壁は越えられなくても、結婚して家庭を形成するという、彼ら・彼女らにとっての理想的なライフコースを成就《じょうじゅ》するための挑戦をつづけたのです。それだけ、二〇〇〇年代初期の当事者にとって、家族形成は重大な取り組みでしたし、また、家族形成を当然だとする社会的な風潮《ふうちょう》も強かったと言えるでしょう。不妊治療が辛《つら》いと訴える協力者の声には、治療にともなう身体的苦痛もさることながら、理想的なライフコースを歩めないかもしれないという予感を、治療結果が毎月着実に強めていく悲壮《ひそう》も詰まっています。そして、そんな自分の周囲には、たいした努力もなく家族形成していく知人や友人の姿が映《うつ》ります。協力者の悲壮感は、そんな「常人」たちとの対比によって、より一層くっきりと浮かび上がっていきます。

しかし、新しい生殖技術を抵抗なく取り入れる革新性と、伝統的な家族形成を切望《せつぼう》する保守性の双方《そうほう》をあわせもつ二〇〇〇年代初期の当事者世代なればこそ、周囲の偏見《へんけん》や圧力に曝《さら》されても「自然／人為」の壁《かべ》の意味を、静かに問いつづけることができたのではないでしょうか。そして、彼ら・彼女らの静かな自問《じもん》の積み重ねは、当時の社会に広がった新しい社会的規範《きはん》——「自然」な方法で子どもをもうけるべき——を超えて、自分たちの新しい家族形成のあり方を模索《もさく》することができたのです。

二〇〇〇年代初期の協力者の躊躇は以上のようなものでした。このような状況からほんの一〇年を隔《へだ》てるあいだに、どのような変化が訪《おとず》れたのでしょうか。次の第4章と第5章で検討したいと思います。

コラム3

独《どく》身《しん》者《しゃ》が子をもつ方法

「未婚の父」誕生の困難

「未婚《みこん》の母」という言葉がありますが、卵子《らんし》提供《ていきょう》と代理出産《だいりしゅっさん》によって、男性も「未婚の父」になることが理論的には可能となりました。ただし、実際に男性が未婚のまま父親になろうとすると、かなり高く厚い壁に阻《はば》まれるのが現状です。

二〇〇八年にインドで代理出産によって誕生した女児が、父親の出身国である日本に入国できなくなるという出来事がありました。この女児の生物学的父母は当《とう》の日本人男性と、匿名《とくめい》のネパール人卵子提供者です。インドでは遺伝的な父親もしくは母親がインド人であれば、子どもに国籍が与えられます。しかし、このケースでは両親ともにインド人ではないため、女児に国籍が与えられないことになりました。女児の父親は代理出産をインドで依頼《いらい》した時点で、当時結婚していた日本人女性がインドで出産したことにしようと計画していたようですが、妻の同意が得られず、この女児の誕生前に離婚しました〔朝日新聞社、二〇〇八〕。国籍が得られなくなった女児は旅券《りょけん》が取れなくなり、日本に入国できなくなったのです。インドと日本の法律の狭間《はざま》にあって、法的な両親のいない「孤児《こじ》」になりかけた女児ですが、一〇月にインド政府が人道的配慮《はいりょ》から「親権者《しんけんしゃ》なし」で出国を例外的に認め、一一月に日本に到着しました。

二〇〇八年四月には、長野県の医師が独自に実施してきた代理出産のデータを公開して物議《ぶつぎ》を醸《かも》し、これを受けるようなかたちで日本学術会議が代理出産を禁止すべきとの報告書を出すなど、二〇〇〇年代は代理出産で日本が大揺《おおゆ》れになっていた時期でした。しかし、これらの事件は代理出産の新奇性《しんきせい》の問題よりも、不妊治療によって生まれてくる子どもを受け容れる社会システムが整っていないことを露呈《ろてい》させました。そしてなによりも、未婚男性が父親になろうとすることの困難も明るみに出したのです。

「セルフ人工授精」

これに対して独身女性の場合、「子宮をもっている」ことは大きなアドバンテージです。代理出産を引き受ける第三者の女性を介することなく、精子提供だけを視野に入れればよいからです。今のところ、日本で独身者を対象とした精子提供を斡旋《あっせん》する医療施設はありませんが、海外だけでなく国内に拠点《きょてん》を置く斡旋業者も登場し、独身日本人女性向けのサービスを提供し始めています。提供された精子を注射器で自分の膣内《ちつない》に入れる「セルフ人工授精」なら、医療施設を介することなく自宅で「妊活《にんかつ》」できるのです。近年では、「セルフ人工授精」を実施するために用いる注射器もインターネットで安価《あんか》に購入できるようになりました。▼1

このように、独身女性が医療施設を介することなく人工授精を自力で行なおうとするなら、これをサポートする業者をインターネットからみつけることができるようになってきました。一般に「精子銀行」と呼ばれる、第三者の精子を斡旋《あっせん》する業者を利用する際、顧客《こきゃく》は提供者の情報が記載《きさい》されたカタログを参照して精子を選ぶことができるとされています。ただし、利便《りべん》性《せい》は上がったものの、費用の面や精液を介した感染症《かんせんしょう》対策がどこまで厳密《げんみつ》に講《こう》じられているかが懸念《けねん》されています。

安全面には問題が残っている部分もありますが、独身女性が自分の子宮を使って人工授精で子どもをもとうとする道は、開《ひら》けてきたと言えるでしょう。ただし、あくまでも人工授精に限定した場合の進展とみるべきであり、独身女性の不妊治療に対する社会的な受容《じゅよう》には至っていないのが現状です。現在の産婦人科医の多くが所属する日本産科婦人科学会のガイドラインでは、不妊治療の対象は「夫婦」とされていることから、独身女性が不妊治療を受けることは難しいままですし、子宮に何らかの問題を抱える独身女性の場合は、男性と同じく代理出産が壁となってきます。

ただし海外に目を向けると、独身女性にも不妊治療の門戸《もんこ》を開けようという動きが広がっています。「国際不妊学会連合」の調査では、法律によって独身女性への不妊治療の提供が許《ゆる》されていたり、ガイドラインで許されていたりする国が世界にはいくつもあります［International Federation of Fertility societies, 2013］。以上のような状況を受けて、日本でも家族の多様性に沿った不妊治療のあり方を検討するときがきたとの声はありますが、医療界では、生まれてくる子どもの福祉を保証する法制度の整備が最優先であると考える傾向にあります［石原・出口、二〇一四、一三〇

〜一三六頁〕。

未婚女性の卵子凍結

独身女性が不妊治療で子をもうけることに関して慎重な態度がとられつづけている日本ですが、一つだけ許容《きょよう》の動きがみられることがあります。それが未婚女性の卵子凍結《とうけつ》です。千葉県の浦安市《うらやす》では、二〇一五年度に三年間の予定で、少子化対策の一環《いっかん》として卵子の凍結保存〔➡38頁〕の費用を助成する制度をつくりました。浦安市の制度は順天堂《じゅんてんどう》大学との連携《れんけい》で進められましたが、対象となる女性は二〇〜三四歳でした。順天堂大学の医師によると、この制度に年齢制限が設けられた理由の一つに、卵子の老化による妊娠の可能性の低下があるとされています〔東洋経済、二〇一六〕。女性の社会進出によって晩婚《ばんこん》が増えており、その結果、高齢になってから身体《からだ》に負担のある採卵《さいらん》を繰り返すよりも、一人でも多くの若い女性に卵子を凍結してもらう方が、当の女性の家族形成だけでなく、社会の少子化対策にとってもプラスになると考えられたのです。

独身者の子をもつ権利

特定のパートナーとの性的または法的な関係を経《へ》ずに、独身者が子をもつことは可能です。日本では養子縁組の手続きを経ることによって、たとえ独身者であっても養子と法的な親子関係

1——「セルフ人工授精」に用いる注射器キットだけを通信販売する業者も存在します。このような業者の顧客としては、医療施設に通う時間が取れないカップルや二人目不妊といった夫婦が想定されていますが、キットの使用上の注意として、感染症の予防対策が商品紹介ページにて呼びかけられています。

を結ぶことができるのです。[2] ただし、当然ながら迎《むか》える子どもとのあいだには遺伝的な繋《つな》がりはありませんし、普通養子縁組では成年者を対象とするため、子育てを経験することはできません。

そこで注目されるのが、独身者が不妊治療によって血の繋がりをもった子どもをもうけるという方法です。具体的には、女性独身者ならば精子提供を、男性独身者の場合は卵子提供と代理出産を依頼するというものです。

しかしながら、日本では、不妊治療は男女両性の夫婦によるものであることを条件として普及してきました。医療施設によって差はあるものの、まずは婚姻届を提出した法律上の男女が治療対象とされ、そして二〇一四年からは事実《じじつ》婚《こん》[➡86頁]の夫婦へ広がりました。しかし、独身者は「最初から片方の親がいない」ために生ずる子の福祉の観点より、治療の対象外とされてきたのです。[3] さらには、代理出産を禁止する日本産科婦人科学会のガイドライン「代理懐胎《だいりかいたい》に関する見解」が二〇〇三年に出されたり、先にあげた日本学術会議の報告書もあったりして、独身者が代理出産を日本で行なうことは実質的に叶《かな》いません。二〇〇八年に起こったインドの代理出産事件の背景には、以上のような社会的制約があったためです。

現代では離婚により、シングルマザーやシングルファーザーになる人たちは珍《めずら》しくなってきました。しかし、ある一人の人間が性的にも法的にもパートナーをもつことなく、精子や卵子の提供および代理出産によって子をもつことは異例《いれい》なことと考えられています。特に、男性と女性による生物学的な生殖の重要性や、両性による親密な性交をすばらしいと考える人たちからすれば、独身者が不妊治療で子をもつことには危惧《きぐ》の念を抱《だ》かさずにはいられないでしょう。また、いまだ男女両性の親とその子どもからなる家庭が多くを占める社会のなかで、そうではない家庭に生まれることの影響を懸念《けねん》する向きもあるでしょう。しかし、多様な家族のあり方が議論される昨今において、独身者に対する不妊治療の門戸《もんこ》を無条件に閉ざしてしまうことは、シングルマザーやシングルファーザーとして子育てしている人たちとその家族の幸せを否定することにも繋《つな》がりかねないのではないでしょうか。

「不妊」は多様な要因が重なって現《あらわ》れる一つの症状だとされています。世界保健機構（WHO）は不妊の臨床《りんしょう》的定義を「定期的な性交をもつカップルが十二ヶ月に渡って妊娠しないこ

2——　独身者が普通養子縁組を行なうことは可能ですが、未成年者を養子に迎える際には両親が婚姻していることと、配偶者が養子縁組に同意していることが必要とされています。そのため、子育てを経て親子関係を築きたいと考える独身者は、この制度を使って子どもをもつことは難しいと言えます。

3——　二〇一四年当時に別居中だった夫婦の受精卵を夫の承諾《しょうだく》を得ないまま、医療施設が妻に移植した事件がありました。受精卵の移植によって妻は妊娠し、二〇一五年四月に長女を出産しました。しかし夫婦関係は修復《しゅうふく》されず、二〇一六年一〇月に離婚が成立し、元夫は長女との親子関係がないことを求めて奈良県家庭裁判所へ提訴《ていそ》しました［毎日新聞社、二〇一七a、b］。この裁判の中では、「同意のない移植」による親子関係の有無が問題になっています。この事例《じれい》の元妻は、始めから独身者として子をもとうとしたのではありませんが、夫婦関係が破綻《はたん》状態にあるカップルが不妊治療をしていた場合、離婚後の親子関係問題も浮上してきます。このような事態を避けるため、日本産科婦人科学会は倫理規定のなかで、受精卵の移植ごとに夫婦の承諾《しょうだく》が必要としています。独身者が不妊治療で子をもとうとするとき、当事者だけでなく生まれてくる子どもの福祉を見《み》据《す》えた社会制度を整えることが先決《せんけつ》だと考えられます。

と」としていますが［WHO, 2016a］、その一方で、カップルや個人が妊娠状態に達したり、妊娠を維持したりして出産できるように医学的介入を試みることができるとしています［WHO, 2016b］。この文章をもってWHOが独身者も含めた子をもちたいと考えるすべての人へ、等しく子をもてるようにするため医学的介入を推進しようとしているとみるのは早計《そうけい》かもしれません。▼4 しかし、多様な家族が模索《もさく》されている現代ならば、当然とされてきた家族のありかたを問う一つのきっかけとして、「不妊」の定義と独身者の家族形成についても今一度、社会的議論が求められるのではないでしょうか。

4——イギリスのテレグラフ誌によると、WHOが性別や個人であることを問わず、すべての子どもをもちたい人が医学的援助を受けられるような「不妊」の定義の変更に入ったと報道しています［The Telegraph, 2016］。WHOがこのような動きをみせた背景には、不妊治療を受けたい人であれば誰でも受けてもらおうとの意図があるようです。これが叶《かな》った場合、同性カップルや独身者へ不妊治療の門戸《もんこ》が開かれることになるでしょう。しかし、「不妊」に対するこのような定義の変更は、「不妊」を〈医学的な定義〉から、生殖可能であるにもかかわらず、様々な社会的要因から子をもてない〈社会的な定義〉へ変更するものです。世界には様々な国や地域が存在しますが、すべてを一括《ひとくく》りにしてWHOが「不妊」の定義を変更してよいかどうか疑問が投げかけられています。

第4章

二〇二〇年代初期の当事者の意識《い》《しき》
——アンケート調査から

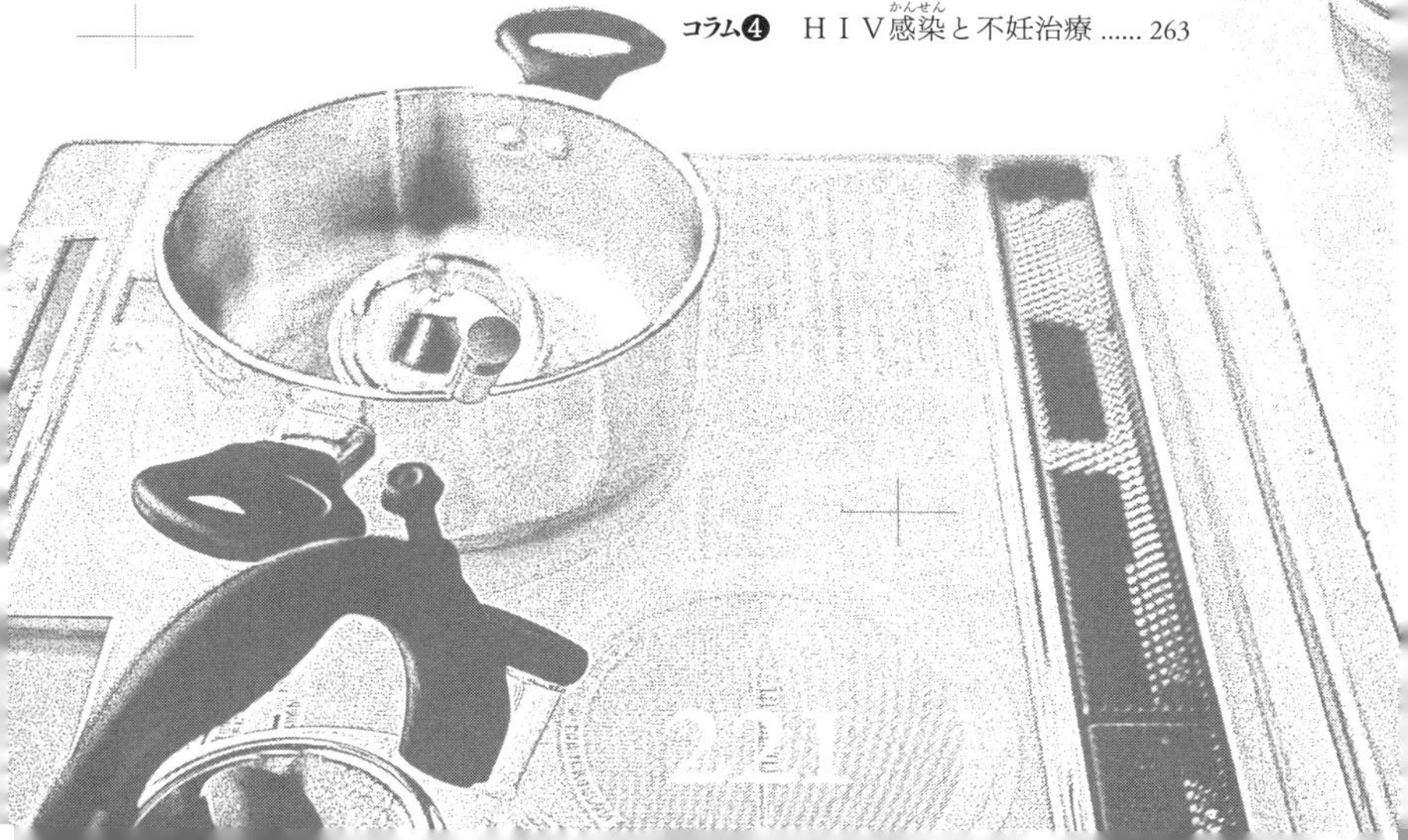

1

アンケート調査について

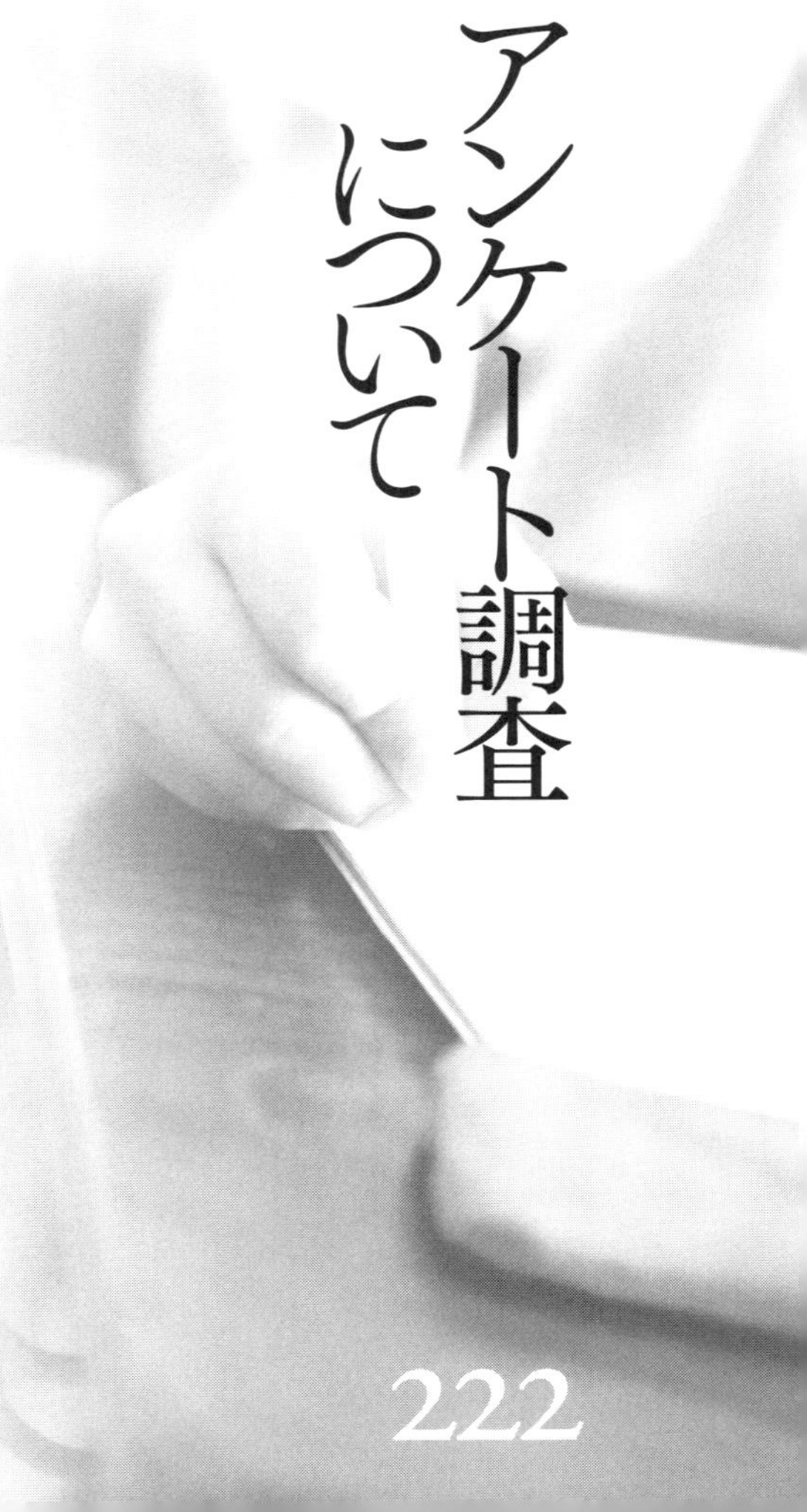

二〇一〇年代初期では、不妊治療に関する情報が豊富になってきました。治療内容を知り、どんなふうに治療を進めていくかを決断するうえで大きな手掛《てが》かりになる様々な情報は、今や、当事者にとって必要不可欠なものになったと言えるでしょう。そこで、当事者が不妊治療に関する情報をどのように収集し、治療に役立てているかを明らかにするため、アンケート調査を行ないました。

調査の趣旨

アンケート調査では、調査協力者[⬇40頁]が治療を進めるうえで参考とした情報源《げん》のほかに、治療歴《れき》や治療費などの協力者の治療状況や、不妊治療に対する意識、夫婦関係なども設問《せつもん》に取り込んで、二〇一〇年代初期の不妊治療がどのようなものであったかを浮かび上がらせるようにしました。インタビュー調査とは異なった切り口から、二〇一〇年代初期の当事者像《ぞう》へ迫《せま》る試みです(序章[⬇32頁]で述べた計量的分析を行なう調査です)。

なお、この目的を達成するため、アンケートのなかでは、治療に対する躊躇《ちゅうちょ》を「抵抗感」として尋《たず》ねています。[1] ゆえに、この第4章では、不妊治療にまつわる躊躇を「抵抗感」と表現しています。

1――アンケート調査では、インタビュー調査時のように躊躇(アンケート内では「抵抗感」)を広い範囲で扱うことはせず、「治療段階が高まる際」という限定を加えました。つまり、「ステップアップ」[⬇後述243頁]と呼ばれる人工授精[⬇37頁]から体外受精[⬇37頁]などへの切り替え時に、なんらかの感情的反応があったかを尋《たず》ねるものです。このような限定づけにより、回答者の混乱が避けられると考えました。

そのほかにもこの章では、夫婦関係や不妊治療に希望することなど、二〇一〇年代初期の不妊治療をめぐる環境が、当事者にどのような意識をもたせ、行動させているかを幅《はば》広く捉《とら》えることを目指しました。

質問内容

治療内容、不妊治療に関する情報源《げん》、通院した医療施設《しせつ》数、治療費の総額《そうがく》、助成金《じょせいきん》の利用、不妊治療に対する抵抗感の有無《うむ》、夫婦関係などについて三六項目《こうもく》の質問をしました。**設問《せつもん》は、本書・巻末《かんまつ》**［➡577頁］**の資料を参照ください。**

質問票の配布および回収方法

二〇一三年七月三一日時点で、日本産科婦人科学会《にほんさんかふじんかがっかい》に登録《とうろく》した生殖補助《ほじょ》医療を実施《じっし》している医療施設のうち、体外受精［➡37頁］、ヒト胚《はい》・卵子《らんし》の凍結保存［➡38頁］、顕微授精《けんびじゅせい》［➡37頁］のすべてを行なっている医療施設にアンケート用紙の配布《はいふ》協力を依頼《いらい》し、承諾《しょうだく》が得られた二〇施設（北海道地方は二施設、東北地方二施設、関東地方は五施設、中部地方は三施設、関西地方は四施設、中国地方は二施設、九州地方は二施設）にて配布しました。なお、施設の種別は、個人病院が三施設、個人診療所《しんりょうしょ》が一三施設、公的病院が四施設でした。▼2

協力医療施設に設置されたアンケート用紙は、調査に関心をもった当事者によって回答され、同封された返送用封筒《ふうとう》にて調査者（竹田）に送られました。質問票の配布期間は二〇一四年七月〜九月末としたところ、四九一名の協力が得られました。

2——個人病院は個人の医師が経営する二〇床《しょう》以上の医療施設、個人診療所は個人の医師が経営する二〇床未満の医療施設、公的病院は国や地方自治体が運営する公立病院などの公的性格が大きい医療施設としました。

2 協力者の特徴

協力者の属性

調査結果をみる前に、このアンケート調査に参加した協力者［↓40頁］の特徴を明らかにしておきます。これはアンケート結果を読み取る際に参考になりますし、そもそも二〇一〇年代初期の不妊治療がどのような人たちに利用されているかを知る手掛《てが》かりになります。

表4－1に、協力者の属性《ぞくせい》をまとめてみました。調査は男女を問わず行なったのですが、最終的な協力者は、女性四八〇名（九七・八％）、男性八名（二・二％）であり、ほとんどが女性によ

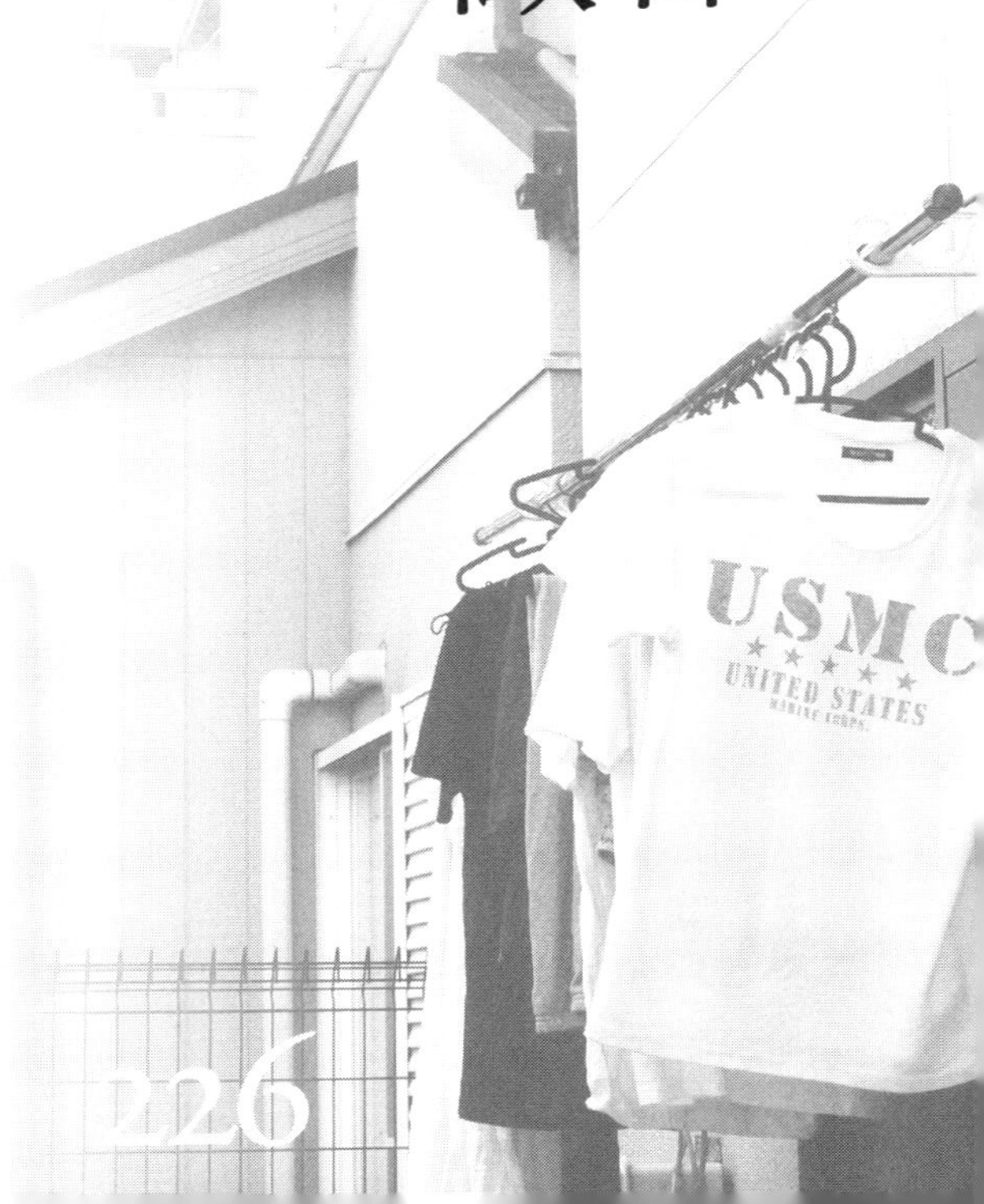

表4-1　**協力者の属性**

属　性	区　分	度　数	%
年　齢	30歳未満	35	7.3
	30 ～ 35歳未満	132	27.4
	35 ～ 40歳未満	190	39.4
	40歳以上	125	25.9
性　別	女	480	98.4
	男	8	1.6
最終学歴	中学校・高等学校	79	16.2
	各種・専門・専修学校	89	18.2
	短期大学・高専	124	25.4
	大学・大学院	196	40.2
職　業	管理職	8	1.6
	専門職、技術職	141	28.9
	事務職、販売職、サービス職	152	31.1
	生産現場職、技能職、運輸業	18	3.7
	農林水産業	2	0.4
	主婦、職業訓練中、無職	158	32.4
	その他	9	1.8
就業形態	常　勤	201	41.3
	非常勤	128	26.3
	無　職（主婦、職業訓練中を含む）	158	32.4
世帯年収	1000万円以上	57	11.7
	700万円～ 1000万円未満	111	22.8
	500万円～ 700万円未満	167	34.3
	300万円～ 500万円未満	129	26.5
	300万円未満	23	4.7
結婚期間	結婚2年まで	92	18.7
	結婚5年まで	185	37.7
	結婚5年以上	214	43.6
子どもの有無	な　し	366	74.5
	あ　り	111	22.6

る回答になりました。医療施設に通院する男性が女性よりも少ないことや、アンケート調査に関心をもつ男性が少なかった、などの原因が考えられます。

協力者の年齢は二四歳から四七歳で、平均が三六・三歳でした。二〇一〇年代初期の日本女性の初産《ういざん》の平均年齢が三〇・二歳[3]であることを考えると、協力者の年齢が六歳ほど高いことになります。

また、最終学歴は中学校・高等学校七九名（一六・二%）、各種・専門・専修《せんしゅう》学校八九名（一八・二%）、短期大学・高等専門学校一二四名（二五・四%）、大学・大学院一九六名（四〇・二%）でした。二〇一〇年の日本人の最終学歴別人口比率は、小学校・中学校卒が一五・二%、高等学校卒が三七・六%、短期大学・高等専門学校卒が一二・〇%、大学・大学院卒が一六・一%[4]であることから、本調査の協力者は大学卒以上が多く、学歴が平均よりも高めでした。

協力者の世帯《せたい》収入は、三〇〇万円未満二三名（四・七%）、三〇〇〜五〇〇万円未満一二九名（二六・五%）、五〇〇〜七〇〇万円未満一六七名（三四・三%）、七〇〇〜一〇〇〇万円未満一一一名（二二・八%）、一〇〇〇万円以上五七名（一一・七%）でした。協力者の世帯収入として最も人数が多く、かつ中央値も含まれる世帯収入が、五〇〇〜七〇〇万円未満であったことや、世帯収入が一〇〇〇万円以上の者の比率が一一・七%であったことから、全国平均の世帯収入五三七・二万円および一〇〇〇万円以上の世帯比率一一・三%[5]と比べても、この調査の協力者は、平均的な世帯収入の者で占《し》められていると推測《すいそく》されます。

以上が協力者の大まかな特徴ですが、協力者像《ぞう》をさらにもう一歩進んで把握《はあく》するため、協力者がこれまで利用したとする不妊治療を、二つの段階別に集計してみました。それが、タイミング指導［➡37頁］、排卵誘発《はいらんゆうはつ》［➡187頁］、人工授精［➡37頁］までの「一般不妊治療群《ぐん》」、体外受精［➡37頁］、顕微授精［➡37頁］の「高度不妊治療群」です。両群に該当《がいとう》する協力者と現在育児中の一般世帯（以下、全国平均《ぜんこくへいきん》と略す）の世帯年収と比較したグラフが次ページの**図**4-1です。「一般不妊治療群」および「高度不妊治療群」ともに、世帯年収三〇〇万円未満が全国平均よりも少ないことがわかりました。不妊治療に掛《か》かるには、世帯年収三〇〇万円未満では難しいことをうかがわせます。

しかしその一方で、世帯収入が高くなるほど、利用する不妊治療が高度になるわけではないこともわかりました。世帯収入が五〇〇～七〇〇万円の協力者が、一般不妊治療および高度不妊治療ともに最も多く利用していたのです。これにより、全国平均の収入よりもやや高めである五〇〇～七〇〇万円の世帯収入層に、二〇一〇年代初期の不妊治療の当事者が集まっていることが示唆《しさ》されます。

3―― 厚生労働省の「平成二三年（二〇一一）人口動態統計」より［厚生労働省、二〇一二］。

4―― 総務省の「平成二二年国勢調査」より［総務省、二〇一〇b］。

5―― 厚生労働省、「平成二四年国民生活基礎調査の概況」および「平成二五年同調査の概況」より［厚生労働省、二〇一三b／同、二〇一四a］。

就業《しゅうぎょう》している者は全体の六七・六%——そのうち、常勤《じょうきん》二〇一名（四一・三%）、非常勤《ひじょうきん》一二八名（二六・三%）——であり、無職は一五八名（三二・四%）でした。女性協力者に限定して集計したところ、有職は三二一名（六七・〇%）、無職は一五八名（三三・〇%）でした。総務省《そうむしょう》の統計[6]と比較しても大きな差はなく[7]、この調査の女性協力者の就業率は全国平均的であることもわかりました。

以上をまとめると、調査の協力者は、平均年齢が三六歳、学歴が同世代の平均よりも高めですが、平均的な世帯収入の家庭をもった人たちということができそうです。ただし、体外受精以上の治療を受けている協力者に限ると、全国平均よりもやや高めの世帯収入をもっている者が多いようです。

図4-1　全国平均と協力者の世帯収入分布

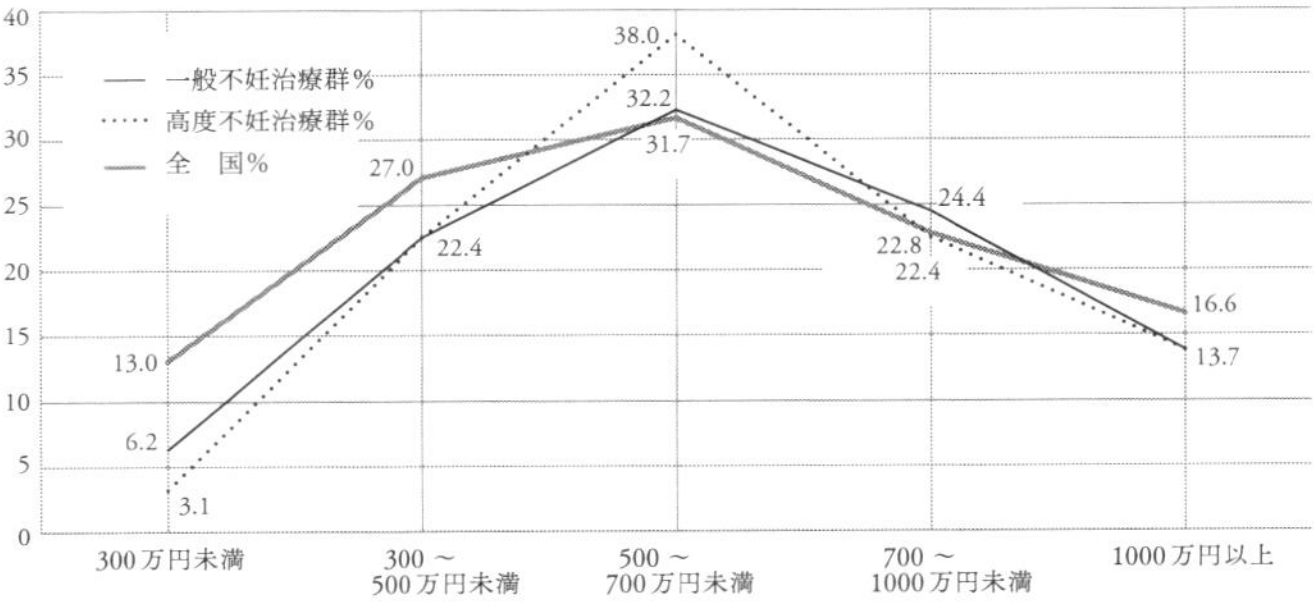

註｜全国平均の世帯収入は厚生労働省「平成22年度国民生活基礎調査」［厚生労働省、2011b］での「児童のいる世帯」の数値。「一般不妊治療群」はタイミング指導と人工授精、「高度不妊治療群」は体外受精と顕微授精を経験した協力者から集計しました。

協力者の治療歴

では、このような協力者は、どのような不妊治療をしている／してきたのでしょうか。そこで協力者の治療開始年齢、治療期間、これまでに通院《つういん》した医療施設数、これまでの治療費総額《そうがく》、助成金の利用の有無を集計してみました。その結果を次ページの**表4-2**に示しています。

治療期間は平均が二年半でしたが、一年までが二一二名（四三・二％）、一～三年が一五九名（三二・四％）であり、三年までが七割以上を占《し》めることがわかりました。

これまで通院したことのある医療施設数は一施設の者が約半数でしたが、三施設以上通院したことのある者も一一・〇％いました。

治療費は五〇万円未満が半数を占めていました。体外受精以上の高度な不妊治療を利用する

6——総務省『平成二三年労働力調査』および『平成二二年国勢《こくせい》調査』の結果より算出したところ〔総務省、二〇一一／同、二〇一四〕、二〇～四四歳の既婚《きこん》女性二〇〇六万人のうち就業者数は一二五〇万人であったため、就業率は六二・三％となりました。

7——二群の母比率《ぼひりつ》の差の検定を行ないました。

表4-2 **協力者の治療歴**

治療キャリア関連項目	区　分	度数	%	平均値
本人治療開始年齢 註①	25歳未満	12	2.5	33.82
	25 ～ 30歳未満	75	15.6	
	30 ～ 35歳未満	184	38.3	
	35 ～ 40歳未満	154	32.1	
	40 ～ 45歳未満	52	10.8	
	45歳以上	3	0.6	
配偶者治療開始年齢 註②	25歳未満	7	1.5	35.36
	25 ～ 30歳未満	65	13.5	
	30 ～ 35歳未満	160	33.3	
	35 ～ 40歳未満	135	28.1	
	40 ～ 45歳未満	85	17.7	
	45歳以上	28	5.8	
治療期間	1年未満	212	43.2	2.52
	1年から3年	159	32.4	
	3年から5年	58	11.8	
	5年以上	57	11.6	
通院した施設数	1施設	245	49.9	1.65
	2施設	176	35.8	
	3施設	49	10.0	
	4施設以上	11	1.0	
治療費総額	10万円未満	122	24.8	–
	10万円～ 50万円未満	135	27.5	
	50万円～ 100万円未満	83	16.9	
	100万円～ 200万円未満	87	17.7	
	200万円～ 300万円未満	25	5.1	
	300万円～ 500万円未満	22	4.5	
	500万円～ 1000万円未満	11	2.2	
	1000万円以上	2	0.4	
助成金の利用	利用したことはある	165	33.6	–
	利用したことはない	323	65.8	

註1 | 女性協力者の回答に限定した集計。
註2 | 女性協力者のパートナー（夫）の開始年齢を集計。

には、治療費が五〇万円を越えることが多いため、協力者の半数が一般不妊治療を利用していることがうかがえます。治療費に関して協力者の特徴をおさえるなら、厚生《こうせい》労働省の特定不妊治療支援事業の利用率も重要でしょう。しかし本書の調査では、この制度を利用したことがある者は三三・六%に留《とど》まりました。治療費総額が五〇万円以上の者が四六・八%存在することを考えると、所得制限や利用回数制限のため、支援対象から外《はず》れた協力者が存在することを示唆《しさ》します。

最後に、協力者がこれまでの治療で受けたことのある不妊治療の種類を確認してみましょう(**図**4-2)。これまで利用したことのある不妊治療について複数回答を得たところ、タイミング指導を受けたことのある者は全体の八七・二%、排卵誘発《はいらんゆうはつ》は七〇・九%、人工授精《じんこうじゅせい》は六〇・一%、体《たい》外受精《がいじゅせい》は三六・七%、顕微授精《けんびじゅせい》は二二・二%、配偶子《はいぐうし》や胚《はい》の凍結保存《とうけつほぞん》は二九・七%、男性不妊症の内分泌療法《ないぶんぴつりょうほう》は五・三%、手術的精子《せいし》回収法は〇・二%、精路再建術《せいろさいけんじゅつ》は〇・

図4-2 **実施したことのある治療** ■実施 ■未実施 グラフ上の数値は回答度数

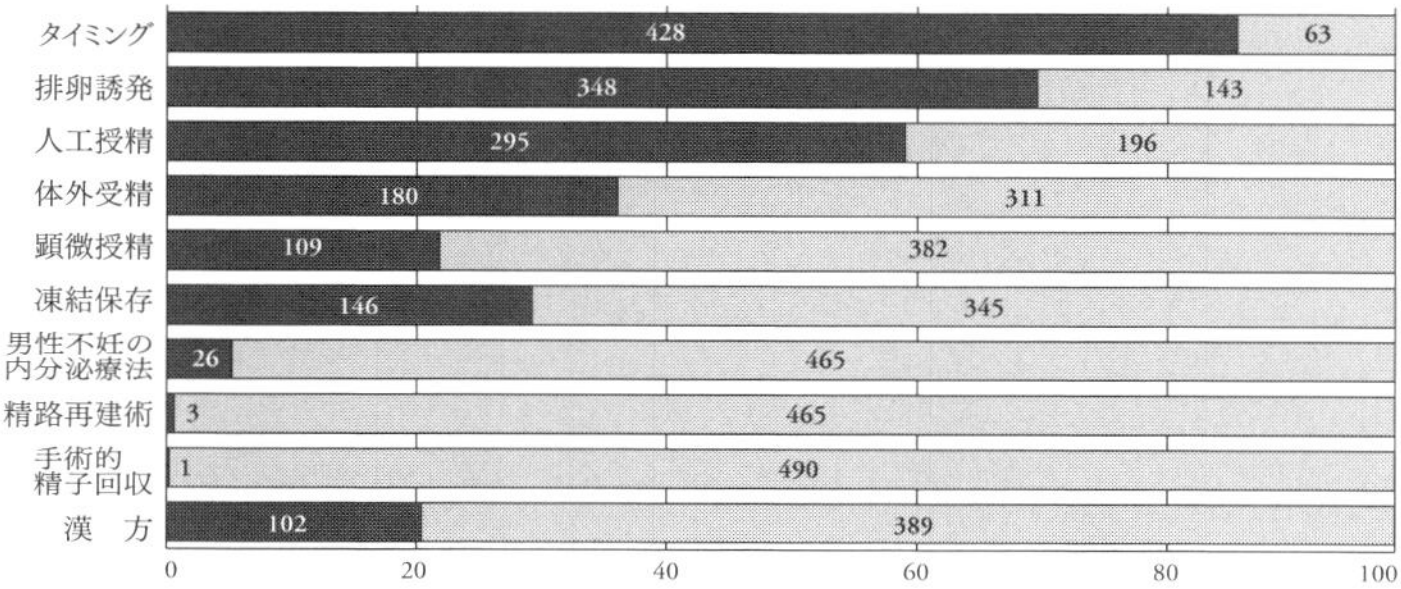

六%、漢方療法は二〇・八%になりました。やはり体外受精以上の高度な治療を受けている者は、四割弱の少数派であることがわかります。

また、アンケートでは「夫婦で利用したことのある不妊治療」について尋《たず》ねたにもかかわらず、男性不妊に関する施術《せじゅつ》が選択されることは、極めて少ないこともわかりました。現在の不妊治療が、女性中心に進められがちであることを物語る結果です。

治療に関する夫婦の態度

協力者が不妊治療に掛《か》かり始めた頃(以下「治療開始時」と略す)に夫婦で協力していたとする協力者は七六%、アンケート回答時(以下「現在」と略す)では九二%でした。二〇一〇年代初期は良好な夫婦の協力関係のもとで、治療が進められていることがうかがえました。

そこで「治療開始時」と「現在」の夫婦の協力関係をもう少し深く分析するため、協力者の様々な特徴に着目《ちゃくもく》してみました。その結果、「治療開始時」の結婚期間が夫婦の協力関係の強弱と繋《つな》がりがあることがわかりました。▼8 結婚期間が二年まで、五年まで、五年以上の三グループに分けて協力者の夫婦協力関係を分析したところ、「治療開始時」における夫婦のモチベーションの高さは、結婚二年までの新婚夫婦で高いことがわかりました。しかし、治療が進んだ「現在」では、結婚期間に関係なく夫婦協力して治療にあたっているようです。[9]

ただし、夫婦が協力していたとしても、意見が一致《いっち》していなければ、治療の継続は難しいことになります。治療段階については八九％が夫婦間で意見が一致していると回答したものの、治療期間について夫婦間で意見が一致していた者は、七二％に減っていました。治療期間が三年以上の協力者でも一六％が治療期間について夫婦で話しあっていなかったのです。不妊治療をいつまでするかという話しあいは、二〇一〇年代初期の当事者夫婦にとって難しい要素があることがうかがえます。

さて、以上で準備が整いました。それでは、二〇一〇年代初期の当事者が不妊治療にどのように向かっているか、具体的に探ってみましょう。

8——　検定の結果は五％水準で有意差《ゆういさ》がありました(F(2,482) = 3.173, p<0.05)。

9——　夫婦で協力して治療を行なっていたと「非常に思う」＝4、「ややそう思う」＝3、「あまりそう思わない」＝2、「全くそう思わない」＝1として集計したところ、結婚二年までの夫婦は治療開始時に3・33、結婚二年以上、五年未満は3・09、五年以上は3・06でしたが、調査時現在はそれぞれ3・53、3・46、3・42になり、すべての結婚期間で治療の経過《けいか》と共に夫婦の協力関係は強まっていくことがわかりました。

3

情報源について

二〇一〇年代初期の当事者が、不妊治療に関してどのような情報収集《しゅうしゅう》をしているのかを探るため、二つの質問に対する回答の結果を紹介します。一つめの質問は、情報源《げん》にまつわる選択肢《せんたくし》（①一般向け新聞・雑誌・本、②専門家向け雑誌・本、③一方向性《いちほうこうせい》ウェブサイト、④双方向性《そうほうこうせい》ウェブサイト、⑤専門家向け検索サイト、⑥知人、⑦医療者、⑧病院説明会、⑨役立てた情報源なし）のなかから、最も利用頻度《ひんど》が高かったものを一つ選んでもらうものです。二つ目は、それらのなかで最も信用できると考えている情報源を選択してもらうものでした。この二つの質問ではそれぞれ、協力者［⬇40頁］が不妊治療に掛《か》かり始めた「治療開始時」とアンケート回答時の「現在」とについて回答してもらっています。このような質問から、二〇一〇年代初期の当事者が不妊治療に関する情報をどう入手し、これを活用しているかが推測《すいそく》できます。それでは順にみていきましょう。

「治療開始時」と「現在」の情報源❶——利用度《りようど》からの分析

「治療開始時」と「現在」（＝アンケート回答時）において、最も利用度が高かった情報源は、下の**図4-3**のようになりました。「治療開始時」に一方《いちほう》向性《こうせい》ウェブサイトを利用していた者の数は、「現在」では減っている一方で、医療者からの情報収集は増えています。一般向け雑誌や専門雑誌、知人からの情報を多く利用している人もいるので、一概《いちがい》に言えませんが、当事者は、インターネットで情報収集［➡122頁］を始め、次第に一方向性《いちほうこうせい》ウェブサイト派《は》と医療者派に分かれていくことが推測されます。

図4-3　**最多利用の情報源をめぐる、「開始時」と「現在」の比較**

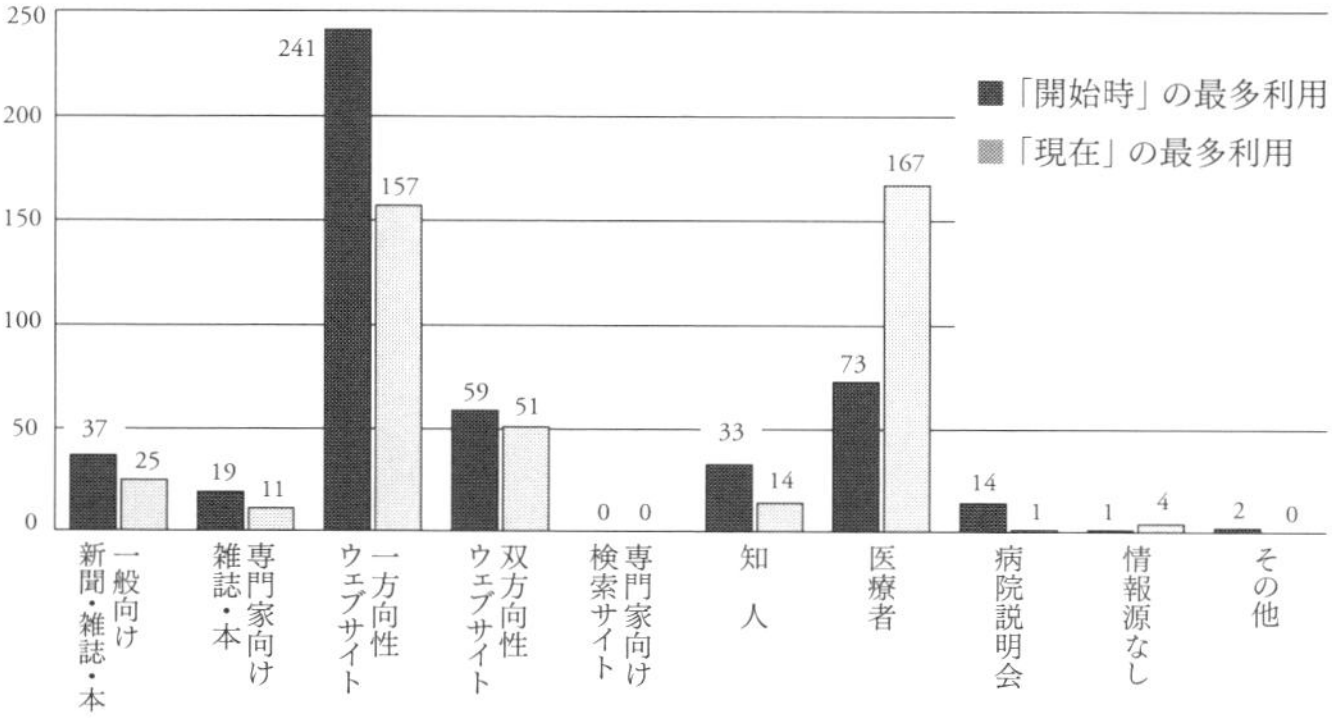

「治療開始時」と「現在」の情報源❷
——信用度《しんようど》からの分析

「治療開始時」と「現在」において、最も信用度が高かった情報源《げん》は下の図4-4のようになりました。「治療開始時」と「現在」ともに、医療者からの情報が最も信用できると考えられています。また、「治療開始時」よりも「現在」のほうがより多く、医療者からの情報が信用できると回答されていることは、情報源の利用度もさりながら、信用度においても、医療者は当事者の情報源の中心になっていることを示しています。つまり、インターネットに最も多く接触《せっしょく》していたとしても、それから得られる情報よりも、医療者からの情報を信頼の第一に据《す》える当事者が多いのです。

図4-4　**最も信用する情報源をめぐる「治療開始時」と「現在」における比較**

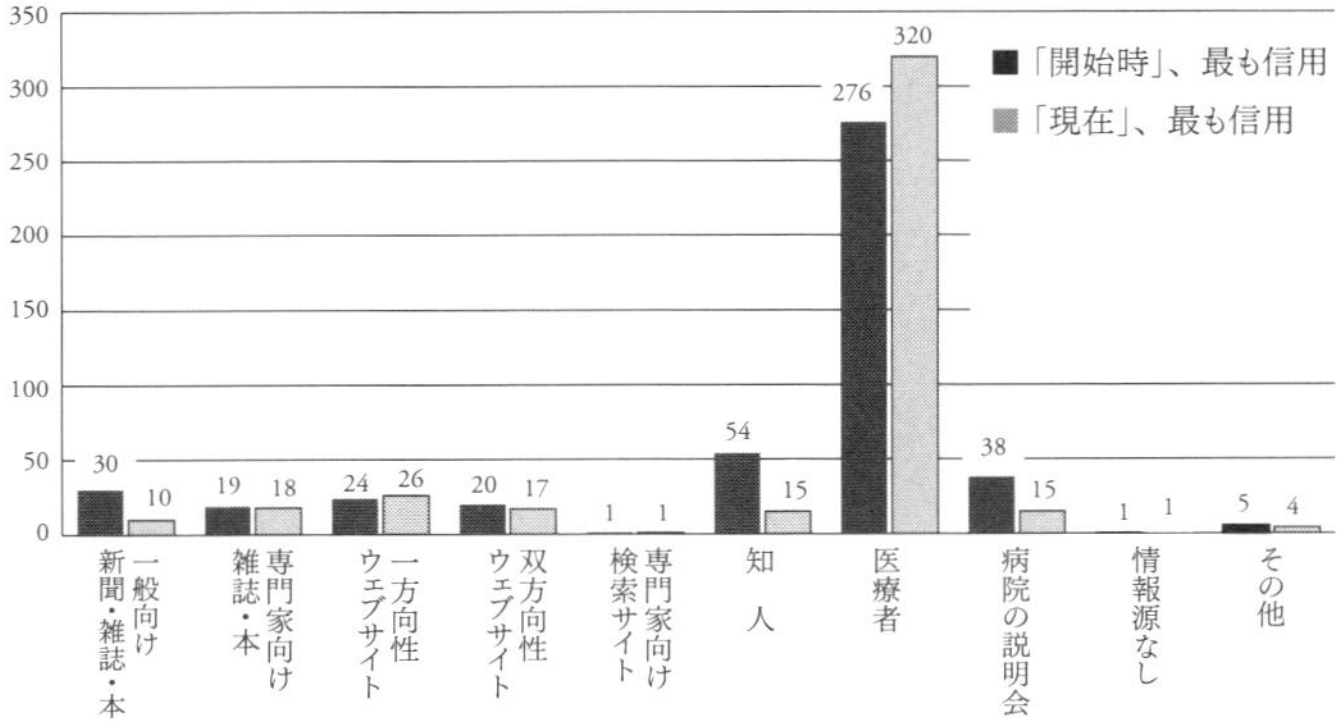

当然と言えば当然の結果ですが、ごく少数に、最も信頼する情報源として一般向け雑誌や知人をあげる協力者がいることを忘れるべきではないでしょう。これらの協力者は、なんらかの理由で医療者からの情報よりも、一般向け雑誌や知人からの情報のほうが信用できると考えているのです。これは情報の信頼性を越えて、当事者と医療者間の信頼構築《こうちく》にかかわる問題に発展する可能性はあります。しかし、両者間に信頼が築《きず》けなかったとしても、二〇一〇年代初期では、それ以外の情報源が当事者を支えるほど、多くの情報が提供されていることになります。ということは、治療が進むにつれて、協力者は医療者からの情報を最も信用しながら、他の情報源とはどのように接しているかが気になるところです。そこで次では、参考にしている情報源数の変化をみてみます。

情報源数

情報源として提示した、①一般向け新聞・雑誌・本、②専門家向け雑誌・本、③一方向性《いちほうこうせい》ウェブサイト、④双方向性《そうほうこうせい》ウェブサイト、⑤専門家向け検索サイト、⑥知人、⑦医療者、⑧病院説明会の八つのうち、すべてを利用したことがあるという協力者はおらず、三つが最多でした。

治療の進行によって参考にする情報源《げん》数に変化が起きていないか調べたところ、「治療開始時」の情報源数の平均値は三・〇九、「現在」は二・六六でした。「治療開始時」よりも「現在」のほうが、参考にする情報源が減るのです。先に、最も接触《せっしょく》する頻度《ひんど》の高い情報源として、医療者とインターネットがあがっていましたが、「治療開始時」にはこの二つ以外にもう一つほかの情報源と接していたところ、治療が進むにつれて医療者とインターネットだけの情報に収束《しゅうそく》する当事者が多くなる可能性が出てきました。

では、なぜ協力者の情報源は減っていくのでしょうか。この疑問を解《と》くため、最終学歴や世《せ》帯《たい》収入、年齢といった協力者の特徴と情報源数の関係を調べてみましたが、目立った傾向はみつかりませんでした。ただし、常勤《じょうきん》（正職員）者の情報源の平均値は「治療開始時」二・九九、「現在」は二・六四であるのに対して、非《ひ》常勤《じょうきん》（パート・アルバイトなどの非正規雇用）者は三・二四と二・五三であることがわかりました。「治療開始時」において非常勤者が多くの情報源を参考にしていたのにもかかわらず、「現在」では非常勤者と常勤者の情報源数の差が小さくなっています。つまり、非常勤に就《つ》いている当事者は、「治療開始時」に多くの情報源から情報収集をするのですが、治療の経過《けいか》とともに情報収集の意欲が減退《げんたい》するか、よく利用する「お気に入り」の情報源だけに集中して接触するようになることが予想されます。なお、二〇一〇年代初期の当事者が治療の進行のなかで、いかに情報と距離をおいていくかについては、第6章で詳《くわ》しくみていきます。

4

アンケート調査から浮かぶ
躊躇

次に、不妊治療に対する「抵抗感《ていこうかん》」についてみていきたいと思います（「抵抗感」という用語については前述【↓223頁】をご覧《らん》ください）。ただし、抵抗を生み出す原因をアンケートで把握《はあく》することは困難であると考えられましたので、「抵抗感」の原因については触《ふ》れず、治療の経過《けいか》による「抵抗感」の変化に絞《しぼ》った検討をします。特に、治療段階が進む際の「抵抗感」には格別《かくべつ》のものがあると考え、後ほど焦点《しょうてん》を合わせたいと思います。

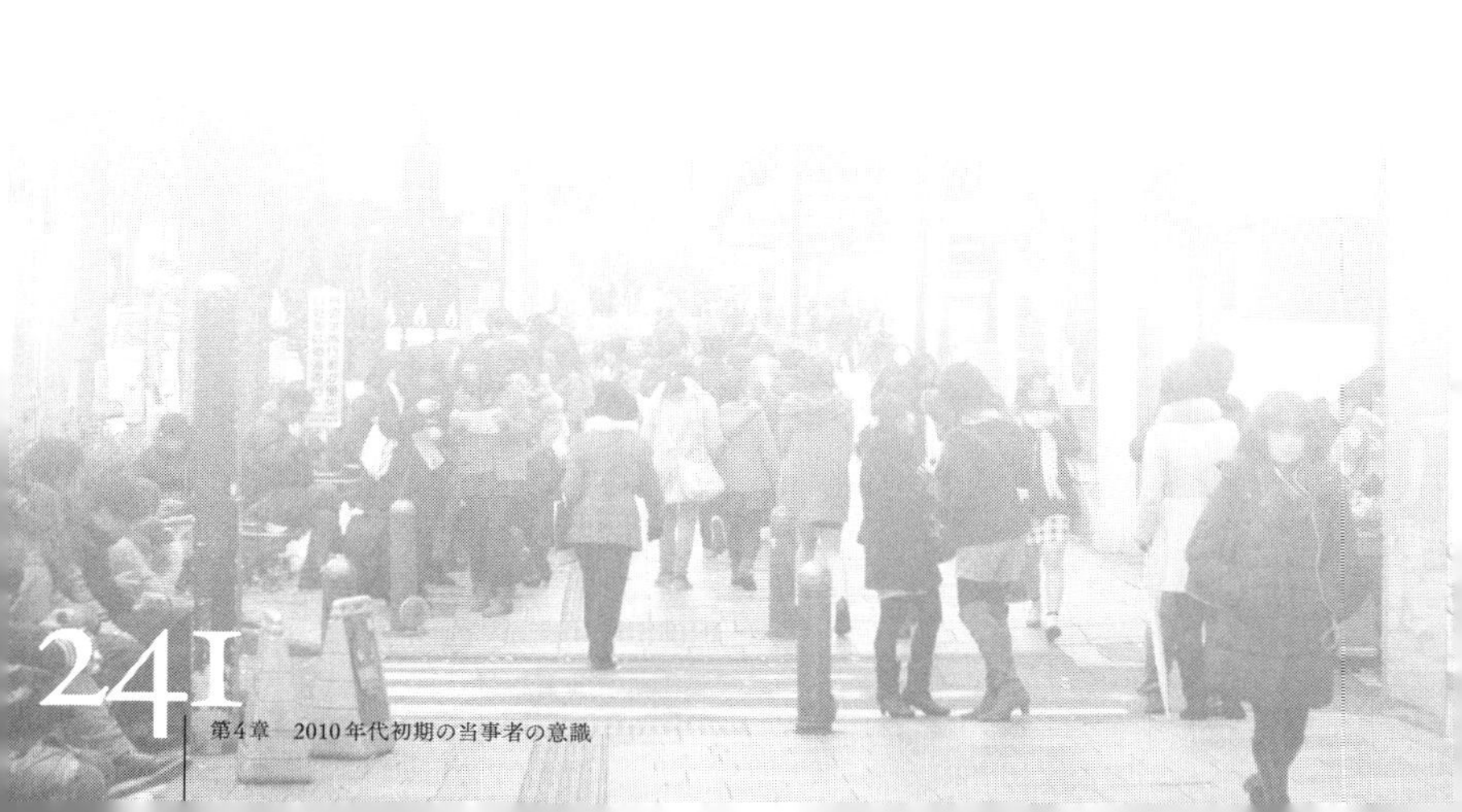

「治療開始時」と「現在」の「抵抗感」

「治療開始時」と「現在」の「抵抗感」を比べたところ、図4－5のようになりました。[10] 協力者の回答の「全く抵抗感はない」を1点、「あまり抵抗感はない」を2点、「少し抵抗感がある」を3点、「非常に抵抗感がある」を4点として計算したところ、「治療開始時」の「抵抗感」の平均値は2・86、「現在」の「抵抗感」の平均値は2・14になりました。「少し抵抗がある」から「あまり抵抗はない」側へ変化したことになります。「治療開始時」に高かった「抵抗感」は二年半ほどの治療のあいだに薄《うす》れることがわかります。さらに踏み込んだ分析として、協力者の学歴や世帯《せたい》収入などの特徴が「抵抗感」に違いをもたらしていないか調べましたが、統計的に意味のあるものはみつかりませんでした。つまり、当事者の特徴とは関係なく、すべての当事者が治療の経過《けいか》とともに不妊治療の「抵抗感」を弱める傾向があるのです。

図4-5　「**治療開始時**」と「**現在**」の**不妊治療に対する**「**抵抗感**」

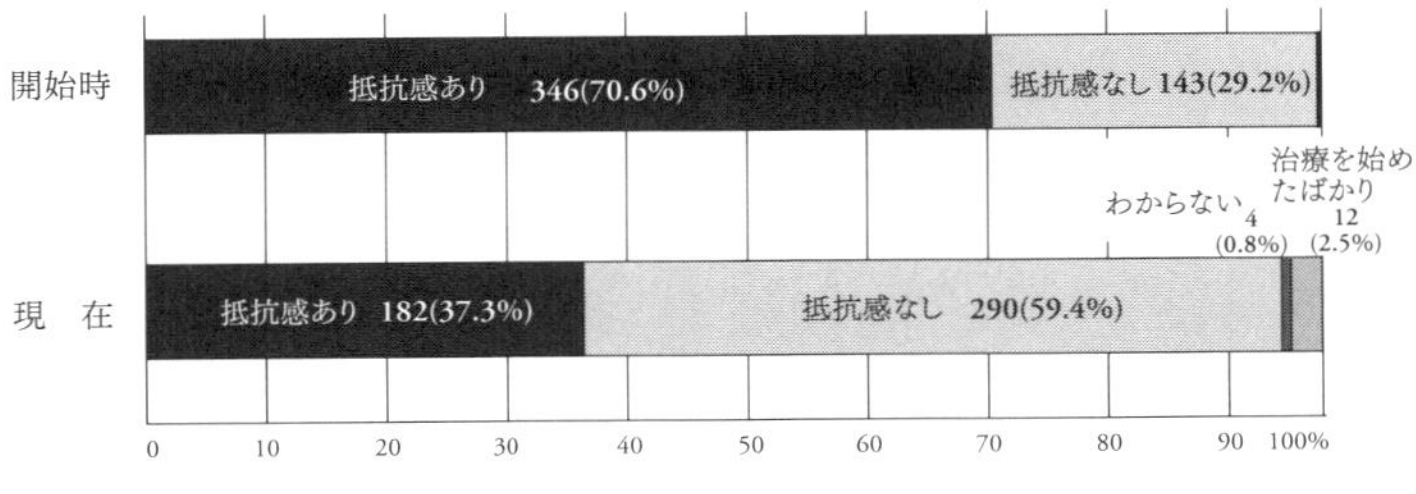

ステップアップと「抵抗感」

次に、治療段階が進むこと（ステップアップ）による、「抵抗感」の変化を検討します。具体的には、①タイミング指導法から人工《じんこう》授精《じゅせい》へ進む際《さい》、②人工授精から体外受精《たいがいじゅせい》へ進む際、③体外受精から顕微授精《けんびじゅせい》に進む際に協力者が躊躇《ちゅうちょ》したかどうかをみます。

まず、①人工授精に「非常に抵抗感がある」、「少し抵抗感がある」と回答した者の合計は三九・四％、②体外受精では七一・五％、③顕微授精では五〇・一％が抵抗を感じたと答えました（**図4－6**）。

①から③のケースを比べると、②の体外受精へ進む際の「抵抗感」が最も多くの協力者にもたれているのがわかります。これと

10――「治療開始時」と「現在」では、協力者の抵抗感に、統計的に有意な差（偶然とは考えにくい差）があることが認められました（t = 15.424, df = 482, p<.0001）。

図4-6　**各段階に対する「抵抗感」の割合**

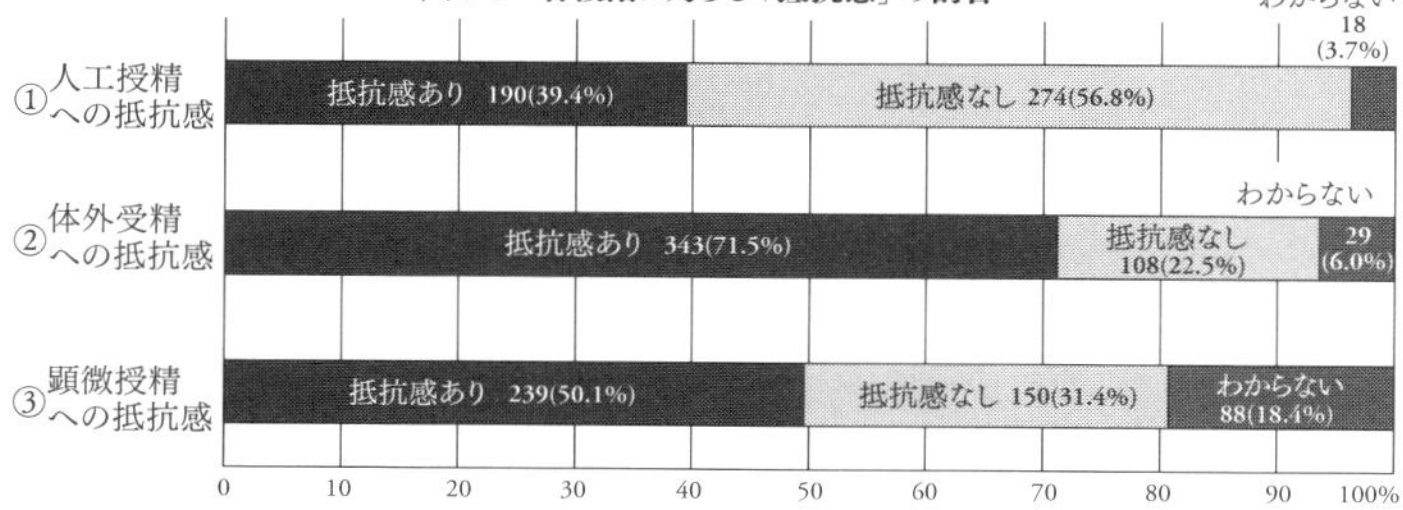

比較すると、顕微授精へ進む場合のほうが、「抵抗感」をもつ協力者が減っています。つまり、人工授精から体外受精へ進む時が最も考えどころになっているのであって、それを越えれば、顕微授精《けんびじゅせい》は心理的な負担が減ることを意味します。もちろん、「抵抗感」が減る背景には、治療費や時間なども影響しているはずですので、一概《いちがい》には言えません。しかし、人工授精《じんこうじゅせい》までは保険を適用することができるのに対して、体外受精《たいがいじゅせい》からは自由診療になることを承知《しょうち》で治療を進めねばならないことは、協力者に一つの大きな決断を強《し》いる壁《かべ》だと言えるでしょう。

以上を踏まえ、「抵抗感」を協力者の特徴《とくちょう》からもう少し深く検討したいと思います。

年齢と「抵抗感」

協力者の特徴とステップアップにおける「抵抗感」との関係を調べたところ、協力者の年齢層、結婚期間、世帯収入《せたいしゅうにゅう》が異なれば、「抵抗感」にも違いがあることがわかりました。まず、人工授精へのステップアップでは、年齢層があがるにつれて「抵抗感」がある者の比率が下がっていきますが、体外受精や顕微授精へのステップアップでは年齢と「抵抗感」の関連がはっきりしません。そこで人工授精、体外受精、顕微授精それぞれへのステップアップにおける年齢の影響を調べるために分散分析《ぶんさんぶんせき》を行なったところ、年齢の効果はすべての段階で有意《ゆうい》である（偶然とは考えにくい差《さ》がある）ことが認められました。◀11

さらに詳《くわ》しく調べると、人工授精へのステップアップの場合は、四〇歳までの者と四〇歳以上の者のあいだに統計的に有意な差が認められ、年齢が高いと人工授精に対する「抵抗感」が低いことがわかりました。これは顕微授精へのステップアップの場合も同様で、四〇歳までの者と四〇歳以上の者のあいだに有意な差があり、年齢が高ければ顕微授精に対する「抵抗感」が低くなるようです。[12]

そこで、年齢層ごとの三つのステップアップにおける「抵抗感」の平均値を比較してみました（図4－7）。これをみると、年齢層が高くなるほどステップアップの「抵抗感」が低くなり、特に四〇歳以上は他の年齢層よりも各ステップアップへの「抵抗感」が低く、なかでも顕微授精へのステップアップで顕著《けんちょ》に差が出ていることがわかります。しかしながら、体外受精では、年齢層による「抵抗感」に大きな差はありませんでした。

つまり、体外受精へのステップアップはどの年齢層も同程度に躊躇《ためら》う大きな壁ですが、四〇歳以上の人は、他の年齢層より、すべてのステップアップにおける「抵抗感」が低いのです。

図4-7　**ステップアップの「抵抗感」の平均値の比較**（年齢層別の比較）

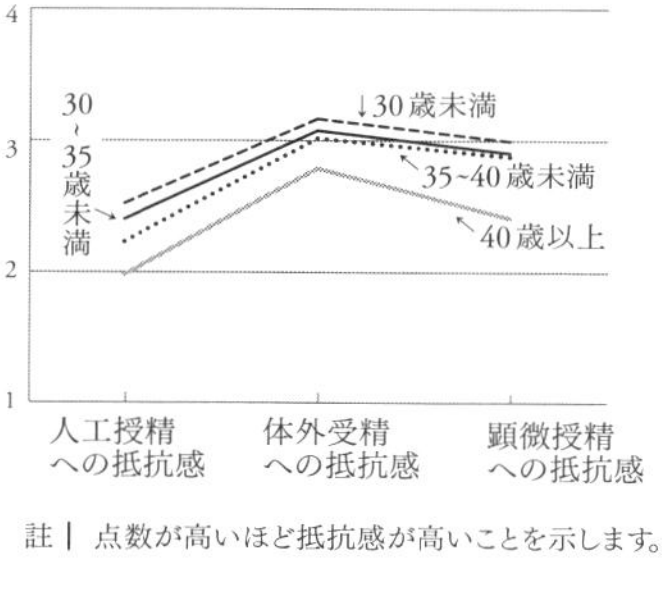

註｜点数が高いほど抵抗感が高いことを示します。

11—— 人工授精へのステップアップ場合は〇・一％水準で（F(3,460) = 6.174, p<0.001）、体外受精へのステップアップの場合は五％水準で（F(3,447) = 2.698, p<0.05）、顕微授精へのステップアップの場合は〇・一％水準で（F(3,385) = 6.691, p<0.001）有意《ゆうい》差が認められました。

12—— Tukey bを用いた多重比較を行ないました。

結婚期間と「抵抗感」

次に、結婚期間と「抵抗感」の関連をみていきましょう。人工授精へのステップアップでは、結婚期間が短いほど「抵抗感」をもつ者の比率《ひりつ》が高めでした。また、体外受精へのステップアップでは、結婚二年間までの者がそれよりも長い結婚期間の者よりも「いまのところわからない」と回答する者が多かったのです。結婚間もないカップルが、不妊治療の段階を上げることに躊躇《ちゅうちょ》していることがうかがえます。しかしその一方で、結婚五年以上の者の顕微授精《けんびじゅせい》へのステップアップでは、「まったく抵抗感がない」という回答が多いことがわかりました。結婚期間が長くなるほど、不妊治療のステップアップに「抵抗感」が減る傾向があるようにみえます。

そこで人工授精、体外受精、顕微授精それぞれへのステップアップにおける結婚期間の影響を調べるために分散分析を行ないました。その結果、顕微授精へのステップアップにおける結婚期間の効果だけが有意《ゆうい》であることがわかりました。[13] さらに踏み込んだ分析によれば、[14] 結婚期間「二年まで・五年まで」と「五年まで・五年以上」のあいだに「抵抗感」の差《さ》があり、結婚期間が長くなれば「抵抗感」が低くなる傾向にあることがわかりました。

結婚期間が五年以上であるか否《いな》かで、顕微授精に対する

図4-8　**ステップアップの「抵抗感」の平均値の比較**（結婚期間別の比較）

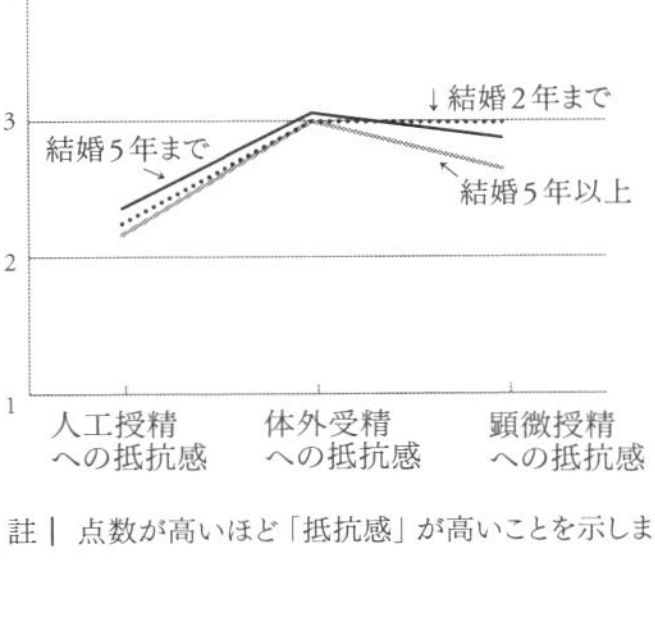

註｜ 点数が高いほど「抵抗感」が高いことを示します。

「抵抗感」に違いが出るようです。そして、結婚五年あたりは、夫婦が子どもをもつか否かを決める重要な岐路《きろ》になっていることがうかがえます。

このような結果は、結婚期間ごとの「抵抗感」の平均値の違いにも現《あらわ》れています（**図4－8**）。顕微授精は、現在一般的に提供されている不妊治療のなかで最も技術的に高いものです。そして、結婚五年という節目《ふしめ》は、当事者に大きなプレッシャーを与え、最も高度な治療である顕微授精に対しても、躊躇《ためら》いを感じさせる暇《いとま》を与えないのかもしれません。

世帯収入と「抵抗感」

最後に、世帯収入《せたいしゅうにゅう》と「抵抗感」の関係です。すべてのステップアップで、世帯収入が高くなるほど「非常に抵抗感がある」と答える者の比率が低くなることがわかりました。また、体外受精へのステップアップでは、世帯収入が三〇〇万円未満《みまん》の者で「いまのところわからない」と回答する者の比率が、他と比べて高くなっていました。治療費が高額となる高度不妊治療では、世帯収入の高低が「抵抗感」と関連があることを暗示《あんじ》しています。

そこで、人工授精、体外受精、顕微授精それぞれへのステップアップにおける世帯収入の影

13―― 五％水準で有意が認められました（$F(2,386) = 3.367, p<0.05$）。

14―― Tukey bを用いた多重比較を行ないました。

響を調べるために分散分析《ぶんさんぶんせき》を行なったところ、人工授精から顕微授精へのステップアップすべてにおける世帯収入の効果が有意《ゆうい》でした。[15] 統計的にも、世帯収入とステップアップの「抵抗感」のあいだには関連があることがわかりました。

さらに踏み込んだ分析によれば、[16] 世帯年収「三〇〇万円未満《みまん》・三〇〇〜五〇〇万円未満」と「三〇〇〜五〇〇万円未満・五〇〇〜七〇〇万円未満・七〇〇〜一〇〇〇万円未満・一〇〇〇万円以上」のあいだに「抵抗感」の差《さ》があり、世帯年収が高くなれば「抵抗感」が低くなることがわかりました。特に、世帯収入「三〇〇〜五〇〇万円」が「抵抗感」を生じさせるか否《いな》かを分ける境目《さかいめ》となっているようです。

これをわかりやすく示すため、世帯年収ごとに各ステップアップの「抵抗感」の平均値をプロットしてみました（**図4－9**）。これをみると、世帯収入が高くなればなるほど、すべてのステップアップに対する「抵抗感」が低くなることがわかります。世帯収入が最も高い一〇〇〇万円以上の者は、治療にかかる費用が最も高い顕微授精へのステップアップにも「抵抗感」が低いのです。不妊治療に対する「抵抗感」が、治療に対する費用という要因《よういん》とも関連があることを示唆《しさ》する重要な知見《ちけん》です。

図4-9　**ステップアップの「抵抗感」の平均値の比較**（世帯年収別の比較）

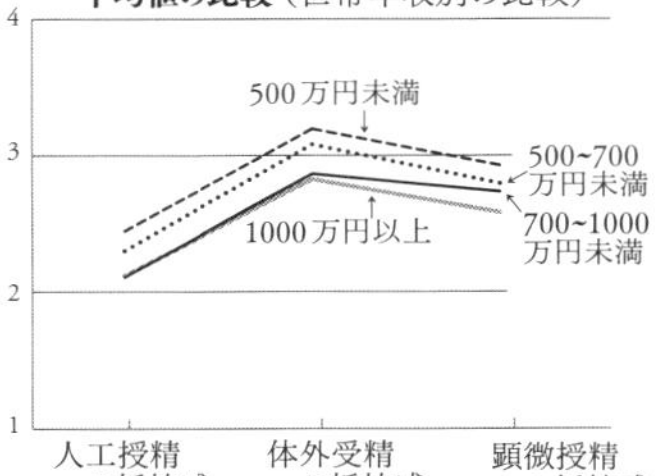

註｜ 点数が高いほど抵抗感が高いことを示します。また、世帯収入300万円未満は人数が少ないため、300~500万円未満と合わせて500万円未満と表しました。

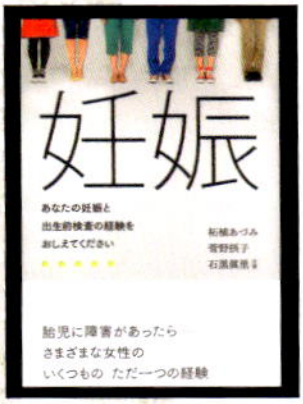

妊娠——あなたの妊娠と出生前検査の経験をおしえてください

柘植あづみ・菅野摂子・石黒眞里

胎児に障害があったら……さまざまな女性の、いくつもの、ただ一つの経験——本書は、375人の女性へのアンケートと、26人の女性へのインタビューをもとに、今の日本で妊娠するとはどんな経験なのかを、丁寧に描いている。 ●本体2,800円＋税

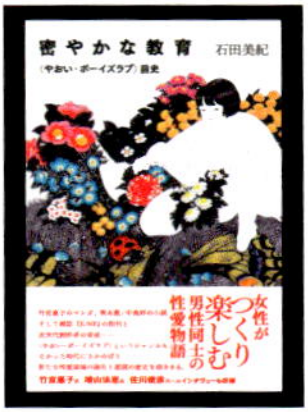

密やかな教育——〈やおい・ボーイズラブ〉前史

石田美紀

竹宮惠子のマンガ、栗本薫／中島梓の小説、雑誌『JUNE』の創刊と次世代創作者の育成。「やおい・ボーイズラブ」というジャンルもなかった時代にさかのぼり、新たな性愛表現の誕生と展開の歴史を描く。インタビュー、図版、多数収録。 ●本体2,600円＋税

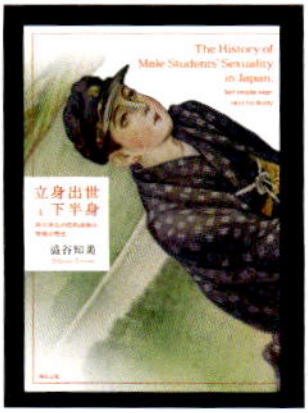

立身出世と下半身——男子学生の性的身体の管理の歴史

澁谷知美

大人たちは、いかにして少年たちの性を管理しようとしたのか？ この疑問を解くため、過去の、教師や医師の発言、学校や軍隊、同窓会関連の書類、受験雑誌、性雑誌を渉猟する。少年たちを管理した大人と、管理された少年たちの世界へ。●本体2,600円＋税

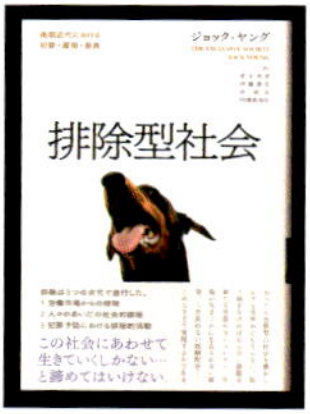

排除型社会 後期近代における犯罪・雇用・差異

ジョック・ヤング 著

青木秀男・岸 政彦・伊藤泰郎・村澤真保呂 訳

「包摂型社会」から「排除型社会」への移行にともない、排除は3つの次元で進行した。(1)労働市場からの排除、(2)人々のあいだの社会的排除、(3)犯罪予防における排除的活動。新たな形態のコミュニティ、雇用、報酬配分を実現しなければならない。 ●本体2,800円＋税

洛北出版 2018. August web サイト http://www.rakuhoku-pub.jp/

5

不妊に関する理解と不妊治療への希望

アンケートでは社会の変化による当事者の意識を捉《とら》えるための材料として、情報源や「抵抗感」のほかに、不妊に関する理解や不妊治療への希望に関する設問《せつもん》も盛り込みました。かなり抽象的な質問に対して回答を求めたのですが、興味深い結果が出ていますので、以下で紹介します。

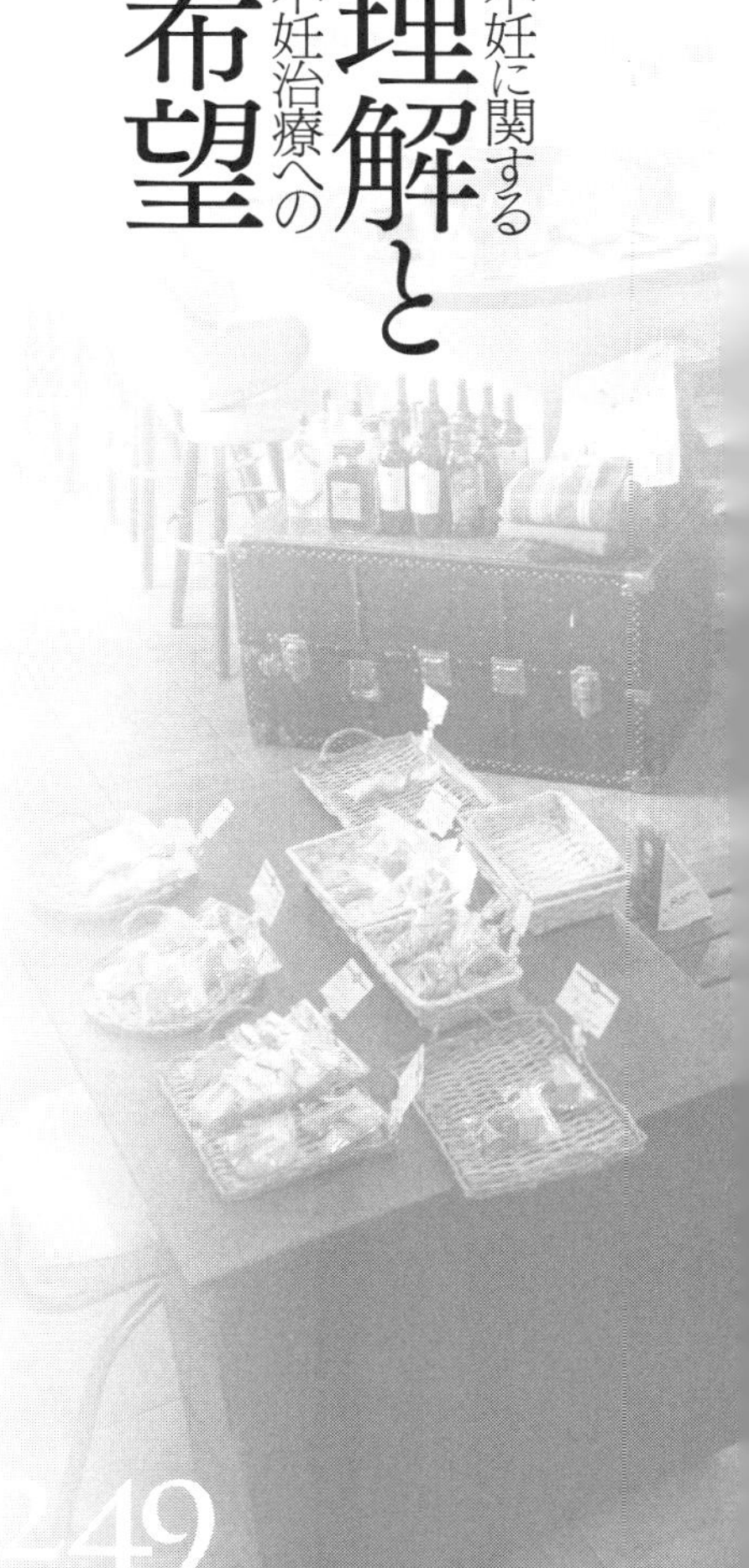

15—— 人工授精へのステップアップの場合は五%水準で（$F(4,456) = 2.860, p<0.05$）、体外受精へのステップアップの場合は一%水準で（$F(4,443) = 4.014, p<0.01$）、顕微授精へのステップアップの場合は五%水準で有意差《ゆういさ》が認められました（$F(4,381) = 3.078, p<0.05$）。

16—— Tukey bを用いた多重比較を行ないました。

不妊の原因は何か

不妊の最大の原因を尋《たず》ねる質問を、アンケートに加えました。これは科学的な知識を問うものではなく、巷《ちまた》に溢《あふ》れる様々な情報から、当事者が編《あ》み出した理解を探ろうとする質問です（「編み出す」という主体的な実践《じっせん》は第6章で詳述《しょうじゅつ》します）。集計の結果、協力者は不妊の最大の原因として妻の年齢（一四八名、三一・二％）をあげる者が最も多く、二番目が妻の体質（一四五名、三〇・五％）、三番目が妻の精神的ストレス（五五名、一一・六％）でした。これに対して、夫に由来《ゆらい》する要因《よういん》は不妊の原因として捉《とら》えられることが少なく、夫の年齢

図4-10　**最大の不妊原因と考えられている要因**

要因	度数	%
夫の年齢	4	0.8
妻の年齢	148	31.2
夫の体質	21	4.4
妻の体質	145	30.5
夫の生活習慣	4	0.8
妻の生活習慣	14	2.9
夫の精神的ストレス	10	2.1
妻の精神的ストレス	55	11.6
夫婦の相性	20	4.2
不妊に関する当事者の知識の少なさ	17	3.6
環境に含まれる化学物質	9	1.9
原因不明要因	28	5.9
合計	475	100.0

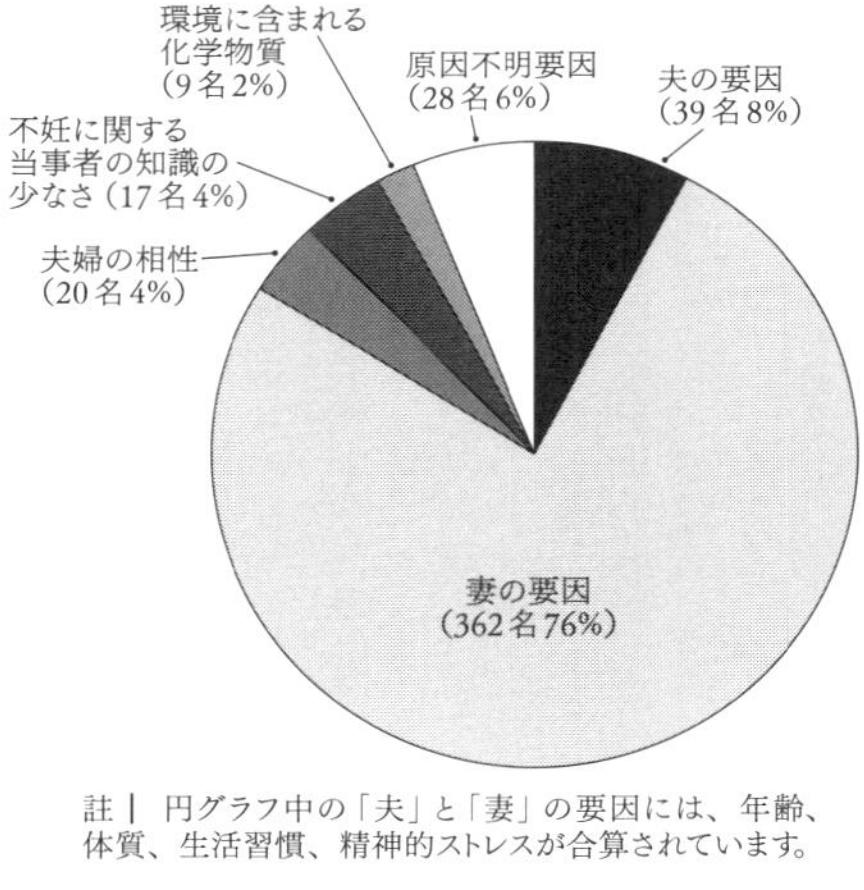

註｜円グラフ中の「夫」と「妻」の要因には、年齢、体質、生活習慣、精神的ストレスが合算されています。

(四名、〇・八%)、夫の体質(二一名、四・四%)、夫の精神的ストレス(一〇名、二・一%)の順でした。

また、「環境に含まれる化学物質」(九名、一・九%)、「不妊当事者の知識不足」(一七名、三・六%)、「原因不明」(二八名、五・九%)をあげる者も存在しましたが、こちらも少数であり、妻側の要因を不妊の原因とする者の割合は、七六%を占《し》めていました(**図**4-10)。

では、なぜこのように協力者は、不妊の原因を妻の要因と捉えるのでしょうか。この問題にアプローチするため、協力者の特徴から分析をしてみました。その結果、①年齢が高くなるほど妻の年齢が不妊の原因だと思う、[17] ②年齢が高くなるほど妻の体質が不妊の原因だと思う、[18] ③大都市に居住《きょじゅう》する者のほうが中小都市に居住する者よりも環境化学物質が原因だと思う、[19] ④常勤《じょうきん》ほど妻の年齢が不妊原因だと思う、[20] ⑤常勤ほど妻の生活習慣が不妊原因だと思う、[21] ⑥常勤ほど妻の精神的ストレスが不妊原因だと思う[22]傾向があることがわかりました。

以上のような結果は、不妊の原因が当事者の年齢、居住地《きょじゅうち》、就業形態《しゅうぎょうけいたい》とかかわりがあること

17—— 〇・一%水準で有意《ゆうい》が認められました($\chi 2 = 121.849, df = 1, p<.0001$)。

18—— 五%水準で有意が認められました($\chi 2 = 10.004, df = 1, p<.05$)。

19—— 五%水準で有意が認められました($\chi 2 = 3.967, df = 1, p<.05$)。

20—— 〇・五%水準で有意が認められました($\chi 2 = 3.622, df = 1, p<.005$)。

21—— 〇・一水準で有意が認められました($\chi 2 = 10.031, df = 1, p<.001$)。

22—— 一%水準で有意が認められました($\chi 2 = 6.749, df = 1, p<.01$)。

を示します。残念ながら、このような理解がどこからもたらされたかは、アンケート調査で明らかにすることは困難です。しかし今回の結果のうち、当事者の年齢と就業形態が、不妊の原因を女性側に帰《き》する回答に、なんらかの影響を与えている可能性には注目すべきでしょう。アンケート調査の協力者の大半が女性であることを考えれば、この結果は、女性当事者が高齢《こうれい》になるほど、そして就業に時間を多く割《さ》くほど、不妊の原因が女性側にあると考える傾向があるということです。つまり、出産適齢期《てきれいき》を外《はず》すようなキャリア形成をした女性ほど、不妊の原因が自分にある、と考えがちなのです。

これらの理解が、協力者の治療行動に少なからぬ影響を与えるだろうことは予想できます。その影響を端的《たんてき》に表《あらわ》すものが次に紹介する、「希望する不妊治療」のあり方です。

少しでも早く

二〇一〇年代初期の当事者が不妊治療に求めているものを調べるため、「経済的に楽《らく》な治療」、「精神的に楽な治療」、「肉体的に楽な治療」、「安全な治療」、「少しでも早く子どもを授《さず》かる治療」のうち、最も希望する不妊治療を一つだけ選択してもらいました。これらの選択肢《せんたくし》から一つを選ぶことの困難さからか、複数を回答する協力者がいたのですが、やむなくこのような回答は外して集計しました。その結果、協力者が最も望んでいる治療は「少しでも早く子どもを授かる治療」（四八％）であり、その次に多かったのは「安全な治療」（二八％）、三番目が「経済的に楽な治療」（一四％）でした（**図**4－11）。

これは不妊治療をテーマにしたブログで頻出《ひんしゅつ》する形容詞、形容動詞のうち、最も出現《しゅつげん》が多かったのが「早い」であったという、ニッセイ基礎研究所の調査とも一致します［ニッセイ基礎研究所、二〇一七］。この調査での「早い」に関する具体的な記述が、三〇歳代では「どうすれば早く授《さず》かれるのか」、「早くこんな妊活《にんかつ》で脳内《のうない》いっぱいの日々から脱出したい」であるのに対して、四〇歳代では「同じ頃に通《かよ》い始めた人は早くもステップアップして妊娠した」というようなものに変わる傾向にあるとしています。一見、三〇歳代のほうが焦《あせ》りが強くて切迫感《せっぱくかん》がありますが、四〇歳代の「早く」には、同じ境遇《きょうぐう》の他の当事者との比較において自分が遅れをとっていることへの焦《あせ》りが現《あらわ》れています。これはやは

図4-11　**最も望む治療のありかた**

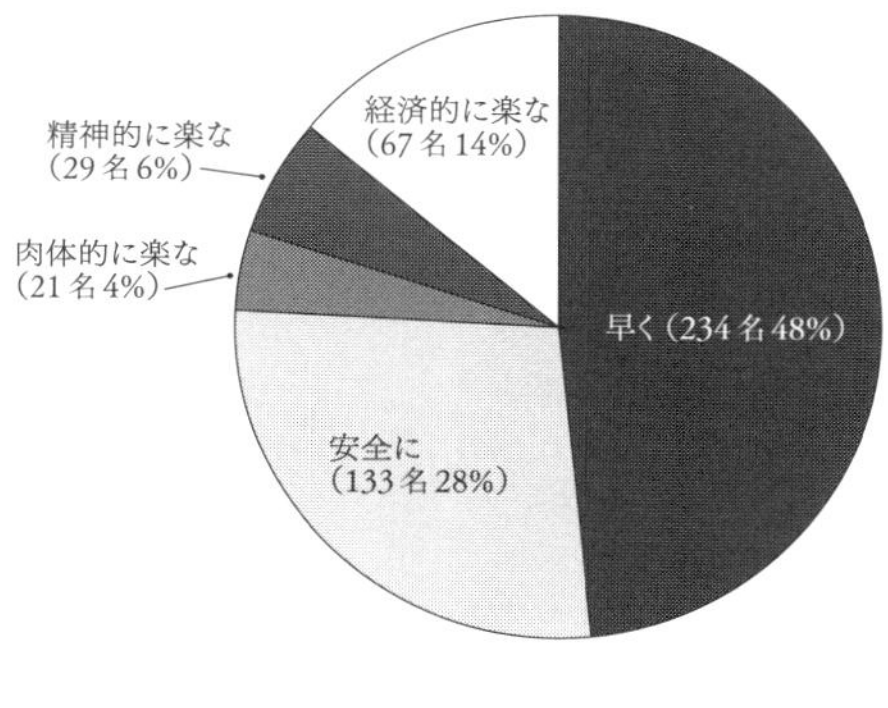

図4-12 **協力者の特徴と最も望む治療**

ⓐ望む治療（**世帯収入別**）

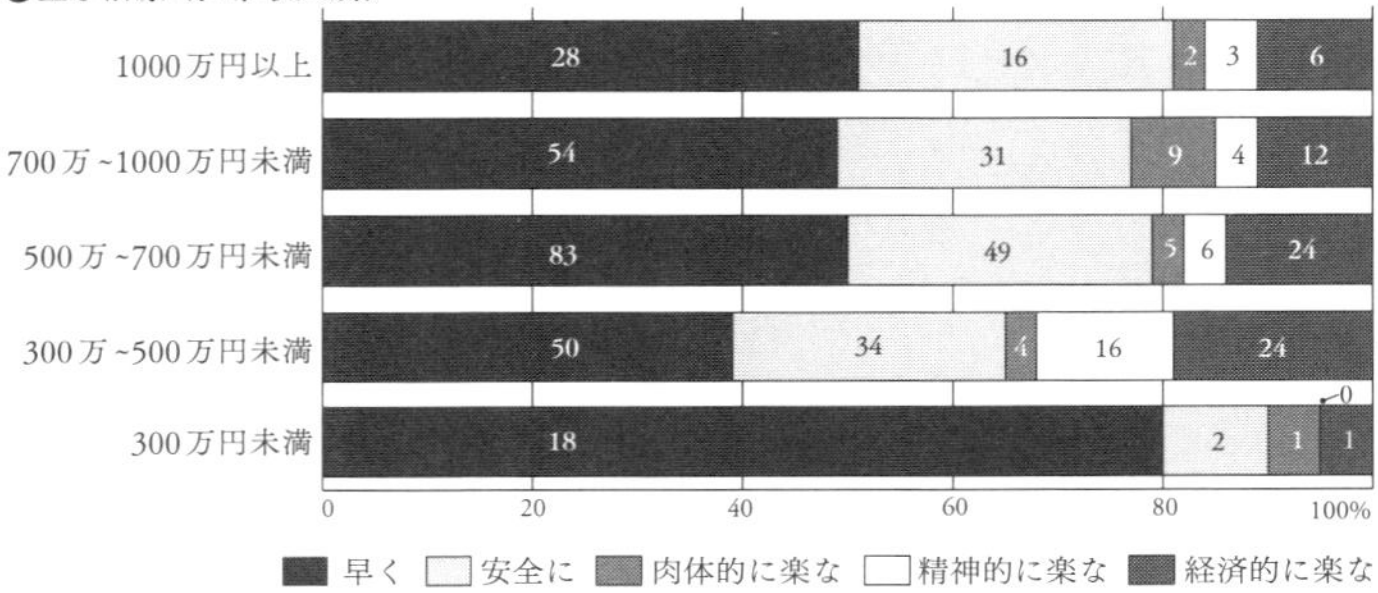

ⓑ望む治療（**治療期間別**）

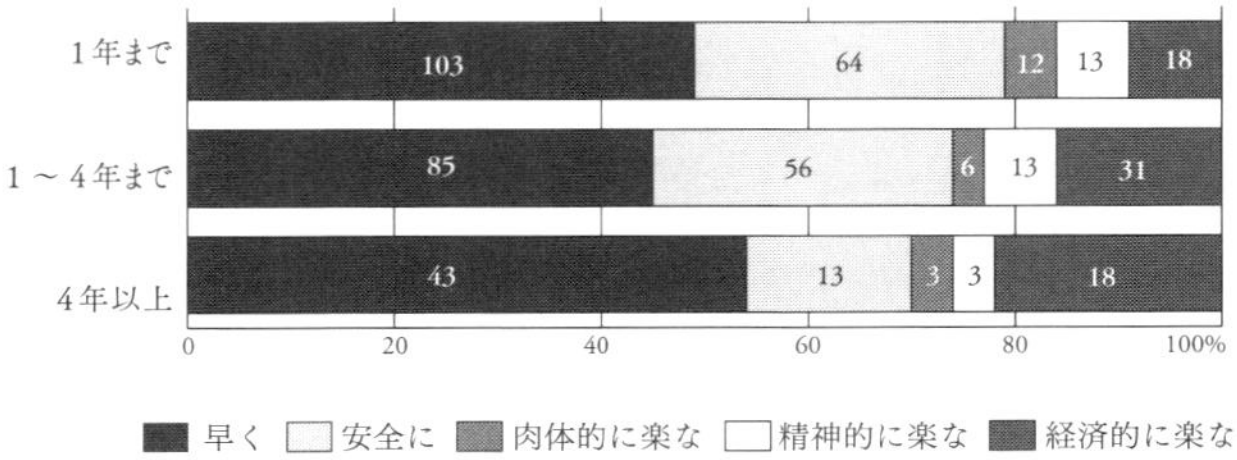

ⓒ望む治療（**就業形態別**）

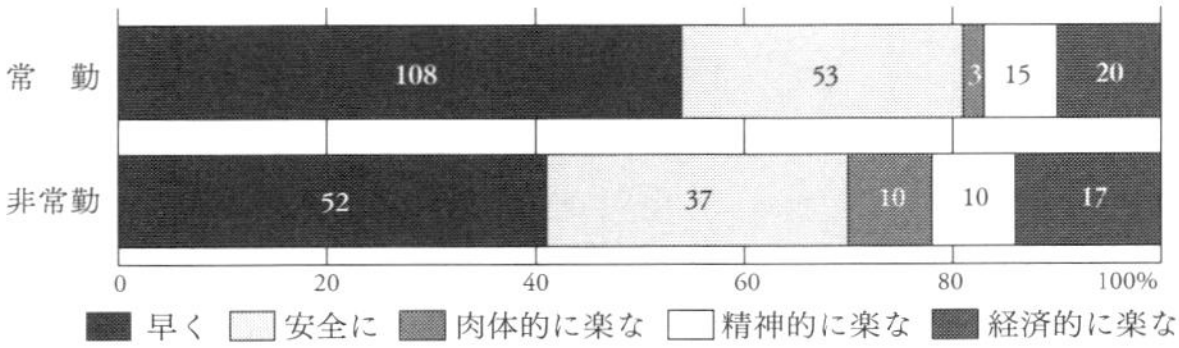

り、年齢の影響が大きいのではないでしょうか。四〇歳台では、「遅れをとった」不妊治療に対して、三〇歳代のようにただひたすら「早く」子どもを授《さず》かりたいとだけ願うことはできず、常に意識される自分より若い周囲との比較において、少しでも「早く」結果を出さねばならないと渇望《かつぼう》されるのです。年齢が高まるにつれてステップアップに対する「抵抗感」が低くなるのと大いに関連する、四〇歳代ならではの希望だと言えるでしょう。

　約半数が「少しでも早く子どもを授《さず》かる治療」を求める一方で、安全性や経済性などを優先《ゆうせん》する人もいます。いったい何がこのような差《さ》を生んだのでしょうか。そこで、協力者の特徴の違いから、最も望む治療について調べてみました。その結果、統計的に意味があったのは、協力者の世帯収入《せたいしゅうにゅう》と治療期間《ちりょうきかん》、就業形態《しゅうぎょうけいたい》でした[23]（**図**4－12）。

　世帯収入と最も望む治療との関係では、世帯収入が増えるほど「経済的に楽な」を選ぶ者が少なくなっていました。やはり世帯収入は、希望する治療のあり方に関係してくるようです。治療期間が四年以上の者が、他よりも「早く」と「経済的に楽《らく》な」を選ぶ傾向があることがわかりました。やはり治療期間が長ければ、早く結果を出したいと考えるでしょうし、治療の経済的な負担《ふたん》が大きくなっていることも推測《すいそく》できます。

23――治療期間（$\chi2 = 20.473, df = 2, p<0.05$）、世帯収入（$\chi2 = 37.323, df = 2, p<0.05$）、就業形態（$\chi 2 = 11.746, df = 2, p<0.05$）ともに五％水準で有意差が認められました。

就業形態《しゅうぎょうけいたい》による、希望する治療の違いでは、常勤職《じょうきんしょく》に就《つ》く者に「早く」を希望する者が多いことがわかりました。仕事で治療に充《あ》てる時間が少ない常勤職の者は、時間的な要素を気に掛《か》けるのでしょう。

以上のように、協力者の属性《ぞくせい》が、求める不妊治療のあり方に影響を与えていることがわかります。なかでも二〇一〇年代初期の当事者にとって、治療をどのように進めていくかという問題は、治療に掛《か》ける時間と費用という大きな要因《よういん》に左右されるようです。それは、少しでも早く、しかし経済的な制約《せいやく》に縛《しば》られながらの切実《せつじつ》な課題《かだい》となって、当事者に迫《せま》っているようにもみえます。

治療費に対する意識

治療に掛《か》ける費用の話が出ましたので、ここで治療費に関するデータもみてみたいと思います。協力者が治療に費《つい》やした治療費は、五〇万円までが半数を占《し》めることは先に示しましたが、不妊治療に必要な治療費全般《ぜんぱん》については、「非常に高い」と回答する者が五〇%、「やや高い」とする者が四二%、普通（妥当）が七%、「やや安い」「安い」は合わせて一%でした。つまり、約九割が不妊治療の費用を高いと考えていることになります。

この意識についても協力者の特徴から、もう少し踏み込んだ分析をしてみました。その結果、協力者の治療段階と治療期間に、統計的に有意《ゆうい》な差がみつかりました。[24] さらに踏み込んだ分析によれば、[25]「タイミング指導・排卵誘発《はいらんゆうはつ》・人工授精《じんこうじゅせい》」と「体外受精《たいがいじゅせい》・顕微授精《けんびじゅせい》」のあいだに統計的に意味のある意識の差《さ》があり、「治療期間が一年まで」と「治療期間が一～四年まで・四年以上」のあいだにも同様の差が認められました。つまり、治療費用に関する意識は、治療段階が高度になるほど高く感じられ、治療期間が一年以上の長い者には、一年までの治療期間が短い者よりも、治療費用が高く感じられる傾向があることになります。これは、治療が体外受精へステップアップする時期と、治療期間が一年以上に長引《ながび》いた時に、当事者が治療費を負担《ふたん》に思うことが増えることを示します。おそらく治療開始一年程度で、二〇一〇年代初期の当事者は、体外受精へのステップアップが視野《しや》に入り、同時に治療費の負担を強く感じ始めるのではないでしょうか。

24―― 治療段階（$F(4,478) = 14.139$, $p<0.001$）、治療期間（$F(2,481) = 9.708$, $p<0.001$）ともに〇・一％水準で有意差が認められました。

25―― Tukey bを用いた多重比較を行ないました。

6
アンケート調査から
見えてきたこと

時間的な焦り

少しでも早く子どもを授《さず》かりたいという希望が強いことは、二〇一〇年代初期の利用者の特徴を端的《たんてき》に表《あらわ》していると考えられます。晩婚《ばんこん》が進み、初産《ういざん》年齢も高まっていることは以前から指摘されていますが、今回のアンケート調査でも、回答者の年齢は初産の全国平均年齢よりも高めでした。このような状況は、少しでも早く、という焦《あせ》りを生み出すのに十分でしょう。

時間的な焦りは、本調査のあちこちでかたちを変えて現《あらわ》れています。たとえば、「治療開始時」から「現在」[↓234頁]までのあいだに「抵抗感」[↓223頁]が減っていたことや、高度な治療を

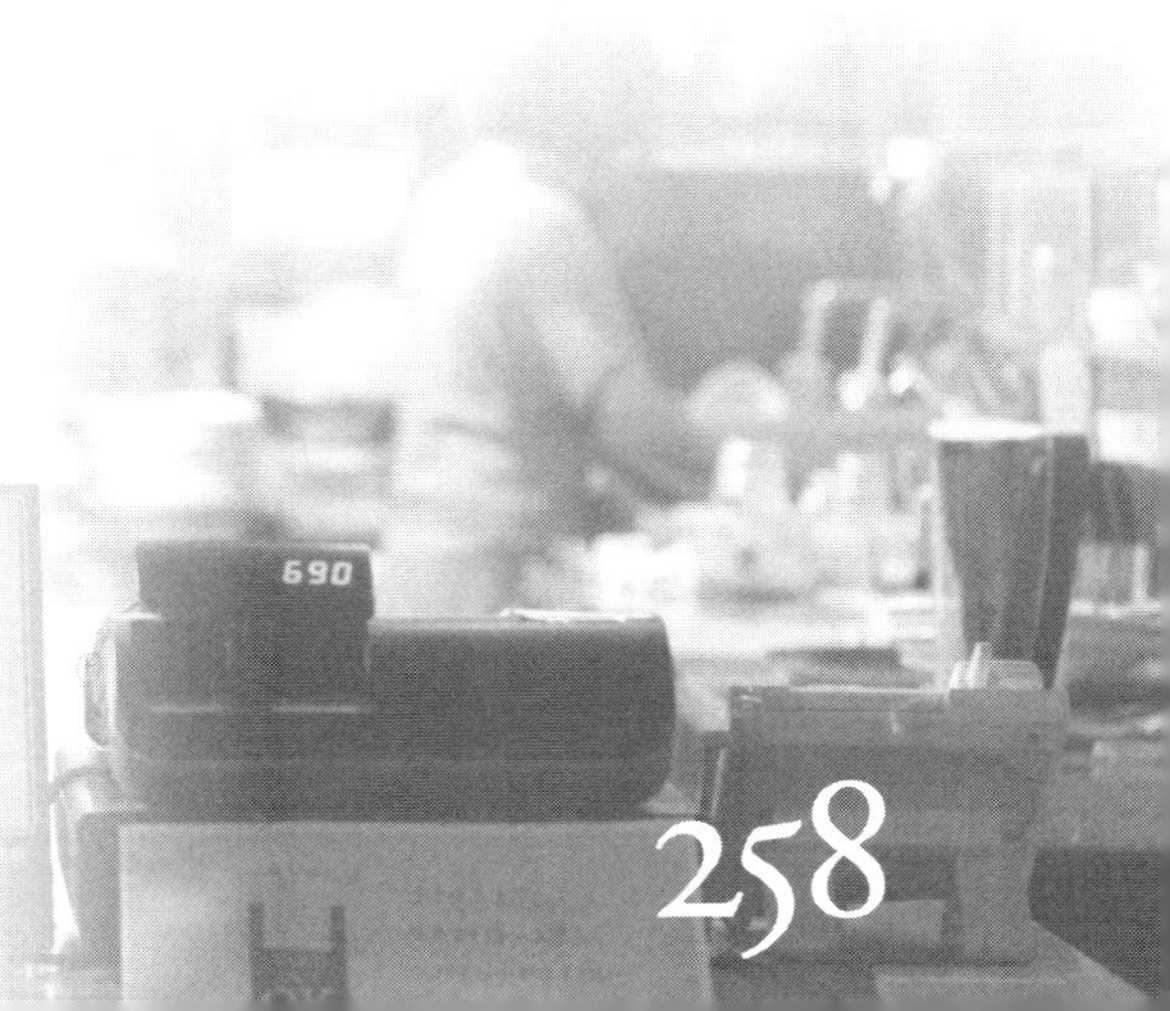

高齢になるほど厭《いと》わない傾向も焦りが生み出した現象《げんしょう》と考えることができます。一見、「抵抗感」の減少は治療への慣《な》れだけで説明できそうに思えますが、時間に追われる当事者にとって、「抵抗感」をもちつづけることは、自分の希望を叶《かな》えるためには何の役《やく》にもなりません。治療現場で湧《わ》き起こる躊躇《ちゅうちょ》を捨《す》て、少しでも早く子をもうけることが先決《せんけつ》なのですから。

アンケート調査では、二〇一〇年代初期の当事者が、時間的焦りのなかにいることを明らかにしました。次章でも取り上げますが、二〇一〇年代初期は、卵巣《らんそう》機能を測《はか》るために登場したホルモン測定法が、当事者の実年齢《じつ》ではなく、生殖可能年齢を科学的に明示《めいじ》するようになってきました。以前とは異なり、二〇一〇年代初期では当事者の時間的焦りは、科学的裏づけをもって迫《せま》ってくるようになったのです。

経済的な壁

また、経済的な要因《よういん》も時間に次いで、協力者の負担になっていました。注目すべきは、治療開始一年以上で経済的要因による協力者の「抵抗感」が大きくなっていたことです。そして、この一年という節目《ふしめ》が、体外受精へのステップアップ時期に該当《がいとう》すると言えるでしょう。当然のことながら、治療費が格段《かくだん》に上がる体外受精以上の高度な治療を受けるには、経済的な豊かさが必要です。そのため、世帯収入が高いほど、体外受精へのステップアップへの「抵抗感」が低い傾向にあることもわかりました。経済的な壁《かべ》は、治療への躊躇《ちゅうちょ》となって当事者に現れるようです。

情報過多による不確実性の高まり

もう一つ、アンケート調査の結果で重要だと考えられるのは、情報に対する協力者の態度です。二〇一〇年代初期は、不妊治療に関する膨大《ぼうだい》な情報に囲《かこ》まれ、それを入手するための情報技術も発達しました[⬇122頁]。そのため、治療開始時に、多くの情報源から簡単に情報収集することができるようになったのです。しかし、今回の調査からは、治療が進むにつれて、情報収集のための情報源数が減少することがわかりました。これは当事者が一般に流通する情報の信用性に疑問をもつことと、必要と考えられる情報を入手し終えた利用者が情報収集から遠ざかることなどが考えられます。そうだとすれば、いつ頃、当事者は情報収集の幅《はば》を狭《せば》めるのでしょうか。

そこで、治療期間を、一年未満《みまん》、一〜四年未満、四年以上に分けて、「治療開始時」と「現在」における協力者の情報源数の比較を行なってみました（**図**4－13）。その結果、すべての治療期間で統計的に意味のある差がみられたと同時に、[26]治療期間が四年以上の協力者の情報源の数が、最も大きく減少していたことがわかりました。

この結果から推測すると、「治療開始時」に複数の情報源から情報収集していた当事者は、利用する情報源を次第に狭《せば》めていきます。そして、そのような情報源の収束《しゅうそく》は、最終的にインターネットと医療者からの情報だけに絞《しぼ》られていくことになります。

当事者が情報源数を減らしていく背景にあるのは、一つに情報の信用性があげられます。今回の調査でも、最も信用できる情報源として医療者が票《ひょう》を独占するような結果になりました。それも、「治療開始時」よりも時間が経《た》った「現在」のほうが、医療者の情報に信頼を置く者の

図4-13　**情報数の変化**（治療期間別）

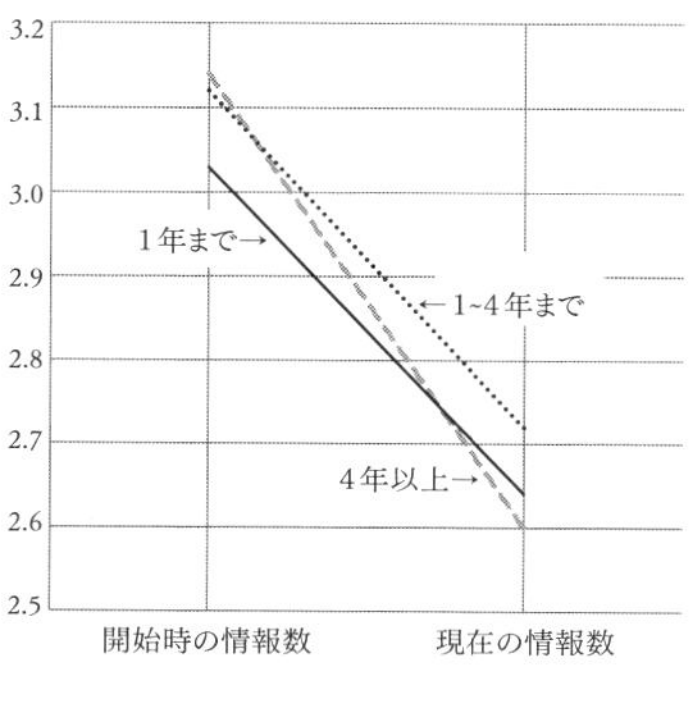

26——一年未満（$t = 3.516$, $df = 2$, $p<.001$）、一〜四年未満（$t = 3.556$, $df = 2$, $p<.001$）、四年以上（$t = 3.002$, $df = 2$, $p<.001$）ともに〇・一％水準で有意差がありました。

割合が増えていたのです。これを踏まえるなら、二〇一〇年代初期の当事者は、主に医療者とインターネットから情報収集していますが、医療者からの情報を主軸《しゅじく》に据《す》え、インターネットを情報収集のサポート役として利用していることが予想されます。

アンケート調査では、二〇一〇年代初期の当事者の特徴をいくつか明らかにできました。なかでも、二〇一〇年代初期の当事者が、少しでも早く子どもをもうけたいと願っていることや、当事者の経済的要因《よういん》が治療行動に影響を与えていることは重要です。また、不妊の原因が女性にあると考える傾向が強いことや、なおも信頼の置ける情報源が少なくて、ほぼ医療者とインターネットからの情報に頼《たよ》って治療を進めている様子も垣間《かいま》みえました。

それでは、これまでにみてきた二〇一〇年代初期の当事者の特徴と躊躇《ちゅうちょ》が、協力者の話のなかでどのようなかたちで現《あらわ》れるでしょうか。

次章では、インタビュー調査の結果を中心にして、二〇一〇年代初期の当事者の躊躇をさらに掘り下げてみたいと思います。

コラム4 ＨＩＶ感染と不妊治療

ＨＩＶ感染と〈性的接触を介《かい》さない〉不妊治療

体内に侵入《しんにゅう》してきた異物《いぶつ》や細菌、ウイルスなどをみつけ、排除する免疫《めんえき》の働きが人の身体《からだ》には備《そな》わっています。ヒト免疫不全《めんえきふぜん》ウイルス（ＨＩＶ）は、ヒトの免疫細胞を破壊し、後天性免《こうてんせいめん》疫不全症候群《えきふぜんしょうこうぐん》（エイズ）と呼ばれる全身症状を引き起こします。面倒《めんどう》なのは症状の現《あらわ》れ方です。ＨＩＶに感染直後の急性期《きゅうせいき》では、インフルエンザに似た症状を起こしますが、いったん軽快《けいかい》し、その後五年から一〇年間は無症状が続きます。この間にウイルスは体内で増殖《ぞうしょく》するため、第三者への感染リスクを高めていきます。

二〇一六年末時点で、世界のＨＩＶ感染者数は三六七〇万人いると推計《すいけい》されています［WHO, 2018］。国や地域による差はあるものの、一五～四九歳の約〇・八％が感染していることになります。日本においても、新規《しんき》ＨＩＶ感染者およびエイズ患者の合計報告数は、二〇〇八年の一一二六件をピークに年間一〇〇〇件を超える年がつづいています［厚生労働省、二〇一七］。

ＨＩＶ感染が問題になるのは、健康被害の甚《じん》大《だい》さもさることながら、ＨＩＶに感染した妊娠中の母親から子どもへの「垂直感染《すいちょくかんせん》」があります。「垂直感染」の確率は一五％以下とされていますが、「垂直感染」した子どもの一七％は一年以内に死亡すると言われています。また、ＨＩＶに感染した女性が、妊娠による身体への負担がきっかけでエイズを発症《はっしょう》する恐れも指摘されています。さらに、妊娠中の母体への抗《こう》ウイルス薬投与《とうよ》が、胎児へどのような影響を与えるかもわかっていません［久慈ほか、二〇〇二］。ＨＩＶ感染者が子をもつには大きなリスクがあるのです。

ただし近年では、抗ウイルス薬が進歩を遂《と》げ、適切な治療を受けることで、ＨＩＶ感染者が寿命を全《まっと》うすることができると考えられるようになってきました。そのため、ＨＩＶに感染した人のなかには医療の力を借りて、自らの発症《はっしょう》を避けながら、自分の子をもうけたいと願う人も現《あらわ》れ始めたのです。そして、そんな願いを叶《かな》える方法として、パートナーとの性的な接触《せっしょく》を介さない人工授精［➡37頁］や体外受精［➡37頁］がクローズアップされるのは、当然の成り行きなのかもしれません。

ＨＩＶ感染者が子どもをもうけるには

男性がＨＩＶに感染した場合、造精《ぞうせい》機能の低下や睾丸萎縮《こうがんいしゅく》がみられ、精液《せいえき》中にＨＩＶウイルスが混入するようになります［久慈ほか、前掲書］。しかし、精子《せいし》内部にＨＩＶが感染することはないとみられていますので、精液中のＨＩＶと精子の表面に付着したＨＩＶさえ除去できれば、不妊治療に用いることができます。現在のところ、「パーコール・スイムアップ法」という精子洗浄法《せんじょうほう》が不妊治療で使われることが多いようですが［久慈ほか、二〇〇二／木内・花房 二〇〇四］、手技《しゅぎ》が高度であるため、実施《じっし》している医療施設は限られています。そのためか、近年ではＨＩＶ陽《よう》性《せい》の男性を対象とした、海外の不妊治療を斡旋《あっせん》する業者も現れてきました。

一方、ＨＩＶ陽性の女性は、抗《こう》ウイルス薬で病状をコントロールできれば、妊孕性《にんようせい》（妊娠する力）を失わないことが明らかにされています［Nurudeen *et al.*, 2013］。ゆえに、パートナーとの性的な接触を介さない人工授精や体外受精にて妊娠を目指すことが可能になります。日本国内にも、ＨＩＶ陽性女性へ人工授精や体外受精を提供する医療施設が現れ始めました。

しかしながら現在の日本では、カップルが共《とも》にＨＩＶ陽性《ようせい》である場合は、不妊治療を受けることは難しい状況にあります。二〇〇六年に、血液製剤《けつえきせいざい》からＨＩＶに感染した夫婦が体外受精の実施《じっし》を願い出たことがありました。依頼された東京の某医療施設は倫理委員会を開いて検討し、実施を承認《しょうにん》したのですが、この承認に対して、厚生労働省が中断を要請《ようせい》したのです。出生後の子どもへの感染はもとより、ＨＩＶに感染している両親の予後《よご》が予測できないことが理由にあげられています。

不妊治療の目的を再考させるＨＩＶ感染

不妊治療におけるＨＩＶの問題は、感染《かんせん》が明らかになっている人たちの子どもをもちたいという希望から始まったわけではありません。ＨＩＶ感染が不妊治療の問題としてクローズアップされたのは、非配偶者間《ひはいぐうしゃかん》人工授精を受けた女性が、ＨＩＶに感染した提供《ていきょう》精子を介《かい》して感染した事件がきっかけでした。一九八五年にオーストラリアで最初の事件が起こり［Stewart *et al.*, 1985］、その後にカナダ、アメリカでも同様の事件が発生しています［Araneta *et al.*, 1995］。精子提供による不妊治療を行なう医療施設は日本では少なく、当時は国内のＨＩＶ感染者も多くなかったため、最初は対岸《たいがん》の火事のように思われていました。

しかし国内でも、同性間の性的接触によるＨＩＶ感染が増えてきました。そのため、多くの不妊治療で、初診《しょしん》時にＨＩＶを含めた感染症検査をするようになりました。日本の不妊治療におけるＨＩＶ問題は、精子提供を受ける限られた当事者の問題から、すべての当事者にかかわるものへと拡大したと言えるでしょう。

ただし、ＨＩＶ検査という「通過儀礼《つうかぎれい》」をすべての当事者がクリアしなければならなくなったということは、ＨＩＶ感染者を不妊治療から締《し》め出すことを意味します。この状況に一石《いっせき》を投《と》じるかたちで現れたのが、薬害《やくがい》エイズ事件によってＨＩＶ陽性《ようせい》になった人たちとその配偶者《はいぐうしゃ》の問題です。


一九八〇年代に起こった薬害エイズ事件では、血友病《けつゆうびょう》患者が非加熱製剤《ひかねつせいざい》によってＨＩＶに感染しました。薬害事件の被害者であるＨＩＶ感染者が、子どもをもつ権利を剥奪《はくだつ》されることは正義ではありません。ＨＩＶ陽性の男性がパートナーとのあいだで子をもうけるのを支援しようとする医療施設では、精子洗浄《せいしせんじょう》や帝王切開《ていおうせっかい》などによって感染リスクを低減《ていげん》させることに加え、薬害エイズ事件の被害者救済を唱えるようになったのです［原田、二〇〇三］。

このような動きがある一方で、ＨＩＶ感染者への不妊治療に慎重《しんちょう》な医師らも存在します。久《く》慈直昭《じなおあき》らは、Ｒ・スミスらの主張［Smith *et al.*, 1991］もとりあげながら、医の倫理と患者の希望とのあいだに生じる対立について論考《ろんこう》しています。そこでは、医療側はリスクを考慮《こうりょ》して、ＨＩＶ感染者への不妊治療を、時として拒否すべきであると述べています。ＨＩＶ感染者に対する不妊治療を法的および倫理的側面から検討し、不妊治療の目的として「どのようなカップルに」「どのような子を授《さず》けるか」をあらためて、真剣に議論すべきだと論じているのです［久慈ほか、前掲書］。

子をもちたいというＨＩＶ感染者の希望は、紆余曲折《うよきょくせつ》の末に、いまや不妊治療の目的を根本から問い直す契機《けいき》となりました。かつてＨＩＶ感染者は同性愛への偏見《へんけん》と相《あい》まって、不当《ふとう》な差別を受けました。すべての人がもつ家族形成の権利を有名無実《ゆうめいむじつ》にしないため、ＨＩＶ感染者への医療的な支援を含めた、新しい時代の新しい家族形成のあり方をいま一度、議論する必要があるのではないでしょうか。

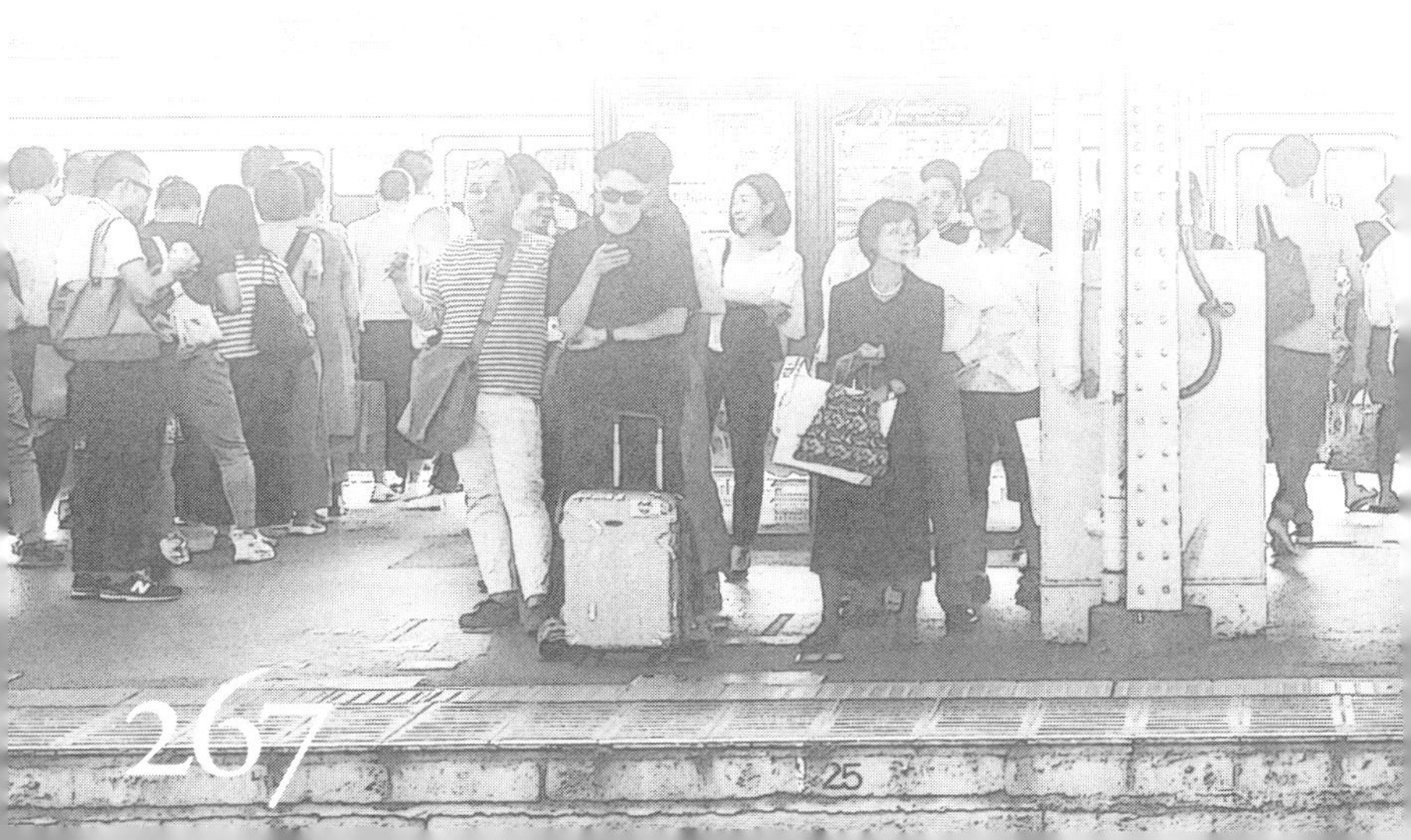

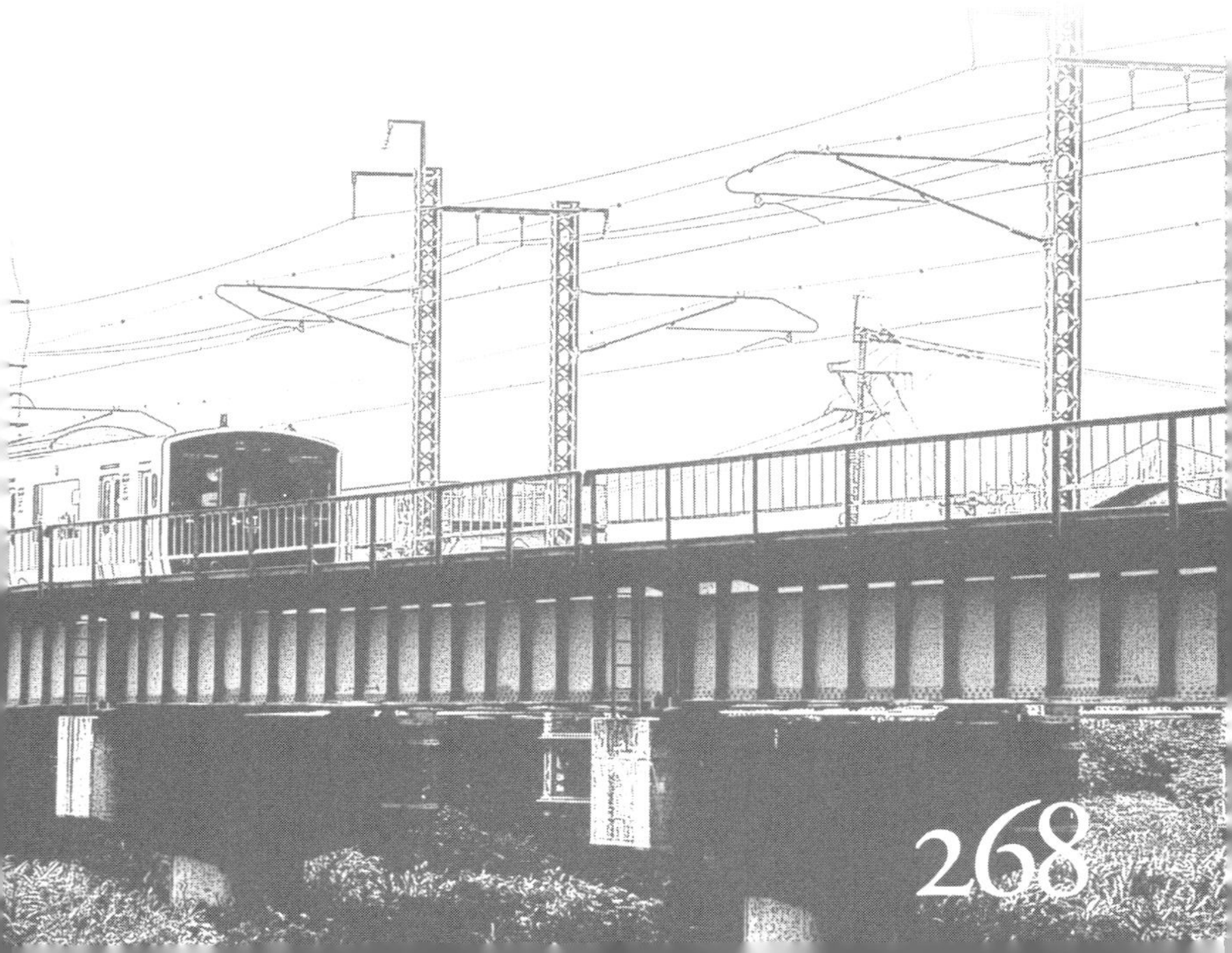

第5章

二〇一〇年代初期の不妊治療と躊《ちゅう》躇《ちょ》
——インタビュー調査から

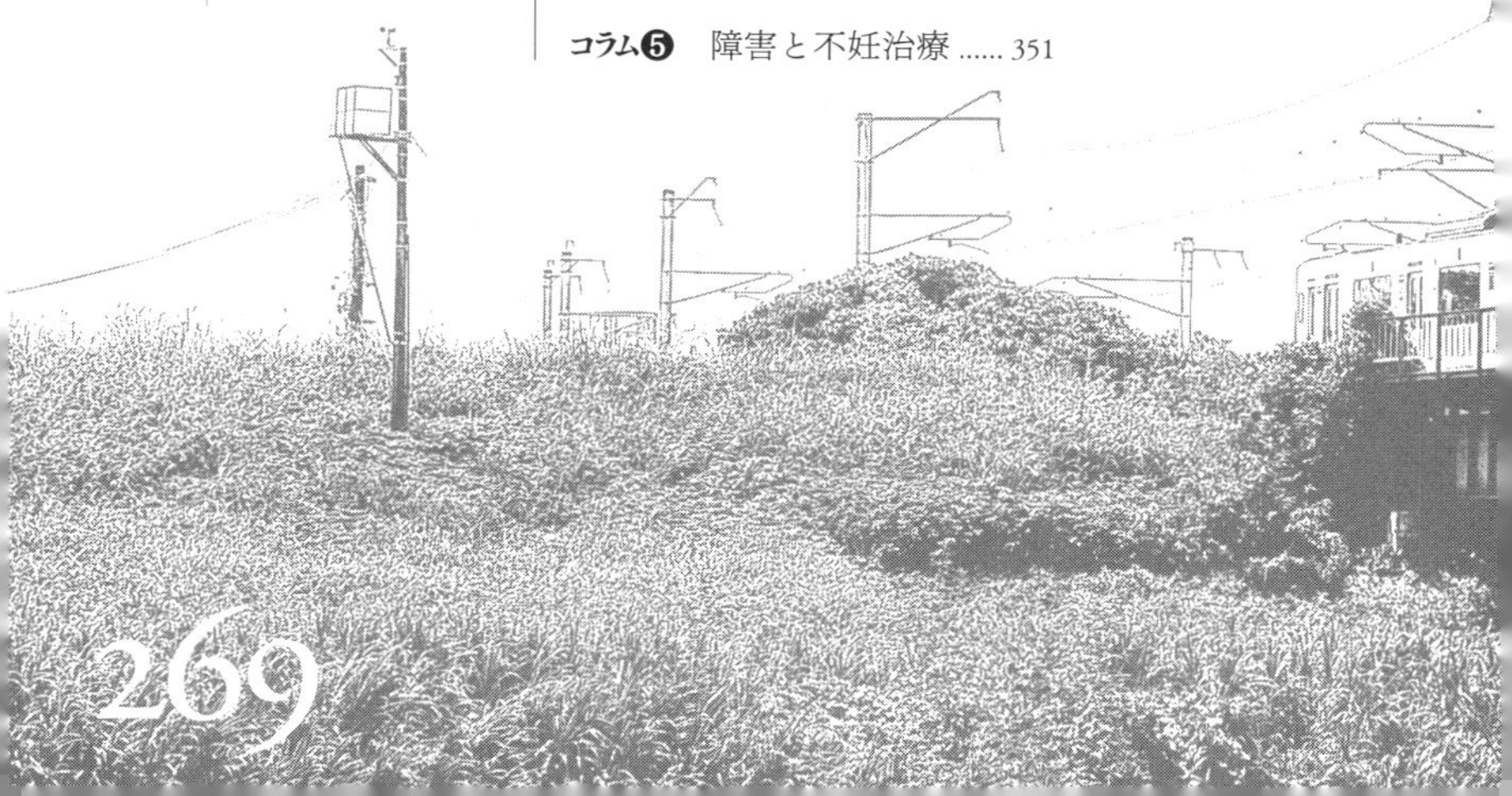

この第5章では、インタビュー調査による、二〇一〇年代初期の当事者の意識をみていきたいと思います。二〇一〇年代初期に不妊治療を受けるということは、どういう経験だったのでしょうか。

二〇一〇年代前半に三九名の協力者（調査への協力者〔➡40頁〕）へインタビューしたデータを、二〇〇〇年代初期のものと同様に分析したところ、二〇一〇年代初期は、「時間的コスト」や「経済的コスト」に対して躊躇《ちゅうちょ》する者が多いことがわかりました（**表5－1**）。「時間的コスト」に関する躊躇は協力者の八五％、「経済的コスト」は七九％にみられたのです。

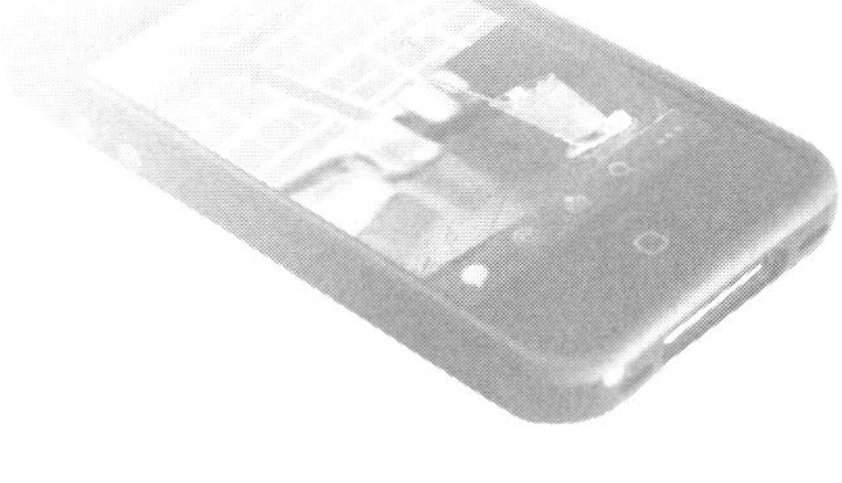

表5-1　**協力者が不妊治療を躊躇する要因**（2010年代初期調査）

協力者（仮名）	①生命への介入	②身体の制御	③子の安全	④自分の安全	⑤パートナーへの負担	⑥不妊治療への偏見	⑦経済的コスト	⑧時間的コスト	⑨未確立な治療法	⑩難解な治療内容
山　崎	●			●			●	●	●	●
森			●	●			●	●	●	
安　部							●	◎		●
池　田			●				●	◎	●	●
橋　本			●		●		●	◎		
山　下		●						●		
石　川								◎		
中　島			●	●	●		●		●	
前　田				●	●		●	●	●	
藤　田				●					●	
小　川							●	◎	●	●
後　藤	●	●			●			◎		●
岡　田	●		●			●		◎	●	●
長谷川	●			●			●	◎	●	
村　上							●	◎		
近　藤			●				●	◎	●	●
石　井			●	●			●	●	●	●
坂　本	●			●			●	●	●	●
遠　藤				●			●	◎	●	●
青　木	●						●	◎	●	●
藤　井	●		●	●	●		●	◎	●	●
西　村			●	●	●	●	●	●	●	●
福　田	●		●	●			●	●	●	●
太　田	●			●		●	●	◎	●	●
三　浦	●					●	●	◎	●	●
岡　本				●			●	◎	●	●
松　田		●					●	◎		●
中　川	●						●			●
中　野	●		●	●	●		●	◎	●	
原　田							●	●		●
藤　原				●	●			◎	●	●
小　野				●			●	◎	●	
田　村	●							◎	●	
竹　内	●					●	●		●	●
金　子				●					●	
和田／夫	●						●		●	
和田／妻			●	●			●	◎	●	●
中　山	●			●		●	●	●	●	●
石　田				●		●	●	◎		●
割合(%)	41	8	31	54	21	18	79	85	74	64
参考数字	**38**	**52**	**43**	**67**	**52**	**71**	**57**	**76**	**86**	**38**

註｜「参考数字」は、2000年代初期調査における数字です。表では、インタビュー内で各要因に該当する躊躇がみられた場合に●を付けました。また、時間的コストのうち、仕事との両立における時間的コストに関して躊躇がみられた場合は◎を付けました。

また、治療内容の理解が困難であるとする者も六四％、治療方法が未確立であるために戸惑《とまど》いを感じたことがある者も七四％いることがわかりました。体外受精が登場して三〇年経《た》っても、不妊治療そのものの不確実性は、当事者にとって不安要素でありつづけてきたことがうかがえます。その一方で、身体の制御《せいぎょ》に関して躊躇した人は八％にとどまり、二〇〇〇年代初期（五二％）より大きく減少しました。パートナーへの負担についても二一％の者が躊躇しているのですが、これは二〇一〇年代初期の協力者の五二％と比べて少なくなっています。

このように二〇〇〇年代初期と二〇一〇年代初期では、不妊治療を受ける当事者が受診《じゅしん》を躊躇する内容が微妙《びみょう》に異なってきていることがわかります。では、いったいどのように変化したのでしょうか。以下で、二〇一〇年代初期の当事者の躊躇に焦点《しょうてん》を合わせてみたいと思います。

1 子を得るためのもう一つの方法

二〇一〇年代初期の調査協力者の特徴として、まず不妊治療を確立された医療の一つとみなし、子どもをもつために選べる、ごく普通の手段と捉《とら》えていることがあげられます。そのためか、後《うし》ろめたい行為として不妊治療をみることもほとんどなくなっており、家族形成の一環《いっかん》として、不妊治療が当たり前になっていることがうかがわれました。

ただし後で触れますが、不妊治療が医療として確立したようにみえたとしても、協力者が実際に治療を受け始めると、簡単に妊娠できないことがわかります。治療を進めるにしたがって、不妊治療に対してもっていたイメージは、徐々《じょじょ》に崩《くず》れていくのです。

それでは、不妊治療が医療として完成したと考える協力者は、どのように不妊治療を捉《とら》え、これを利用しているのでしょうか。以下で具体的にみていきたいと思います。

いまだに残る倫理的な躊躇

二〇〇〇年代初期の協力者は、不妊治療の倫理《りんり》的な問題に敏感《びんかん》で、これが治療を受けるかどうかだけではなく、治療後も影響を与えていることを紹介しました［⬇161頁］。時に罪悪感《ざいあくかん》と向き合いながらの不妊治療は、身体面の負担とは異なった大変《たいへん》さがありました。これに対し、二〇一〇年代初期の当事者は、不妊治療の倫理面をどのように受け取っているのでしょうか。その一例として以下に松田さんの話を取り上げます。松田さんは、人工授精《じんこうじゅせい》［⬇37頁］にはそれほど大きな抵抗がなかったのですが、体外受精《たいがいじゅせい》［⬇37頁］の実施《じっし》は大いに躊躇《ためら》いました。

松田——最初に通い始めたときには、体外〔受精〕は、金銭的なものよりか、心理的な抵抗のほうが強くて、まだ考えられないなあと思っていました。

＊——どういうところが特に気持ち悪いんでしょう？

松田——倫理的な部分です。人間が手を出していいことなのだろうか、不遜《ふそん》なのじゃないかとか、そういうところを感じていました。別に私、特定の宗教を信仰しているとか、まったくないんですけれども。

＊――人工授精のときもあったんですか。

松田――人工授精もありましたが、仕組みを聞いて、人工授精はそこまで〔抵抗はなかった〕。私の倫理観《かん》なんですよ。生命観というと大袈裟《おおげさ》ですけど、そこまで抵触《ていしょく》しない感じでした。

＊――やはり体外受精は外に出すということですか。人がかかわっていることですか。

松田――そうですね。卵を薬で育て……、そうか、薬も出てくる。薬で育てて体外に出して人の手で受精させて戻すというところですよね。そこまで人の手でやってしまってもいいのかどうか。完全に〔精子を〕一匹選《えら》んでプス、チュっとやる。完全に人の手なので、そこまで人がやってしまってもいいのかなあというのは、当初すごく抵抗を感じていました。

＊――リスクなどはどうですか。リスク面での抵抗感は。

松田――あんまり考えてなかったんです。

「そこまでしていいのか」という躊躇《ため》らいの言葉は、二〇〇〇年代初期の協力者にもみられました〔⬇159・161・163・205頁〕。ほぼ同様の躊躇《ちゅうちょ》が二〇一〇年代初期の協力者にもあることがうかがえます。二〇〇〇年代初期と二〇一〇年代初期では、倫理的な抵抗をもっていた協力者の比率は三八％

と四一％であり、あまり変わっていませんでした（表5−1〔⬇271頁〕）。今も昔も不妊治療の倫理的な問題は、当事者に躊躇《ためら》いを与える要因《よういん》であることに変わりはないようです。

ただし、二〇〇〇年代初期と二〇一〇年代初期では、不妊治療の倫理的問題に関する躊躇《ちゅうちょ》の持続時間に違いがみられることがわかりました。二〇一〇年代初期の協力者は、二〇〇〇年代初期とほぼ同程度の割合で倫理的な躊躇をもっていたのですが、その躊躇は、わりと短期間のうちに減少もしくは消失《しょうしつ》したのです。これは第4章でのアンケート調査でも、同じ結果が出ています〔⬇242頁〕。

これに対し、二〇〇〇年代初期の協力者は、倫理的な問題への躊躇いを継続させがちでした。第3章でみたように、治療を中止に至《いた》らしめたり〔⬇159頁〕、治療によって子どもをもうけた後にも罪悪感が残りつづけたりしていたのです〔⬇168頁〕。つまり、不妊治療を始めるにあたり、倫理的な問題から治療を躊躇うことがあるという点は二〇〇〇年代初期と同じですが、二〇一〇年代初期はこの躊躇いを短期間のうちに吹《ふ》っ切《き》ることができるようになったのです。

さらに二〇一〇年代初期に特徴的なこととして、不妊治療のリスクに関する躊躇が、倫理的な躊躇よりいっそう、問題にされなくなったという点です。先にあげた松田さんは、倫理的な問題に深い躊躇いを感じていましたが、リスクはあまり気にしていませんでした。他の協力者はどうだったのでしょうか。以下で、もう少し詳《くわ》しくみていきます。

気にしたことのないリスク

二〇一〇年調査の協力者は、不妊治療を、心身ともに負担の多いものだと捉《とら》えていました。しかし、その負担は、将来に生じうる予測できない弊害《リスク》に対して向けられるのではなく、自分の身体《からだ》に現《あらわ》れる具体的な苦痛に焦点《しょうてん》が合わせられがちであることがわかりました。たとえば森さんは、知人が不妊治療で元気な子どもをもうけたことを聞いており、インターネットからも子どもが被《こうむ》るリスクが問題にならない程度であるとの情報を得ていたとしています。身近な具体例は説得力がありますし、科学的な統計にもとづいた情報も森さんの安心感の基盤となっているようです。

＊——体外受精によってできた子どもということで、安全面は気にならなかったですか。

森——知人から〔子どもを〕体外受精でできたと聞いていて、インターネットでも〔子どもの〕障害の確率は同じだと書いているのを見ました。最近は体外受精を受ける人が高齢《こうれい》になっているので、〔不妊治療のリスクが高いというのは〕そのあたりであると思ったりします。身近にいたからかもしれませんが、技術に関しては〔リスクを気にすることは〕なかったです。

また、森さんが不妊治療のリスクに躊躇《ちゅうちょ》しない理由として、日本の晩産化《ばんさんか》〔⬇94・129・131頁〕があげられています。子どもが被《こうむ》る弊害《リスク》は、不妊治療で提供される技術や薬剤といった人為《じんい》的な操作から生み出されるよりも、子どもを産もうとする世代の年齢が高まっていることによる、当然の現象であるとの認識です。問題にすべきは不妊治療ではなく、高齢出産という二〇一〇年代初期の社会状況にあると森さんは考えているのです。

森さんには、友人という実例やインターネットからの情報という判断材料がありましたが、そのような判断の根拠をもたない協力者もいました。石田さんは不妊治療の弊害《リスク》よりも便益《ベネフィット》のほうが多いとしています。しかし、石田さんが気にする弊害《リスク》は二〇〇〇年代初期の協力者が恐れていた得体《えたい》の知れない不安へ繫《つな》がるようなものではありません。ホルモン剤による身体的な負担や採卵《さいらん》〔⬇37頁〕の痛みといった、身体に生じる具体的な苦痛なのです。

＊――不妊治療のリスクを考えられたことはないですか。これをやったら危ないんじゃないかっていう躊躇《ためら》いですけど。

石田――そうですね、リスクよりも得られるもののほうが大きいと思って。だから抵抗がなくできたのかなって思います。

＊――じゃあ、少しはリスクに対して意識はおありだったんですか。どんなリスクがあるとか、懸念《けねん》されたことはありますか。

石田――いやぁ、たぶん、そこまでなかった。ほんと身体《からだ》に負担があるけどっていう感じでした。

身体に生じる具体的な負担をもって、不妊治療のリスクとする協力者は、石田さんだけではありませんでした。これは、二〇一〇年代初期の不妊治療におけるリスクが、当事者にとって重大視するほどのものではなくなりつつあることを意味します。

ただし、これは少し注意が必要な現象です。リスクが実際に減ったのか、それともリスクはあったとしても、当事者がそれを過大視《かだいし》しなくなったのかを見極める必要があるからです。そこで、二〇一〇年代初期の当事者が、不妊治療のリスクを判断する材料が問題となってきます。それが、不妊治療がこれまで蓄積《ちくせき》してきた三〇年来《らい》の実績《じっせき》です。

三〇年来《らい》の実績《じっせき》と理性的判断

協力者が不妊治療のリスクに戸惑《とまど》わなくなった背景には、もう一つ大きな要因があることがわかりました。それは、これまで特に大きな問題なく、不妊治療がつ、づ、け、ら、れ、て、き、た、という動かしがたい事実です。たとえば小川さんは、不妊治療が安全性を確立したのは、技術の発展以上に、時間の積《つ》み重《かさ》ねという地道《じみち》な実績《じっせき》があると考えていました。

小川――若干《じゃっかん》は、例えば双子《ふたご》ができやすいとか、そういうことはあるのかと思ってますけど、それぐらいですかね。何か影響があるとすれば、自分がいま想定しているのはそれぐらいじゃないかと思って。

＊――それはどこから知識を得たんですか。

小川――ネットで。四〇人に一人ではないですけど、それぐらい〔の確率で〕、そういう環境で生まれてくる子がいるわけなので、そういうマイナスの可能性が非常に高いものであるならば、そんなにも生まれてくることはない〔＝不妊治療によって子どもは生まれてこない」んじゃないかと思いますし。だって普通にしてても、ダウン症《しょう》の可能性だってありますよね。それを考えたら、別にそんなに影響するとは思えないですね。

＊――なるほど。変な質問ですけど、昔のほうが「大丈夫かな？」と思いながらやっていたということをどう思われます？

小川――昔は実績がないじゃないですか。体外受精《たいがいじゅせい》で生まれた子どもは、そんなにいなかったと思うので、今になってこれだけいっぱいいて、そんなに異常がないよという、時間が解決してくれたものだろうと思うんです。

興味深いのは、小川さんの考えるリスクが、自然妊娠のそれとさほど変わらないという点です。「双子ができやすい」、「普通にしててもダウン症の可能性がある」といったリスクは不妊治療に限ったものではありませんし、これらが不妊治療によって大きく高まるというデータもないと小川さんは考えています。つまり、二〇一〇年代初期の協力者が躊躇するリスクは、必ずしも不妊治療によって引き起こされるわけではないのです。小川さんと同様に不妊治療以外の出産リスクを話す協力者として、藤井さんもあげられます（以下に発言をそのまま引用します）。

藤井――すごく悩んだのが、年齢が年齢なので、ダウン〔症〕の子だったらどうするっていうことを〔夫婦で〕すごく話しあったんですよね。そんな子でも産めるかと言われたら、ちょっと自信なかったので、そんな気持ちでやっていいのかなというので、すごい悩んで看護師《かんごし》さんにも聞いてもらったんですけど、「それ〔＝リスク〕はＡＩＨ〔＝人工授精〕でも一緒ですし」って。まあ、今となれば何《なん》でもいいやっていう感じです。

＊――乗り越えちゃったんですね。

藤井――うん。そのときはすごい悩んで、神の領域にかかわると思って、すごい罪悪感とか。そうですね、悩みましたね、すごく。そんな子が生まれたら自分の責任で、ずっと一生面倒《めんどう》みられるだけの財力と年齢的な体力があるかといったら、「ないね」ということになって、すごい悩んだけど、やっぱり〔子どもは〕欲しいという気持ちが先だったのでやったのかな。

藤井さんが悩んだのは、自分の年齢でした。しかし看護師に、人工授精《じんこうじゅせい》をしてもしなくてもダウン症の子どもが産まれる確率は同じと言われてしまいます。「神の領域にかかわる」として、倫理《りんり》的な躊躇も手伝っていますが、藤井さんが不安に思っているのは、不妊治療そのもののリスクというより、自分の年齢が引き起こすリスクのほうが大きいと言えるでしょう。藤井さんのように年齢によるリスクを懸念《けねん》する協力者はいずれも、高齢出産によって増加するダウン症について話していました。これらを総合すると、二〇一〇年代初期の協力者は、不妊治療のリスクを自然妊娠におけるリスクと高齢出産のリスクの和《わ》に限りなく近いと考えていることがわかります。つまり、不妊治療固有のリスクは限りなく小さく、無視してよいほどの脅威《きょうい》と考えられるようになったのです。それに代わって新しい脅威が出現してきました。それが、協力者自身の〈年齢〉なのです。

このような認識は、協力者の不妊治療に対する積極的な姿勢へ繋《つな》がっていました。第4章のアンケート調査でも明らかになっていたとおり〔⬇252頁〕、二〇一〇年代初期の当事者は少しでも早く妊娠したいと願っていましたが、その理由には高齢出産が絡《から》んでいることがうかがえます。少しでも早く妊娠しなければ、リスクは高まっていく一方なのです。たとえば、以下の村上さんは、顕微授精《けんびじゅせい》〔⬇37頁〕を受けることに全く躊躇していませんし、明るく積極的ですらあります。かつての協力者のように、顕微授精で卵子《らんし》に針《はり》を刺すという行為が禁忌《タブー》として捉《とら》えられるようなことは〔⬇156頁〕、村上さんの話のなかにはいっさい見あたりません。むしろ不妊治療で得られた受精卵《じゅせいらん》を最大限に活用し、速《すみ》やかに結果を出せないことのほうが問題なのです。

＊——昔は体外受精をするにも〔顕微授精で針を〕刺《さ》すにも躊躇してたんですけど。

村上——だって、そうしなきゃ受精卵にならないでしょという話なんですね、私からすれば。

＊——当然？

村上——当然！　だって、まず受精卵をつくらなくっちゃ、その子が育つかどうかなんてわからないんだからというのが私のなかに。だって、「せっかく採《と》れた卵子をそのまま捨てちゃうの?」とか思うほうなので、もったいないとか思っちゃう。せっかくのチャンスがあるのに、それを使わない手はないという。

二〇一〇年代初期における協力者は、二〇〇〇年代初期の協力者よりも不妊治療に対してリスクを感じにくくなっている傾向にあることがわかりました。インタビューのなかで、子どもの安全と自分の安全について躊躇したことを話した協力者は、二〇〇〇年代初期で四三%と六七%であったのに対して、二〇一〇年代初期では三一%と五四%にそれぞれ減っていましたた(**表5-1**[⬇271頁])。ただし注意すべきは、近年の協力者が「不妊治療にはリスクがない」と単純に考えているわけではなさそうだということです。弊害《リスク》と便益《ベネフィット》を勘案《かんあん》すると便益のほうが圧倒的に高いと功利的《こうりてき》に判断し、そう判断したからには治療に専念《せんねん》すると気持ちを切り替えているようなのです。

二〇一〇年代の協力者によるこのような態度については、次章でもう少し詳《くわ》しく取り上げますが、そのような傾向をもった協力者は不妊治療に積極的で、妊娠する可能性を引き出すためなら、いかなるチャンスをも逃さないという姿勢をとるのです。そして、二〇一〇年代初期の協力者がそのような態度をとる背景には、現代の晩婚《ばんこん》による高齢出産のリスクが、不妊治療のリスクよりも強く懸念《けねん》されているからだと考えられます。

ただし、二〇一〇年代初期の協力者すべてが、不妊治療のリスクに対して完全に割《わ》り切《き》れているわけではありません。たとえば岡田さんは、調査当時に人工授精をしていましたが、不妊治療に対する戸惑《とまど》いを以下のように話しました。

岡田――自分がどういう状態で〔子どもができないのか〕ということも気になるんですけど、まあ〔それは〕一割ぐらいで、たぶん九割は、それ〔=不妊治療〕をしたことによって生まれた子どもにどういう影響があるのかということのほうがやっぱり気になるので。でも、データがないことじゃないですか。

＊――〔人工授精をされていますが、〕人工授精まではOKだったんですか。OKというか、あまり抵抗なくいけるとか。

岡田――でも、タイミング〔⬇37頁〕も一年ぐらい粘《ねば》りましたけど。

＊――希望としてはタイミングでおさめたかった？

岡田――そうです。はじめはそれでも排卵誘発剤《はいらんゆうはつざい》とか嫌《いや》なぐらいだったので。

＊――体外受精になるとさらに採卵《さいらん》とかありますからね。

岡田――でも、なんかコロコロコロコロコロと、あれよあれよというあいだに〔治療が進む〕みたいな。

岡田さんは、三〇年間のデータの蓄積《ちくせき》が不妊治療の安全性を確保しているとは考えていません。それどころか、現状ではデータは不十分だと考えています。体外受精が日本で始まったのが一九八三年ですから［⬇55頁］、調査当時の二〇一五年までは三二年間のデータがあります。これを「三二年ぶんもの十分なデータがある」と捉《とら》えるか、「たった三二年ぶんしかない」と捉《とら》えるかは、個人差かもしれません。しかし、二〇〇〇年代初期と同じく現在でも、同じような不安をもちながら不妊治療をしている人たちがいることを忘れてはならないでしょう。そして、岡田さんが抱《かか》える躊躇は、十分に吟味《ぎんみ》される暇《いとま》をあたえられないまま、不妊治療を進めるなかで、置き去りにされているのです。

2 難《なん》解《かい》な治療

二〇一〇年代初期の不妊治療については様々な情報が提供されています。少し大きめの書店に行けば、不妊関係の書籍コーナーがありますし、インターネットで検索すると数多くのウェブサイトがみつかります。どれを読もうか悩んでしまうほどです。

不妊治療に関する情報が豊富になった現在では、わからないことはすぐに調べられるようになりました。これは不妊治療に対する不安を減らせるような環境が整《ととの》いつつあることを示すように思えます。しかし、今回の調査では意外な結果が出てきました。二〇〇〇年代初期に比べて治療内容の理解が難《むつか》しく、戸惑《とまど》ったと考える協力者の割合が増えたのです。では、二〇一〇年代初期の協力者は、理解が困難な治療にどのように接しているのでしょうか。以下では不妊治療を難しいと考え、躊躇《ちゅうちょ》した協力者についてみていきたいと思います。

知識がない

医師の指示通りにさえしておけば、それなりに不妊治療を済《す》ますことはできます。しかし、治療を納得して進めるためには、治療内容を理解する必要があります。協力者の多くは、治療のために病院に通《かよ》うようになって初めて、自分には生殖《せいしょく》に関する医学的な知識がほとんどないことを自覚し、呆然《ぼうぜん》としていたのです。そのような状況に追い込まれた協力者は、なんとかして必要な情報をかき集めようとしていました。第4章のアンケート結果にも現《あらわ》れていたように、治療開始時に参考にした情報源は、治療がある程度進んだアンケート調査時と比較して数が多かったことを思い出させます〔↓239頁〕。不慣《ふな》れな治療に合わせるよう、治療開始時に協力者が多くの情報源から知識をかき集めている様子がうかがえます。たとえば池田さんは『赤ちゃんが欲しい』という雑誌を知人から譲《ゆず》り受けました。その雑誌から、やっと必要最小限の知識を得たと話しています。

池田――『赤ちゃんが欲しい』という雑誌があるって知らなくて。私は書店に並んでるそういう本とかを読んでただけだったので。〔…〕それを読み始めて、なんかちょっとそのへんから、がんばっていけるかもという前向《まえむ》きな気持ちになって。

＊――例えばどういうところで前向きになれたんですか。

池田――ほんまは先生に聞きたかった治療のこととか、何《なん》でこういうことをするかというのを〔その雑誌は〕全部書いてくれてたというか、〔病院では医師に〕「何《なん》でこれ〔をするのか〕、どういうことですか」というのを言えなくて、私自身。

＊――じゃあ、何《なに》かわからないまま血液検査をされてたけど。

池田――そうです、そうです。とりあえず診察《しんさつ》で言われて、こうやって、こうやって説明を受けて、「はいはい、はいはい」言ってるだけやったので。

＊――例えばどういうものが、「あ、なるほど」と納得《なっとく》できました?

池田――ホルモン注射をおしりに打ったほうが痛くないとか、しょうもないことなんですけどね。私、ずっと腕《うで》に打ってたんですね。すごい痛くて。あと、基礎体温《きそたいおん》〔⬇38頁〕をなんでつけなあかんのかという意味とか、どういうふうに基礎体温を見たらいいかというのもわからなかったので。

＊――じゃ、それまで本当にわからなかったんですね。

池田――もう〔無我〕夢中で〔基礎体温を〕つけてました。なんかね、〔その雑誌は〕すごく素人《しろうと》目線《めせん》での書き方をしてくれてるので、読みやすいというか入《はい》りやすい。

この雑誌を得たことで、池田さんはやっと前向きに治療を始めることができたと言います。それまでは医師に言われたままの受け身の治療だったのが、積極的に治療方針を選び取れるようになったのです。同様に、他の協力者も、自分には生殖《せいしょく》に関する基礎的な科学知識が不十分であることを嘆《なげ》き、池田さんのように、理解が追いつかない治療に流されている状況に躊躇していたのです。

ここで注意したいのは、池田さんには情報源として医療者以外に、あまり参考にならなかった書籍と、知人から譲《ゆず》り受けた『赤ちゃんが欲しい』という雑誌の二つがあるということです。そして後者は「素人目線《しろうとめせん》での書き方」で初心者の池田さんにもわかりやすい説明が書かれていました。不妊治療に関する専門的な説明を一般へ嚙《か》み砕《くだ》いて広めるという作業が、ここ一〇年で進歩していることがわかります。そして、このような雑誌が、知人を介して池田さんのもとに届いたということも、大きな変化だと考えられます。二〇一〇年代初期では、情報の流通量の増加以外にも、人と人とのあいだで情報を遣《や》り取《と》りできるようになったのです（二〇〇〇年代初期における周囲の人びとの態度は、第3章［⬇173頁・179頁］を再読ください）。

二〇一〇年代初期では、様々なメディアを通じて情報を入手できるようになりました。しかし、これらの情報を理解する術《すべ》がなければ、情報量の多さは何の意味ももちません。池田さんが不妊治療のことを理解できるようになったのも、嚙み砕いて説明している雑誌に巡《めぐ》り会えたからでした。このような仲介役《ちゅうかいやく》がなくても、情報を読み解《と》けるか否《いな》かが、二〇一〇年代初期の問題になってきているのです。一般に情報リテラシーと呼ばれる問題ですが、これが当事者のあいだに広がっていることに気づいた協力者もいました。前節にも登場〔⬇283頁〕した村上さんは、不妊治療で受精卵《じゅせいらん》をつくることが最優先課題だと考えています。しかし、体外受精を受ける当事者ならば、そのようなことは当然、十分理解されているはずなのです。

村上――双子《ふたご》ができる理由をいまだにちゃんと説明できない女子なんて、ゴマンといると思いますよ。思いません？　一卵性双生児《いちらんせいそうせいじ》と二卵生《にらんせい》双生児の違いがわからないって子がゴマンといると思います。〔…〕情報がこんなに溢《あふ》れてるのに、なぜ正確な知識を得られてないんだろうって不思議に思います。たぶん高校の理科の減数分裂《げんすうぶんれつ》の〔授業の〕ときに、みんな諦《あきら》めちゃうんだなと思うんですよ。単純だと思うんだけど、やっぱり理科でつまずく人はそこでつまずくって。高校のときに男の先生だったんですけど、女子の理科離《ばな》れは、そこを理解するかどうかで変わってくると、はっきりおっしゃってましたね。だから理系、「リケジョ」と言われる子はそこの難関《なんかん》も突破して、なおかつ物理も得意で微分積分《びぶんせきぶん》もぜんぜん問題なく進んでいる子たち。逆に〔子どもが〕欲しいと思ってる人に限って、そういう知識がなかったりとか。受精卵をつくらないことには子どもはできませんよというのに、そこで立ち止まっていたらどうにもならないのになあと思いますけど。

二〇一〇年代初期の情報との接し方

不妊治療に関する基本的な科学知識が揃《そろ》っていれば、情報が溢《あふ》れていても躊躇《ちゅうちょ》することなく治療に向かえるはずです。これは、不妊治療を受け容《うい》れるべきかという社会的議論が生じた際に、専門家のあいだで注目された考え方とよく似ています。これが正しいか否《いな》かは別として、知識の不在《ふざい》が新しい技術に対する恐《おそ》れを呼ぶという考え方が二〇一〇年代初期の協力者に現《あらわ》れ、治療を積極的に行なうよう促《うなが》したという点は重要です。漠然《ばくぜん》とした恐れにもとづく躊躇は、不妊治療で子どもをもうけたいと願う当事者の希望にストップをかけます。しかし、豊富になった科学的知識と理性的な判断によって、このような感情的反応を食い止めることができるのです。

しかし、実際はどうでしょうか。池田さんのように不妊治療に関する情報収集に手こずっている協力者と、村上さんのように知識に明るい協力者とでは、治療への向かい方に違いがあるのでしょうか。そこで、二〇一〇年代初期における、不妊治療の情報と治療に対する躊躇との関係をもう少し詳《くわ》しくみていきたいと思います。

二〇一〇年代初期の協力者が参考にしていた情報源《げん》には様々なものがありました。インタビューのなかで協力者が情報源としてあげたものを集計したところ、新聞五%、テレビ二九%、一般図書六一%、専門図書五%、医療施設作成の冊子《さっし》二一%、医療施設の説明会二四%、友人・知人・配偶者《はいぐうしゃ》六一%、当事者団体五%、ウェブサイト（一方向性《いちほうこうせい》）八四%、ウェブサイト（双方向性《そうほうこうせい》）五三%、講演会・公開講座三%でした（**図5-1**）。二〇一〇年代初期の協力者は、まずインターネットへ接続《せつぞく》するようです。

　しかし注目すべきは、インターネットの他《ほか》に、新聞やテレビなどの従来メディアに加えて、池田さんが参考にした一般図書や、人を介《かい》した情報からも、不妊治療の情報が交《か》わされていることです。多様な情報源から治療にかかわる情報が収集されていることになります。これは第4章のアンケート調査でも明らかになっています［➡237頁］。

図5-1　「2000年代初期調査」「2010年代初期調査」における協力者の情報源の利用割合比較（%）

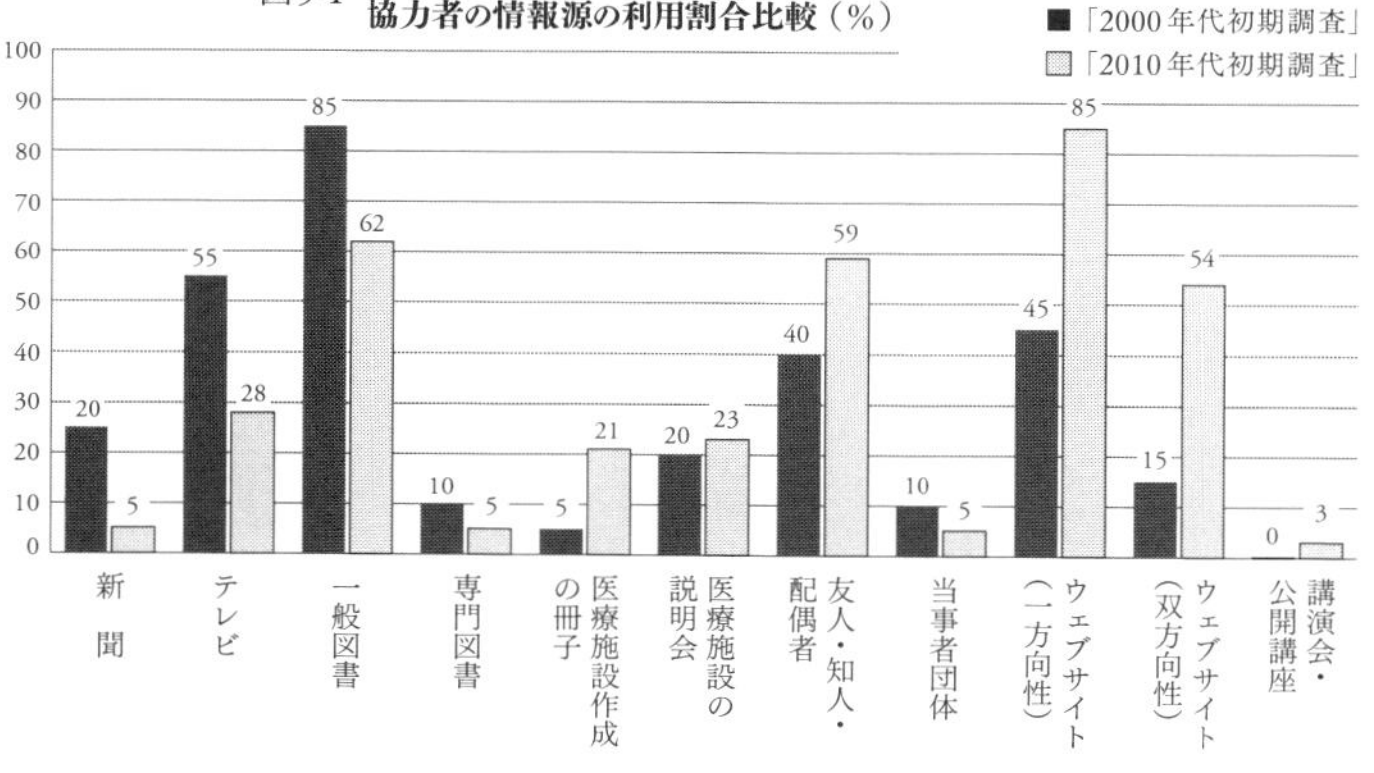

そこで、以下ではインターネットを介した情報収集を例に、二〇一〇年代初期の協力者の情報との接し方についてみていくとともに、二〇一〇年代初期の協力者の不妊治療に対する躊躇についても検討していきたいと思います（この頃の情報通信環境については、前述［➡122頁］を参照ください）。

協力者がインターネットを通じて、どのような情報を入手していたか調べたところ、大きく三つに分かれました。それは、病院情報、標準的な治療の進行に関する情報、自分の状況を判断するための情報でした。これらの情報は、当事者同士が自分の経験を踏まえた具体的なかたちで遣《や》り取《と》りされるのが特徴でした。たとえば近藤さんは、不妊治療に関する情報収集の始まりを以下のように話しています。

近藤――〔病院に関する情報交換の〕専用のサイトがあったりとかするから、そこで見たりして。それで、「ここではダメだったのでやっぱり有名なところに行きます」、「ここはどのくらいって見切《みき》りをつけていたほうがいいですよ」、みたいな人が結構《けっこう》いたから。

＊――そういう情報収集というのは、いつから始めたんですか。

近藤――〔病院へ〕行きだしてからです。病院検索して、紹介状をもらった病院は、どんなんなのかなって思って調べて。

＊――それから治療の知識を集めるんですか。タイミングとか人工授精とか。

近藤――はい。そうです。不妊治療の病院に初めて行ったときに、看護師さんに三〇分ぐらいカウンセリングとかされたりしたときに、こういう治療があってという、今後の流れを説明してもらって、初めてタイミング法とか、クロミッドとか、ホルモン注射とか、人工授精《じんこうじゅせい》とかいう言葉を聞いて。なんの予備知識もないまま行っちゃったから。

＊――治療に関してですけど、病院で聞いた話とインターネットで調べた話と、その時間とか量、どっちが多いですか。

近藤――病院は何となくこんなもんだなあと思って、わからない点だけ訊《き》いて、インターネットをしているほうが多いですね。

＊――ザックリですけど何対何《なんなに》とか。

近藤――たぶんザックリいったら八対二ぐらいですね。インターネットが八ぐらい。

＊――そうですか。どっちを信用していますか。

近藤――ネットで書かれていることを、またさらに病院で聞いたりしても、全部同じ答えとかだったから、じゃあそういうことかっていう感じ。〔…〕ただ、確率のことは、ネットで人工授精の〔成功の〕確率、二回目は六〇%とか書かれているけど、病院で、そんなにはないよとは言われました。そういうところは〔インターネットの情報を〕信じてなかったから、こんなにあるはずがないだろうと思って。

近藤さんの情報収集は、インターネットによる病院検索から始まって、病院での説明へ進み、そして再びインターネットでの情報収集へと向かっています。インターネットと病院では、八対二程度の比率で情報収集されているようです。二〇〇〇年代初期とは、情報へのアクセス方法が大幅に変わっていることがうかがえます。アンケート調査でも医療者とインターネットからの情報がよく利用されていることがわかりましたが、圧倒的にインターネットからの情報収集時間が多いことになります。ただし、インターネットからの情報の信頼性はあまり高くなく、近藤さんはインターネットの情報を病院で確認するというやり方を採用しています。

このように信頼性には疑問をもたれながらも、インターネットへの接触《せっしょく》時間が長いため、インターネットからの情報が治療方針の決断へ影響を与えることがあります。近藤さんもそんな影響を受けています。

＊——治療期間はどう考えておられますか。

近藤——期間はもう二年ぐらいしか考えてないですね。たぶん二年できなかったらダメだろうなと思って。インターネットとか調べたら、体外受精とかまで行くとしたら、そんなにはかからないと書いていたから、二年でダメだったらもう諦《あきら》めようと思って。

近藤さんは不妊治療を二年以内に留《とど》めようと考えていました。そのような判断は、インターネットで交《か》わされる情報にもとづいています。人工授精の成功率や体外受精へ進んだ場合に効果が出る見込みは二年であるという「科学的」な情報が、近藤さんの判断基準になっているのです。しかしながら、インターネットで交わされる情報が、すべて信頼できる根拠をもっているわけではありません。

また、不妊治療を受けている当事者が、自分の経験をブログに載《の》せて公開することも増えています。このようなブログの閲覧《えつらん》は協力者の多くが経験していました。ただしこれらは、科学的根拠をもつ情報とは異なった扱《あつか》いをされていました。青木さんは以下のように話しています。

青木――一応、本を図書館で借《か》りてきて読んだりとか、いろいろな人のブログ、体験記とか読んだりとかするんですけど、やっぱり人によって皆違《みなちが》うじゃないですか。自分の身体《からだ》の状況に合わせたやつ〔=ブログ〕を選ぶんですが、〔実際のところは〕自分はどれなのかわからないんで、やっぱり一回相談してみなきゃって。なので、今度〔病院に〕行《い》った時に、〔医師から〕いろいろ詳《くわ》しい話を聞いてみようかなと思ってはいるんですけど。

ブログは「身体の状況に合わせたやつを選ぶ」とされています。つまり、協力者は自分と同じ治療段階にいるブロガーの記述から、自分の状況を判断しようとするのです。信頼に足る科学的根拠をもつ情報は、不妊治療をどう進めるかといった決断の材料として収集されますが、実際に治療を進める段階になると、今の自分の状態が好ましいものであるかどうかが気になってきます。そこで、同じ治療をしている人のブログを探すのです。ところが青木さんのように、協力者はある混乱に陥《おちい》ります。「やっぱり人によって皆《みな》違う」という個人差です。同じ治療をしている同じような当事者であるにもかかわらず、治療によって身体《からだ》の反応が異なっていることに気づくのです。そして、そのような食い違いが他のブログでもみつかるのです。

情報過多《かた》も問題ですが、不妊治療の場合は、多くの当事者がそれぞれに情報発信することの混乱も見逃せません。多様な治療経過《けいか》が日記形式で細かく報告されるため、どれを参考にすればよいかわからなくなるのです。このような情報にまつわる混乱は、当事者のもう一つの経験として、当事者同士の情報交換で共有されるようになります。有用《ゆうよう》と思われたインターネットを介《かい》した情報収集は、時《とき》に有害になるという教訓《きょうくん》も当事者間へ伝達されていくのです。

石井——友人には、ネットは見ないほうがいいよって言われてます。いろいろ左右されちゃうからって。見なくていいからって。

＊——それは実感として思われますか？

石井——いや。私は知りたがりなので、いろいろ情報を得て、心の準備をしてから臨《のぞ》みたいほうなので。

＊——なるほど。でも一部では、もうやめといたほうがいいよって思ってる人たちも。

石井――やっぱり精神的に追い詰められてる人たちは、もうネットからちょっと離れようと思うって、掲示板《けいじばん》の人たちも。もう見たくないっていうか。やっぱり〔他の人が〕治療が進んでるのを見ると辛《つら》いっていう人もいるので。私も今、卵が採《と》れて戻しても育たないっていうふうになって停滞《ていたい》してるわけじゃないですか。そうすると、〔ネットで〕「着床《ちゃくしょう》して今判定《はんてい》待ちです」とかになっちゃうと、それを見るのが辛《つら》くなっちゃったりするというのはあるかもしれないですね。

インターネットの情報は見ないほうが良いという教訓が、SNSに流れていることが石井さんの話に出てきます。特に不妊治療が長期になっている協力者にとって、インターネットで交《か》わされる情報は特にきついものになるようです。その理由として、治療がうまく進んでいることを確認したいために、たまたま覗《のぞ》いた他の当事者の書き込みが、妊娠の喜びを報告するものであった場合、自分の置かれている状況との落差《らくさ》に苦しむからです。

ゆえに、協力者は次第にインターネットを通じた情報収集に慎重《しんちょう》になっていきます。同じような苦しみを抱《かか》える者同士、互いを傷つけない配慮《はいりょ》をしながらSNSで交流することになります。もちろん、なかには当事者同士直接会って交流する者もいますが、石井さんが次に言うように、できるだけ会うことを避けたほうが無難《ぶなん》なのです。

石井――私が今そこ〔＝よく利用するＳＮＳ〕にいるところは、みんな優《やさ》しくて、一から教えてくれますね。やっぱりみんな同じ道を通《とお》ってきたじゃないですか。質問してもわかんないみたいな。だから、みんな詳《くわ》しく教えてくれて、頑張《がんば》れって、やっぱり同じ治療してるので、そういう感じでやってくれるので。

＊――それはいいですね。一日一回は交流する感じですか。

石井――例えば今日、病院へ行って、ホルモンの値《あたい》がどうだったとか、そういう感じで。ホルモンを上げるには、これとこれを食べるといいらしいよとか、病院に行った日に書くとかだから、週一〔＝週に一回〕とかそんな感じだと思います。

＊――オフ会[1]とかあるんですか。

石井――それはないですね。いろんな板[2]があって、他の板の方《かた》たちは、女子会しようよ、みたいなことをやってましたけど、ここら辺《あたり》はないですね。

＊――「オフ会をやりたいなあ」、なんて思うことはあるんですか。いつも優しく返事してくれる人って、どんな人だろうって。

石井――逆に、やんなくてもいいかなって。知っちゃうと、今度はやりづらくなっちゃいそうな。あんまり仲良くなっちゃって、誰かが先に妊娠して、治療がずっと続いてる人がいるとかだと、すごく大変だと思うので、まだ知らないほうが。

＊――いい感じの緩《ユル》い付きあいが。

石井——そうですね。利用するみたいな、そのように知識を。

顔の見えない付きあいを二〇一〇年代初期の協力者は行なうようになりました。そして、その
匿名《とくめい》での交流は、互いが傷つかないよう細心《さいしん》の注意のもとで進められます。同じ目標をもつ者
同士であるものの、その実態は、決して交《まじ》わることのない〈情報源〉だと言えるでしょう。
ただし、上記の「利用するみたいな、そのように知識を」という石井さんの言葉は、意味深《いみしん》
です。SNSで交流する他の当事者を、石井さんは単なる〈情報源〉とみなすかのような発言
をしていますが、本当はそうではないのかもしれません。SNSで交流する相手を〈人〉では
なく〈情報源〉とするのは、自分が傷つかないように始めから防御《ぼうぎょ》せざるを得ない、石井さん
の負《お》い目《め》なのかもしれません。石井さんが〈情報源〉とした人たちは、もしかしたら苦難《くなん》を共
に闘《たたか》った生涯《しょうがい》の友人になれるかもしれない人たちです。にもかかわらず、生涯の友を得るため
の賭《か》けに、最初から降《お》りざるを得ないのが二〇一〇年代初期の当事者だといえるでしょう。石
井さんがそうしたのは、今はSNSで同じ仲間として交流していたとしても、明日には子ども

1——インターネット上のコミュニティで知りあった者同士が実際に対面して会うことを言います。正式には「オフラインミーティング」と言いますが、略して「オフミ」「オフ」などと言われることもあります。

2——インターネット上の電子掲示板の略称。

を持つ者と持たない者に分かれてしまう恐れがあるからです。そして、両者のあいだには、決して交《まじ》わることのない大きな溝《みぞ》が横たわっているのです。

青木――皆さん、本当に日記のように毎日〔SNSに〕書かれたりしてるので、〔私も〕毎日チェックして。でも自分が見てた人が先に卒業しちゃったりすると、それはそれでちょっと何《なん》か複雑な気持ちに。

＊――そうか。卒業したらブログとかは閉鎖《へいさ》になるんですか。

青木――皆さん今度はそういう妊婦のほうへ。そういうところ〔不妊治療をしている当事者が利用するSNS〕に妊娠が判明《はんめい》してからも長くいると、「いつまでいるんだ」とか言われちゃうんです。

子をもたない者と子をもつ者――このあいだに広がる溝《みぞ》は両者を分けるだけでなく、不妊治療中の当事者同士を繋《つな》げることも拒《こば》みます。インターネットの普及《ふきゅう》による情報収集は当事者の交流を生み出しつつ、その実《じつ》は当事者の孤立《こりつ》も招《まね》いていました。不妊治療が難解《なんかい》であることによって生じる躊躇は、氾濫《はんらん》する情報をどう解釈すればいいのかという情報リテラシーにまつわるものです。しかし、情報リテラシーを高めるため当事者同士が繋《つな》がりあおうとしても、これを切り離す力が働きます。もしかしたら、二〇一〇年代初期の協力者の戸惑《とまど》いは、「不妊治療の理解が難しい」という単純なものではなく、「難しい不妊治療の理解を〈孤独〉に進めねばならない」ことへの躊躇《ためら》いなのかもしれません。

試《し》行《こう》錯《さく》誤《ご》はまだ続く

前節では、不妊治療に関する情報の氾濫《はんらん》が協力者を戸惑わせるばかりでなく、協力者の孤立を招いている恐れを指摘しました。では、孤立しつつも治療を進める当事者は、自分の状況をどう把握《はあく》しているのでしょうか。この疑問を検討するため、手始めに中山さんの話を紹介します。中山さんは病院で検査をしても子どもが授《さず》からない理由がなかなか判明せず、自分でも色々と原因と考えられるものについて調べました。原因が不明なまま治療をつづけることに戸《と》惑《まど》う日々を過ごしていたのですが、ある日、おそらく子宮内膜症《しきゅうないまくしょう》が原因だろうと医師に言われました。

中山――最初に、ここのクリニックに紹介されて行ったときに、ほとんどの人が子宮内膜症が原因って言われて、「たぶん、中山さんもそう」って、「お腹《なかひら》開いてないから絶対そうとは言えないけども、だいたいそうだから」って説明されたんですけど、〔…〕該当《がいとう》しないんですよ、内膜症の人の症状に自分が当てはまらない。一つは不妊に、赤ちゃんができないっていうところだけが該当するぐらいなのかな。〔…〕でも先生とすれば色々悩まれて、間違ってる間違ってない関係ないですけど、断言《だんげん》することが患者さんを安心させることに繋《つな》がってると思ってるのかなって、今になって私思《おも》うんですけどね。

＊――不妊の原因がわからないっていうのは患者さん、かなり揺《ゆ》れるっていうのを先生はみてらしたんでしょうか。

中山――でもそれ、私の勝手な予想で、ほんとのところはわかんないですけどね。

＊――でもそう言われて、中山さんは安心しました？

中山――安心しました。原因がわかったことで安心できたんです。

中山さんは、医師の診断《しんだん》と自覚症状《じかくしょうじょう》が一致しないことに違和感《いわかん》を覚えたものの、医師の診断を半《なか》ば受け容れています。これはなぜなのでしょうか。

不妊の原因が不明な状況において迫《せま》られるのは、原因が明らかになるまで永遠に調べつづけるのか、とりあえず原因と考えられるものを仮定《かてい》して先に進むのかのいずれかの選択です。前者を選べば不妊の原因が判明するかもしれませんが、その可能性は極めて低いうえに、曖昧《あいまい》な状況に長期間耐《た》えるための精神的な負担を強《し》いられます。これに対して後者は、不妊の原因はわからないままかもしれませんが、具体的な治療方針を立てることが可能です。そしてなによりも曖昧な状況を脱《だっ》して、前向きに治療を進めることができます。つまり中山さんは、子どもが授《さず》からない理由を科学的根拠ではなく、安心できるという状況的、経験的な根拠から受け容れたのです。

興味深いのは中山さんと同様に、医師も苦しんだということです。医師の言動《げんどう》は、当時の医療で解明できない不妊で苦しんでいる患者を救うための苦肉《くにく》の策《さく》だったのです。そして、医師のそのような悩みを当事者である中山さんが察《さっ》し、受け容れたことになります。ここでは、科学では解明できない部分を医師と当事者が共に乗り越えようとする、暗黙《あんもく》の共同作業があります。不妊に関する情報が三〇年来《らい》にわたって蓄積《ちくせき》し、巷《ちまた》に氾濫《はんらん》しようとも、いまだにわからない部分が残っています。長らく治療を繰り返し、孤独に情報収集してきた当事者だからこそ、不妊治療がいまだに克服できない領域があることを痛切《つうせつ》に理解できたのでしょう。そしてそれは、医師も同じなのです。情報が氾濫《はんらん》し、その情報の海を孤独に彷徨《さまよ》わねばならなくなった二〇一〇年代だからこそ、当事者が辿《たど》り着けた一つの境地《きょうち》なのかもしれません。

そしてこの境地は、不妊治療の弊害《リスク》を当事者が気にしなくなったこととも繋《つな》がります。先に、二〇一〇年代初期の協力者が不妊治療の弊害《リスク》を便益《ベネフィット》よりも低く見積《みつ》もるようになったことに触れました。これは近年の当事者が、三〇年来に積み重ねられた不妊治療の実績や近年増加する高齢出産から、不妊治療のリスクを問題視しなくなったためでした。しかしそれ以上に、科学ではは解明できない領域の問題について、当事者が了解《りょうかい》できるようになったことが大きいのではないでしょうか。この点に関しては、次章（第6章）で詳《くわ》しく検討します。

不妊治療に関する未解明《みかいめい》な領域について、協力者が医師と同様の境地《きょうち》に至ることにより、協力者の治療への姿勢に変化が起こることがありました。すべてではないものの、先《さき》に取り上げた池田さん［⬇288頁］のように、医師に従っていただけの協力者が、積極的に自分の治療方法を模索《もさく》し始めるのです。中山さん［⬇303頁］も、そのような協力者の一人でした。

中山――リンパ球輸血《きゅうゆけつ》は学会が勧《すす》めてないというのと、大量に〔リンパ球〕輸血したときには最悪、壊死《えし》して死んじゃいますっていうのもありました。ただ、これがどうして効果的なのか確証されてない。よくわからないけどやってみたら効果が出たよ、でも成功率は七割ぐらい、残り三割ぐらいはうまくいかないけどって。だからよくわからないけれども、うまくいけてるからやろうね、ぐらいなので、科学的なデータにもとづいたものではない。

＊――そういう言われ方どうでした？

中山――わかりやすかったです。

＊――確かなデータがないのにOKなんですか。

中山――自分が死ななければ別《べつ》に良《い》い。だって他《ほか》に手があるならぜんぜんするけども、

他に手というか、とりあえず自分に残された解決策がそれしかないのならば、それをするしか他《ほか》はないと思ってるので。〔…〕

＊――〔今の主治医は〕新しい選択肢《せんたくし》を出してくれないっていうことですか。

中山――そうそう。だから今の病院ではそこが限界。まあ限界なら限界で良《い》いんですけど、「ここではできないけど、余所《よそ》でこういう検査とかもあるからどう？」とか言ってくれると、悩んでる方《ほう》〔＝当事者〕はまた違う道があるんだと思うんだけれども。〔…〕だから今の病院を去るときには、こういう自分の〔リンパ球輸血の〕データを持っていって、他《ほか》の方《かた》〔＝当事者〕も参考になったらと思ってるんですけど。

中山さんはリンパ球輸血という珍しい治療方法をインターネットで探し出し、現在掛《か》かっている病院とは別の医療施設へ一人で出向きました。今の主治医には新しい治療法の結果を報告し、もし将来転院《てんいん》することがあれば、自分のデータを他の当事者に役立ててほしいと告げるつもりだとしています。二〇一〇年代初期の当事者は、自分の希望を叶《かな》えるだけのではなく、子どもをもうけたいすべての人びとの利益も考えながら、積極的に試行錯誤《しこうさくご》し始めたのです。

今回の調査では、中山さんとよく似た行動をとった協力者が他にもいました。二〇一〇年代初期では、医師と対等の立場に立ち、積極的な行動を起こす当事者は珍《めずら》しくなくなっているのかもしれません。ただし、これらの協力者には常に孤独の影《かげ》が見え隠れします。以下の西村さんもその一人です。

西村――本格的な卵管《らんかん》検査はできなかったんですけど、ざっくりとした検査をする限り、ちゃんと排卵《はいらん》もしてるし、生理《せいり》もちゃんと来てるし、際立《きわだ》って問題がみつからないっていうふうに診断されたので、恐らくタイミングが合ってないとか、たまたま駄目《だめ》だったとか、そういうことだと思うよって、先生も一応、目安《めやす》半年とりあえずやってみようみたいな感じで言われてたので。

＊――それが半年続いて、何《なん》となくおかしいなと。

西村――さすがに、ちょっとおかしいなとたぶん思ったんだと思うんです。で、あたしが〔夫に精液〕検査してって頼んだらやってくれて、一応ダンナにも問題がなくて、先生が一番それで困ってしまって、原因がみつからないのが一番難しいんですって。どうしていいかわからなくなっちゃうっていう。漠然《ばくぜん》とただタイミングをずっと取りつづけることが、私にとっていいのかわからないっていうふうに言われてしまったので、じゃ、あたしは、もうそのころにはけっこう本も読んだりしてたし、ある程度の知識はあったので、卵管疑《うたが》ってたんですよね、自分で。卵管の何がいけないかまではわかんないけど、卵管を検査するものがあるんだというのを確かネットで知って、本でも書いてあって、こういう検査ってあるんだなというのがわかったときに、何となく自分でリミットを決めないと次に進めないっていうか、あと何回これやってみて駄目《だめ》だったらそれをやろうとかというのを自分で決めながらやってきたんで。ダンナはもう全部あたしの好きなようにしていいという感じになったんで、私自身が今回駄目だったら、もう卵管の検査をしたいと思ってたので、この病院の先生にも相談して、先生も自分のところは不妊専門じゃないし、設備《せつび》もないし原因もみつからないし、これは私の言うようにしてあげるのが一番いいのかなというので、紹介状とかも書いてくれて、今の病院は先生が紹介してるところに行ってる感じなんです。

西村さんは自分が妊娠に至《いた》らないのは、自分の卵管に問題があると考えました。検査でも不妊の原因がわからないため、インターネットから仕入れた情報を元に、卵管の精密検査ができる病院へ転院《てんいん》することを決意しました。そして、主治医の紹介状を持って、希望する専門病院へ移ったのです。西村さんも治療を積極的に進めるため、医師に自分の希望をストレートに伝えています。

しかしながら西村さんは、情報収集を始めとした積極的行動のすべてを、夫はおろか誰にも相談することもなく、一人で行なっています。「全部あたしの好きなように」することを、周囲が了承《りょうしょう》しているのです。

三〇年のあいだに積み重なった大量の情報は、治療初心者《しょしんしゃ》を圧倒《あっとう》します。ゆえに、当事者は様々な情報源に接触し、インターネットで繋《つな》がりあいながら、少しでも多くの情報を得ようと試みるのです。しかし、情報を仲介《ちゅうかい》しつつ大勢《おおぜい》の仲間とウェブ上で言葉を交《か》わしていても、その繋がりはいつしか虚構《きょこう》になっていきます。さらに皮肉なことに、孤独に苛《さいな》まれながら情報収集したとしても、その情報は当事者を力強く導く道標《みちしるべ》にもなりませんでした。というのは、二〇一〇年代初期に現《あらわ》れた大量の情報は、不妊治療が克服できない闇《やみ》をも明るみに出してしまったのです。

かつては頼りになった医療者も同じ「迷子《まいご》」であることに気づいた当事者は、自分の道をたった一人で切り拓《ひら》くしかないことに気づきます。そんな当事者を前に、周囲は「好きなように」させてくれるのです。

3

自己実現の困難

二〇一〇年代初期では、不妊治療のリスクや倫理《りんり》面の問題に対する、かつてのような躊躇は薄《うす》まりました。その一方で、情報の渦《うず》のなかで孤独に治療へ向かわねばならないことに気づいた協力者のなかには、積極的に自分の治療を模索《もさく》する者も現《あらわ》れたのです。

では、二〇一〇年代初期の当事者がぶつかる大きな問題は、情報の過多《かた》によるものだけなのでしょうか。残念ながらそうではありませんでした。二〇一〇年代初期の協力者が直面する壁《かべ》は、現代ならではの問題とリンクしながら、思いもかけぬ障害となって協力者の前に現れていたのです。

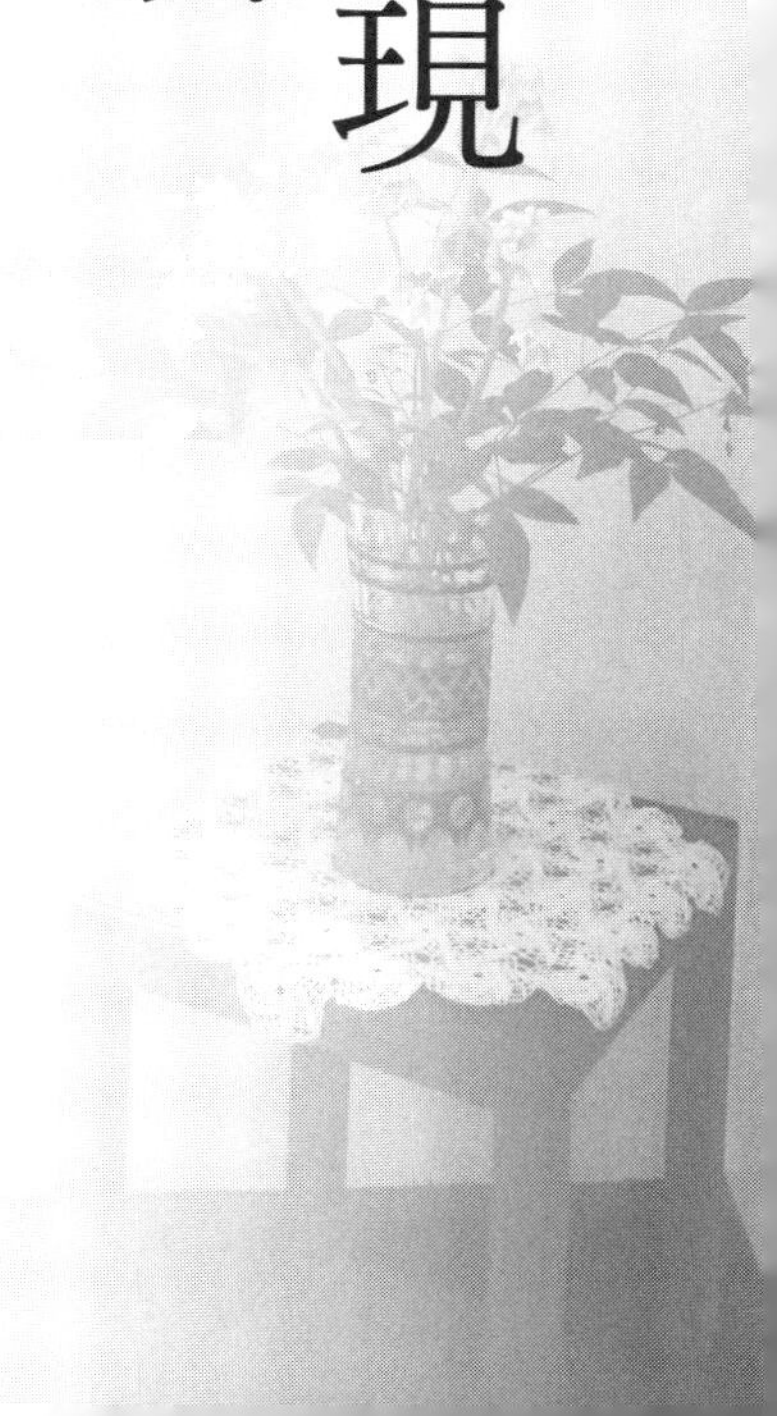

時間に急《せ》き立《た》てられる

山下――病院に通《かよ》う人の気持ちがわかりました。透析《とうせき》の患者さんは、週に三回、病院に行かなければいけない。「えー！」と思いましたが、週に三回病院に行かなければいけない人の辛《つら》さがわかるようになりました。〔不妊治療で〕週三回、ありえない。それも五時まで仕事をして、その後《あと》からです。

山下さんは不妊治療の大変《たいへん》さを時間の工面《くめん》という点から話しました。就業《しゅうぎょう》しながらの治療が困難であることは二〇〇〇年代初期の協力者も訴《うった》えており、当事者の重荷《おもに》でありつづけていることがうかがえます。

ただし、二〇一〇年代初期の当事者の場合は、仕事や家庭と不妊治療の両立が難しいといった単純な問題ではありませんでした。子どもを授《さず》かる可能性のある年齢、というタイムリミットにも急《せ》き立《た》てられているのです。

石川――絶対一年ごとに医療も伸びていくし、いろんな選択肢《せんたくし》も増えてくるし、可能性は高まると思うんですけど、でも私、もう三一〔歳〕なので。

＊――まだ若いですよ。

石川――治療という意味ではまだ若いほうなんですけど。やっぱり、三〇代後半ぐらいで区切って、そこで、もしできなかったときには、違う道を考えたほうがいい、ということは〔夫婦の話しあいで〕言いました。

＊――じゃ、なるべく早く。

石川――性格的に、細く長く頑張《がんば》るというよりも、早く結果が欲しいので。それなら、ちょっとでも確率の高い若いうちに。やっぱり体力も気力もまだあるほうなので。今はどっちも働いてるけど、ちょっとほかを我慢《がまん》して集中しようかなと思ってるので。

＊――じゃ、今年はある意味、正念場《しょうねんば》だったりするんですね。

石川――やっぱり、できる限り受けたいです。

＊――今までの治療で大変だったことはありますか。

石川――うん、そうですね。仕事をちょっと無理言《い》って病院に通《かよ》ったりしてるのに、この無駄な時間みたいな。だから本当に私、待《ま》つのが苦手《にがて》なんです。なんか修行《しゅぎょう》みたいな気がしてきて。

＊――一時間、二時間、待合《まちあい》でじっと待つという。

石川——というのと、周期《しゅうき》［⬇38頁］を待つ。

高齢出産に関しては、二〇〇〇年代初期も懸念《けねん》する協力者はいました［⬇182頁］。しかし、二〇一〇年代初期では石川さんのように、三一歳であっても当事者は焦《あせ》りを感じるようになってきたのです。ただし、石川さんの場合は年齢だけが焦りの原因ではありませんでした。石川さん自身は、なるべく早く結果を出したいという性格のためだとしています。しかし、話をよく聞いてみると、早く子どもをもうけたほうが、出産から子育てが容易《ようい》であることや、現在の治療のために職場に無理を言っていることも、結果を早く出したい理由としてあがっています。

特に後者は、待合室《まちあいしつ》でじっと待つだけの無駄な時間が仕事を圧迫《あっぱく》するようで辛《つら》いのです。石川さんが「修行《しゅぎょう》」と表現するのは、山積《さんせき》する仕事から意識を遠ざけ、家族形成するために集中することの困難さを示しています。病院の待合は、当事者に仕事か家庭かを選択させる「修行」の場でもあるのです。そして、その「修行」は出産のタイムリミットによって、一日ごとに厳《きび》しくなっていきます。一刻も早く妊娠しなければ、理想の家族形成は叶《かな》いませんし、仕事と家庭を両立する人生設計も狂ってしまうのです。

石川さんの焦りは、出産適齢期《てきれいき》の女性すべてにかかわる問題です。女性が家庭をもち、出産の準備が整ってから出産が可能な時期の終わりまでの期間が、近年ますます短くなっています［⬇115頁・後述471・478頁］。その結果、産みたい時期に産めない女性が増えているとされています。

しかし、妊娠可能な期間が短くなってしまったことだけが、協力者の焦《あせ》りを生み出しているわけではありませんでした。より明確な数値《すうち》が、二〇一〇年代初期の協力者の焦りを強めていたのです。

三浦——〔ここの病院は〕結構《けっこう》、高齢気味《ぎみ》の人が多いと。値段が高いけれども成功率が良《い》いんじゃないかっていう情報があったので、最初からここ〔の病院〕にしたかったんですけど、半年待《ま》ちって言われたので、とりあえず繋《つな》ぎで別の病院に通《かよ》ったんです。〔…〕

＊——なるほど、高齢の方《かた》に力を入れている病院だということですけど、やはり、ご自分の年齢を気にされているんですか。

三浦——そうですね。〔第一子出産時の〕三四、五〔歳〕の時点で〔検査で卵巣内《らんそう》の卵子数が〕四〇代後半ぐらいの残り数しかないって、閉経《へいけい》に近いっていうことだったので。そのときはまだ残り数は少なくっても、卵子そのものが三四〔歳〕ぐらいの若さだったので、そんなに苦労せずにできたんですけど、そっから三、四年経《た》っていて、状況が良くないっていうのは、想像がついたんで。

＊——もう一度AMH〔＝卵巣機能の指標となるホルモン値〕を測《はか》られた。

三浦——測りましたね。

＊——以前とは？

三浦——ものすごく進行してました。〇・一〇未満って、なんかもう計測ギリギリみたいで、一番悪い状況ですね。

晩婚《ばんこん》が進む現在では、不妊治療を利用する人たちの年齢も上昇しています。三浦さんは三〇歳代半ばに通院していた医療施設で、卵巣《らんそう》の機能が四〇歳代後半だと診断されました。この衝撃《しょうげき》的な検査結果は、当時の三浦さんの年齢がまだ若かったことと、自然妊娠できたことによって、重大視されることなくおさまりました。しかし、第二子の出産に向けて治療を再開した際、再びこの検査値《ち》が三浦さんに詰《つ》め寄《よ》ってきました。計測ギリギリの値《あたい》は、三浦さんに理想の家族形成が叶《かな》わないかもしれないという、予言《よげん》めいた宣告《せんこく》をしています。三浦さんが冒頭で話しているように、目当《めあ》ての病院の予約日までのあいだに、繋《つな》ぎの病院を探して通院を始めたのも、このような焦《あせ》りが原因だと考えられます。

二〇〇〇年代初期も今も、当事者は、不妊治療に掛《か》かる時間に躊躇《ちゅうちょ》していました。それは、協力者が子どもを産める生物学的な年齢に縛《しば》られながら治療しているからなのです。ただし、二〇一〇年代初期の生殖可能年齢は、科学的数値として目に見えるかたちで当事者を追い込むようになってきました。▼3 その端的《たんてき》かつ衝撃的な例として、「卵子の老化《ろうか》」という話題がこの時期に現《あらわ》れました［河合、二〇一三］。NHKの「クローズアップ現代」で二〇一二年に放送された「産みたいのに産めない～卵子老化の衝撃～」という番組は、高齢出産による「卵子の老化」を扱ったものでした。この番組が与えた視覚的イメージもあって、当時の当事者にまさに衝撃をもって受け容れられたのです。そのようなショックに見舞《みま》われた当事者は、子どもを早くもうけねばならないという焦燥感《しょうそうかん》に加え、自分の生き方をどう設計していくかという難問を、短期間のうちに解決しなければならなくなったのです。

治療費に対する不満の高まり

いまや協力者の不妊治療に対する躊躇は、時間的な焦《あせ》りを越えて、人生設計をどう方向づけるかといった難問と直結しました。不妊治療のリスクや道徳的課題が問題視されないようになった背景には、このような生き方の問題が、二〇一〇年代初期の当事者に重くのしかかってきたことがあるかもしれません。そしてこの問題は、子どもをもうけられるかどうか不明なな

3―― ただし、AMHが他のどの生物学的指標よりも正確に、女性の妊娠能力を反映させることを高く評価する声もあります［Nelson, 2013］。この主張では、AMHが不妊治療を提供する医療のあり方を変えるだけでなく、当事者の家族計画の意識や自《みずか》らの人生設計を問い直す機会を提供するとしています。

かで、いつまで治療を受け、どの程度の費用を治療に掛《か》けるかという問題を、当事者に突きつけるのです。

そこで登場するのが、治療費に関する問題です。二〇〇〇年代初期と比較し、インタビューのなかで治療費への躊躇を口《くち》にした協力者は、五七％から七九％へ増えました。そのいずれもが、治療費に関する不満をともなっています。たとえば近藤さんは次のように話しています。

近藤――今こんなに少子化、少子化って言っているのに、費用面スゴイ高いし、結局、収入制限があって、ある程度の収入の人、補助《ほじょ》が出たら逆転するんじゃないのかな。例えば〔世帯収入が〕七〇〇万ちょっとぐらいの人と六五〇万の人がいて、ずっと治療をしていたら、この二人たぶんお金〔＝治療費として払う総額〕が逆転しちゃう。〔…〕だから結局、いくら以上使ったらいくらキャッシュバックみたいな、そういうシステムにしないと。もちろん所得制限はある〔＝必要だ〕と思うんですけどね。

＊――不公平感というか。

近藤――不公平感とか、もうちょっとなんですかね、少子化、少子化と言うんだったら対策があるんじゃないのかなというのはありますけどね。

協力者の多くが治療費の高さを嘆《なげ》いていましたが、少子化対策と不妊治療を繋《つな》げて論じる風潮《ふうちょう》について、近藤さんのような怒りを交《まじ》えて話す協力者は他にもいました。一見、高額な治療費に対する単純な不満に聞こえますが、協力者の怒りは社会全体に向かっているのです。およそ二〇〇〇年代初期に始まった不妊治療費の助成《じょせい》制度は不十分なまま、二〇一〇年代初期には、その対象年齢が引き上げられましたし、近藤さんが話しているように、所得制限が治療費負担の不公平を生む事例《じれい》も出ています［➡107・120頁・後述461頁］。子を産み、育てるという行為は些細《ささい》な私的行為として貶《おとし》められるものではなく、社会を支える重要な活動であるはずです。だからこそ、協力者は手を差し伸べてもらえない状況に怒りを表明せずにはいられないのです。

しかし、このような当事者の不満は、静かに表されるに留《とど》まります。なぜなら、自分たちより低い世帯収入の当事者は、もっと大きな負担を感じているはずだからです。「もちろん所得制限はあると思うんですけどね」という言葉は、不妊治療が自分の希望を叶《かな》える個人的問題であるとともに、同じ希望をもつ当事者に広がる所得格差や国の財政にもかかわる社会的問題でもあることが理解されているからこそ、表《おもて》に出てきたのでしょう。子どもを産み、育てるという行為にかかわる費用を、誰が分担《ぶんたん》するのかという長年問《と》われつづけてきた難問が、二〇一〇年代初期に不妊治療を受ける当事者のあいだで、大きくなっていることがうかがえます。しかし、社会は当事者が考えるほど、この問題について考えているのでしょうか。近藤さんが口を濁《にご》しながら漏《も》らす不公平感は、当事者の私的な感情に留《とど》まるような問題ではないはずです。

治療費に向かう協力者の不満は、不妊治療ならではの特殊性《とくしゅせい》からも生じていました。森さんは治療で得られた胚《はい》〔➡39頁〕を病院に凍結保存《とうけつほぞん》〔➡38頁〕していて、以下の理不尽《りふじん》さを訴《うった》えました。

森――最初にビックリしたのは、不妊治療の検査として一括《いっかつ》一〇万円のセットを受けてくださいと言われたことでした。むやみやたらに不妊治療を受けるよりも、それも一《いち》理《り》あると思いますが、体外受精の前にも胚移植《はいいしょく》の前にも、この検査を受けてくださいと言われた検査内容のなかに、どう考えても不要なものがありました。

＊――どんな検査ですか。

森――ほとんど血液検査です。胚移植するだけなのに、血液検査や精液《せいえき》検査が含まれていたんです。私のなかでは納得できない。血液型検査は不要だと思うんです。急に血液型が変わるのかっていう疑問ですね。〔胚移植の時は〕凍結したものを解凍《かいとう》するだけなので精液〔検査〕は関係ない、不要だと言って、〔残りの検査分の料金の〕五万円ほど払いました。病院を維持するのは先生も大変なのでしょうが、儲《もう》け主義なのかと思ってしまいます。

＊――そんな病院で、なぜ治療をつづけてるんですか。

森――病院を替《か》えられない。まるで人質《ひとじち》を取られているという感じです。三人目の〔子どものための不妊治療の〕ときも、二人目のときの卵が四個保存《ほぞん》されていたから人質に取られていて、先生とケンカまでしてしまって。悔《くや》しいですが、まあいいかという感じです。こちらとしては人質を取られているから他の病院に替《か》えられない。病院は好きではないですが、そこに保存しています。卵を採《と》るときに他の病院に替えようと思ったのですが、凍結した胚《はい》ではなくて新鮮胚《しんせんはい》〔＝女性の卵巣から取り出した卵子を使って受精させた胚のこと。凍結を経ていない胚［➡131頁］〕で一人目ができたので、この病院のやり方でもう一回、新鮮胚でやればできるかもしれないと思ったので。〔…〕でも、そんなことに文句《もんく》を言っているのは、私だけのような感じがします。他《ほか》の皆さんは、それを普通に受け止めているみたいです。文句を言ったり質問したりしている人は見たことがなくて、私は異端者《いたんしゃ》扱いされているところがあります。

森さんの話には二つの具体的な不満原因がみられます。一つは不要な検査に対する高額な検査費用、もう一つが病院で保存されている凍結胚《とうけつはい》を人質にとられているような理不尽《りふじん》さです。

最初の不要な検査は交渉の結果、当初より安い金額に決着しました。もちろん森さんは納得していませんが、引き下がった理由があります。それは病院の維持に掛《か》かるコストです。治療に掛《か》かる費用を当事者が負担するのは当然としても、治療を提供する病院は運営コストも回収せねばなりません。つまり、森さんが不審《ふしん》に思っているのは、高額な検査費用が、医療施設の運用のためにも必要で正当な請求《せいきゅう》なのか、それとも単に営利《えいり》目的から請求されているだけなのか、判断がつかない点にあります。

二つめの不満は「人質《ひとじち》」という強い言葉で表現されている凍結胚《とうけつはい》の問題です。森さんは不妊治療で第二子をもうけた際に、残った胚を凍結保存しました。ゆえに森さんは、彼女にとって大切な凍結胚を管理する病院に頭が上がらないのだろうと思われるかもしれません。しかし実際は少し違います。森さんは以前、その病院で凍結胚ではなく、新鮮胚《しんせんはい》を用いて妊娠したのです。そのため、第三子も新鮮胚で授《さず》かるのではないかと予想しています。現在、病院に預《あず》けている胚は、森さんにとって、子どもになる可能性はありますが、期待は薄いと考えられていることも事実なのです。

ではなぜ、森さんは現在凍結している胚を強い口調《くちょう》で「人質」と表現し、不満を露《あら》わにするのでしょうか。それは、現在通《かよ》っている病院に、森さんが不満をもちつつ可能性も感じているからです。不満が募《つの》るなら転院すれば良いと一概《いちがい》に切り捨てられない状況に森さんは立たされています。治療に対して主導権《しゅどうけん》を発揮《はっき》できない理不尽《りふじん》さが、あまり期待していない胚に対して「人質」とのレッテルを貼《は》るのです。

さらに言うなら、森さんの感じる理不尽さは、治療で直面する主治医への不満というより、現在の不妊治療の提供システム全体に対する不満から生じているのだということができるでしょう。しかしながら、当事者である自分は、その提供システムを介して希望を叶《かな》えざるを得ない立場にいます。他の当事者がこのシステムに文句を言ったり質問することがないのは、このシステムに依存《いそん》するしかなく、これを改善などできない弱い立場にあるからなのです。当事者の多くがこう考えて引き下がるなかで、孤独にシステムに歯向《はむ》かう森さんは「異端者《いたんしゃ》」扱《あつか》いされるほかありません。

このように、二〇一〇年代初期の協力者は、治療費に対して不満を募《つの》らせていました。ただし、その不満は単なる個人的な不満ではありませんでした。不妊治療が組み込まれている二〇一〇年代初期の日本の医療制度の問題についても、協力者は理不尽《りふじん》な思いのただなかにいました。そしてそのような協力者の気持ちはどこへも届かず、多くの協力者は、その不満をただ虚《こ》空《くう》につぶやくしかなかったのです。

「配《はい》慮《りょ》」する周囲

時間に急《せ》かされ、治療費に不満を募《つの》らせながら通院する協力者ですが、二〇〇〇年代初期と比べて変化がみられる点があります。それは、以前と比べてパートナーが協力的になり、家族や周囲の人びとも当事者をねぎらう態度を示すようになっていることです。

二〇〇〇年代初期調査の協力者は、実両親および義両親から、不妊治療の受診《じゅしん》を勧《すす》められるなどの干渉《かんしょう》的な態度に苦しめられていましたが〔⬇173頁〕、二〇一〇年代初期調査の協力者のなかには、両親からあからさまな干渉を受けたと述べる者はいませんでした。反対に、二〇一〇年代初期調査の協力者の周囲には、治療の苦労をねぎらったり、通院の話題について触れないようにしたりする配慮《はいりょ》がみられるようになりました。

しかし、周囲のこのような態度は、二〇一〇年代初期の当事者へ難しい問題を突きつけ始めていました。そして、新たな躊躇も芽吹《めぶ》きつつあったのです。

身近な経験者

二〇一〇年代初期の不妊治療では、周囲に経験者が存在するというのが特徴です。友人や会社の同僚《どうりょう》のほか、藤原さんのように、自分の母親が不妊治療経験者であることも珍《めずら》しくなくなりました。体外受精が三〇年の歴史をもつならば、別段《べつだん》に驚くことはないのかもしれません。

藤原――うちの母が結婚して八年できなかったから、すごく悩んだって話をされて。〔私が〕「子どもができないから病院行《い》きだしたんだ」って話すと、「実は私も」っていうことを〔母に〕言われて、「頑張《がんば》ってね」みたいなことは逆に言われたんですけど、「早く〔子どもを産みなさい〕」みたいなことは〔母からは〕言われなかった。

周囲に誰かしらの経験者がいるようになった二〇一〇年代初期では、不妊治療を受けようとすれば、なにがしかのアドバイスを受けることができるようになっているようでした。たとえば村上さんは、友人に治療を強く勧《すす》められたと言います。

村上――友達に「早く病院に行け」とすごい言われてました。その子の友達も、「あんなに悩《なや》んでたのがバカみたい。不妊治療に通って子どもができた友達は、「こんなに悩むんだったらさっさと医者に行けばよかった」って、みんな言ってるよ。だから足が向かんかと思うけど、とっとと行くのが一番よ」って言われた。

また、治療を受けるか悩んでいるときに、経験者ではないものの、それとなく治療の大変さを察《さっ》してくれる友人がいることで治療を開始できたと語る、長谷川さんのような協力者もいました。周囲が治療に対する理解をもってくれているという安心が、最初の一歩を踏み出す力になっているということでしょう。かつてのような不妊治療に対する偏見《へんけん》が薄《うす》れ、当事者に対する配慮が生まれていることをうかがわせます。

長谷川――私が一日でも早く〔子どもが〕欲しいって言ったら、意外と周《まわ》りのお友達は、やっぱり私以外にも治療してる子がいてるので、わりとすんなり受《う》け容《い》れられるというか、「そうなんや。私も知ってる子〔が不妊治療を〕やってんねん。大変なんやろう」っていう話をしてくれるんです。

さらには、不妊治療に関する情報が男性のあいだでも取り交《か》わされるようになってきたというのも、二〇〇〇年代初期とは異なった特徴です。和田さん夫婦は、夫の積極的な行動が治療開始に結びついたようです。

和田〔夫〕 ――〔治療のきっかけは〕うちの会社の人から聞いて。

＊――ダンナさんから、治療を始めようかということになったんですか。

和田〔妻〕 ――私も望んではいたんですけど、病院までは。いつか、いつかと思いながらいたんですけど、きっかけは先輩《せんぱい》夫婦のところで。

和田〔夫〕 ――一つ上《うえ》の先輩のところでやっておられて。

＊――ご主人の先輩が体外受精《たいがいじゅせい》を。

和田〔妻〕 ――それで赤ちゃん授《さず》かって生まれたんですよね。もう一歳になったところで。それで「お前たちも行ってみたら」って。クリニックのパンフレットも一緒に渡して下さって。「予約したら良《い》いよ」とか、いろいろアドバイスいただいて。

＊――そういう話は会社で急に出たんですか。

和田〔夫〕 ――そうですね、普通に会社で昼飯食《く》ってるときに、「歳《とし》も四〇《しじゅう》超《こ》えたんで、そういうの、うちやったんだよね」って、「お前《まえ》ん家《ち》もやったほうが良《い》いんじゃない?」って言われて。

興味深いのは、和田さん夫婦は、妻が治療のことを気にしていながらも、行動には移さない状態が続いていたという点です。仕事などで後回《あとまわ》しにしていた家族形成のきっかけを近頃《ちかごろ》は、夫が開《ひら》くようになってきたのかもしれません。男女ともに就業《しゅうぎょう》するカップルが増えるなか［⬇230頁］、家族形成はもとより、不妊治療のきっかけも、両性がもつようになってきていると言えるでしょう。これは二〇〇〇年代初期調査ではみられなかったことです。

さらに、二〇一〇年代初期になって増えてきたのが、有名人の不妊治療をめぐるマスコミ報道でした。二〇〇〇年代初期でも向井亜紀［⬇55・102頁］や野田聖子［⬇102頁］の治療が報《ほう》じられました。しかし、彼女たちの報道は一般的な不妊治療とは異なるものでした。代理出産《だいりしゅっさん》という大がかりで論争的なものだったのです。しかし、二〇一〇年代初期の有名人は、人工授精や体外受精といった一般的な不妊治療を受けています。華麗《かれい》なセレブが自分と同じような不妊に悩み、克服《こくふく》しようとしているという安心感と一体感が、二〇一〇年代初期の協力者にもたらされているようでした。藤田さんが話すように、芸能人が一般的な不妊治療をすることは、かつてのような偏見《へんけん》を洗い流し、「普通」のこととして不妊治療が受け容れられる土壌《どじょう》をつくり出した可能性があります。三〇年掛《か》けて不妊治療は、やっと身近になったと言えるのかもしれません。

藤田――時代が変わったのかなあと。あと医療も進んだのもあって、わりと社会でも不妊治療っていうのが取り上げられるようになったんで、たぶん、取り上げられれば取り上げられるほど抵抗がなくなる。やっぱり身近になってくる。最初は不妊治療って知らなくっても、芸能人のひとがやってるとか、報道があればより身近になるんで。今は昔と比べて、結構《けっこう》前に出して言う時代になってると思うんで。〔…〕今はやっぱり、芸能人の東尾理子《ひがしおりこ》さんとか、そういう人が多いんで、その差でも認識が変わったんだなあって。

理解ある職場

さらに二〇一〇年代初期では、不妊治療に関する理解は、職場に及《およ》ぶようになりました。これは福利厚生《ふくりこうせい》として不妊治療のための休暇《きゅうか》を設《もう》ける企業が出はじめたことにも関係しますが、なによりも、社会が不妊治療を認知《にんち》したことが大きいでしょう。たとえば前田さんや石井さんは、職場に不妊治療をしていることを伝えています。治療に合わせて勤務《きんむ》を考慮《こうりょ》し、妊娠すれば、育児休暇を取ったあとで復職《ふくしょく》することもできるからです。すべての協力者が理解ある職場に勤《つと》めていたわけではありませんが、治療のことを職場に伝えた協力者は、概《おおむ》ね良好な職場関係を築《きず》いていることがわかりました。

前田――今の職場は事情をわかってくださってるんで、「私、治療もしてます」とお伝《つた》えしてるんで、ある程度というか、すごい事情は把握《はあく》して、理解してくださってるので。

＊——職場で気を遣《つか》ってということはない感じ。

前田——ないですね。もともと私、フルタイムでお仕事をしてたので、そのままフルタイムでお仕事してたら、ちょっと難しかっただろうなとは思いますけど、今は週三〔＝週三日の出勤〕なので何《なん》とか。空《あ》いている日に診察の日を入れたり、出勤日にどうしても採卵《さいらん》〔➡37頁〕とかだと日を指定されるんで、そのときはちょっと〔出勤日を〕動かしたりとか、その日はお休みして、次の日に行きますとかいう感じでやってます。

石井——職場に入るときから、「私は治療してます」って宣言して、他の先生たちにも、「すいません、治療してるので」って言うと、保育士《ほいくし》なので〔理解してくれる〕。保育士って不妊治療してる人が多いんですね。やっぱり仕事柄《がら》、身体《からだ》が冷えたりとかすることもあったりとかして、なかなかできにくかったりって、結構《けっこう》多いんですよね。

＊——なるほど。じゃあ、皆さん不妊治療して、お子さんができたら育児休業を取ってまた復職《ふくしょく》してってことなんですか。

石井——復帰してますね。

＊——じゃあ、治療に関してはすごく進んだ職場なんですね。

石井——そうですね。理解はありますよね。子どもが欲しいっていう気持ちは、やっぱりみんなも持ってると思うし。

なかには、不妊治療による企業独自の育児休業制度を導入した職場に勤《つと》めている協力者もいました。少子化を背景に、企業側も努力が求められる時代になったと言うことができるでしょう。企業のなかには、治療費の一部を補助《ほじょ》するところも現《あらわ》れ始めています。[4] これは二〇〇〇年代初期にはなかった動きです。

二〇一〇年代初期では、周囲の人びとや職場の同僚、芸能人なども不妊治療を受けています。それらの人びとは概《おおむ》ね、治療を受ける当事者のことを気遣《きづか》い、色々と配慮《はいりょ》するようになりました。しかし、最も当事者に近いパートナーの態度はどうでしょうか。

協力するパートナー

協力者のパートナーには、治療が成功しても失敗しても傷《きず》つかないような絶妙《ぜつみょう》の言葉掛《が》けをしたり、評判の良い医療施設を探してきたり、治療にかかわるグッズを購入《こうにゅう》したりするといった行動がみられました。二〇〇〇年代初期では、男性が購入しづらかったと予想される基礎体《きそたい》温計《おんけい》［⬇38頁］も、インターネットを介《かい》した通販《つうはん》で手に入るようになりました。自分では買わないような高い機能を備《そな》えた基礎体温計をプレゼントされた女性協力者もおり、二〇〇〇年代初期ではたいへん細《こま》やかな助けあいが展開されていることがわかりました。

もちろん、協力して治療に取り組むカップルがいる一方で、治療に対して足並《あしな》みが揃《そろ》っているとは言いにくい協力者カップルもいました。ただしここで少し注意したいのが、二〇〇〇年代初期の女性協力者と比較したときの、パートナーの協力の程度です。

具体的かつ自発的《じはつてき》行動をともなった治療への協力がある場合を「積極的」、協力者の要求に他律的《たりつてき》に従っている場合を「消極的」として分析してみました。たとえば、基礎体温計を買ってきたり、病院を探して通院を提案する場合を前者、「不妊治療で辛《つら》いのは女性なので、協力者の考えに沿《そ》うようにしてあげたいと言ってくれる。基本的に夫も病院へ行くものだと知人から聞かされたようなので、一緒に通院してくれる。〔私が勧《すす》めた〕漢方《かんぽう》も飲んでくれるし協力的」（安部さん）、「夫は協力的で、妻のしたいようにすれば良いという感じ」（池田さん）、「私が〔子どもを〕欲しいと言ったので、主人はそれに協力してくれるというかたち。「原因がわかってよかった。次はどういう手順を踏むの?」っていう感じで、すごく協力的」（村上さん）といったものを後者としました。

その結果、不妊治療におけるパートナーの協力は、積極的なカップルから消極的なカップル

4―― 企業による不妊治療のための休職制度としてはオムロンの「不妊治療休職制度」、パナソニックの「ファミリーサポート休暇制度」「チャイルドプラン休業制度」があり、治療費の一部を補助する企業としては、ＮＥＣの「特定不妊治療費補助」があります。企業側のこのような動きの背景には、厚生労働省からの不妊治療を受ける従業員への支援要請《ようせい》があります〔厚生労働省、二〇一四b〕。

まで様々で、パートナーのかかわりも積極的であった者が途中で消極的になるケースも認められました。もちろん、その反対もあったのです。

ただし、興味深いのは、パートナーの治療参加の内容が「消極的」であったとしても、女性協力者はそれを「積極的」とみなす場合がほとんどだということです。なぜ女性協力者はパートナーの少ない協力を高く評価するのでしょうか。これは二〇〇〇年代初期に多くみられたような、パートナーへの負担を気にしてのことなのでしょうか。この現象《げんしょう》を解釈《かいしゃく》するため、石田さんの話を引用します。

石田――子どもの話はずっと付きあってたときから二人でしてたので、うじうじ悩《なや》んでるよりも良《い》いかなって思ってたので、〔結婚後〕一年経《た》って〔子どもが〕できなかったら〔病院へ〕行こうかなって。

＊――じゃあ、最初は一人で病院へ行かれた。

石田――そうですね。そういう〔パートナーの精液〕検査でも、〔二人で〕病院に行って、っていう必要も感じなかったので。

＊――病院で〔精液を〕採《と》ったほうが、ちゃんとした検査結果が出るかもしれないので来てほしいとは思わなかったですか。

石田――思わなかったですね。もしかしたら時間が掛《か》かるかもっていう気持ちはあったけど、そんな暗い感じにしたくなかったので。今の生活自体も楽しかったので、その雰《ふん》囲気《いき》を崩《くず》さないように自然な感じで、そのうちにできたら良《い》いなって思ってたので、「そんな検査があるんだね」みたいな感じで。「一緒に先生の説明聞いてよ」って特に思わなくって、自分で〔医師から話を〕聞いて、必要ならば〔パートナーに〕来てもらうかもしれないけど、「今《いま》んとこはいいよ」みたいに思ってました。

＊――それはずっとですか。

石田――そうですね。妊娠してからも、ほんとに良い意味で温度差って言うか。たぶん完全に「私の気持ちわかって」って言ってもわかんないと思うんですよ。悪阻《つわり》とか、そういうのも含めて、私はそんなに〔パートナーへ〕求めてはいなくて、〔医師に〕「そういう〔＝自然妊娠〕のは無理」って言われたときに、「ああそうなんだ」って〔パートナーが〕言ってくれれば、「まあいっかな」みたいな感じではあった。

石田さんとパートナーは、結婚前から子どもの話をしており、家族形成に対する気持ちは二人とも強かったとしています。しかし、不妊治療への取り組みに関する石田さんたちの関係は、とてもドライです。不妊治療の初診《しょしん》についても、二人で話しあってというより、石田さんが気になったので行ってみたという格好《かっこう》です。石田さんのパートナーは治療に対する同意と必要最小限の協力を行ないましたが、それが石田さんの望みでもあったのです。もちろん通院に掛《か》かる時間のことは石田さんも少し気にしていますが、不妊治療にかかわる「不妊」という烙印《スティグマ》〔⬇126頁〕を考え、パートナーへの負担を気にした二〇〇〇年代初期とは、まったく異なる夫婦関係ができあがっていることがわかります。「良い意味での温度差」をもつ石田さんは、パートナーに「私の気持ちをわかって」とは思わないし、女性特有の悪阻《つわり》を、男性であるパートナーが理解できると最初から考えていません。そして、今後もパートナーがそのような理解に至ることすら期待していないのです。このような心性《しんせい》をもつようになった二〇一〇年代初期の当事者にとって、パートナーの協力は、たとえ些細《ささい》なものであっても、大きく映《うつ》ることになるだろうことは想像がつきます。

当事者がパートナーの協力を得たいと願いつつ、負担を掛《か》けたくないために協力要請《ようせい》を極力控《ひか》えていた二〇〇〇年代初期と異なり、石田さんには、そもそも協力してほしいという願望があまりみあたりません。パートナーも子どもを欲しいと思っていることは確認済《ず》みなので、必要以上の要求は無意味です。必要最小限の協力で、お互いに負担を掛けないように過《す》ごすことが、明るい家庭を築《きず》くために必要ですし、なによりも「自分が」子どもを欲しいので治療するだけのことなのです。

もちろん協力者のすべてが、石田さんのような潔《いさぎよ》さをもっていたわけではありません。しかし、石田さんのような当事者の登場は、当事者が自立して治療を選び取れるようになったことを意味するのかもしれませんし、石田さんのような治療への向かい方のほうが、ストレスなく過ごせることを当事者が知り始めたのかもしれません。しかし、いずれにせよ、二〇一〇年代初期の協力者のほうが、二〇〇〇年代初期の協力者よりも、パートナーの協力が得られないことによるストレスをうまく解消できるようになっていることがうかがえます。

若いカップルが家族をつくる際、予定通りに子どもを授《さず》からないという、以前なら不吉な「不妊」という烙印《スティグマ》がしばしば重い影を落としました。この烙印は、女性だけが背負うには重すぎました。しかし二〇一〇年代初期には、予定通りに子どもが授からないなら、医療施設に足を運べばいいだけのことになりつつあります。もちろん夫婦で行ってもかまいませんが、無駄な労力《ろうりょく》を使わず、必要なときだけカップルで出向けばいい――そんな新しい時代の二人には、かつてのような烙印はありません。「そういうのは無理」とわかったときに、「ああそうなんだ」と言ってくれるパートナーが近くにいるだけでかまわないのです。

当事者の「不妊」に対する烙印《スティグマ》が薄《うす》れ、周囲も不妊治療へ奇異《きい》の目を向けなくなりました。周囲の人びとの大部分には理解があり、治療を受けていることを打ち明けやすくなりました。着実に不妊治療は社会に受容《じゅよう》され、浸透《しんとう》しているかのようです。しかし、本当にそうなのでしょうか。二〇一〇年代初期の状況にもう少し深く踏み込むべく、以下の三浦さんの話を検討してみましょう。

三浦――一番気を遣《つか》うっていうか、言いにくいのが、弟のところの子どもが、うちの子と同じときに産まれていて、夫のほうの妹も同じ状況で、「次々苦労せずに産まれましたぁ」って報告してきたりする保育園の年下のママたちに、自分がなかなかできないって話をすると、気を遣《つか》わせるじゃないかっていうことで、あんまり言ってないですね。たとえば〔不妊治療をせずに子を授《さず》かった周囲の年下ママたちが〕赤ちゃん産まれて、〔気軽にうちへ〕写真だとか送りづらくなっちゃったりするんじゃないかとか、そういう〔子育て関連の〕話をすることができなくなるんじゃないかと思って、〔私が〕病院に行ってるとかあんまり話してないですね。

＊――三浦さんは、そういう話に対して嫌《いや》な気持ちはないんですか。

三浦――そうですね、多少あるかもしれないんですけど、やっぱり世間一般で、不妊治療に対して腫《は》れ物《もの》を触《さわ》るように思ってる人が凄《すご》く多いですよね。たとえば病院も、上の子がいる人は、今の病院なんか保育ルームみたいなのが付いているので〔子どもを〕連《つ》れて行っていいけど、フロア分けてあって、〔子どもは〕目にしないようにしたりだとか、私が職場とかでそういう話すると、「ああ、いいから、いいから」みたいな感じで、「そんな辛《つら》いことを話さなくていい」みたいな雰囲気《ふんいき》にされるので。そういうふうにハッピーなことがあった人が、そのことを私とシェアできないっていうふうに思われるのが、それが辛いっていうのもありますし、気を遣わせたくないってところがあって言ってないですね。別に機会があれば言っても良《い》いんですけど、なんか言うタイミングを考えてるっていう感じですね。

不妊治療に対する理解、共感そして配慮《はいりょ》があちこちでみられるようになった二〇一〇年代初期ですが、不妊治療は、依然《いぜん》として苦しみをともなうことと思われているのです。

しかし今や、不妊治療を受けることは、当事者に苦悩を与えるとは限らなくなってきました。にもかかわらず、周囲は昔ながらの「辛《つら》い不妊治療」というイメージを固持《こじ》し、「普通の家庭」を持てない者を不憫《ふびん》に思いつづけます。右の引用で言えば、不妊治療の経験を世間話《せけんばなし》程度に取り上げたかっただけの三浦さんが、「そんな辛《つら》いことを話さなくていい」と職場で言われたことがこれに該当《がいとう》します。

厄介《やっかい》なのは、この周囲の対応が、当事者を思《おも》い遣《や》ってのことだということです。「普通の家庭」を持てないために「辛い不妊治療」を受ける当事者へ同情し、「暖《あたた》かい配慮《はいりょ》」を向けてくる友人、知人を非難《ひなん》することは難しいのです。しかし、その配慮こそが、周囲と繋《つな》がろうとする当事者を優しく除《の》け者《もの》にしていきます。これは、出産という一般的な慶事《けいじ》から切り離されそうになっている三浦さんの話からも頷《うなず》けるでしょう。

このような周囲の「暖かい配慮」は、不妊治療の登場から三〇年のあいだに少しずつ社会へ広がり、多くの人びとに支持されるようになってきたのではないでしょうか。なぜなら、体外受精の登場以来、苦悩する当事者の姿は様々なメディアにのって社会に紹介され、実際に涙を流す友人、知人の当事者を目《ま》の当《あ》たりにする人びとも増えていったからです。当事者の苦しみは家族形成に関する社会的な規範《きはん》に沿《そ》ったものであり、ごく当然のものとして共感可能だったことも、当事者への配慮を促《うなが》すには十分な理由だったと考えられます。

しかし、二〇一〇年代初期の当事者は、以前とは異なってきています。三浦さんを始め、治療をしていることに強い烙印《スティグマ》を感じない当事者も現《あらわ》れ始めました。そのような当事者は、知人の慶事《けいじ》を共に喜びたいと願っていますし、周囲に治療のことを世間話のように話したいと思うようにもなっています。当事者の変化に追いつけず、社会のほうがどう振《ふ》る舞《ま》ったらいいかつかめずにいるというのが二〇一〇年代初期だったのです。三〇年という歳月《さいげつ》をかけて、当事者に貼《は》りついた「不妊」という否定的な視線は、「配慮《はいりょ》に値《あたい》する者」という新しいラベルとなって、二〇〇〇年代とは違ったかたちで注《そそ》がれ始めています。次に求められるのは、多様な当事者を受《う》け容《い》れる懐《ふところ》の深さであり、社会の変化ではないでしょうか。

これまで二〇一〇年代初期の当事者の特徴を協力者の話からみてきました。情報や時間に追われ、時には周囲とのズレもあるなかで、試行錯誤《しこうさくご》しながら治療に向かっている姿《すがた》が浮《う》き彫《ぼ》りになったと思います。そこで、この章の締《し》めくくりとして、二〇〇〇年代初期にはみられなかった、二〇一〇年代初期の協力者のもう一つの特徴を紹介します。それは、治療を受けるまでの自分の生き方に関するものです。たとえば池田さんは、以下のように話しました。

池田――主人は私に子どもを抱《だ》かせてあげたいと思って、「治療をしたら?」みたいな感じじゃやったんですけど、私としては三四年間、自分のことだけ考えて生きてきたじゃないですか。で、三五〔歳〕になって夫のことも考えて、自分のことも考えての生活になって、ちょっとしんどい時《とき》もあったんです。

＊――ご主人のこととか、家族とかのことも考えないといけない。

池田――そうですね。プラス子どもとなって、私そんな余裕《よゆう》あるかな、自分の力量《りきりょう》がないわと思って。たぶん自然にできたら「やった!」となるんだと思うんです。必然的にそういう状況になると思うんですよ。でも、自分でそっちに向かっていくことができるやろうかと思って悶々《もんもん》として半年が過ぎ、一年は腹《はら》を括《くく》ろうと、来年の九月まで、取りあえず積極的な治療を受けようって。

池田さんは夫に治療を促《うなが》されたのですが、躊躇《ちゅうちょ》しました。その理由は、池田さんが「三四年間、自分のことしか考えてこなかった」からです。池田さんのように、治療に際して家族形成のプレッシャーを感じた協力者は他《ほか》にもおり、二〇一〇年代初期の当事者特有の興味深い特徴と考えられました。しかも、それらの協力者は「今まで自分のことしか考えてこなかった」という、同じフレーズを用いたのです。

これは結婚ではなく、不妊治療が、二〇一〇年代初期の若者の家族形成のきっかけになっていることを示します。そして、不妊治療の受診という具体的なイベントは、家族形成を自分の意思と責任によって行なう姿勢を周囲に表明《ひょうめい》することを意味します。これは自然妊娠の場合とまったく異なるものです。自然妊娠は家族形成にかかる決意と責任を、あらかじめ当事者に求めたりしないからです。池田さんが「腹を括《くく》り、「積極的な治療を受けよう」と表現するのは、自らの人生を選択する決意の表《あらわ》れでもあるのです。

このように、当事者が大きな決断を行なった背景には、不妊治療が、自分の人生をどのようなものにするかを決めるよう、迫《せま》る力をもっていることがあります。そして、この力は晩婚化《ばんこんか》が進むにつれて、より一層強い圧力を当事者に掛《か》けることになります。一刻も早く決断しなければ、理想の家族は一生もてないのだと迫るのです［⬇312頁・後述471・478頁］。

人生の一大岐路《いちだいきろ》に立たされた当事者は、この窮地《きゅうち》をある方法で切り抜けます。それは、自分のこれまでの人生を振り返り、次世代へ繋《つな》ぐことへの意義《いぎ》を見出すという方法でした。石川さんも、そうしたやり方で新しく人生設計を組み直した一人です。

石川——自分の仕事とか、自分のやりたいことのほうが優先で、〔生《い》〕きてたから。結婚までは特にそうだったので。でも結婚して、すごく家庭、家族というのが自分の実家《じっか》も含めて見直すことが多くて、そうなったときに自分たちが親にやってもらったように伝えて、次にというのを意識するようになって。

＊——じゃ、結婚と同時に、家族というのを問い直すきっかけになった。

石川——そう。自分たちさえ良ければいいという考えのなかで、二人とも仕事をしてればある程度は生活やっていけるから、次《つぎ》どこへ行こう、次遊びに行こうばっかりだったんですけど、やっぱり次の世代にというふうに思うようになりました。

不妊治療は単なる子授《こさず》けのための医療ではありません。それは「子どもをもうけるべき」という、従来の家族形成に関する社会的な規範《きはん》から自由になった二〇一〇年代初期の当事者に、これからの人生をどう生きるかを問いかけます。そして、当事者独自の家族のあり方を曖昧《あいまい》にしたままにせず、早急《そうきゅう》に決定するよう迫《せま》るのです。

このように、これまでの生き方を見直し、次世代のために努力する道を選んだ先に、明るい理想の家族が待っているかは、誰にもわかりません。時に挫《くじ》けそうになる当事者は、ペットを飼おうと考えることもあります。しかし、そのような行為は、従来の家族形成に関する社会的な規範を彷彿《ほうふつ》とさせ、当事者を躊躇《ちゅうちょ》させるのです。

前田――変《へん》な話、子どもがいない代《か》わりにというか、代償《だいしょう》行為みたいな気がするんですよ、ペット可愛《かわい》がったりとか、旅行に行ったりとか。「寂《さび》しさを紛《まぎ》らわせています」ではないけど、そういう気がしてしまうかも。なかなか割り切れない。

＊――だから、ペットを飼ったり、旅行に行くということができないんですね。

前田――そうなんです。「ほんとは子どもが欲しかったのに」という。でも、〔子どもが〕できへんかったから、〔夫婦〕二人でやっていくしかないからみたいな、そこの折《お》りあいの付け方がなかなか自分で難しくって。年齢的なこととか、経済的なこととかあるから、「もうやめます」って。いつかそういうときが来るし、でも諦《あきら》められへんとか。それとどう折りあいをつけていったらいいのか、どうしたらいいんかなって考えてます。

前田さんは若い頃から演劇《えんげき》に取り組んでいました。社会人になった後も劇団《げきだん》に所属し、パートナーとも芝居《しばい》で知りあった仲《なか》でした。そのような人生について前田さんも「好きなようにやってきた」と表現するのです。そんな前田さんが不妊治療をつづけるなかで、ある壁《かべ》にぶつかります。それは、このまま子どもを授《さず》からなかったときの身の振り方です。

そもそも「結婚して家族を築《きず》く」という、従来の家族形成規範《きはん》から離れた自由な生き方をしてきた前田さんですが、ふと子どもをもちたいと考えました。そして、気軽《きがる》に取りかかった不妊治療を、このまま継続するかどうか考え始めたときに現れたのが、その従来の規範だったことが重要です。もともと自由な生き方を実践《じっせん》していた前田さんが、ほんの少し従来の家族形成規範に則《のっと》ったかたちで不妊治療に足を踏み入れてしまったがために、再度自分が目指す家族のあり方を修正しようとしても、周囲からは、みんなが望んでいるような従来の家族を得られないがための代償《だいしょう》行為だと見なされてしまうことに気づかされます。そんなものに価値を置いていなかったはずの自分が、その従来の家族形成規範に呑《の》み込まれてしまうのです。「ほんとは子どもが欲しかったのに〔可哀想に〕」という目で見られているような気がしてならない前田さんは、年齢や経済的要因《よういん》を足がかりに、この蟻《あり》地獄のような状況から抜け出そうとしています。しかし、はい上がろうとすればするほど足下が崩《くず》れていき、従来の家族形成規範が、前田さんを地の底へ引きずり込もうとします。自由のツケは、かくも執拗《しつよう》に二〇一〇年代初期の当事者を悩ませるのです。

4

二〇一〇年代初期の躊躇

二〇一〇年代初期の躊躇のかたち

二〇一〇年代初期の協力者が不妊治療を躊躇《ちゅうちょ》した内容とその躊躇を生じさせた背景を整理し、まとめた概念図《がいねんず》が左の**図**5－2です。二〇一〇年代初期の協力者は「生命への介入《かいにゅう》」や不妊治療の「リスク」に躊躇することはあっても、治療の進行とともにそれらに気を取られることが減ったり、そもそもそれらを気にすることがなかったりしました。特に「身体の制御《せいぎょ》」に関して躊躇した者は一〇年前に比べてかなり少なくなり、治療にともなう恥《はじ》や罪《つみ》の意識は減っていることがわかりました。二〇一〇年代初期では、「不妊」を否定的に感じにくくなったのです。

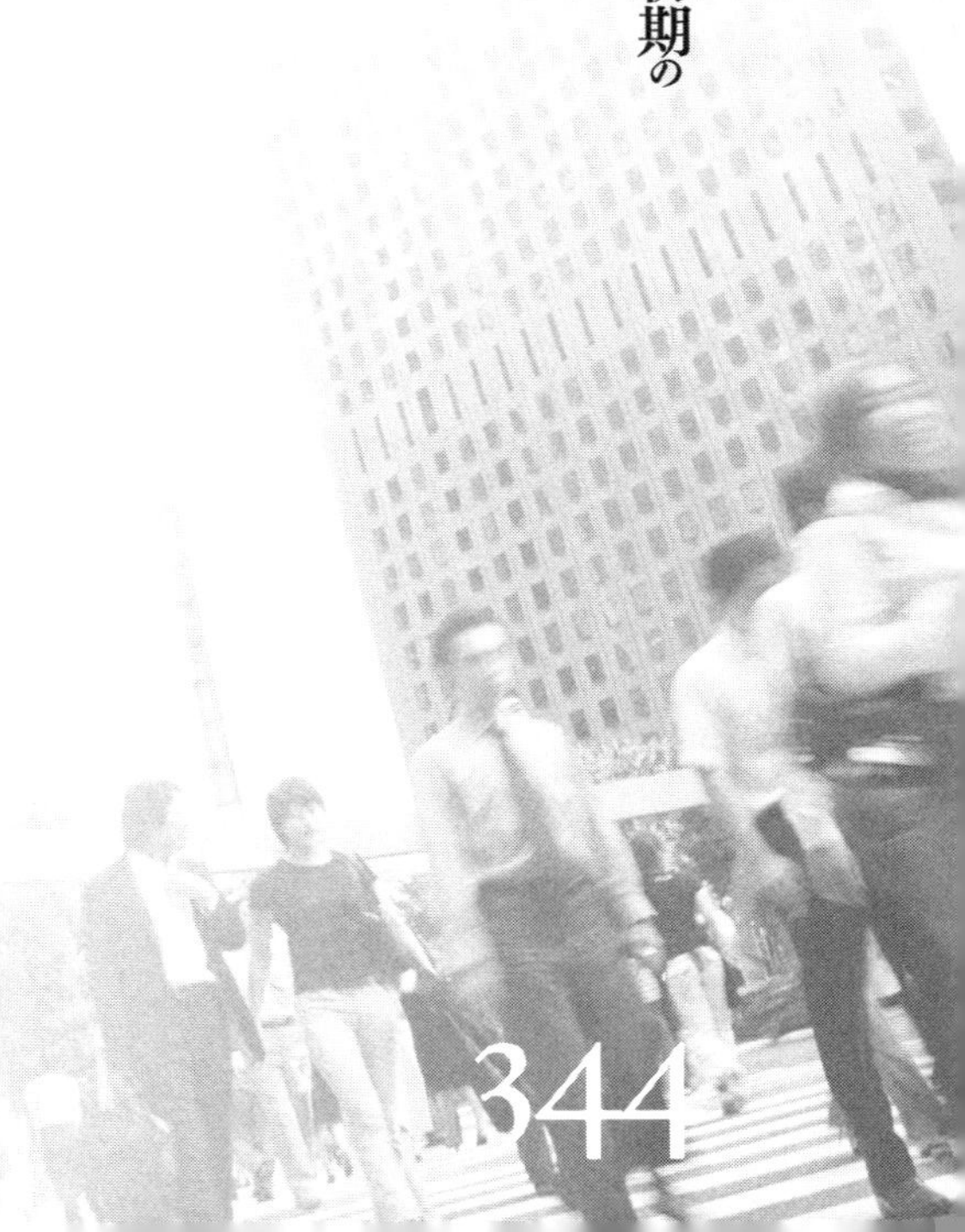

図5-2　2010年代初期調査における協力者の不妊治療に対する躊躇（概念図）

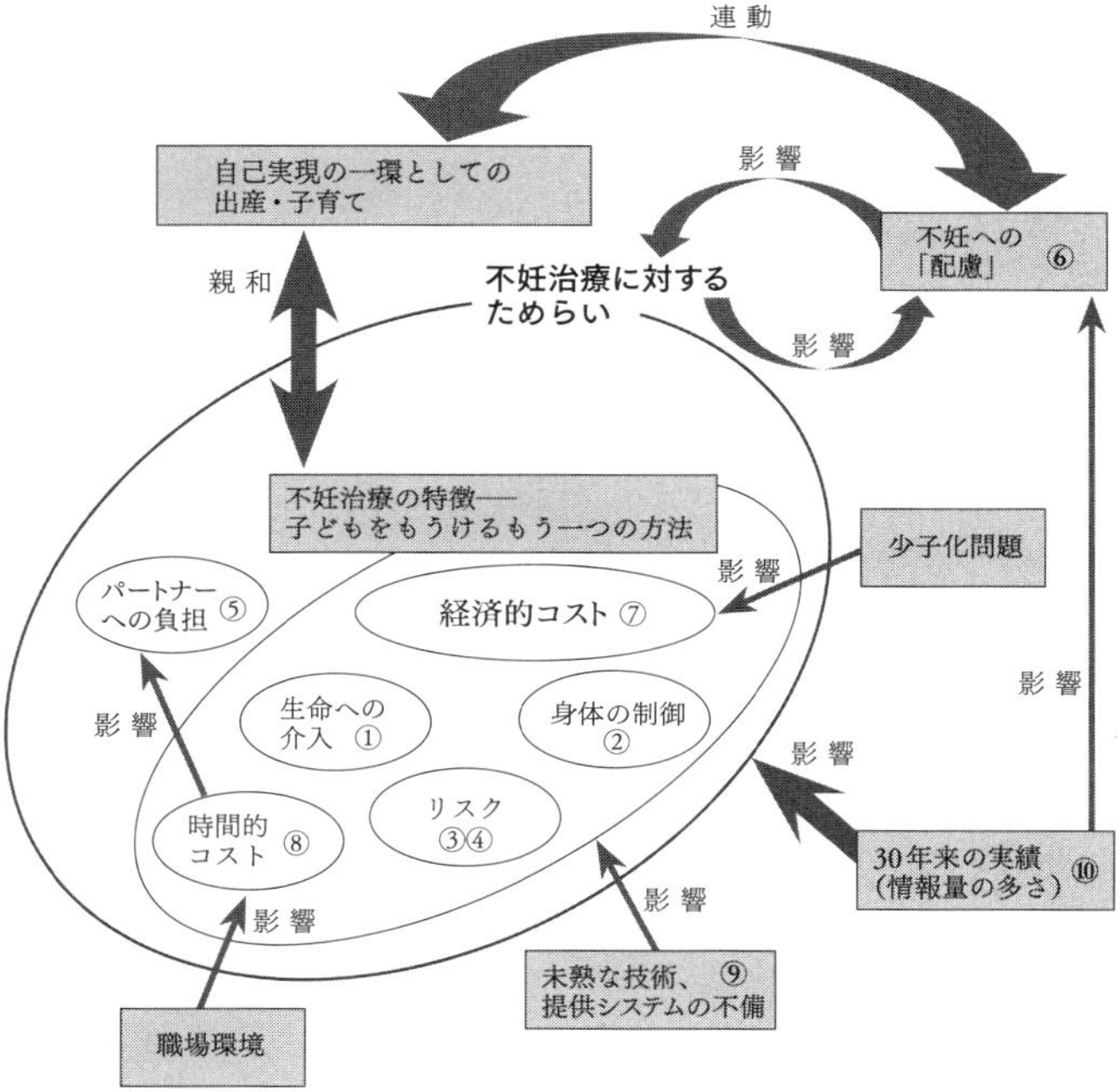

註｜ ○内の数字は協力者が不妊治療を躊躇する要因（①生命への介入、②身体の制御、③子の安全、④自分の安全、⑤パートナーへの負担、⑥不妊治療への偏見、⑦経済的コスト、⑧時間的コスト、⑨治療法の未確立、⑩難解な治療内容）が関係しています。

不妊治療に対する捉《とら》え方が変わったのは、体外受精の登場から三〇年が経過し、不妊治療が普及《ふきゅう》したことがあげられるでしょう。親や親戚《しんせき》が当事者だった協力者もいましたし、治療経験をもつ友人や知人から治療を勧《すす》められた者もいました。不妊治療に関する情報の蓄積《ちくせき》も、安心を生む材料として捉《とら》えられていました。しかし何よりも、二〇一〇年代の協力者が「不妊」を否定的に捉えないようになった原因として、家族形成に関する従来の社会的な規範《きはん》が弱まり、代わりに家族形成を自己実現の一環《いっかん》に据《す》えるようになったことが大きな影響を与えていると考えられます。

家族形成が規範ではなく自己実現とリンクしたことにより、不妊治療にまつわる烙印《スティグマ》が大幅に弱まりました。以前は罪悪感や羞恥心となって当事者を悩ませていたものがなくなり、不妊の烙印絡《がら》みで登場していたパートナーへの負担感も、単なる時間的な拘束という理由から現れるようになってきたのです。躊躇《ちゅうちょ》を生み出す大きな原因が、家族形成に関する社会的な規範から自己実現にシフトしたことと、「不妊」に対する烙印が弱まったことで、二〇一〇年代初期は一〇年前と比べて楽《らく》になったようにみえます。

しかしながら、二〇一〇年代初期には、不妊治療に関する情報量の多さの問題が、新たに浮上しました［➡260頁］。氾濫《はんらん》する情報を読み解き、これから挑戦する治療内容を理解することは、容易ではありません。情報の洪水は、「難解な治療内容」への戸惑《とまど》いを強めてしまいました。

さらに厄介《やっかい》なことに、広大な情報の海を渡ろうとした協力者が出会った「同志」たちは、匿《とく》名《めい》の人たちでした。顔の見えない当事者同士で交《か》わされる情報は、参考にはなるものの、信用には問題がありました。そのうえ、情報を介《かい》した親密《しんみつ》な交流は、協力者自身を傷つける恐れのあるものになっていました。結果的に、情報の氾濫は、「難解な治療」への躊躇を増幅《ぞうふく》するだけでなく、協力者の孤独を強める働きもしてしまったのです。

もう一つ、二〇一〇年代の躊躇《ためら》いの特徴として注目すべきは、「経済的コスト」があげられます［⬇256・317頁］。ただし、この躊躇は、高額な治療費に対する単純な感情として捉《とら》えるべきではありませんでした。協力者の躊躇が指摘していたのは、社会が少子化を問題視しているにもかかわらず［⬇115頁］、不妊治療に対する十分な支援がないという矛盾であり［⬇120・199頁］、社会への不満だったのです。この一〇年のあいだで少子化がさらに進んだ日本において［⬇94頁］、出産・子育て世代にあたる協力者たちが不満を募《つの》らせるのは当然だと考えられます。

二〇一〇年代初期の協力者が不妊治療を躊躇したのは、以上のような複数の原因が絡《から》み合った結果だと考えられます。これは、二〇〇〇年代初期の協力者とは異なる躊躇の現れ方ですが［⬇210頁］、なぜこのような違いが生まれたのでしょうか。そこで、協力者が生まれ育った時代の違いから、簡単に考察してみたいと思います。

世代の特徴と躊躇の関係

二〇一〇年代初期の協力者が成人したのは、バブル景気が終わった不況の只中《ただなか》でした。過酷《かこく》な社会状況のなかで、二〇一〇年代初期の協力者世代には、就職もままならず、非正規雇用《ひせいきこよう》を渡り歩かざるをえない者も珍しくなかったとされます。総務省《そうむしょう》統計局の調べでは、一九九〇年の非正規雇用者数が八八一万人とされ、その後も増加傾向が続いています。また、正規・非正規合わせた雇用数に対する非正規雇用率は、一九九〇年頃より上昇し始め、全年齢階級のなかで一五～二四歳の若年《じゃくねん》層の非正規雇用率が、最大の上昇幅となっています［江刺・宮下、二〇一五］。

たとえ正規雇用に至《いた》ったとしても、以前のような年功序列《ねんこうじょれつ》制度は廃止される方向にありました。成果主義《せいかしゅぎ》が採用される職場で、全精力を注ぎ込むことを要求されつづけては、家族形成へ労力を割《さ》くことは難しくなります［↓115頁］。結婚して子どもをもうけたいと思っても、実現が難しかったのは容易に想像が付きます。こんな時代に生活を築《きず》かねばならなかった世代が、かろうじて家族形成の見通しを立てることができたのは、四〇歳を間近《まぢか》に見る年齢だったのです［↓115頁・後述471・478頁］。ゆえに、慌《あわ》ただしい生活のなかで、情報の海に呑《の》み込まれそうになりながらも、治療に割く時間を必死に確保しなければならなくなりました。

ただし、この理不尽《りふじん》とも言える状況に置かれながら、二〇一〇年代初期の協力者は、自らの状況を「自由に生きてきたツケ」だと受け容れねばなりませんでした。たとえ厳《きび》しい競争社会を生き抜き、自分の力だけで人生を切り開く自己責任と努力が要請《ようせい》されてきたとはいえ、彼ら・彼女らは家族形成を目指せるほどに勝ち抜いてこれたのです。しかしながら、そこまで辿《たど》り付けたことこそが、二〇一〇年代初期の協力者へ、ある種の「負《お》い目《め》」を感じさせるようになったのではないかと考えられます。そして、その負い目が、不妊治療にかかわるすべての躊躇を協力者へ引き受けさせるよう働いているふうに見えないでしょうか。そしてまた、家族形成を目指せるようになって初めて気づけたのは、今まで自分のことしか考えてこなかった自分でもあったのです。この点に関しては、次章の「**自己実現としての家族形成**」[➡364頁]のなかで詳《くわ》しくみていきます。


その一方で、二〇〇〇年代初期と二〇一〇年代初期で変わらない躊躇があったことにも注意を払うべきでしょう。それが、不妊治療の安全性と、倫理的な問題とに対して抱《いだ》く躊躇でした。

ただし、二〇一〇年代初期では、不妊治療の安全性は躊躇となって協力者に現《あらわ》れるものの、身体《からだ》に現れる具体的な苦痛に限定されがちで、さほど重要視されなくなってきていました。その反面、生命の発生にかかわる不妊治療の人為性《じんいせい》への禁忌感《タブー》は、得体《えたい》のしれない躊躇となって、二つの時代の協力者の両方に現れていました。不妊治療がかかわる生命の根源には、いまだに科学では解明できない未知《みち》が存在します。不妊治療の安全性と倫理的問題への躊躇は、いずれもこの未知とのかかわりのなかで生じるのではないかと考えられます。

とはいえ、この二つの時代には違いもあります。

二〇〇〇年代初期では、この未知に対する協力者の抵抗感が強く、治療の継続《けいぞく》に支障《ししょう》を来《きた》す場合もありました〔⬇156・166・187頁〕。また、治療を終えた後でも、不妊治療によって授《さず》かった子どもに対して罪悪感をもちつづけたりしました〔⬇168頁〕。しかし、二〇一〇年代初期の協力者にあっては、この表しがたい感情は、治療開始後に意外と急激に薄《うす》れていき、うまく解消《かいしょう》されるまでになったのです。

つまり、二つの時代の両方で同じ躊躇をもつということは、世代を経《へ》ても揺《ゆ》るがない躊躇の存在を感じさせますが、そのような躊躇への反応については、二つの時代によって異なっているのです。このことは、時代を経《へ》て当事者のあいだに、躊躇への何らかの対処法《たいしょほう》（技術《アーツ》）が培《つちか》われた可能性を示唆《しさ》しています。

では、二つの時代でなぜ同じような躊躇が現れながら、その躊躇のあしらいが変わってきたのでしょうか。次章で協力者の躊躇への対処法を考えていきたいと思います。

コラム5

障害と不妊治療

「子をもつこと」から排除されつづけてきた障害者

子をもちたいという願いを多くの人がもって不妊治療に訪《おとず》れます。しかし、障害をもつ人たちがこの願いを実現しようとすると、不妊治療に辿《たど》り着く前に、実に多くの問題にぶつかります。「DPI女性障害者ネットワーク」が実施《じっし》した「障害のある女性の生きにくさに関する調査」によると、将来子どもをもてなくする不妊手術をもちかけられたり、妊娠がわかったときには出生前診断《しゅっしょうまえしんだん》や堕胎《だたい》を勧《すす》められたりしたという経験談《だん》が寄せられています。このようなあからさまな差別的態度のほかに、妊娠を知った人から「子どもに世話をしてもらえるからいいね」といった心ない声を掛《か》けられた人もいます［DPI女性障害者ネットワーク、二〇一二］。

障害をもった人たちへのこのような態度を「差別」だと憤慨《ふんがい》し、そのような扱いを受ける人たちのことを「気《き》の毒《どく》」に感じる方《かた》が多いと思います。しかしその一方で、どこか心の片隅《かたすみ》で、子をもとうとする障害者の周囲で起こるこのような反応を一蹴《いっしゅう》しきれない自分を発見された方《かた》もおられるのではないでしょうか。

障害をもった人たちがこのような扱いを受け

るのは、「障害」に対する社会のまなざしが〈健《けん》全者《ぜんしゃ》の論理〉から成り立っているからだと考えられています。要田洋江《ようだひろえ》は障害者が差別される社会的な構造について考察していますが、障害をもった人たちを「不幸な存在」[1]と捉《とら》えるのは、障害をもっていない人たちが作り上げた価値観であることを指摘しています［要田、一九九九］。換言《かんげん》すると、〈健全者〉というカテゴリに該当《がいとう》した人びとが共有する「ローカルな価値観」によって、障害をもった人たちが一方的に価値づけられているだけなのです。

さらに面倒《めんどう》なのは、この〈健全者の論理〉が近代医学の死生観《しせいかん》や健康観、障害観、治癒《ちゆ》観などにも根づいていることです。要田は、障害者への「不幸な存在」というラベルが障害者差別を生み出すだけでなく、近代医学の価値観とリンクした〈健全者の論理〉となって、より一層強固にこの見方を正当化することを指摘しています［要田、前掲書、三一頁］。その一例として、障害をもった児《こ》を出産した女性に対して医師や看護師が「残念がる」事例が紹介されています。医療者がこのような態度をとった理由として、生まれてきた子どもに対する十分な支援《しえん》が提供できないという医学的限界があげられています。しかし、障害のある人たちを「不幸な存在」と捉《とら》える眼差《まなざ》しが、この医学的限界によって正当化されていることに気づく人は少ないのです。

子育てと障害

障害をもつ人びとが子をもうけることに対して、社会は否定的な目差《まなざ》しを向けつづけてきました。しかし、〈健全者〉でさえ苦労する子育てを、障害をもつ人たちがこなせるのかという問いへ最も切実《せつじつ》に取り組んでいるのは、当の障害をもつ人びとです。幼い頃から子どもをもたないように仕向けられがちななか、障害をもつ人が子を含めた家族をつくることは「暴挙《ぼうきょ》」かもしれないと自問《じもん》しつづけているのです。たとえば、聴覚障害をもった吉川《よしかわ》あゆみは夫と子ども二人の四人家族ですが、初めての子どもを授《さず》かる前に以下のような経験をしたとしています。

> 多くの女性が感じることなのでしょうが、私自身も「子どもが欲しい」という気持ちと、「大丈夫だろうか」という気持ちのはざまで揺《ゆ》れることがありました。ある日、その気持ちを年配《ねんぱい》のきこえない女性に何気《なにげ》なく漏《も》らしたとき、「「案《あん》ずるより産《う》むが易《やす》し」よ」と返ってきたのです。あまりにもあっさりした口調《くちょう》に「そんなものかなあ」と背中を押してもらったような気がしました。［吉川、二〇一一］

吉川を始め、社会的風潮《ふうちょう》や、不当に低く見積もられた自らの能力に屈《くっ》せず、理想とする家族形成に果敢《かかん》に挑《いど》んでいる人たちがいます。そして、そんな人たちが一歩を踏み出すのは周囲の支えあればこそである一方、障害をもつ人の生き様は周囲の人びとを勇気づけるのです。知的障害をもつ女性が妊娠し、子育てする物語を描く『だいすき!! ゆずの子育て日記』という漫画《マンガ》では、主人公と周囲の人びとが懸命《けんめい》に生きる姿が描かれていますが、彼らの営《いとな》みは「障害」という壁《かべ》を少しずつ崩《くず》していきます。主人公らの行動は「障害者ならでは」のエピソードという

1——障害者を「不幸な存在」とし、これを支援することで〈感動〉を皆で共有しようとする社会の動きに対して、近年、障害をもつ人たちが批判の声をあげ始めました。このような社会の動きは〈健全者の理論〉からなされる偏《かたよ》った〈感動〉の垂《た》れ流《なが》しであるとして、障害をもつ人たちから「感動ポルノ」と命名《めいめい》されています。

よりも、子育てするすべての親とその子どもに共通する悩みに思えてくるのです。

ただし、障害をもつ人びとが子どもをもとうとするとき、大きな壁《かべ》になるものがあります。それは、妊娠から出産、子育てに至《いた》る情報の少なさです。視覚障害をもつ女性は障害をもつ人びとの子育て情報がないことに気づき、途方《とほう》に暮れた経験をもっていましたし、脊椎損傷《せきついそんしょう》のため車いすで生活している女性は、出産をどのように乗り切るかわからないことだらけだったとしています［尾濱、二〇一二］。

障害をもつ人たちの通常の妊娠出産に関する情報不足が深刻なかで、これらの人たちに向けた不妊治療に関する情報は、当然のごとく十分といえる状況ではありません。現在のところ、障害をもつ人たちに関する不妊治療を取り上げた論文としては、脊椎に損傷を負った人たちに関するものがいくつか出されているに留《とど》まります。それらの論文のなかでは、脊椎損傷の女性の妊孕性《にんようせい》（妊娠しやすさ）には問題がないかわりに、出産までの間に貧血《ひんけつ》、切迫流産《せっぱくりゅうざん》、前期破水《ぜんきはすい》といった合併症《がっぺいしょう》が多いとされています。また、男性の場合は射精《しゃせい》障害と精液の異常がみられるため、人工授精や体外受精を実施《じっし》することで子をもうけることができると考えられています。そして、このような人たちには医療者の注意深い管理と指導が必要であるものの、もっと積極的に妊娠・出産できるような支援が必要であるとされています［永松ほか、二〇〇四］。以上のように、近年では脊椎損傷をした人たちへの不妊治療は奨励《しょうれい》されるようになってきましたが、その他の多様な障害に対応する不妊治療のあり方が模索《もさく》されているとは言えない状況にあります。

障害と不妊

障害者が子をもつことがいかに困難であるか

を語るうえで避けられない歴史的事実があります。一九九六年まで施行《しこう》されていた優生保護法《ゆうせいほごほう》には、障害者本人の同意なしに不妊《ふにん》手術ができるという規定《きてい》があり、同法が施行された一九四八年から一九九四年までに一万六五二〇件の不妊手術が実施されました［日本弁護士連合会、二〇一七］。また、母体保護法《ぼたいほごほう》に代わった現在でも、「経済的な理由」を拡大解釈して障害者へ違法な不妊手術が行なわれている恐れも指摘されています［内閣府、二〇一〇］。一九九八年には、国連自由権規約委員会が、強制不妊の対象となった障害女性への補償《ほしょう》の権利を法律で規定するよう日本政府に勧告《かんこく》しましたが、現在に至るまで政府による必要な法的措置《そち》や実態調査はもちろん、補償も実施されていません［毎日新聞社、二〇一六］。

　障害者が子をもつことを妨害する社会的圧力には、国の法律と結託《けったく》した、歴史的に長い「実績」があります。しかし、子をもち、家族をつくるという基本的な人権は、すべての人にあるはずです。ゆえに近年、「障害者自立支援法《しょうがいしゃじりつしえんほう》」による子育て支援の周知《しゅうち》や、「障害者基本法《しょうがいしゃきほんほう》」や「障害を理由とする差別の解消の推進《すいしん》に関する法律」のなかに「障害のある女性」の規定と、障害をもつ女性が被《こうむ》る社会的不利益を解消すること、そして不妊手術や人工中絶手術への誘導《ゆうどう》ではなく、障害をもって育児できる支援体制を確保することが早急《そうきゅう》に求められています。また、障害をもって育児している親たちの目標となるようなモデルの紹介や、エンパワーメントに関する教育を広く一般に行なうことの必要性も叫ばれています［内閣府、前掲書］。ただし、障害のある人たちの子をもつ権利を社会に知らせようという動きはあるものの、それを実現する具体的な動きは弱いままだと言わざるを得ません。

　そんな微《かす》かな変革を迎《むか》えようとしているなか、障害をもった人たちが静かに育《はぐ》んできた「知恵」が社会にもたらされようとしています。

私は、障害を持つ自分たちを、ありのままの私でいいと言うことによって、ようやくこの社会に生きる場を立ててきました。ならば、不妊という状態、産めないという状態もそのままで、自分の体《からだ》をいじくり回さなくてもいいのではないか。私自身、曲がっている足を八回も手術しましたが、その手術がすべて成功だとは決して思っていません。手術をしない、という選択《せんたく》もあったのではないかと思います。ですから自分の体をいじってまで子どもを産まなければならないと思わせられている幻想《げんそう》をこそ、まずは問うてほしいのです。

［安積、二〇〇五］

ここに示された言葉を安直《あんちょく》に捉《とら》えると、不妊に悩む人へ「不妊」という状態を受け容れ、無理な治療をやめるよう勧《すす》めているようにみえます。もちろんそうではなく、この文章を書いた女性は「自分の体をいじってまで子どもを産まなければならないと思わせられている〈幻想〉にこそ気づくべきだとしているのです。となれば、その〈幻想〉に気づいた後で、当事者が自分の価値観から不妊治療を利用するか否《いな》かを決めるのは、きわめて健全で尊重すべき行動ということになるでしょう。

障害をもつ人の子をもうける権利を損《そこ》なおうとするのも社会であると同時に、これを保障しようと手立《てだ》てを考えているのも社会です。障害をもつ人びとの声をもとに、不妊を「障害」として排除するのか、それとも一つの「個性」として受け容れるのかをもう一度、皆で考える時が来ているのではないでしょうか。

第6章

躊躇を克《こく》服《ふく》する知恵と技術《アーツ》

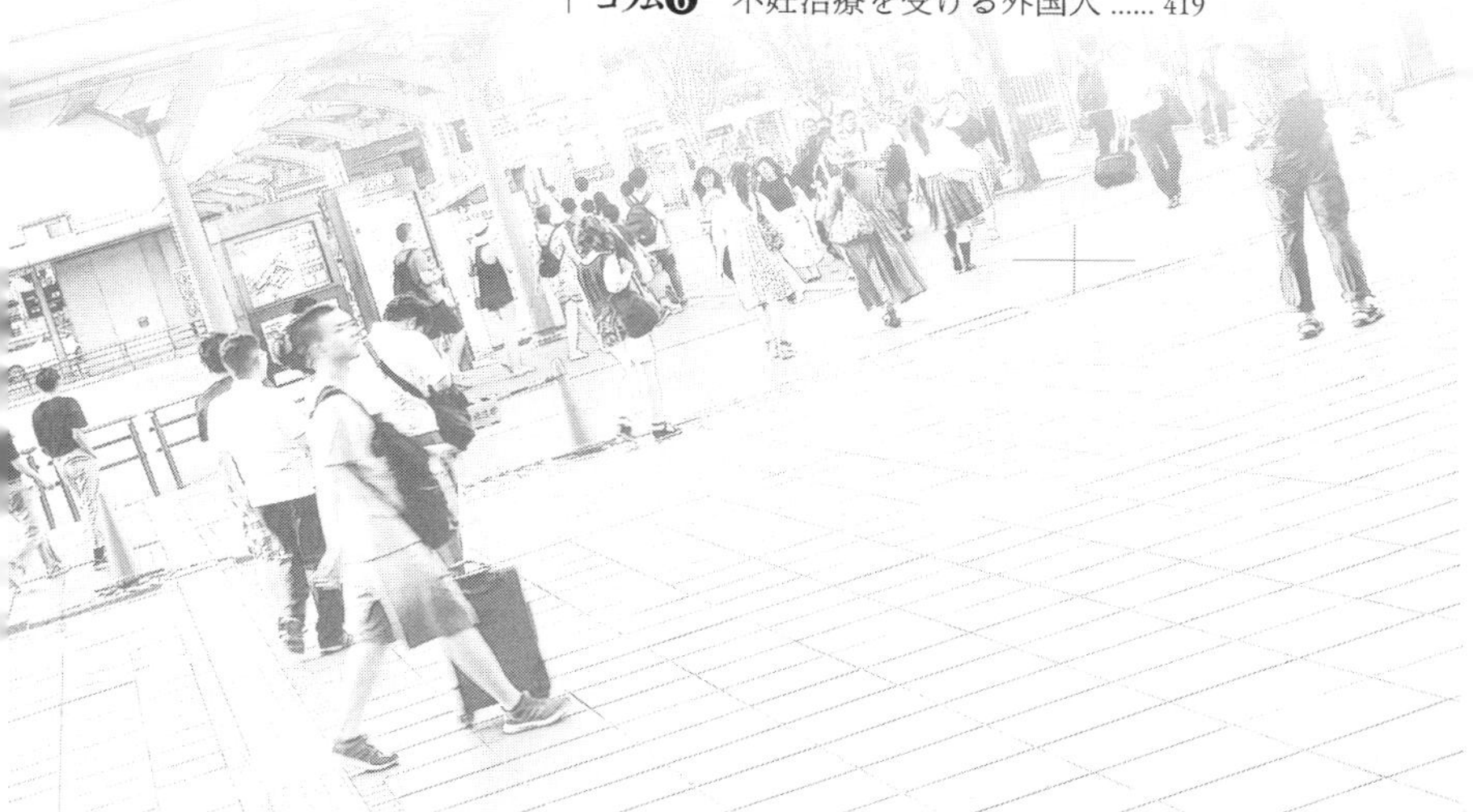

時代が進んでもなお変化しない躊躇《ちゅうちょ》があった一方で、きわだった変化をみせた躊躇もありました。とはいえ、二〇一〇年代初期の協力者（調査への協力者［⬇40頁］）もいまだに、躊躇から解放されたとはいえない状況にありました。二〇〇〇年代初期から一〇年を隔《へだ》てても、不妊治療は躊躇《ためら》われながら当事者に選ばれつづけてきたのです。もちろん直近《まぢか》の一〇年間だけではなく、体外受精の登場から現在までの三〇年以上の歴史が、当事者の躊躇との闘《たたか》いだったであろうことは言うまでもありません。

では、不妊治療に関する戸惑《とまど》いを少しでも減らし、子どもをもうけるために、当事者はどのような行動を起こしていたのでしょうか。肉体的な痛みや苦しみ［⬇278頁］、治療にまつわるリスク［⬇277頁］、時間的・経済的負担［⬇312・317頁］、「不妊」にまといつく烙印《スティグマ》［⬇334頁］、氾濫《はんらん》する情報［⬇293頁］、そしてそもそもこのような治療を受けて良いのかという根本的な疑問など、これらの渦中《かちゅう》にある当事者は、胸中《きょうちゅう》に湧《わ》き上がる不安や戸惑《とまど》いにどのように対峙《たいじ》し、克服しようとしていたのでしょうか。以下では、当事者の躊躇への対処法《たいしょほう》（技術《アーツ》）に焦点《しょうてん》を合わせたいと思います。

1

価値観の転換

不妊治療に対する社会の視線は、技術の介入《かいにゅう》をともなう家族形成の是非《ぜひ》を問うことからスタートしたと言っても過言《かごん》ではありませんでした。このような道徳的な眼差《まなざ》しに対し、当事者は様々な対応をとっていました。一つは、不妊治療に対する社会一般の価値観を覆《くつがえ》して、当事者独自の新しい価値観を再構築《さいこうちく》する方法、二つは、家族形成の動機を社会的な規範《きはん》から切り離し、個人の欲求へと再定義《さいていぎ》する方法です。いずれも従来の家族形成に関する社会的な規範をいったん無効化《むこうか》し、新しい価値観を創《そう》出《しゅつ》する方法です。

セレブな方法から自然妊娠の一部へ

不妊治療に対する社会一般の価値観を覆《くつがえ》す当事者の試みは、二〇〇〇年代初期の調査においてもみえ始めていました。山口さんはパートナーの疾患《しっかん》が原因で妊娠が難しく、不妊治療を受《じゅ》診《しん》し始めました。難しい手術の成功で不妊の原因は取り除かれ、医師からも数ヶ月で妊娠に至《いた》るだろうと言われました。しかし、半年を過ぎても妊娠の兆候《ちょうこう》がみられず、不妊治療を再開しました。パートナーの手術までは不妊治療を受けることに対して「そこまでする必要があるのか」と躊躇《ちゅうちょ》していましたが、パートナーが手術によって回復したことから、山口さんの不妊治療に対する気持ちも大転換したようです。

山口――主人がすごく言うのは、その昔だったら死んじゃってたことでも、今はすごく医療技術が発達してるから、こういうふうに病気だって治《なお》るわけだし。それを、みんな洗濯《せんたく》とかご飯《はん》を炊《た》くのも電器製品を使うじゃないですか。それがもう今では当たり前になってて、誰も薪《まき》でご飯を炊こうっていう人はいないのに、それを人力《じんりき》でやることが道徳的に素晴らしいとか言ってるのは、おかしいって。そういう技術があるんだったら、受診《じゅしん》しない手はないんだっていうようなことを言うんですよね。それで、あと主人が病気を克服したということで、医療技術にすごい感謝しているのが以前よりかはあるので今はあんまり抵抗ない。なんていうんだろう、人間として当然妊娠したりするその機能がどうも持てないっていうことには、ちょっとがっかりしますけど。まあ、他の人が経験できないような方法で妊娠できるっていうことに、逆にセレブ感っていうか、ほんとにプラチナベビーじゃないけど、そういうポジティブな感じで、けっこう今は思ってますよね。

調査時において、山口さんは不妊治療に極めてポジティブでした。特に不妊治療で生まれた子を「プラチナベビー」と表現するあたりには、不妊治療にまったく戸惑《とまど》っていないことがうかがえます。不妊治療を受けることを躊躇した他の協力者と比べて、山口さんの話は異彩《いさい》を放《はな》っていました。電気炊飯器《すいはんき》に喩《たと》えられる医療技術は、以前のような特別な技術ではなく、ごくありふれた道具でしかありません。

さらに、山口さんは不妊治療が、それまでの妊娠・出産のかたちと断絶《だんぜつ》した、まったく別の営《いとな》みとは考えていません。以下の話にあるように、産婆《さんば》による自宅出産から現代主流である病院出産と同列《どうれつ》のものとして、不妊治療を受け容れているのです。しかし、様々な出産を受容《じゅよう》しながらも、一点だけ揺《ゆ》るがない点が山口さんにはあります。それは生まれてくる子どもが親から望まれ、祝福《しゅくふく》されることの素晴らしさです。

＊――山口さんにとって、「自然な出産」というのはありますか。

山口――いや、ないんですね、別に。病院で産《う》む人は病院で産むし。その人それぞれが、あるシチュエーションが普通っていうか。私と主人の場合は人工的な顕微授精《けんびじゅせい》［⬇37頁］とかすれば、「ほら、ここから生まれたよ」みたいな。精子みたいなのも写真に残ってるのが自然みたいな。

＊――やっぱり、ご主人の考え方の影響が大きかった？

山口――うん、大きいと思いますね。うちの主人の実家はすごいど田舎《いなか》なんですよ。それで、産婆《さんば》さんが間《ま》に合わなくて結局、おばあちゃんが取り上げたらしいんですけど、おばあちゃんの時代は自分で産んで、臍《へそ》の緒《お》切って、胎盤《たいばん》まで出してっていう、そういう地域なんですよね。いろんなかたちがありますよね。自分が生まれたときの受精卵とかが見れたら面白いですよね。もし子どもができたら、ちゃんと言うつもりですし。そこで「子どもが」悩んじゃったとき、どうフォローするかまだ決めてないですけど、それが素晴らしいことだって思ってもらいたいですよね。自分もすごいなぁって思うし。大体、そこまでしてでも、やっぱりレアなことで、抵抗感もつ人とか後悔《こうかい》する人もいるけど、そこまでして、すごい望まれてるなんて、すっごいラッキーだよねって思うんですよね。

山口さんのような当事者の存在は、二〇〇〇年代初期が、子を得るために仕方なく不妊治療を受け容れているという状態から、真の受容へのステップを上《のぼ》りつつあることを示唆《しさ》しているようにみえます。しかしながら、不妊治療を経《へ》ることを「セレブな方法」と表現したり、産まれてきた子どもを「プラチナベビー」と表現するあたりに、自分を奮《ふる》い立たせるかのような気《き》負《お》いを感じさせずにはいられません。不妊治療に対するネガティブな視線に悩まされる当事者が多いなか、山口さんがこれを跳《は》ね返すには、周囲が驚くようなインパクトのある表現を用いなければならなかったと考えるほうが納得《なっとく》できます。

では、二〇一〇年代初期の協力者は、不妊治療にまつわる周囲の視線をどう処理していたのでしょうか。不妊治療へ向けられるネガティブな視線を感じる二〇一〇年代初期の協力者は、一〇年前と比べて大きく減少していることは前に述べました〔⬇323頁〕。二〇一〇年代初期の協力者は、不妊治療が蓄積《ちくせき》した三〇年間の実績《じっせき》を信頼し、不妊治療のリスクを自然妊娠と大差ないものと判断するようになったのです。詳細《しょうさい》は第5章の節「**子を得るためのもう一つの方法**」〔⬇273頁〕を思い出していただきたいのですが、このような理解をもつ協力者の話では、不妊治療の特殊性にほとんど触れられません。ありふれた選択肢《せんたくし》の一つとして不妊治療が選ばれるだけなのです。ゆえに、話のなかに「セレブな方法」や「プラチナベビー」に該当《がいとう》するような、力の入った表現も見あたりません。二〇〇〇年代初期から二〇一〇年代初期のあいだに、不妊治療に対する当事者の価値観に変化があったとみて間違いなさそうです。その変化がどのようなものであったか、もう少し詳《くわ》しくみていきましょう。

自己実現としての家族形成

二つの時代の協力者の違いとして、家族形成の動機《どうき》も重要です。第3章でみたとおり［↓173頁］、二〇〇〇年代初期の協力者は、二〇一〇年代初期の協力者よりも、家族からの期待を多く背負い、家族のために子どもを産もうとする傾向にありました。なかには「婚家《ウチ》のために子どもを産まなければ申し訳ない」といった話をした伊藤さんのような協力者もおり［↓182頁］、夫のため、家族のために頑張《がんば》らねばという責任感が強かったのです。また、周囲の家族も協力者が無事に子をもうけられるよう、あの手この手を使って介入《かいにゅう》する傾向もありました。結婚した若いカップルに対して、社会が家族形成を後押《あとお》しする気風《きふう》が残っていた時代だったのです。ゆえに、当事者の希望として不妊治療は選択されてはいましたが、子どもは社会的価値を帯《お》びた存在でもありました。子どもは「当事者の宝《たから》」であるとともに「社会の宝」でもあったのです。

しかし、このような世相《せそう》にあって、二〇〇〇年代初期の協力者は子を産み・育てるという行為を、ほんとうのところどう思っていたのでしょうか。この疑問に関しては、興味深い結果が得られました。インタビューのなかで、理想の家族や子どもの価値について尋《たず》ねたところ、二〇〇〇年代初期の協力者は、家族形成に関する自分の価値観が一定せず、混乱することも多々あったのです。たとえば高橋さんは、出産と育児を女性の役割と捉《とら》える価値観について以下のように話しています。

高橋――女性の役割、自分のなかでどっか固定観念《こていかんねん》じゃないけどあるんやって、年齢とともに最近すごい思ってるのかな。「もしかして、このまま産まないっていうことになるかも」って思ったときに、「〔自分は〕産まない選択をしてない」っていうことがまず一番。「もしかしたら、いつか産めるかもしれない」っていうのを自分のなかで持ちつづけようって思ってるのかな、「産めないんだって思わないようにしよう」って思ってるのかな。自分に言い聞かせてるんじゃないけど、自分で思ってますね。

高橋さんは、辛《つら》い不妊治療を受ける理由をこのように話しました。彼女は女性の役割として、子どもを産むという行為を遂行《すいこう》しようとしています。しかし、その行為は固定観念の産物であり、自分が心から願っているとは言い切れないものです。ゆえに、「このまま産まないことになるかも」と予期したとき、この固定観念を受け容れている自分を正当化《せいとうか》するために、「いつか産めるかもしれないと思いつづけよう」、「産めないと思わないようにしよう」と「自分に言い聞かせる」必要がありました。当たり前の行為であるなら、高橋さんがこんなふうに自分の行為を弁解《べんかい》するような言葉を、何度も口にする必要はありません。

このように、二〇〇〇年代初期の協力者は、出産と育児に関する女性役割を当然と思う一方で、そう思う自分への密《ひそ》かな疑問にも悩まされていました。引き裂かれた協力者は、家族形成に関する社会的な規範《きはん》をどう引き受けるか、不妊治療を行ないながら苦悩《くのう》したのです。では、周囲から期待され、子どもを産まねばとプレッシャーを受けた当事者は、なぜ子どもを欲しいと思うのでしょうか。やはり社会が期待したからでしょうか、それとも自分が子どもを欲しかったからでしょうか。この少し意地悪《いじわる》な質問に対し、二〇〇〇年代初期の協力者は「人間の本能」のようなものをあげるのです。

山田――子育てがしたいとか、老後の面倒《めんどう》をみてもらいたいとかいうのじゃぜんぜんなくって、なんか人が子どもを欲しいという気持ちは理屈《りくつ》じゃないよねって。自然と子どもが欲しいと思うのであって、理由なんかないよねって、うちの母と話したことがあるんです。〔…〕私もそうだと思う。若い頃は普通の人は子どもなんか欲しいと思わないですよね。そういう人もいるかもしれないけど。でも、ある程度の年齢になってくると自然に欲しいと思うようになるんじゃないかなぁって。

自己実現でも社会的価値でもない、この本能的な欲求は、二〇〇〇年代初期の協力者の話にしばしば現《あらわ》れました。この時代の当事者のすべてではないものの、自然な欲求として子どもをもうけたいと思い、家族もそれを望み、社会もそうすべきだと促《うなが》すことを、当然として受け容れているのです。

このような二〇〇〇年代初期の協力者に対し、二〇一〇年代初期の協力者はいささか様子が異なります。二〇〇〇年代初期の当事者である高橋さんが微《かす》かに抱《だ》いた齟齬《そご》は払拭《ふっしょく》され、その代わりに自己実現としての出産と子育ての欲求が、ストレートに表現されるようになりました。たとえば、二〇一〇年代初期の当事者である橋本さんは、以下のように話しました。

＊――橋本さんにとって妊娠とか出産は、どういう意味をもっていそうですか。

橋本――女の人しかできないし、せっかく女の人に生まれたんやから、その機能は使いたい。

＊――子どもをもてるか、自分の身体《からだ》を試《ため》したいということですか。

橋本――いや、試すという感じではない。体験してみたい。試してみたいになりますね。

妊娠と出産を自分の人生における特異《とくい》なイベントとして「体験してみたい」というのが、橋本さんの考えです。不妊ではないことを周囲に示したいというのではなく、あくまで自分の経験を豊かにしたいという意味です。二〇一〇年代の協力者には、このような自己実現としての家族形成が目指されており、二〇〇〇年代初期のような周囲からの期待は、あまりみられませんでした。

ただし注意しなければならないのは、自己実現としての家族形成を目指すようになった二〇一〇年代初期の協力者ですが、子をもつことを利己的《りこてき》な欲求と捉《とら》えているわけではないのです。それどころか、周囲の協力なくしては成《な》し遂《と》げられない、社会的協同《きょうどう》作業として、出産と子育ては考えられているのです。

坂本――子どもをもつってことは、自分だけじゃ駄目《だめ》じゃないですか。他の誰かに対しても思いをもってなくちゃいけないけども、結婚しないってことは、自分のことしか考えなくなっちゃうなって。今まで私も独身時代が長かったので、やっぱり自分第一だったので、結婚してダンナのことを考えて、子どものことを考えてってなると、いろんな人に思いやりをもつようになるから、やっぱりそこで違うかなって。今の日本がそういう〔=自己中心的な〕感じなのは、自分のことしか考えてない人が多くなったからかなっていうのはあるので。

坂本さんも他の協力者と同様、結婚するまで自分の生き方を模索《もさく》しつづけてきました。前の章でみたように［⬇312・339頁］、二〇一〇年代の協力者は若い頃から仕事に注力《ちゅうりょく》してきたため、婚期《こんき》が遅れることがあったようです。そんな協力者が、縁《えん》を結んだパートナーと家族形成を真剣に考え始めたとき、坂本さんのような価値観の大転換が起こります。子をもつことを自己実現と考えながらも、それは自分の力だけではなし得ない、社会的な営《いとな》みだと悟《さと》るのです。

坂本さんの価値観の変化は、第3章の佐々木さんの苛立《いらだ》ちと興味深いリンクを感じさせます［⬇164頁］。夫が子をもつためにまったく努力しないことに苛立ち、「あんたを父親になんかしない」と言《い》い放《はな》ったことのある二〇〇〇年代初期の当事者である佐々木さんは、自分だけが努力して愛情ある家族をつくることに戸惑《とまど》っていました。これに対し、二〇一〇年代初期の当事者の坂本さんは、自分が不妊治療を始めるまで、パートナーと愛情ある家族をつくることはおろか、他人へ思いやりをもつこともあまりなかったと振り返っています。そんな坂本さんが不妊治療を開始し、他者への思いやりの必要性を発見することになります。これは、二〇〇〇年代初期の当事者である佐々木さんが夫に求めつづけた状態へ、二〇一〇年代初期の当事者である坂本さんがやっと至《いた》ったことになるのです。共に女性である二人の協力者ですが、治療開始前から愛情が家族形成に必要不可欠なものと理解されていた二〇〇〇年代初期に対し、二〇一〇年代初期では、治療を始めるまで家族形成に愛情が必要だと実感することはなかったという違いがあります。

二〇〇〇年代初期の協力者は、社会からの圧力を受けながら、微《かす》かに自らに湧《わ》き起こる疑問に決着を付けられないまま治療に向かっていました。子どもは愛情ある家庭に生まれるべきであり、出産と子育てを決意したならば、そのような家庭を形成するよう最大限の努力をしなければならないのです。そうすることが当事者の自己実現だとされていたと言えるでしょう。しかしながら、それはあくまで、社会から期待され、強制された自己実現だったのです。

二〇〇〇年代初期から二〇一〇年代初期という、わずか一〇年のあいだに、このような外部から与えられた自己実現から、自分の意思による自己実現としての出産と子育てへと、当事者の意識は変化しました。そして、他の誰かから強制されることのない、個《こ》の自己実現としての出産と子育てに取りかかるなかで、当事者は子どもの社会的価値に気づくことになります。これは、二〇〇〇年代初期に社会から暗黙《あんもく》のうちに押しつけられていた家族形成とはまったく異なるものです。二〇一〇年代初期では、周囲からのお仕着《しき》せではなく、当事者が自らの意思で社会を支える重要な営《いとな》み——出産と子育て——を選び取るようになったのです。これを社会の側からみるならば、不妊治療の社会的受容《じゅよう》が、子をもうけたいと望む当事者に、出産と子育てに関する社会的価値を見出させたことになります（後の第8章であらためて考察します）。次は、当事者へこのような気づきをもたらした責任を、社会がとる番《ばん》なのではないでしょうか。

2

羞恥心を飼い慣らす

不妊治療の道徳的な問題に対する躊躇《ちゅうちょ》を払拭《ふっしょく》するため、不妊治療を電化製品と同等なものに置き換えたり［↓360頁］、家族形成に関する社会的な規範《きはん》から逃れて新たに自己実現としての出産と子育てを選び取ったりする当事者をみてきました［↓367頁］。しかし、当事者が躊躇を向ける原因として、不妊治療においてある重大な特徴があったことを忘れてはならないでしょう［第3章］。それは治療を受ける際に避《さ》けては通れない羞恥《しゅうち》です。

興味深いことに、この羞恥は、二〇〇〇年代初期の協力者には顕著《けんちょ》に現《あらわ》れていたのですが、二〇一〇年代の協力者のあいだでは影《かげ》を潜《ひそ》めるようになっていました。いったいこの一〇年間で、何が不妊治療に関する羞恥を減らしたのでしょうか。

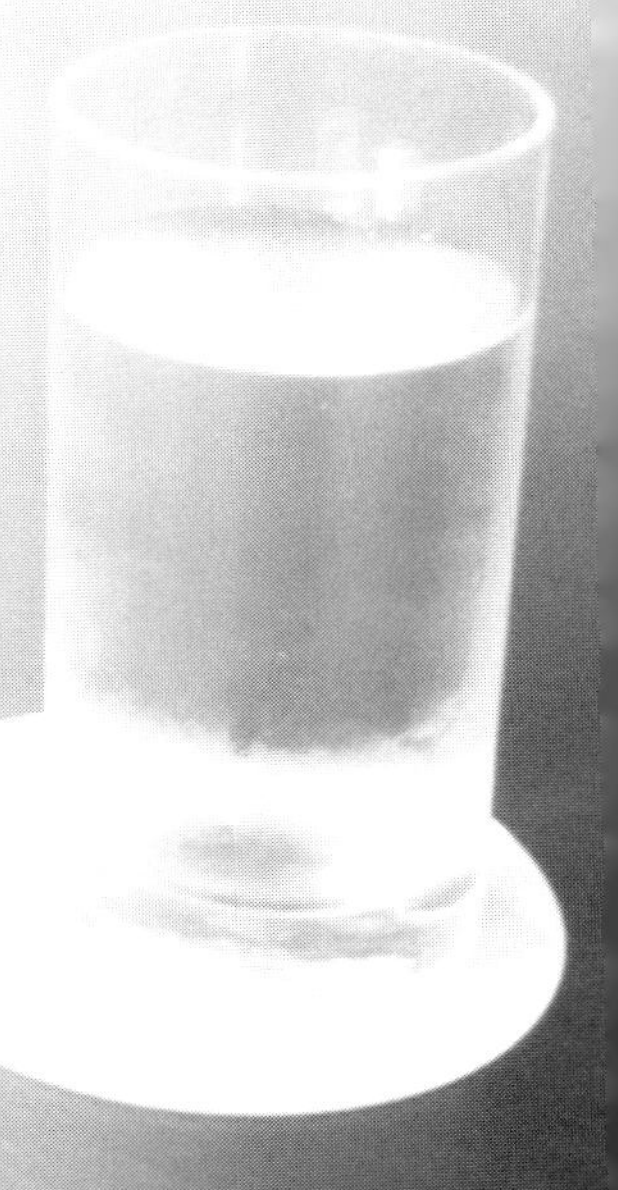

慣れと諦め

第3章でみたとおり〔⬇170頁〕、二〇〇〇年代初期の協力者は治療で課《か》される内診台《ないしんだい》での体位や、不妊治療への数々の社会的偏見《へんけん》によって羞恥心《しゅうちしん》をもっていました。特に前者は、局部《きょくぶ》を晒《さら》すという羞恥に加え、生命の危機にも繋《つな》がる無防備《むぼうび》さもあって、大きな躊躇にエスカレートしていました。このような羞恥に対し、協力者は一律《いちりつ》に慣《な》れと諦《あきら》めを口にするのです。第3章で内診台への躊躇を訴えた鈴木さん〔⬇171頁〕も、その一人です。

鈴木――最初の一、二回は見るたんび、「ギュッ」って感じやけど、もうそれより後は「あ、またか、ハイハイ」って感じで。

＊――慣《な》れるの早いの？

鈴木――そう。もうしゃあない〔＝仕方ない〕なぁって感じ。どうこう言っても、しゃあないなって。〔内診台に乗るのが苦痛だったのは〕最初だけ。どうこう言ってもこれで子どもできるんやったら、しゃあないかって感じ。

＊――我慢《がまん》？

鈴木――諦《あきら》めやね。我慢じゃなくって、諦めやわ。

内診台へ上《のぼ》ることによる羞恥はもとより、そこで行なわれる医療処置にともなう苦痛についても、協力者の多くが、鈴木さんと同じような慣れと諦めを口にしました。その誰もが、子どもをもうけるための代償《だいしょう》として、羞恥と苦痛を渋々《しぶしぶ》受け容れていたのです。このような受け容れ方は二〇〇〇年代初期だけでなく、二〇一〇年代初期の協力者にもしばしばなされていました。ただし、こんな対応は羞恥を抑《おさ》えこむだけで、解消にはなかなか繋がりません。それに、内診台に上る際の羞恥は、治療場面での個人的な対応で抑《おさ》え込むことができますが、周囲からの偏見《へんけん》の目による羞恥は、不妊に対する社会的烙印《スティグマ》も関係しており、個人で対処するには大変やっかいです。不妊治療にともなう羞恥全般への、さらに効果的な対処法はないものでしょうか。そこで編《あ》み出《だ》されたのが、次に紹介する「不妊患者キャラ」の作成です。

「不妊患者キャラ」の作成

不妊治療にともなう羞恥《しゅうち》への対応は、不妊の社会的烙印《スティグマ》〔⬇335頁〕のために個人で処理するのは大変困難です。慣《な》れたり諦《あきら》めたりして納得しようとしても、第三者からの無遠慮《ぶえんりょ》な視線や心ない声によって何度も羞恥心《しゅうちしん》は揺《ゆ》り起こされるのです。しかしながら、協力者のなかには、この問題に対して、一つの突破口《とっぱこう》を見つけた者がいました。それが「不妊治療をしている私」と「そうでない私」を切り分けるという方法です。二〇〇〇年代初期では、まだ「試行錯誤《しこうさくご》の段階」だったと言えそうな対処法《たいしょほう》ですが、以下に、中村さんの話を紹介しましょう。

＊——基礎体温《きそたいおん》〔⬇38頁〕は治療中に付けてらっしゃいました？

中村——うん。基礎体温は結婚する前からつけてたから、ずっと。

＊——じゃあ、身体《からだ》の変化、気づいたりはしませんでした？

中村——うん。生理《せいり》が始まる前、二日前ぐらいにすっごい頭が痛くなるの。それと胸《むね》が痛くなるのはいつかな。それもいつも痛くなる。

＊——そういう変化は、ごく当たり前のように受け止めてられました？

中村——女性ということをハンデにしたくないっていうのがあるから、身体のことは知ってるけど苦にすることはない。よくそういうの話題にする人いるじゃない。ここが痛いのって、生理中に。そういうタイプじゃなかったね。

＊——じゃあ、医師から「卵いっぱい出来てますよ」とかいう話はどう思いました？

中村——もう、そこの自己矛盾は、とうにわかってんのよ。そう思いながら治療行《い》ってんのよ。それよりも、その子どもが入っての家庭像《ぞう》のほうが大事《だいじ》やったんかな。〔…〕始めから期待してないんよ。人間的にされることなんか。かえって人間対《たい》人間で出来た子は羞恥心が出てくるやん。だから、あんまりそういうことは考えてなかった。

＊――じゃ、先生がつっけんどんやったりするのも割り切ってらしたんですか。

中村――片手間《かたてま》にされてるような時は嫌《いや》やったけど、あんまりダメージとは思ってなかったですね。

中村さんは、治療に際して自分の身体《からだ》を人間的に扱《あつか》われることを期待していません。医療現場で自分が「モノ」のように扱われるほうが、羞恥心が湧《わ》かなくて済む、というのです。これは「不妊治療をしている私」を「モノ」とし、「そうでない私」を「人間」として切り分けることを指します。「モノ」である私は、どのように扱われても痛みは感じないはずです。そして、このように私を二つに切り分けることで、不妊治療への躊躇に完全に呑《の》み込まれることなく、子どもをもうけるという当初の目的へ向かうことができるのです。

二〇〇〇年代初期の協力者であった中村さんは、「不妊治療をしている私」と「そうでない私」を分けました。いわば「不妊患者キャラ」の作成です。このキャラクターは医療場面だけでなく、社会からの偏見《へんけん》にも応用可能です。ただし、それが可能なのは、「不妊患者キャラ」が「私」から限りなく独立していなければなりません。これは自我《じが》を分裂させるたいへん難しい技術《アーツ》なのです。▲1 ゆえに、中村さんは「不妊患者キャラ」を作ったにもかかわらず、ある困難な状況に陥《おちい》ってしまいました。治療でもうけた子どもに対して、本来の「私」が罪悪感をもったのです。

中村――〔治療を〕してること自体は自分のなかでは罪悪感《ざいあくかん》というか。自然じゃなく。子ども見ても「自然じゃない」って今でも思う。

＊――自分のお子さんを思ってしまう？

中村――うん。でも、〔子どもが〕いない生活なんて考えられへんから。もし出来《でき》ひんかったらどこまで行ってたやろうなって恐怖がすごいある。

サンデロウスキーは、不妊治療を受けたカップルが不妊であった過去をぬぐい去ることができず、「かつて不妊、永遠に不妊（once inferility, always inferility）」というアイデンティティをもちつづけると述べています〔Sandelowski *et al.*, 1990〕。たとえ「不妊患者キャラ」を独立させようとしても、完全に一個の人格を分断することはできません。ゆえに、子をもうけた後でも「不妊であった」事実は、中村さんを解放することはなかったのです。

では、二〇一〇年代初期の当事者は、不妊治療にともなう羞恥《しゅうち》から逃れられず、なおも利用を躊躇《ためら》いつづけているのでしょうか。いや、そうではありません。中村さんが試みた方法がより精緻《せいち》さを増して、羞恥心だけではなく、不妊治療に対する躊躇一般への対応策として、ほぼ整備されたといってよい状況になりました。それは当事者のアイデンティティを永遠不滅の「不妊」から解放し、パートナーや周囲との新しい関係を築く技術《アーツ》へと進化させたのです。以下では、二〇一〇年代初期の協力者による躊躇の克服方法をみていきましょう。

1―― ここで用いた技術《アーツ》とは、当事者が編《あ》み上げた「素人の専門知識」から繰り出される様々な手段や方法を指します。これらを表すため、本書では科学《サイエンス》に含まれないものを指す用語であるartの複数形artsを採用しました。

3

「素人」として振る舞う

二〇一〇年代初期の協力者（調査への協力者［↓40頁］）は、治療にまつわる躊躇《ちゅうちょ》を興味深い方法で処理していました。これは二〇〇〇年代初期の協力者にもみられた対処法《たいしょほう》なのですが、近年は不妊治療に関する情報が豊富《ほうふ》になったこともあり、より一層はっきりしたかたちで、この興味深い対処法が二〇一〇年代初期の協力者に採《と》り入れられていました。それは治療場面において、当事者が「素人《しろうと》」として振る舞うという対処法です。ただし、この「素人」は普通にイメージされるようなものではありません。

一般に、専門的な知識を持っている「専門家」に対し、それらを持たない「素人」が対置《たいち》されます。不妊治療で言えば、医師が「専門家」であり、当事者（協力者）は「素人」です。そして前者が持つ専門知識は、客観性と信頼性があるのに対して、後者にはそれらが欠けていると考えられがちです。しかし、近年、部分や要素を調べるだけでは答えを出せない問題が問われたり、科学的な専門知識も専門家集団が独自に生み出したローカル・ノレッジ[2]のひとつだと考えられるようになるなどして、「専門家 対《たい》 素人」という単純な二項対立《にこうたいりつ》で物事を判断することへ異議《いぎ》が唱《とな》えられるようになりました。

そこで現《あらわ》れたのが、これまで素人とされていた一般人の知識を見直そうという動きです。たとえばA・カーらは、一般の人びとのあいだで交《か》わされる遺伝学《いでんがく》に関する議論を観察して、「素人の専門知識」という見方を提案しました［Kerr *et al.*, 1998］。カーらは、科学知識だけでは解決できない遺伝学の諸問題について、技術的、方法論的、制度的、文化的な知識も総動員《そうどういん》しながら問題に対処する一般の人びとの姿を描きだしています。ただし、一般の人たちの理解は、科学的な合理性とは一線を画《かく》していました。にもかかわらず、自らの経験や周囲の状況も考慮しつつ、最適な方法で問題解決を図《はか》ろうとする一般人の理解と行動は、「素人」ならではの独自性があり、一種の「専門性」も帯《お》びているとして、カーらは高く評価したのです。

2―― 文化人類学者のクリフォード・ギアツが唱えた概《がい》念《ねん》で［Geertz, 1983＝一九九九］、ある地域や集団だけで通用する知識を指します。科学によって生まれた普遍的な知に対するもので、文脈依存《いそん》的な性質をもつと同時に、実践《じっせん》に役立つことも大きな特徴とされています。

カーらの指摘以降、素人《しろうと》の理解が専門家のそれの下位《かい》におかれることはなくなり、素人独自の理解の特徴を解明することが目指されるようになりました。L・プライアによると、一九七九年から二〇〇二年のあいだに、このような素人と専門家の理解に関する見方の転換が生じたとされています［Prior, 2003］。

この視点の転換は科学技術全般へと広がりをみせ、医療における当事者や一般人の理解にも向けられるようになりました。これまでに、遺伝子《いでんし》組《く》み換《か》え食物などのほか、ゲノム研究やナノテクノロジー、インフルエンザの流行、高《こう》コレステロール血症《けっしょう》に関する当事者や一般人の理解も、カーらの指摘を受けて検討されており、その内容の複雑さが明らかにされようとしています［Shaw, 2002／Weiner, 2009／Dijkstra & Gutteling, 2012など］。これらの研究成果に共通するのは、一般の人びとの理解が、常に彼らの生活のなかから生まれているという知見《ちけん》であり、従来のように素人と専門家の理解を峻別《しゅんべつ》することへの異議《いぎ》です。こうして「素人の専門知識」の価値は認められていったのです［Wynne, 1991／Irwin & Wynne, 1996／Michael, 1992］。

妊娠から出産、そして育児にまで繋《つな》がっていく生殖《せいしょく》の営《いとな》みは、人びとの生活に密着した一大イベントです。にもかかわらず、ハドソンらによると、カーらのような視点から不妊治療に関する、当事者や一般の人びとの理解を解明しようとする動きは、これまであまりなかったとされています［Hudson *et al.*, 2009］。これを裏づけるように、今まで日本で行なわれた関連研究では、不妊治療に関する科学知識の多寡《たか》や正確な理解を問うものが主流でした［山縣ほか、二〇〇三／佐藤ほか、二〇〇四／東京女性財団、二〇〇〇など］。

不妊治療の当事者は、これまでに蓄積《ちくせき》した専門的な科学知識《サイエンス》だけでなく、不妊治療が抱《かか》える社会文化的な問題群▼3――三〇年来《らい》の当事者たちが治療に際し、躊躇《ちゅうちょ》しつづけてきた諸問題――に関するこれまでの知識へも、インターネットや書物などを通じてアクセスできるようになっています。そしてなによりも、不妊治療の現場で様々な知識に触《ふ》れ、それを実際に試《ため》すという実践者《じっせんしゃ》でもあります。カーらが見出した技術的、方法論的、制度的、文化的知識を越えた、より現場に密接《みっせつ》した知識が動員《どういん》され、当事者独自のローカル・ノレッジが自律的《じりつてき》に形成されているとと考えるほうが自然でしょう。そして、当事者が治療に身を置くただなかから編《あ》み出されたローカル・ノレッジは、不妊治療を受けるなかで現れる躊躇へ対処する際に、うまく利用されている可能性が大いにあります。

以上を踏まえ、不妊治療を受ける当事者が治療実践のなかで編み出した「素人《しろうと》」のローカル・ノレッジをみていきたいと思います。そして、彼ら独自の知識が、どのように不妊治療に関する躊躇を処理しているのかをも明らかにしたいと思います。しかしその前に、もう一度、「素人」および「素人の専門知識」という語の定義を明らかにしておきたいと思います。「素人」

3――生殖への人為的な介入に関する倫理的な問題や、配偶子《はいぐうし》の提供や代理懐胎《かいたい》などによって生じる家族関係の混乱、特に女性へ向けられた家族形成にまつわる伝統的な規範からの圧力といった問題群《ぐん》を指します。

は系統《けいとう》だった調査や実験から得られたデータを分析し、理論的にこれを査定《さてい》する科学的な営《いとな》みの外《そと》にいる者を指すことにします。そして、「素人《しろうと》の専門知識」とは、「素人」が日々の暮らしや仕事のなかで育《はぐく》んだ知識や価値観、ものの見方、そして個人的な経験、さらには、専門家集団の知識（科学知識《サイエンス》）を我流《がりゅう》にアレンジしなおした二次・三次創作《そうさく》の集合体（技術《アーツ》）を指すこととします。

準備は整いました。それでは当事者独自の「素人の専門知識（技術《アーツ》）」をみていきましょう。

治療プロトコルとの付きあい

治療プロトコルの生成

協力者は、治療初期に、治療内容の確認や次回の治療で受ける予定の処置《しょち》、服用薬《ふくようやく》などに関する基本的な科学知識をさかんに収集《しゅうしゅう》していました。それらの知識は、医療施設で配布《はいふ》される手製《てせい》のパンフレットや主治医の著書《ちょしょ》なども介《かい》して集められていきます。また、初めて治療を受ける者を対象とした医療施設主催《しゅさい》の説明会も、治療初期によく利用されており、協力者の理解に大きな影響を与えていました。治療初期には、インターネットを始め、多様な情報源《げん》から貪欲《どんよく》に科学知識《サイエンス》の収集が行なわれる傾向にあります［⬇237・288・293頁］。

協力者のこれらの行動は、治療開始時に不妊治療の内容を少しでも理解するための予習であったり、診察室で耳にした聞き慣《な》れない医学用語を正しく理解するための復習であったりしていました。生まれて初めての治療へ、一当事者として円滑《えんかつ》に溶《と》け込むための避けては通れない活動だといえるでしょう。そして、この段階でまとまったかたちで現《あらわ》れるのが、初診《しょしん》から妊娠までの標準的な「治療プロトコル」に関する独自の理解です。それが「一～二年の不妊期間↓受診↓検査↓タイミング指導↓検査↓人工授精↓検査↓体外受精↓検査↓顕微授精」といった一連の流れです。それぞれの内容はもとより、標準的治療の回数に関する理解も含まれ、不妊治療の標準化が当事者の理解にも反映されるようになったと解釈できそうです。協力者によると、このような理解は、治療当初から協力者にあったわけではなく、医師からの説明や、様々な媒体《メディア》を通じて科学知識《サイエンス》を収集するなかで編《あ》み上げられていったとされています。

藤田――最初に検査して、タイミング［⬇37頁］とって、人工授精《じんこうじゅせい》［⬇37頁］して、それから体《たい》外受精《がいじゅせい》［⬇37頁］っていう標準のコースってあるじゃないですか。〔…〕それは病院で先生から聞いた話とか、インターネットとかに書いてあるから。

このような理解の完成にともなって、プロトコルから外《はず》れる治療経過《けいか》は、規格外《きかくがい》として認識されるようになっていきます。例えば、治療開始時に近所の一般的な産婦人科病院でタイミング指導法を受けた石川さんは、当時の治療経過を、自分の身体状態を適切な検査によって把握《はあく》されないままに行なわれた「無駄《むだ》」だったと裁断《さいだん》しています。

石川――前の病院では半年ぐらい通《かよ》っていたんですが、普通の検査〔＝血液検査や子宮内視鏡など〕だけしてもらってたんです。でも不安だったので、高度な治療ができる今の病院に移ったんです。そこで専門的な検査をしてもらったら、やっぱり医療の力を借《か》りないといけないなという感じだったんです。だから、最初の産婦人科に通《かよ》った半年が、ほんとに無駄だったなと思うんです。

「治療プロトコル」に関する独自の理解をもつようになった協力者ですが、これは不妊治療の専門家が基本としている治療指針《ししん》と大差《たいさ》ないように見受けられます。たとえば、日本生殖医学会が発行している『不妊治療ガイドブック二〇一〇』のなかでは、不妊の検査が取り上げられた後に、不妊の治療方法として、女性因子《いんし》の薬物療法《りょうほう》、人工授精、体外受精などの不妊治療が紹介されており〔日本生殖医学会、二〇一〇〕、学会のウェブサイトでも、治療は次第に高度になっていく場合が多いとされています〔日本生殖医学会、二〇一三〕。このように医療の介入が段階的に強まることを、すべての協力者が「ステップアップ」と表現していました。つまり、「ステップアップ」を要《かなめ》とする「治療プロトコル」は、不妊治療にかかわる者の共通理解として協力者が吸収した科学知識《サイエンス》の集合体であると考えられるのです。それは、科学知識を治療の手順として我流《がりゅう》に消化し直した知識であり、現行の科学が依拠《いきょ》する研究成果を協力者が治療に身を置くなかで編《あ》み直した「素人《しろうと》の専門知識（技術《アーツ》）」だと言えるでしょう。

このような協力者の情報源との繋《つな》がり方には、ある時期に変化が起こります。それは、専門的な検査やより高度な治療に移る時といった、治療がやや進んだ特別な時期です。この時期には、インターネットにおける個人のブログや、情報を相互交換できる掲示板《けいじばん》などの活用が活発になる傾向にありました。なかには専門家向けの情報検索《けんさく》ツールを駆使《くし》して必要な医学論文を探しだし、読んだという協力者（石川さん、中島さん）もいました。

治療プロトコルの運用

この時期の知識収集は医師などの専門家、ごく親しい知人、そしてインターネットを介して行なわれる傾向にあり、治療初期における情報収集とは異なって、一人ひとりに合致《がっち》した、より専門的な科学知識《サイエンス》を得るために行なわれます。たとえば、妊娠時に適当とされるホルモン値や子宮内膜《しきゅうないまく》の厚さを、自分とよく似た治療経過をたどっている者の記録から調べたり、同じ年齢の者の基礎体温データを自分のそれと比較したりするといった行動です。[4] なかには、個人のブログやインターネット上の掲示板にて質問し、回答を得たことのある協力者（石川さん、小川さん、藤田さん）もいました。
ただし、この時期に遣《や》り取《と》りされる科学知識《サイエンス》の内容はかなり高度になるため、情報交換には細心《さいしん》の注意を要するのです。

石川――薬の効《き》き方だったか、副作用《ふくさよう》のことだったか、ネット〔の掲示板〕で質問したことはあります。でも、みんなものすごく知ってますよね。だから迂闊《うかつ》に訊《き》けない、「過去ログにあるから、そっち見て」って。

池田さんや石川さんによると、不妊治療に関する一般向けの情報交換サイトでは、これまでにサイト上で検討された事案《じあん》が「過去ログ」として蓄積《ちくせき》されています。ここ一〇年ほどのあいだに当事者たちが築《きず》き上げた財産とも言える知識群《ぐん》ですが、これを共有しないことには、現代の当事者はインターネット上で交流することが難しくなっているのです。
ただし、協力者が交《か》わすこのような知識は、前の「治療プロトコルの生成《せいせい》」〔⬇382頁〕でみたようなものとは、性質が異なります。ここで交換されるのは、科学知識《サイエンス》を踏まえた「治療プロトコル」に沿《そ》ってはいるものの、その中心をなすのは、個人の体験を踏まえた知識です。池田さんや石川さんによると、これらの情報交換では、すでにある程度の科学知識を持った者同士が、極めて個別的で具体性の高い情報を遣《や》り取《と》りすることを、暗黙《あんもく》の内に目指されているとのことです。ゆえに、科学知識はもとより、治療期間が浅いために経験も少ない初心者は、目の前で情報交換されるのを見守ることしかできません。この段階の情報収集は、初心者を排除し、情報交換の担《にな》い手《て》を淘汰《とうた》するのです。

この新しい知識群《ぐん》とのかかわりのなかで、不妊治療の当事者の共通理解としての「治療プロトコル」は、新しい働きをみせるようになります。それまではどちらかと言えば、従《したが》うべき規則であった「治療プロトコル」が、協力者自らが治療を方向づける指標《しひょう》へと変化していくのです。その例として、先述の石川さんの話［⬇384頁］と類似する、山下さんの理解をここで紹介します。山下さんは体外受精を実施《じっし》することになったものの、採卵数《さいらんすう》が少なく、医師の判断で急遽《きゅうきょ》、体外受精よりも高度な顕微授精《けんびじゅせい》［⬇37頁］の適用《てきよう》になりました。石川さんと同じく、標準的な「治療プロトコル」に反する経緯《けいい》を辿《たど》ったにもかかわらず、山下さんは、以下のように、自分の治療経過《けいか》を結論づけるのです。

山下――最初は検査して、人工授精も何回かしました。でも、体外受精に移っても卵子が一個か二個しか採《と》れないんです。だから、最初から顕微授精《けんびじゅせい》をしてもらいました。先

4――近年では、治療に成功した者の治療経過と基礎体温を掲示《けいじ》するウェブサイトがあります。たとえば「e-妊娠」サイトの「妊娠できたよ」ページ［e-妊娠、二〇一四］。

生が「顕微にしといたよ」って。とにかく卵子を無駄にしたくなかったので、まったく問題なかったです。

山下さんは、標準的な「治療プロトコル」が厳格《げんかく》に守られるべきものではなく、適切な医学的検査や医師の判断、そして時には当事者である自分の希望も合わさって、臨機応変《りんきおうへん》に運用されるものと考えています。つまり、不妊治療における治療方針は、医学的見地《けんち》だけから決定されるのではなく、当事者の希望——治療に掛《か》かる手間《てま》、時間、費用、身体的負担を最低限に抑《おさ》える工夫《くふう》など——も軸《じく》にして、関係者のかかわりのなかで最適な方法が模索《もさく》され、決定していくとみなされています。

治療プロトコルの評価

「治療プロトコル」に関する理解を形成し、さらにこれを自律的《じりつてき》に運用するようになった協力者は、同時にその内容を、独自の視点から評価するようにもなっていきます。たとえば第5章でも取り上げた森さんは、体外受精前に実施《じっし》される検査の費用が高いと話していましたが、彼女の憤慨《ふんがい》は、高額な費用に向けられているのではなく、「無駄な検査を避《さ》けて「科学的に」適切な検査だけを適切な料金で提案されるべきである」という理解が、軽視《けいし》される事態に向けられているのです。以下に第5章で引用した森さんの話 [➡320頁] の一部を再掲《さいけい》します。

森――最初にビックリしたのは、不妊治療の検査として一括《いっかつ》一〇万円のセットを受けてくださいと言われたことでした。むやみやたらに不妊治療を受けるよりも、それも一理《いちり》あると思いますが。体外受精の前にも、胚移植《はいいしょく》の前にも、この検査を受けてくださいと言われた検査内容のなかに、どう考えても不要なものがありました。〔…〕胚移植するだけなのに、血液検査や精液《せいえき》検査が含まれていたんです。私のなかでは納得できない。〔…〕病院を維持するのは先生も大変なのでしょうが、儲《もう》け主義なのかと思ってしまいます。

不妊治療に関する科学的な「治療プロトコル」を理解した森さんは、進行中の自分の治療を冷静に分析しています。彼女は、「治療プロトコル」の科学的妥当性《だとうせい》を第一にしているものの、医療現場がそれにそぐわない行動をすることへの苛立《いらだ》ちを募《つの》らせています。そして、その苛立ちの原因を病院経営という視点から理解しようとしているのです。森さんの話のなかには、社会的、経済的営みとしての不妊治療があり、そこに身を置く自分は、科学的合理性にもとづいた視点だけで治療方法を選び取れない理不尽《りふじん》な環境にいることになります。

ただし、その理不尽さは当事者だけに押しつけられるものではありません。石川さんが以下に話すように、不妊治療という制度にかかわる者が互いに被《こうむ》るのが、その理不尽さであり、それを相互に思いやるなかで治療は進んでいくのです。

石川 ——〔主治医が〕誠実《せいじつ》なのが伝わってくるので、私、信頼してます。逆に〔主治医の方が〕控《ひか》え目な気がして。私のほうがせっかちなので、「もういいから早く！」みたいな〔感じで治療を急《せ》かしています〕。どちらかというと、本当に先生のほうが、すごく当事者さんの経済面というのを気にされてますね。

まさに、不妊治療は、二〇一〇年代初期の、今ここにある営《いとな》みであるとともに、あくまでも医療制度の枠組《わくぐ》みのなかで存在していることを、協力者は痛感《つうかん》することになります。

科学知識から遠ざかる

科学では解明できないこと

「治療プロトコル」に関する理解を編《あ》み上げ、これを運用《うんよう》、評価する協力者でしたが、興味深いことに、このプロトコルは次第に手放されていきます。もちろん、治療が長期にわたると、これまで蓄積《ちくせき》してきた知識があるため、さらなる知識収集の必要がなくなることは否《いな》めません。しかし、聞き取りの結果、浮かび上がってきたのは、そのような知識の飽和《ほうわ》による収集の減少ではありませんでした。

池田——最初はいろいろ調べたのですが、今はやっていません。情報を探すと、自分にぴったりのものが出てくる。子どもができない理由は年齢による卵巣機能《らんそうきのう》の低下だとか、ぴったり当てはまるものが見つかるのが怖《こわ》いんです。

石川——これまでいろいろな情報や体験談《たいけんだん》を聞いてわかったことは、個人差があると言うこと。不安をあおるだけの情報はもう要《い》らないと思っています。結局は一人ひとりの状態ですから。

治療が長期になってくると、成果が出なかった経験が積み重なってきます。そのような状態で知識を収集しつづけていると、どうしても成果が出ない原因を示唆《しさ》する科学知識《サイエンス》だけに目が向き、これを重点的に探すようになってしまいます。協力者のなかには、治療に成功した者の基礎体温を掲示《けいじ》するウェブサイトで自分の基礎体温を比較し、その違いを発見して成功しない

5——どの時期から長期とするかは極めて個人的な意識の問題であり、半年以上とする者から二年以上とする者まで存在しました。また、医学的な定義については、後述のページ［⬇434頁］も参照ください。

のだと悲観《ひかん》する者（橋本さん）や、卵子の老化《ろうか》が妊娠を妨《さまた》げる原因であるという知識［⬇217・316頁］から、もう若くない自分の卵巣《らんそう》も老化しているに違いないと考えたりする者（橋本さん、山下さん、中島さん、前田さん）もいました。つまり、受診歴《じゅしんれき》が長くなり、知識が増加するにしたがって、自分に子どもができない科学的理由が眼前《がんぜん》に列挙《れっきょ》されるようになるだけでなく、それらの知識が自分の将来をも決定づけるかのような予言的な力を発揮《はっき》し始めるのです。いわば、不妊治療に関する科学知識の運命論的な呪縛《じゅばく》が、当事者の自律性《じりつせい》を損《そこ》ねてしまうのです。

運命という呪縛から逃れる方法

しかし、この呪縛に掛《か》かった協力者のすべてが治療をやめるわけではなく、より長期的な治療へ移行していく者もいました。このような協力者に共通するのは、成果が出ない「科学的理由」の意図的な排除と、成果が出る可能性を照らす〈不妊治療の不確実性〉に関する「経験的な気づき」でした。そして、そのような気づきは、科学的な理解を下敷《したじ》きにしたかたちで表現される特徴がありました。

中島――最終的に子どもができるかどうかは神の領域の話だと思う。ホルモンの値《あたい》や子宮の状態が良くても［子どもが］できるかどうかはわからない。

藤田――夫の精子の状態も問題ないし、私は冷《ひ》え性《しょう》でもないし、黄体《おうたい》ホルモンも服用《ふくよう》しています〔のでどこに原因があるかわからない〕。〔…〕私は受精卵《じゅせいらん》自体が弱いのかもしれませんが、友人は受精卵のグレードが最も低かったのに妊娠しました。なので、最終的には受精卵の生命力だと思う。〔受精卵の〕見た目だけの判断ではわからない。

このように協力者は、自分が科学的、統計的に妊娠しづらいとされる要因を抱《かか》えているとしても、現代の科学《サイエンス》では把握《はあく》できない妊娠の不確実性＝可能性が残っていると考えるのです。協力者のこのような揺《ゆ》らぎのある理解は、これまでみてきたような安定感のある「治療プロトコル」に依拠《いきょ》したものとは対極にあるように思えます。治療開始から様々な媒体《メディア》を通じて知識を収集し、不妊治療に馴染《なじ》む努力をしたあとに控《ひか》えていたのは、それまで得た知識を無効にするかのような、生命誕生にまつわる不確実性だったのです。ここに出現する「神の領域」や「生命力」といった語は、多分に文化的な要素を含んでいるようにみえますが、この理解は協力者が治療で得た経験があってこそ現れたものです。ゆえに、現代科学《サイエンス》と文化、そして協力者の経験が合わさって編《あ》み上げられた知識の複合体《ふくごうたい》と解釈するほうが妥当《だとう》でしょう。まさに、当事者独自の理解です。

興味深いことに、このような当事者独自の理解は、二〇〇〇年代初期の協力者のあいだにもみられます。林さんはパートナー側の要因により不妊治療を始めました。夫の精子の状態から、いきなり顕微授精《けんびじゅせい》の適応《てきおう》となったうえに、精巣《せいそう》精検▼6や染色体《せんしょくたい》検査も受けざるを得ず、かなり迷った末の実施《じっし》でした。この林さんの話には、二〇一〇年代初期の協力者である中島さんや藤田さんと、ほぼ同じ理解がみえます。ただ少し異なるのは、二〇一〇年代初期の協力者に比べ、科学で説明のできない未知《みち》に対して「神秘」や「自然の力」といった言葉が頻繁《ひんぱん》にあてがわれ、これが科学知識《サイエンス》を超えるとみなされている点です、そして、そのような理解は林さんの経験を通して編《あ》み上げられ、力強い表現となって話されるのです。

＊――精巣精検《せいそうせいけん》と顕微授精《けんびじゅせい》ということで始められましたけど、抵抗感をもたれた。その抵抗感をどういうふうに緩和《かんわ》したというか、向きあわれたんですか。

林――抵抗感に関しては一回目は、一回勝負だったら一《いち》か八《ばち》かということがありましたけど、二回目に関しては一回目の失敗で痛切に感じた、技術だけじゃない、卵の生命力がまず問題だから、人の手ができるのはせいぜいここまで。それから先は、ほんとにその子の生命力ということに賭《か》ける気持ちになれたことです。

＊――卵っておっしゃいましたけど、ご主人の精子の力は、あまり関係ないんですか。

林――そこね、あんまり詳《くわ》しく〔医師に〕訊《き》けなかったんですけど、おそらく正常な元気な精子はほんとに数えられるぐらいしかなかったんです。それを先生というかラボの人がですね、顕微鏡で正常な精子を何匹捕《つか》まえることができるかが成功のポイントではあるんですよね。そういう意味では医療といいますか、テクノロジーの部分ではありますけれど、それから先ですね、それから先、体外受精してしまえば、それから先は卵の生命力次第《しだい》。

＊――そこで生命力のない卵だったら、仕方《しかた》ないのかなという？

林――その部分が問題だったから、私には。一回目は受精卵一個しかできなかったんですよね。だから「かなり厳《きび》しいね」とは言われてたんですけども、私の体調が万全《ばんぜん》だったりしたものですから、すごく期待しちゃったんです。絶対いけるっていう根拠《こんきょ》ないんですけど「きっといける」って思っちゃってダメだった。で、逆に二回目はちょっとしんどかったんですね。夏場《なつば》だったのかな。それにちょうど採卵《さいらん》［↓37頁］の前に怪我《けが》しちゃったんです。結構《けっこう》ひどくって、ギブスまではいかないんですけど、そういう足に怪我をしちゃって、ぼろぼろになんながらお医者さんに行ったんですね。でも、そういう状態だったのに妊娠判定《はんてい》で陽性《ようせい》出て、この卵はすごいなって。確かに良い先生にめぐり会えたというのはおっきい。でも、やっぱり人の手によらない神秘かな、自然の力って言っちゃっていいんですかね、やっぱり最終的に大きいんだなって思えたんですね。だから生命倫理云々《うんぬん》っていうことのこだわりが取れたんです。

6――精巣組織検査とも言います。精巣組織内の精子数や状態、異常な精子などを検査します。陰嚢《いんのう》を切開するため、全身麻酔《ますい》を実施することもあります。

子をもうけたいとはいえ、顕微授精しか方法がないことに、林さんはたいへん躊躇しました。しかし、体調万全《ばんぜん》であった顕微授精一回目には妊娠せず、怪我をするなど状態の悪かった二回目に思いがけず妊娠したことで、「生命倫理云々《うんぬん》というこだわりが取れた」のです。そのような認識の転換に影響を与えたのは、「正常な精子を捕まえて体外受精するテクノロジーの部分」ではなく、「卵の生命力」への気づきでした。二〇一〇年代初期の協力者と同様、二〇〇〇年代初期の当事者だった林さんも、妊娠から出産までのあいだには科学技術だけではたどり着けない領域が存在し、そこが妊娠するかどうかの鍵《かぎ》を握《にぎ》っていると実感していたのです。

このように二〇〇〇年代初期からすでに、科学では把握できない未知の領域に対して、当事者が独自の理解をもっていたと考えられるのですが、一つ注意すべき点があります。それは、このような理解に至った時に協力者の口から出る言葉は、科学知識《サイエンス》を下敷《したじ》きにしたかたちで表現されるという点です。協力者が不妊治療の不確実性に気づいてもなお治療に励《はげ》むのは、言うまでもなく、自分の子を腕《うで》に抱《だ》くためです。ゆえに、治療当初から慣《な》れない科学知識に囲まれ、治療に最大限に適応《てきおう》するよう努力してきたのです。そんな協力者が、不妊治療に関する科学知識では把握《はあく》できない不確実性=可能性を実感するという経験は、大きな転機《てんき》になることを疑えません。いわば、それまで拠《よ》り所《どころ》としてきた理解を根底から見直す必要に迫《せま》られるのです。しかし、いまだ身を置く治療のなかでは科学知識《サイエンス》が満ちあふれていますし、これまで科学知識に馴染《なじ》むよう必死に努力してきた自分を完全否定することもできません。そこで選ばれたのが、適度に科学的な表現でかたちづくられる理解だったと考えられます。それが、中島さんや藤田さんの話［⬇392頁］にあるようなホルモン値や、受精卵の見た目だけでは把握できない、現代科学《サイエンス》の限界である妊娠阻害《そがい》要因です。

様々な科学知識を収集し、これに則《のっと》った治療をしてきた協力者は、治療の長期化によって、科学《サイエンス》知識の弱点に遭遇《そうぐう》します。そのときに彼ら・彼女らが編《あ》み出《だ》す理解は、科学的な理解を下《した》敷《じ》きにしつつも、科学では乗り越えられない不確実性に希望を込めるという逆説的なものでした。ただし、その理解は一見、科学的な合理性をまとったかにみえながらも、人の手では乗り越えられない生命の揺《ゆ》らぎある圧倒的な力と、これを讃美《さんび》する感情が内包《ないほう》されているのです。

ここに至《いた》って、当事者独自の理解の核《かく》となる、最後の重要な一片《いっぺん》が揃《そろ》いました。協力者は、標準的「治療プロトコル」を支える技術的な知識を入手し、その運用にかかわる方法論的な知識と、医療制度に縛《しば》られる不妊治療の理不尽《りふじん》さといった制度的な知識も獲得していきます。そして最後には、協力者自らが学び取った不妊治療の不確実性にまつわる経験的な知識をも織《お》り交《ま》ぜて、「素人《しろうと》の専門知識（技術《アーツ》）」は編《あ》み上《あ》げられていくのです。

しかも、当事者たちは、自らの知識を思いもかけぬ方法によって、不妊治療の現場で活《い》かすのです。次にそれを紹介しましょう。

お任《まか》せする協力者

それでは、インターネットをはじめとした様々な媒体《メディア》から知識を吸収し、自らの経験から得た知識も編《あ》み込んだ独自の理解（技術《アーツ》）を手に入れた当事者は、不妊治療の現場でどのように振《ふ》る舞《ま》うのでしょうか。科学的根拠を基盤に行なわれる現代の不妊治療において、科学知識《サイエンス》の限界を知ってしまった当事者と、科学的専門家である医師との関係が、微妙《びみょう》なものになることは否《いな》めません。この問題を考えるとき、山下さんの話が参考になります。

石川――先生が卵の大きさや子宮の厚《あつ》さを毎回言ってくれるので、それをメモしてたんです。でも一番最後に聞いた数値《すうち》と手術台の上で先生が言った数値があまりにも違ってたんです。子宮の厚さがあまりにも薄《うす》くて驚いたんです。聞き違いかと思ってそのままにしたんですが、その後の診察でもう一度確認すると、またその数値が違うんです。でも、先生はカルテを見せて、「ほら、ここに書いてあるやろ」って〔数値を示した〕。子宮の厚さって、いろいろ言われてるじゃないですか。でも、あんまり関係ないのかなぁ。

でも、このままでは先生に対して不審《ふしん》が募《つの》るばかりだなと思って〔病院を〕やめたんです。不審に思ったら負《ま》けやなって前回の経験で思ったので、今〔の病院で〕はいろんなことにこだわらないでおこう、もう先生にお任《まか》せしようって。

以前、山下さんは医師から聞いた検査結果を、きちんとメモしていました。しかし、その几帳《きちょう》面《めん》な行動が裏目《うらめ》に出て、医師の言動《げんどう》が食い違うことに気づいてしまったのです。ただし、注意すべきは、山下さんが不審に思いつつ確認を躊躇《ためら》ったのは、医師の発言が二転三転するためだけではありません。医師は、胚移植《はいいしょく》に適さない子宮の薄さである数値を、山下さんにはっきりと告《つ》げながら、移植をしたのです。医師のこの行為を前に、山下さんは、胚移植に適しているとされる子宮の厚さに関する自分の科学知識《サイエンス》に、絶対の自信をもてなくなりました。不妊治療に関する莫大《ばくだい》な数の科学知識の存在と、それでも把握できない不妊治療の不確実性を知った当事者にとって、既存《きそん》の科学知識は、容易に揺《ゆ》らぐ不確実な情報の集まりにみえてくるのです。

山下さんのように、ある程度の科学知識《サイエンス》を獲得しているにもかかわらず、それをあえて表《おもて》に出さずに医師に任せたほうがよいという選択は、ほとんどの協力者にみられました。二〇一〇年代初期の当事者は、治療初期から治療がある程度進んだ後でも、「素人《しろうと》」でありつづけるよう行動するのです。▼7 これを伝統的な医師－患者関係における医師の権力の現《あらわ》れとして解釈することも可能ですし、医師の信頼や機嫌《きげん》を損《そこ》ねることのないように無知で無力な姿を装《よそお》って医師の責任感を引き出すという、日本特有の患者像にみえないこともありません［宗像、一九八九］。しかしながら、現代の当事者が、不妊治療に関する科学知識を多く吸収して、独自の理解を形成するようになったこと、そして、協力者の多くが山下さんのように「些末《さまつ》な点を気にせず医師に任《まか》せる」ことを目的達成のための効果的な身振りであると理解していたことの両方を踏まえるなら、山下さんのこの「先生にお任せしよう」という態度は、もう少し深く検討すべきでしょう。

不妊治療に関する科学知識《サイエンス》の不確実性から考えると、協力者である当事者が医師にすべてを委《ゆだ》ねるという行為は、ある合理性をもってみることができます。いまや不妊治療に関する科学知識の不確実性は、当事者と医師の両方に共有されているのです。これは、第5章で登場した西村さんの話にも表《あらわ》れていました［⬇308頁］。

このような、科学知識で確実に判断できない治療場面に遭遇《そうぐう》したとき、医師と当事者による慎重《しんちょう》な議論が良い結果を生むとは限りません。議論によって時間を浪費《ろうひ》したり、医師との関係を悪化させて治療を中止せざるをえなくなるくらいなら、いっそすべてを医師に委ねたほうが、時間の節約《せつやく》にもなるうえ、医師と気持ちよく治療を進めることができます。そのほうが「勝てる」可能性が高まるのです。当事者にとって、不審《ふしん》に思える医師のもとで治療することは、治療に無駄《むだ》な時間と費用を費《つい》やすことであり、ひいては本来の目的である妊娠の可能性を低める「負け」行為なのです。

ただし、当事者たちのこのような理解と行動の背景には、ある決定的な不妊治療現場の構造が関与《かんよ》していることは見逃せません。科学知識《サイエンス》が豊富に供給《きょうきゅう》されるようになり、当事者が不妊治療に関する科学知識を医師と共有できるようになったとしても、法にもとづいた制度的技術である体外受精などの生殖技術《せいしょくぎじゅつ》は、医師が独占《どくせん》しているのです。これはなにも、山下さんが医師による生殖技術の独占を問題視しているのではありません。不妊治療は、社会のなかで動く一つの社会制度であり、たとえ不確実性を孕《はら》んでいたとしても、当事者にとって、もっとも妊娠の可能性を高めてくれる希望のよすがです。そして、医師は医療制度上、その生殖技術を提供できる立場にあり、そして自分はその一利用者であることを理解し、納得したからこそ、山下さんは「医師にお任《まか》せする」ことを積極的に選んだのです。

そして、山下さんが「お任せする」のは、自分が信頼できると判断した医師だけに限られます。長びく受診のなかで、山下さんが苦心《くしん》して編《あ》み上げた「素人《しろうと》の専門知識（技術《アーツ》）」が総動員《そうどういん》され、主治医《しゅじい》は常に信頼に足るかどうかが試《ため》されつづけてきたのです。ゆえに、山下さんが

7――　二〇〇〇年代初期の協力者も医師の前で患者らしく振る舞っているとしていましたが、二〇一〇年代初期の当事者のように、自分の知識を参照した上であえて「素人」を演じようとする傾向はみられませんでした。どちらかというと、不妊治療に関する情報の決定的な不足のため、二〇〇〇年代初期の協力者は文字通り、「素人《しろうと》」でいるしかなかったと考えられます。

やっとの思いで築きあげた技術《アーツ》と大きく食い違う言動《げんどう》が医師にみられたとき、山下さんの「素人」の仮面は密《ひそ》かに外《はず》されました。そして、転院《てんいん》という決定的なかたちで現《あらわ》されたのです。

無知のままがいい

ここで山下さんをはじめとした「素人《しろうと》」を演じる協力者とは異なり、科学知識《サイエンス》の収集を治療当初から避けつづけ、「素人」であろうとした協力者にも触れるべきでしょう。それが安部さんです。

安部――病院に行くと、待合室《まちあいしつ》に置いている「みんなからの質問」を読みなさいと言われます。自分の生活で改《あらた》めるべきことや、どうすればいいかが書いてあるから自分で勉強しなさいと怒られます。専門用語はわかりませんが、こんなことをするのは女性としてよくない、身体《からだ》を冷やしてはいけない、こういうものを食べたほうがいいというような当たり前のことが〔「みんなからの質問」には〕書いてあります。それに姉が毎日、新聞のコラムを見たかと連絡してくれるのでそれを読んでいます。姉が不妊治療に関して色々教えてくれますが、自分で本や雑誌などを買ってきては読みません。不安になるし、数字で書かれると偏《かたよ》った意識をもってしまいそう。そんなことをするよりも、純粋に医師や病院を信じたほうが良いと思っています。

安部さんの態度は、科学知識《サイエンス》に疎《うと》い素人の典型《てんけい》にみえます。しかしながら、安部さんの態度の裏には、医療現場での質疑応答をまとめた「みんなからの質問」や新聞のコラム、姉がもたらす不妊治療に関する情報が積み重ねられているのです。科学知識の収集はあえて避けていたとしても、不妊治療に関する多種多様な知識は巷間《こうかん》にあふれ、当事者独自の理解を形成させずにはおけません。「みんなからの質問」を見たとしても、そこには「当たり前のこと」が書かれているだけなのです。安部さんが意識的に科学知識を避けたとしても、当事者独自の「知識の貯蔵《ちょぞう》」は、いつの間《ま》にか安部さんの周囲に蓄積《ちくせき》していたのです。

このように、他の協力者とは一味《ひとあじ》違う経緯《けいい》を辿《たど》りつつも、やはり安部さんも当事者独自の「知識の貯蔵」によって「偏《かたよ》った理解」を積極的に排除したいと考え、不妊治療現場ではあえて「素人」でいることに意義《いぎ》を見出していたのです。ただし、その「素人」は、一般に思われているような素人ではありません。安部さんもまた独自につくりあげた「知識の貯蔵」を駆使《くし》し、自らの目的を達成するよう全力を傾けているのです。ゆえに、安部さん独自の理解から「純粋に医師や病院を信じ」られなくなった時、他の協力者と同様、安部さんも転院という行動を起こすであろうことは容易に推測されるでしょう。

以上のように、当事者が「素人」でありつづけるのは、そうすることが不確実性を含む不妊治療に適合的《てきごう》であるからです。そしてそれは、当事者たちが独自に身につけた理解の発露《はつろ》なのです。まさに、「素人」独自の知識の集積が、「素人の専門性」を編《あ》み上げているると言えるでしょう。

当事者独自の理解と行動

このように協力者は、不妊治療に関する科学知識《サイエンス》を様々な媒体《メディア》から入手しており、それらの知識をもとに不妊治療で行なわれる標準的な「治療プロトコル」［➡382頁］をめぐる理解をつくりあげ、これを運用《うんよう》するようになります。しかし治療の経過《けいか》とともに、「治療プロトコル」は絶対ではなくて周囲の状況に合わせて臨機応変《りんきおうへん》に運用されるべきものだ、と理解されるようになるのです。そして、不妊治療が置かれる制度的な縛《しば》りにも理解が及び、治療の長期化によって次第に、協力者は不妊治療の不確実性にも気づいていきます。多くの経験も重ねて、協力者は科学的合理性《サイエンス》のなかだけで治療をつづけることの難しさを知るのです。

協力者は、不妊治療に関する科学知識《サイエンス》だけでなく、医療者との雑多《ざった》な受け答えや知人との会話、新聞や書籍そしてインターネットを通じて広まる巷間《こうかん》の知識などから、不妊治療に関する独自の理解を編《あ》み上げていました。このような協力者の理解は、科学的な合理性や厳密性《げんみっせい》だけに縛《しば》られない、社会的な関係性を重視した広い視点から生み出されたものだと言えるでしょう。これは、P・スタージスとN・アランが指摘したような「文脈依存的視点《ぶんみゃくいそん》」に支えられた理解であり［Sturgis & Allum, 2004］、不妊治療を受けた者だけが持ち得るユニークなローカル・ノレッジなのです（次ページ**図**6－1）。

協力者が様々な知識を吸収し、それを組み合わせて、このような独自の理解を編《あ》み上げたことは、一般の人びとの理解が、経験的な必要性に迫《せま》られて生み出されるという指摘とも重なる知見《ちけん》です［Banks & Prior, 2001］。しかし、なによりも協力者が、治療のなかで科学で解明できない未知の存在を知るという経験は、大きな意味をもっています。フランスの哲学者J－F・リオタール［Lyotard, 1979＝一九八六］が唱《とな》えた「大きな物語」の終焉《しゅうえん》が、三〇年の歳月をかけて、不妊治療の当事者のあいだに起こったように見えないでしょうか。いくらたくさんの科学知識《サイエンス》が生み出されても、それらの知識だけでは克服できない不妊治療の不確実性に幾度《いくど》となく立ち会わなければならなくなったとき、自らに湧《わ》き起こる躊躇《ためら》いや戸惑《とまど》いを別の枠組《わくぐ》みによって理解し、次の行動の支えとするような知識を、なんとかして自力で編み出さねばならないのです。そうしてでき上がった当事者独自の知識は、長い年月をかけて「知識の貯蔵《ちょぞう》」に蓄《たくわ》えられてきまし

図6-1　当事者の理解と行動に関する概念モデル

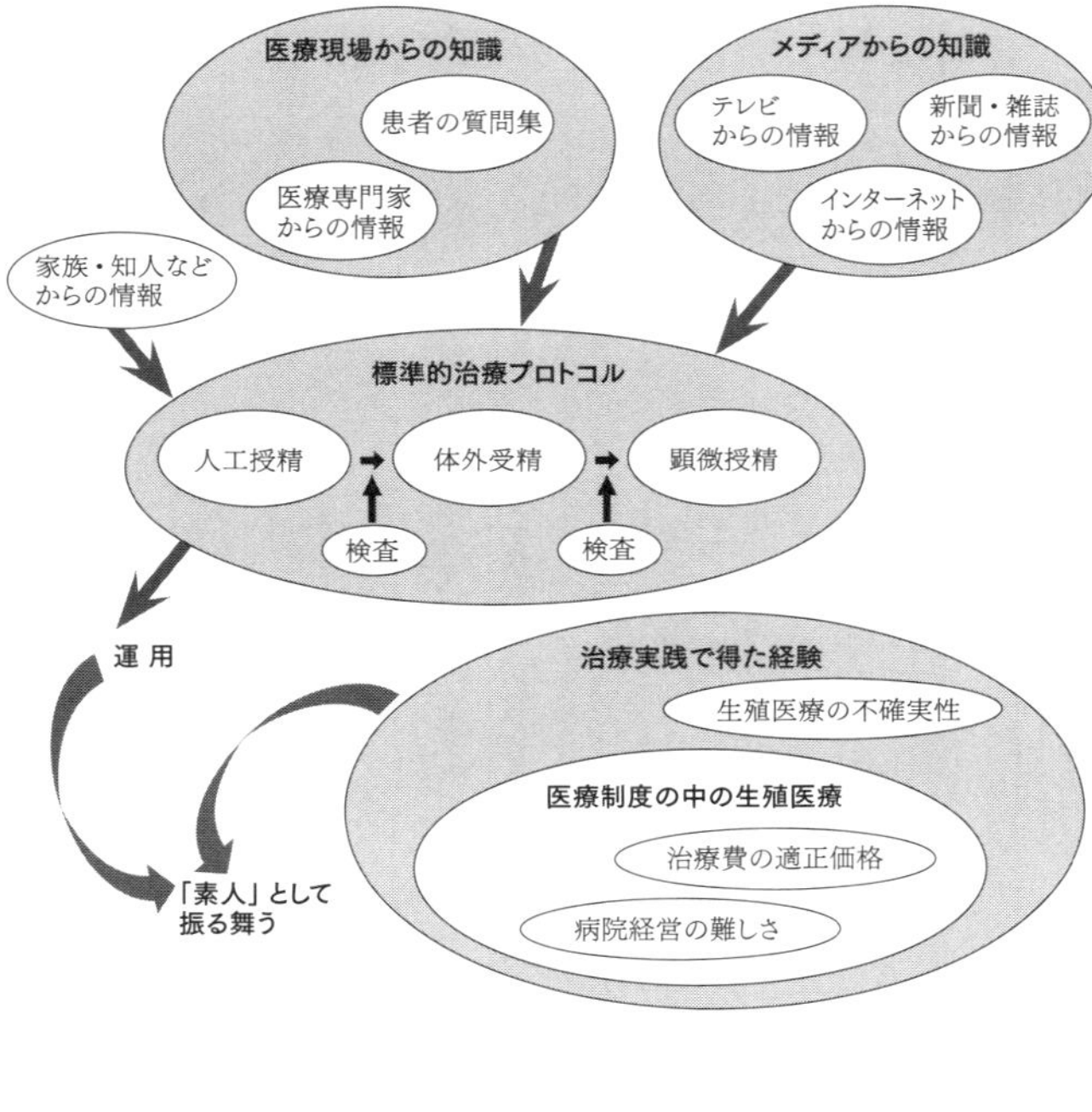

た。彼ら・彼女らの理解は、不妊治療の当事者という立場でしかつくりあげられない、一つの高度な専門性を持っています。

さらに協力者は、自らがつくりあげた理解をもとに、ある実践《じっせん》へと向かっていました。診療の場面で、あえて「素人《しろうと》」として振る舞い、好ましい結果を得ようとしていたのです。このような協力者の行動は、得てして無知のなせる技《わざ》と見下されてきました。しかしながら協力者は、皆で協力して築き上げた「知識の貯蔵」を参照《さんしょう》し、「素人の専門知識（技術《アーツ》）」を駆使《くし》して、自らに施《ほどこ》される治療を静かに吟味《ぎんみ》するのです。そして、許容《きょよう》から外《はず》れた場合は粛《しゅく》として行動を起こすようになりました。[8]

「素人の専門知識（技術《アーツ》）」は当事者に「素人」として行動させるよう促《うなが》しました。この「素人」こそが、二〇〇〇年代初期に片鱗《へんりん》がうかがえた「不妊患者キャラ」の完成版です。治療にかかわる私を「素人」として独立させることで、治療をスムーズに進めることができるとともに、治療にともなう様々な苦痛、不満、そして躊躇をも、「わたし」からいったん切り離すことができます。以下の山崎さんや長谷川さんの話にあるように、「素人」としての振る舞いは、治療時の苦痛、苦悩を正面から受け止めるとともに、それを客観視して対応を適切に練《ね》ることを可能とするのです。

山崎――去年、体外受精していたなかで体調を壊《こわ》したんですよ。すごいストレスがかかっていたのもあって、そこから身体《からだ》に良《い》いものを食べたり身体に良《い》いことをしようと思ったなかで、人工的な食べ物とか人工的なものは身体に悪いから、できるだけ自然な、ナチュラルなものを食べようとしているのに、すごい注射を打ったり、すごい薬、両極端なことをしているなあというストレスが今年はあったんですね。〔…〕でも、今年いっぱいで終わらそうと思っていたので、もうそれは仕方《しかた》がないと思って、一応、頭を切り替えて、食べるもんとか、できることはして、頼るところは先進医療に頼るしかないみたいな感じで一応、割り切ってやっていたんです。

また、「素人の専門知識」にもとづいて当事者が「素人」へキャラを切り替える技術《アーツ》は、周囲との関係を良好に保《たも》つことにも効果があります。長谷川さんの話にあるように、不妊治療は月経《げっけい》という女性特有の症状を通して節目《ふしめ》を迎《むか》えます。しかしそのダメージは、男性には理解しづらいものです。そのうえ自分の嘆《なげ》きはパートナーに負担をかけるだけです。こう考えて、家庭内では必要以上の感情表現は控《ひか》えたほうが無難《ぶなん》だと、長谷川さんは判断しました。長谷川さんが「素人の専門知識」を発揮《はっき》した結果、家庭内は無用《むよう》なストレスを減らし、ひいては子どもをもうけるという当初の目的を達成しやすくなりました。

長谷川――生理が来るたびに、なんでやろうって落ち込むし、また一からかとか。最初はテンション上げても、段々またないんや〔＝また妊娠しなかったのだ〕、また気分を入れ替えてというのをしなきゃいけないので。それは誰かが手助けしてくれるわけじゃないじゃないですか。自分でその気持ちをもっていかないといけないので。やっぱり、生理が来るたびに、「よし、じゃあまた明日からがんばろう」とか「次《つぎ》いつ病院行《い》こう」とかいうのを自分でもっていかないと、ほんとにしんどいので。たぶん、ダンナさんはそこまではみないし、私もみせなかったので。毎回泣《な》かれるとダンナさんもつらいからというのを前に聞いたことがあって、「あ、そうなんや」って〔夫には話さず、自分だけで対応した〕。

＊――ちなみに、泣いちゃったこともおありなんですか。

長谷川――ダンナのいないところでねえ。また生理になったと思って。でも、それを何回もしてるうちに、やっぱり人間の身体《からだ》は思うようにならんのね、こんだけ検査しても無理なものは無理なんやね。ああそうとか思って。もしかしたら、お母さんにならなく

8――興味深いことに、吉村〔二〇〇二〕および二〇〇七年から二〇一四年の日本産科婦人科学会の年次報告データによると〔日本産科婦人科学会、二〇一五a〕、二〇〇五年に六四一施設あった認定生殖医療施設が近年では六〇〇を切っています。この数値をもって、当事者の「素人の専門知識」が活《い》かされ、少しずつですが、より良い生殖医療の場が生み出されようとしているとみるのはあまりに早計《そうけい》です。しかし、この現象を生んだ要因として、患者たちの「素人の専門知識」が何らかの影響を与えている可能性については、もう少し踏み込んだ検討がなされるべきだと考えられます。

ても十分魅力《みりょく》があるんやって思ったら、ちょっと気が楽《らく》になった。

＊——じゃあ、思いもかけず、子どもに恵《めぐ》まれた今の状態はどうなんですか。「やっぱり、お母さんをしなければ」ってなりません？

長谷川——たぶん私は、お母さんをするんじゃなくて、彼を父親にするために産んだんだと思うんです。

＊——なるほど。もう十分キャリアを積んだ女性として、まだ未熟《みじゅく》なダンナさんをお父さんにしないと。

長谷川——〔父親として〕育ててやる、みたいな。

興味深いのは、長谷川さんが「素人《しろうと》の専門知識」から編《あ》み出した感情管理は、家庭内に平穏《へいおん》をもたらしただけでなく、夫婦関係の変容《へんよう》をも生み出していることです。不妊治療における女性特有の大変《たいへん》さが、女性当事者である長谷川さんをまず鍛《きた》えあげ、そのノウハウをもってパートナーの成長をも促《うなが》そうとしているのです。長谷川さんはパートナーを「父親にするために」出産し、人間として共に成長することを目指そうとしています。これは二〇〇〇年代初期の協力者である佐々木さん〔➡164頁〕が、治療に協力しない夫に対し「あんたを父親になんかしない」と言い放《はな》ったのとは対極的な姿にみえないでしょうか。

このように、「素人」にキャラを切り替え、一時《いっとき》の感情を「素人の専門知識」にもとづいてコントロールすることは、二〇一〇年代初期の協力者にしばしばみられた技術《アーツ》でした。そして協力者がこのようにキャラを切り替えるのは、言うまでもなく、自分が希望する成果を確実に手に入れるための戦略です。驚くべきことに、この技術《アーツ》の萌芽《ほうが》は、二〇〇〇年代初期の協力者にすでに現れていたのです。二〇一〇年代とこの二〇〇〇年代の協力者たちが直接接触するようなことはなかったはずなのですが、何かが両者をつなぎあわせ、このような技術《アーツ》を伝えたようにみえないでしょうか。その蝶番《ちょうつがい》の役割となったものこそ、体外受精が登場して以来、三〇年にわたって蓄積《ちくせき》してきた「素人の専門知識」であり、そこに含まれる感情管理の技法《ぎほう》だと考えられます。ではいったいどのように技術《アーツ》は、二〇〇〇年代初期の当事者から二〇一〇年代初期の当事者へ伝わったのでしょうか。以下に一つの仮説《かせつ》を述べたいと思います。

岡原正幸《おかはらまさゆき》はイスラエルの社会学者エヴァ・イルーズが唱えた「感情資本」という概念《がいねん》を紹介しています［岡原、二〇一三］。私たちは親から受け継いだ家財《かざい》や金銭といった目にみえる財産だけでなく、勉強の仕方や努力の方法、学習への動機づけ、教室での過ごし方、先生との接し方といった、目にみえない身体化された財産も暗黙《あんもく》のうちに、家庭や学校やコミュニティから受け継ぎます。後者をフランスの社会学者P・ブルデューは「文化資本」と名づけ、これが社会階層（格差）を再生産（固定化）する機能を果たしていると考えました。岡原はこの「文化資本」のひとつに「感情資本」があると考えています。感情管理の特定のスタイル、すなわち「感情資本」を身につけた人が、より優位な社会的地位を獲得するのです。つまり、ある特殊な感情管理法を身につけた人たちが、これを子どもに伝え、一族の社会的地位を継続させ、富や権力を蓄積《ちくせき》していくことになります。

ただし、この考え方を不妊治療の当事者に当てはめた場合、少し据《す》わりが悪いことに気づかされます。一九八〇年代初期に日本で始まった不妊治療は、子を求める人たちに受け容れられました。そのような人たちは、公的な医療保険の効《き》かない高額な治療費を捻出《ねんしゅつ》でき、治療に割《さ》ける自由な時間も持てる、ある程度裕福《ゆうふく》な社会階層にいたと考えられます（二〇〇〇年代初期の治療費助成制度としては先述［⬇107頁］を参照）。さらには、当時警鐘《けいしょう》を鳴らされつづけていた先進的な不妊治療を受け容れるという、ある種の剛胆《ごうたん》さも併《あわ》せもったイノベーター[9]でもあったのですけ継いでいたことでしょう。そのような階層に所属していた人たちは、その階層特有の感情管理の技法を親から受け継いでいたことでしょう。そして、不妊治療に挑戦したイノベーターたちが、複雑な躊躇を惹起《じゃっき》させる医療現場に立ち会うことで、新しい感情管理の技法を磨《みが》くことになったのではないでしょうか。そうして生まれたのが、二〇〇〇年代初期の「不妊患者キャラ」にみられる感情管理の技法であり、それはさらに洗練《せんれん》されて「素人」に引き継がれていったのではないでしょうか。

しかしながら、第4章でみたとおり、二〇一〇年代初期の当事者は、ほぼ平均的な階層に属する人たちでした［⬇226頁］。ある程度裕福な階層の人たち特有の感情管理法が、その階層だけに受け継がれてきたと考えるならば、二〇一〇年代初期のバラエティに富んだ当事者像《ぞう》と、その感情管理の共通性は説明がつかないのです。となれば、「感情資本」の階層固有性と再生産性について再考しなければなりません。

そこで手がかりとなるのは、不妊治療の黎明期《れいめいき》に芽生《めば》えた、ある階層に所属する当事者の感情管理法が、他の階層の当事者にも広がったという可能性です。子をもうけたいとの願いは、階層に関係なく多くの人から支持されています。不妊治療が普及《ふきゅう》するにつれて当事者が所属する階層の裾野《すその》も広がり、様々な社会的背景をもった当事者が治療に訪《おとず》れるようになりました。それらの当事者が医療施設の待合室《まちあいしつ》という密室空間で同じ時を過ごすようになったとき、そこには適切とされる感情管理法がそこかしこで展開されるのを目にするようになります。そして、それを自分の感情管理法に取り込んでいくのです。そうして編《あ》み上げられた感情管理の技法について、二〇一〇年代初期の当事者である岡本さんの話からうかがってみましょう。

岡本――過去のニュースがクリアファイルに綴《と》じてあって、〔待合室の〕雑誌書架《しょか》にそう

9――「革新者」のことを指します。体外受精のような革新的技術をいち早く生活に取り込み、社会へ普及させるきっかけを担《にな》う人たちのことを言います。詳しくは普及学に関する知見（たとえばロジャーズ［Rogers, 2003 = 二〇〇七］など）を参照ください。

いうのが置いてあったりするので、そういうのをぱらぱら見てらっしゃる方《かた》もいらっしゃいますけど、だたひたすら雑誌読んでたり、携帯《ケータイ》いじったりっていう人。変な話、以前その病院に通《かよ》ってたときは、待合室の椅子がランダムに並んでたのが、今回また通い出したら全部一方向を向いてたんですよ。顔と顔合《あ》わせない並びになってるんだなぁって思いました。

＊――当事者同士、お話しするっていうことがあまりない。

岡本――わりと。そこ〔の病院〕は、治療とか通院している方《かた》たち同士のあいだで思ってることを話しあいませんかっていうのが何曜日かに決まってて、私、わりと人としゃべるのが好きなタイプなので一回参加しようと思ったら、人数が集まらなくて、カウンセラーと一対一みたいな謎《なぞ》のよくわかんない感じになっちゃったんです。〔…〕それこそこうやって、〔インタビュー調査に〕ご協力しますっていう方《かた》と、そうじゃない方って言ったら変ですけど、そういう違いなのかもしれないですけど。たとえば情報を共有するとか、自分の持ってることを人に話すことで楽《らく》になるっていう、そういうところだけではなくって、〔妊娠して不妊治療から〕一抜《いちぬ》け二抜《にぬ》けじゃないですけど、色々問題があるので、簡単に自分みたいなのばっかりじゃないんだなって思いました。

＊――そうですよね、気軽《きがる》にされる方《かた》とそうでない方と。

岡本――そうなんですよね。もともとタイプが二パターンあるっていうのは自覚してたので。もちろん今の病院でも一人で抱《かか》え込んでしまってるママもいれば、わりとあっけらかんとしてるママもいるし。〔病院には〕一応キッズスペースみたいなの設《もう》けてあるんですけど、やっぱりお子さん連《つ》れてくると、お子さんがうるさくて嫌《いや》だなって思う人もいれば、自分がすごく〔治療を〕頑張《がんば》ってるのにって思う人もいるし。だから、いろんな配慮《はいりょ》が必要なんだなあってすごい実感したというか。

＊——岡本さんの実感で結構《けっこう》なんですけど、すごく神経質になってしまってる方《かた》と、わりとあっけらかんとしている人と、何対何ぐらいの割合でおられそうですか。もうすっごく主観的な、感覚的なもので結構ですけど。

岡本——うーん、なんていうかな、とりあえずそういう病院に行くっていう、足を運んだだけで、たぶん悶々《もんもん》としてるのがちょっとマシになるじゃないですか、病院かかるだけで、少しオープンになってる感じがするんですよ。もうその時点でちょっと扉《とびら》が開いてるって言うか、人目《ひとめ》って言っても通院している人たちのなかだけですけど、人目に触れるって言うか、ばれるっていうか。

＊——みんなでそれを共有してる。

岡本——そう。さらにそこからっていうと、私のなかのグラフでいくと、そうですねぇ、三分の二ぐらいは、わりとオープンな気がします。

岡本さんの話から、医療施設の待合室《まちあいしつ》を舞台にした、当事者の感情管理が張《は》り詰《つ》めている様子が読み取れます。当事者が互いに顔をあわせず、できるだけ感情表出を抑《おさ》えるのは、治療に成功した者とそうでない者の軋轢《あつれき》を事前《じぜん》に食い止めるためです。静かにファイルを見たり、携帯電話をひたすらいじるのも、同じ待合室で待つ、同じ境遇《きょうぐう》の当事者たちが感情表出を避けるための工夫です。そして、それが自分を含めた当事者全員の利益を守るための最も相応《ふさわ》しい行動であり感情管理であるということが、「いろんな配慮《はいりょ》」として受《う》け容《い》れられているのです。▼[10]

さらに、ひたすら感情を抑《おさ》え、静かに順番だけを待つという感情管理の技法は、新たに当事者としてその場に参加する新参者《しんざんもの》へ暗黙《あんもく》のうちに引き継がれていきます。しかしそれは、ただひたすら従順《じゅうじゅん》に守られるべき規律《きりつ》ではありません。岡本さんのように、自分が求める感情管理法との接点を探り、適切な落としどころへ着地《ちゃくち》させることになります。ゆえに、多くの当事者が同じ時を過ごす医療施設の閉鎖《へいさ》された空間では、日々当事者の感情管理に関する技法は、伝達されつつも新しいかたちへ磨《みが》かれつづけ、ほんのわずかずつですが変化を遂《と》げていると言えるでしょう。

そして今やそれは、当事者が現実世界で身を置くその待合室を越えて広まっています。電子掲示板への書き込みやSNSを介《かい》した交流によって、当事者たちは、空間と階層を越えて、感情管理の技法を少しずつ、見知らぬ者同士でも共有するようになっていったのではないでしょうか。いずれは、現在の張り詰めた感情管理は解《と》かれ、ほとんどすべての当事者がオープンに交流を始めるようになるかもしれません。しかしそのような交流と同時並行的に、サイバー空間での匿名《とくめい》交流も進められるのではないでしょうか。

以上のように考えると、不妊治療の当事者たちの「感情資本」は、階層固有性と再生産性をもつ「文化資本」とは少し異なる性質を持っているように思えます。体外受精登場時に不妊治療を受けた当事者の階層が持っていた「感情資本」は、不妊治療に合った感情管理の方法を編《あ》み出しました。しかしそれは、社会階層ではなく、不妊治療の現場で受け継がれてきたのではないでしょうか。つまり、「感情資本」は、階層固有性と再生産性に加え、階層を越えた場を共有する集団内でも再生産される特徴を持っているのです。ただし、そのような場は閉鎖性《へいさせい》が強く、同一の目標と価値観を持った人びとによって構成される必要があるのです。

注目すべきは、感情管理法の洗練《せんれん》を含めた躊躇《ちゅうちょ》の克服のために、当事者が心血《しんけつ》を注いで「素人の専門知識」を増やしていったことと、その一部が「感情資本」となって、次の世代の当事者へ伝えられていったことです。長年にわたる当事者たちのこのような営《いとな》みが、個々の当事者の負担を軽減《けいげん》するだけではなく、不妊治療の普及《ふきゅう》の方向をも決めてきたと考えられます。

10――今後は、当事者の感情管理が適切なかたちで育《はぐく》まれ、新しい当事者へうまく受け継がれるような状況整備を行なった医療側の行動にも注目していくべきでしょう。たとえば、岡本さんの話にあるように、久しぶりに訪《おとず》れた医療施設の椅子《いす》の配置が、当事者間の感情管理を最適化するようなかたちになっていた点があげられます。

当事者たちの苦闘《くとう》のなかで静かに蓄積《ちくせき》されてきた「素人の専門知識」は、今やウェブの波に乗って新人《ビギナー》の当事者と共有され、さらに次の世代へと受け継がれていくことでしょう。となれば今後、不妊治療におけるまた新たな社会的議論が繰り返されようとも、体外受精が登場した当初に巻き起こったような躊躇の嵐へ当事者が容易に巻き込まれるようなことはないとみて間違いありません。彼ら・彼女らの「素人の専門知識（技術《アーツ》）」はさらに進化し、より多くの当事者に引き継がれるだけでなく、いつの日か様々な媒体《メディア》を通して、社会全体へ開かれていくのではないでしょうか。

コラム6

不妊治療を受ける外国人

日本で不妊治療を受ける外国人

外国籍《せき》の人たち（以下、外国人と略す）が、日本で不妊治療を受けようとするとき、二つのパターンが考えられます。一つは日本に在留《ざいりゅう》している外国人が日本で家族を築《きず》こうとする際に、日本の医療施設で不妊治療を受ける場合です。これらの人たちには言葉の壁《かべ》もさることながら、妊娠から出産、育児にかかわる文化の違いや、これらの営《いとな》みを支援する社会制度の壁が大きな問題となっていることが予想されます。二〇一七年末時点では、日本の在留《ざいりゅう》外国人は二五六万人おり、東日本大震災があった二〇一一年に減少したものの、その後少しずつ増加傾向にあります〔法務省、二〇一八〕。このような流れをみるにつけ、今後、不妊治療の現場で在留外国人の不妊治療に関する問題がクローズアップされるようになっていくことは十分予想されることです。

そしてもう一つは、日本の医療技術に魅力を感じて訪日《ほうにち》し、治療を受けた後は自国へ帰る外国人の場合です。どちらかと言うと、これまでの不妊治療の話題では、訪日する外国人当事者ではなく、日本国内で受けにくい治療を求めて海外へ渡る日本人の行動へ目が向かう傾向にありました。しかし、グローバル化が進む昨今では、前者のような外国人についても意識的になるべきかもしれません。特に二〇一〇年以降は訪日する外国人数の増加もあって、日本政府は国際医療交流を推進しています。今後、医療ツーリズムがさらに加速し、それが不妊治療へ広がるかもしれません。

国際医療交流の推進と不妊治療

インバウンドと呼ばれる海外からの旅行客は、二〇一六年に二〇〇〇万人を超え、二〇一七年には二八六九万人になりました［日本政府環境局、二〇一八］。この傾向は二〇一二年から目立っており、日本食ブームや「クールジャパン」と呼ばれる日本文化への関心の高まりが、世界の人たちを日本に惹《ひ》きつけていることをうかがわせます。

訪日《ほうにち》外国人の多くは観光が目的ですが、日本には高い水準の医療も存在します。外国人を医療目的で呼び込むことができれば、さらに訪日客が増えることが予想できます。そこで日本政府は、二〇一〇年に「ライフ・イノベーションによる健康大国の実現」を目標に掲《かか》げました。このなかで、二〇二〇年までに医療・介護《かいご》・健康関連サービスの需要《じゅよう》に見合った産業育成と雇《こ》用《よう》の創出が設定されているのですが、アジアの富裕層《ふゆうそう》を対象とした医療および関連サービスを観光と共に促進していこうという狙《ねら》いも盛り込まれています。

また、「21の国家戦略プロジェクト」のなかでも、外国人患者の受け容れを図《はか》る国際医療交流が推進されることになり、二〇二〇年までに日本の高度医療と検診《けんしん》をアジアのトップ水準に引き上げることが目標とされています［内閣官房国家戦略室、二〇一二］。この実現のため、査証《ビザ》や在留《ざいりゅう》資格に弾力《だんりょく》をもたせた「医療滞在《たいざい》ビザ」を新設したり、多言語《たげんご》に対応できるような受け容れ制度を整備《せいび》したりすることなどが施策《しさく》に盛り込まれています。厚生労働省が取り組んでいる「医療の国際展開」でも、医療施設への医療通《つう》訳《やく》の配置が進められており、二〇一五年八月に一九の医療施設が「外国人患者受入《うけい》れ環境整備事業」における医療通訳拠点《きょてん》病院として選定《せんてい》されています［一般財団法人日本医療教育財団、二〇一五］。また、外務省と経済産業省も、日本の医療施設を利用したいという外国人と医療施設をマッチングさせる「国際医療コーディネーター」の認《にん》定《てい》に乗り出しました。二〇一八年四月二六日時点で、五九の身元保証機関が「国際医療コーディネーター」として認定されています［外務省、二〇一八］。民間でもＪＴＢが二〇一〇年にメディカルツーリズムを扱う専門部署《ぶしょ》を立ち上げ、二〇一三年には経済産業省の支援のもとで民間のメディカルツーリズムを発展させるMedical Excellence Japan（ＭＥＪ）も設立されました。

このような国際医療交流の促進《そくしん》には、利点も欠点もあると考えられています。日本医師会によれば、医療ツーリズムの導入によって日本に与えられる正《プラス》の影響には、医療機器《きき》の稼働率《かどうりつ》の上昇と病院の赤字経営の改善、周辺地域の振興《しんこう》があるのに対して、負《マイナス》の影響としては、現在の医療制度における混合診療《こんごうしんりょう》の壁に阻《はば》まれた日本人患者と、このような縛《しば》りを受けない外国人患者とのあいだに医療格差《かくさ》を生む恐れや、医療事故が起きた際の対応が国際問題になりかねないという危惧《きぐ》もあげられています［日本医師会、二〇一〇］。また、日本にはあまりみられない感染症《かんせんしょう》の問題や［永武、二〇一一］、言語や文化の違いから発生する医療現場の混乱も案《あん》じられることは言うまでもありません。

なかでも受け容れの主体となる医療からは、利点もさることながら市場原理主義への反発が強く、日本医師会を始めとして兵庫県医師会からも異議《いぎ》が唱《とな》えられました。特に後者では、医療ツーリズム導入の再考を求める反対運動へと発展しました［水巻、二〇一二］。そもそも政府が推進しようとしている医療ツーリズムが、観光を兼《か》ねた途上国の富裕層《ふゆうそう》をターゲットとしている限り、医療者には、これを医の倫理から受け容れがたいという問題があります。水巻中正《みずまきちゅうせい》は政府が医療ツーリズムを推進する背景に、二〇一一年三月一一日に発生した東日本大震災と福島原発事故による観光産業へのダメージを読み取っており、この問題を解決するために医療と観光が安易に連結《れんけつ》されたことへ不審《ふしん》の目を向けています［水巻、前掲書］。人びとの健康に寄与《きよ》することを使命とする医療にあって、商業的利益を追求することや、政治的駆《か》け引《ひ》きに巻き込まれることはできるだけ避けたいというのが本音《ほんね》ではないでしょうか。

しかしそうであるならばこそ、子をもうけたいという外国人からの切実《せつじつ》な希望を前にするとき、日本の医療は患者の国籍を問題にしないであろうことも予測できます。つまり、政府の思惑《おもわく》を超えたところで外国人が日本の不妊治療を切実に求めてくるなら、日本の医療はそれを受け容れようと努力するのではないかと考えられるのです。

訪日外国人の不妊治療

では、訪日《ほうにち》外国人が不妊治療を受けようとするとき、どのような問題が持ち上がるのでしょうか。堤治《つつみおさむ》によると、訪日外国人が不妊治療を受ける際、排卵誘発《はいらんゆうはつ》と胚移植《はいいしょく》後の管理について医学的な課題が持ち上がるとされています〔堤、二〇一二〕。排卵誘発は月経《げっけい》開始から排卵までのあいだに連日《れんじつ》行なわれる処置《しょち》ですが、これを来日して実施するのは負担です。ゆえに、自国で排卵誘発し、採卵《さいらん》〔➡37頁〕から移植までを日本で実施《じっし》することになります。そうすると、海外の医療施設との連携《れんけい》の問題が出てくるのです。もちろん、胚移植後もホルモン補充《ほじゅう》が必要なため、帰国後も医療施設間で連携しなければなりません。「国際医療コーディネーター」などの仲介役の活躍が必須《ひっす》となる不妊治療ですが、現在のところ十分な支援《しえん》が行なわれているとは言いがたい状況です。

まだまだ訪日外国人を受け容れる準備が整っているとは言い難《がた》い不妊治療ですが、二〇〇四年の「構造改革特別区域法」の改正により、自由診療に限って、高度な医療を提供する医療施設を特区《とっく》において設立できる可能性が高まってきました。[1] これにより、精子提供による不妊治療を行なう医療施設を株式会社として設立できるようになったのです。[2] 制度ばかり先走《さきばし》っている印象を持たずにはいられませんが、今後の不

1——二〇〇四年九月三〇日に出された厚生労働省医政局長通知 医政発第九三〇〇一号「構造改革特別区域法（「特区法」）の一部を改正する法律において新設された医療法等の特例の運用について」に、高度医療の適切な運用について記載《きさい》があり、株式会社から特区における病院等の開設について相談があった場合、二〇〇三年四月に厚生科学審議会生殖補助医療部会がまとめた『精子・卵子・胚《はい》の提供等による生殖補助医療制度の整備に関する報告書』等からの情報提供をするように努めることが求められています。これを裏返すと、提供配偶子《はいぐうし》〔➡38頁〕や胚《はい》を用いた体外受精や顕微授精を扱う株式会社型の医療施設の設立が「特区法」のなかで視野に入れられていると推測できます。

妊治療の方向を考えるとき、無視できない動きなのかもしれません。

在留外国人の不妊治療

一方で、日本に在留《ざいりゅう》している外国人が不妊治療を受けようとするときには、どのような問題が持ち上がってくるでしょうか。残念ながら、二〇一八年五月時点で、在留外国人の不妊治療にまつわる問題を扱う調査どころか、実態《じったい》を調べる動きすらありません。在留外国人の不妊治療に関するトピックとして、かろうじて浮かび上がっているのは、特定不妊治療費助成《じょせい》制度に関するものです。この制度では、戸籍上の夫婦が対象であるため、外国人の場合は、外国人登録原票《げんぴょう》上で婚姻《こんいん》が確認できることが条件になっています。提出する書類の種類が異なるだけで日本人夫婦と大きな違いはないと言えそうです。

しかしながら、外国人登録制度に縛《しば》られていることを筆頭《ひっとう》に、「外国人」として日本で生活することは、当事者の前に様々な壁があることを推測させます。在留外国人女性が日本で出産し、育児にあたる際には、多くの困難に直面することが知られています［橋本ほか、二〇一二］。言語の違いによる情報伝達が難しいことを始め、育児のストレス、近所づきあい、日本の医療保険制度が理解できないといった問題のほか、経済的な問題やそもそも日本の医療保険制度に加入できないといった問題も外国人のあいだに存在しているようです。

そして、このような問題の解決方法として通《つう》訳《やく》を使ったり、友人に助けてもらうという行動をとる者もいますが、「自分で何とかする」者や日本の医療サービスの利用を控《ひか》えたり、わからないことをそのままにしてしまう者もいることがわかっています［橋本ほか、前掲書］。子を産み、育てるという人類共通の営《いとな》みが、国籍を超えた支援へと広がる日が来ることが望まれます。

2―― 日本産科婦人科学会は、二〇一三年一月に「「卵子提供による生殖医療」に関する報道についてのコメント」を出し、子の福祉や安全性、商業主義の排除などの理由から、非配偶者《ひはいぐうしゃ》間人工授精以外の実施を認めないことを示しました［日本産科婦人科学会、二〇一三b］。しかし、血縁者からの卵子提供を受けた日本人当事者の体外受精を実施した医療施設もあるため、外国人が血縁者をともなって来日し、その血縁者から卵子提供を受けて日本で体外受精を行なう恐れがあります。ゆえに、外国人誘致《ゆうち》に終始せず、不妊治療に関する迅速《じんそく》な法整備が望まれています。

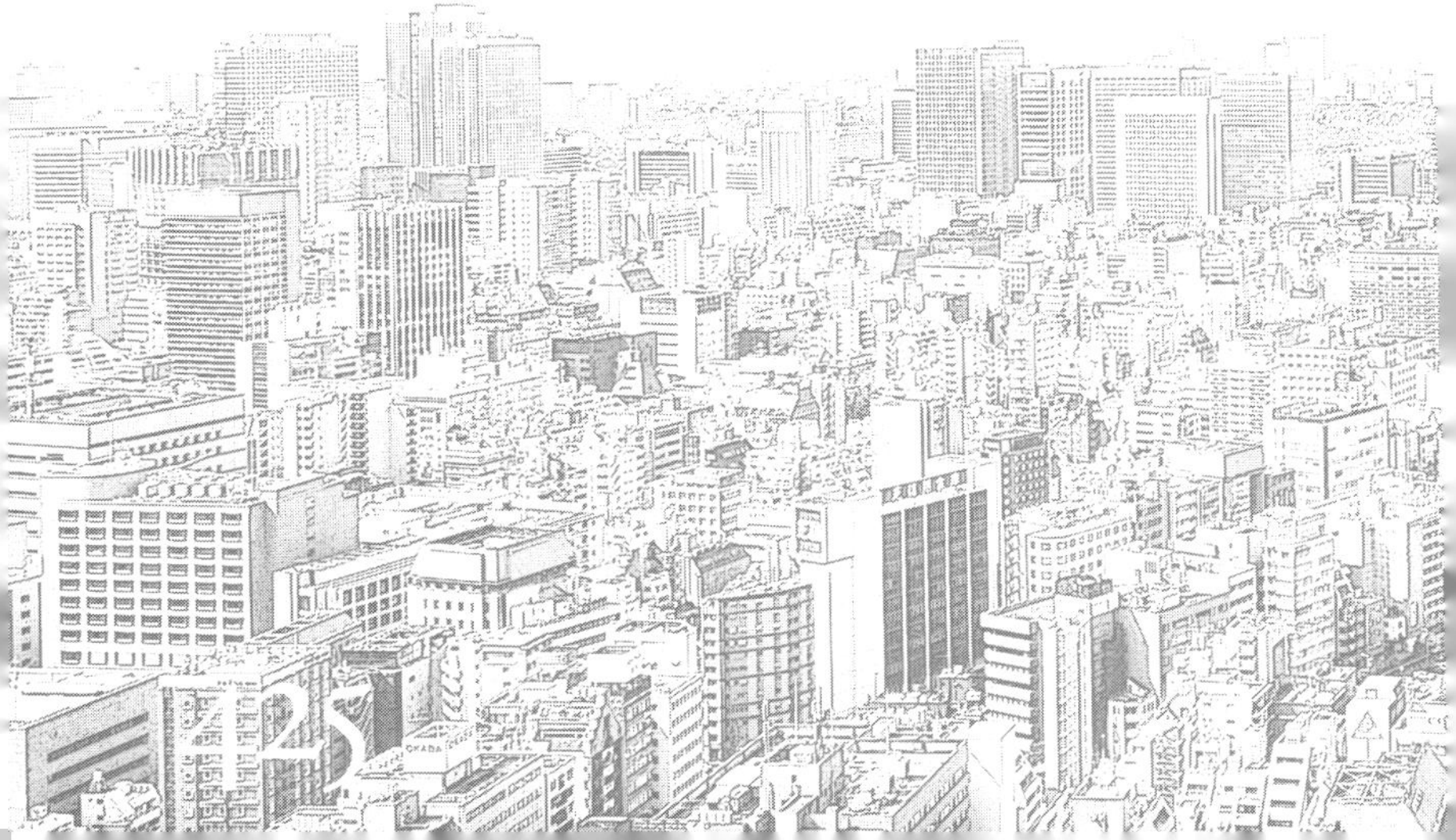

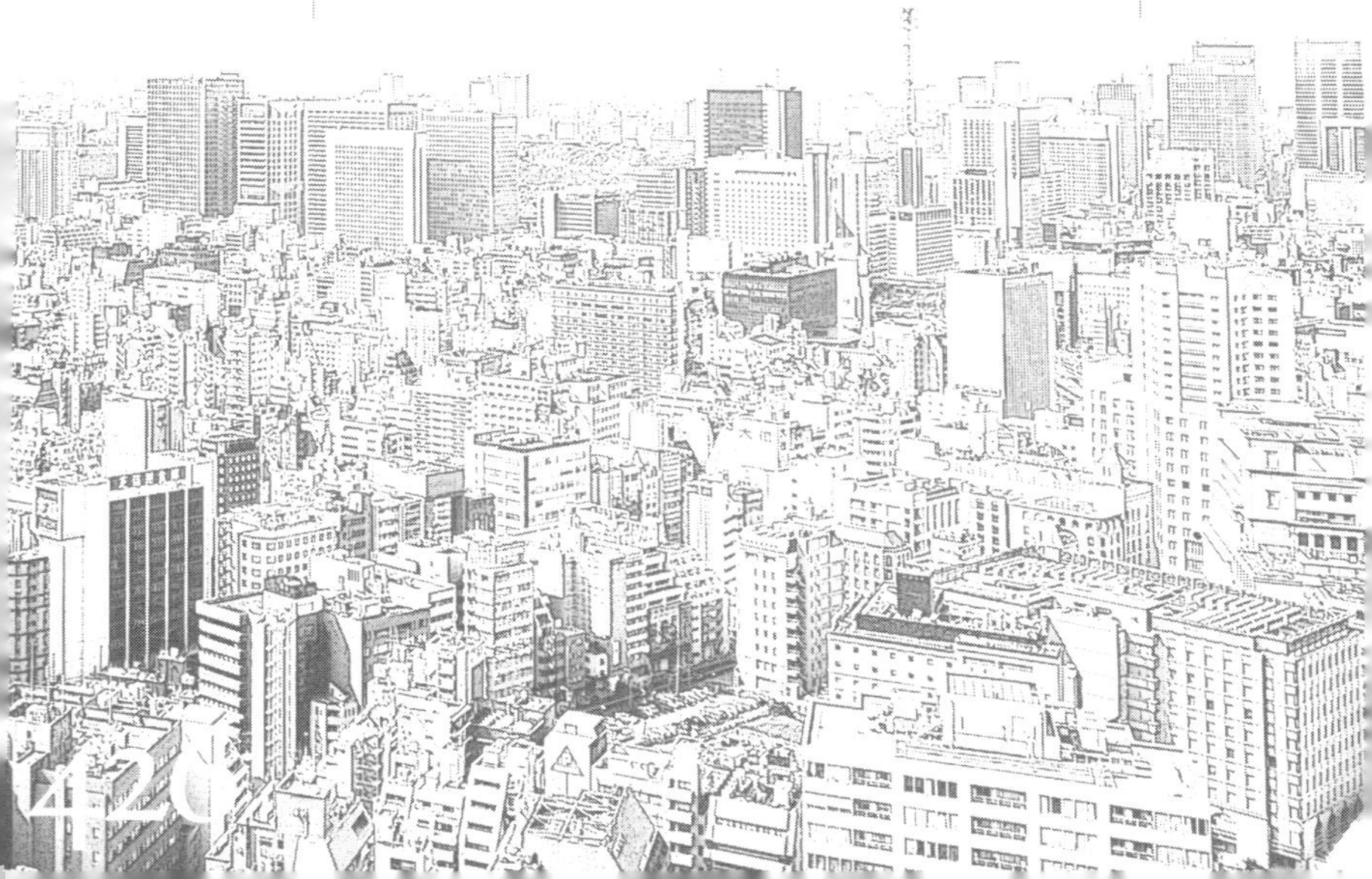

第7章

躊躇に関《かん》与《よ》する文化社会的要《よう》因《いん》

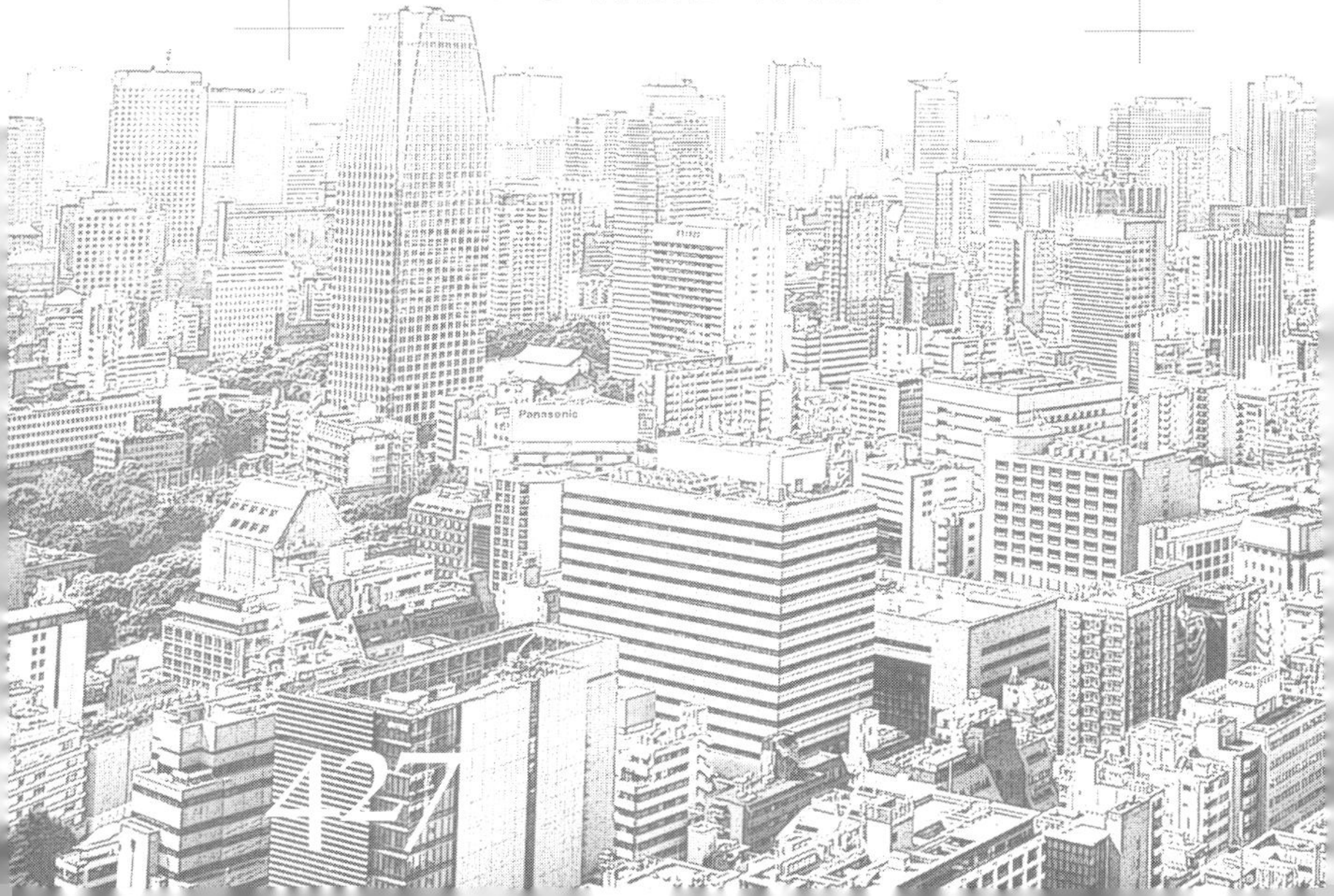

第3章から第5章を通じて、協力者の躊躇《ためら》いをみてきました。二〇〇〇年代初期と二〇一〇年代初期という一〇年の時を経《へ》てもなお、不妊治療を受ける当事者の胸《むね》には、様々な戸惑《とまど》いが生まれていたのです。さらには第6章にて、二〇一〇年代初期の当事者が、媒体《メディア》に蓄積《ちくせき》された多様な情報を駆使《くし》して、「素人《しろうと》」として自らに生じた躊躇をコントロールする技術《アーツ》［➡382頁］を体得《たいとく》していく様子もみてきました。

興味深いのは、「素人」となった当事者が「素人の専門知識（技術《アーツ》）」を用いながら、不妊治療の現場で医療者と有益なコミュニケーションを築《きず》き、子をもうけるという当初の目的を果たすだけでなく、治療中に経験する負《マイナス》の感情を〈今、ここ〉で治療を受けている「患者である私」――二〇〇〇年代初期に萌芽《ほうが》がみられた「不妊患者キャラ」［➡373頁］の完成版である「素人」――に集約《しゅうやく》させようとしていたことです。つまり、「素人」として行動することは、子をもうけるという実利を生み出すだけでなく、不妊治療とはかかわりのない私生活をつつがなく過ごせるようにするための感情管理を徹底《てってい》するという、生きるための戦略だったのです。

二〇一〇年代になって、当事者がこのような戦略をとるようになってきた背景には、三〇年を超《こ》えた不妊治療の歴史があり、それにともなう治療経験者層《そう》の拡大と増加、そして当事者独自の「知識の貯蔵《ちょぞう》」の継承《リレー》がありました。もちろん、二〇〇〇年代初頭に急激に進んだインターネットの普及《ふきゅう》が、当事者独自の「知識の貯蔵」を一気に潤《うるお》し、治療ビギナーから古参《こさん》の当事者まで知識を行き渡らせたことも大きな影響を与えていると考えられます。

　このように整理すると、一〇年の歳月《さいげつ》をかけて――否《いな》、もっと前の体外受精が日本に登場した当初から現在までの時間をかけて――当事者は不妊治療への躊躇にうまく適応《てきおう》してきたと言えるでしょう。そして将来的には、その躊躇ともいずれ手を切れるようになるのではないかといった楽観《らっかん》的な気持ちにもなってしまいそうです。しかしながら、二〇一〇年代初期に当事者が辿《たど》り着いた躊躇への対応は、このような対応を当事者へ強《し》いる、日本独特の文化社会的要因《よういん》があってこそ生まれたのだということを忘れてはならないでしょう。となれば今後、日本の文化や社会が変化するにともなって、当事者の不妊治療に対する躊躇への対応も変化せざるをえなくなります。つまり、当事者の躊躇は、一個人の問題としてとどまるものではなく、日本社会全体が取り組むべき課題の現《あらわ》れとみなすほうが妥当《だとう》なのです。

　そこでこの章では、当事者の躊躇に影響を与えていた文化社会的要因に焦点《しょうてん》を合わせ、不妊治療への躊躇を、社会の側から考察してみたいと思います。

1

文化社会的要因とは何か

これまで触れた当事者の躊躇《ちゅうちょ》は、一人ひとりのミクロな立場から様々なかたちとなって現《あらわ》れており、それぞれが文化社会的要因《よういん》と複雑に絡《から》まっていました。ゆえにこの章で、躊躇に関与《かんよ》する文化社会的要因《よういん》を議論する前に、その議論対象の輪郭《りんかく》を明らかにしておく必要があります。そこで少々後戻《あともど》りしますが、協力者（調査への協力者［↓40頁］）のインタビューから浮かび上がらせた躊躇の理由を手掛《てが》かりに、まずはこの文化社会的要因のアウトラインを描きたいと思います。

躊躇を生み出していた10の要因の関係を、二〇〇〇年代初期と二〇一〇年代初期それぞれで概念図《がいねんず》としてまとめたのが、第3章の**図**3－1［↓208頁］および第5章の**図**5－3［↓345頁］でした。

この二つの図から、二〇〇〇年代初期と二〇一〇年代初期の当事者の躊躇に影響を与えていたと考えられる文化社会的要因を導《みちび》くことができます。まず、二〇〇〇年代初期の文化社会的要因として、不妊治療の特徴、家族形成に関する社会的な規範《きはん》、職場環境、未熟《みじゅく》な技術と提供システムの不備《ふび》、情報量の少なさ、偏見《へんけん》といった要因が見出されます。そして、二〇一〇年代初期のそれには、不妊治療の特徴、情報量の多さ、自己実現の一環《いっかん》としての出産・子育て、職場環境、未熟な技術と提供システムの不備、情報量の多さ、少子化《しょうしか》問題、不妊への「配慮《はいりょ》」といった要因が見出されています。これらの要因を類型化《るいけいか》すると、不妊治療の特徴および提供システムの不備は〈**医療の問題**〉として、未熟な技術と情報量の多寡《たか》は〈**科学技術の問題**〉として、職場環境と少子化問題は〈**公的支援の問題**〉として、家族形成に関する社会的な規範と自己実現の一環としての出産・子育ておよび偏見と不妊への「配慮」は〈**家族形成の問題**〉として、ひとまず議論することができそうです。

さらに、躊躇を生み出してきた10の要因については第3章の冒頭で述べました[⬇152頁]。あらためて列記《れっき》すると、生命誕生に人為的《じんいてき》な介入《かいにゅう》を行なうこと(①**生命への介入**)、医学的処置《しょち》により自然な生殖《せいしょく》活動を管理すること(②**身体の制御**)、治療によって被《こうむ》る子どもへの悪影響(③**子の安全**)、治療によって被《こうむ》る自分への悪影響(④**自分の安全**)、治療に協力するパートナーへの負担(⑤**パートナーへの負担**)、治療を受けることによって家族や周囲の人から向けられる偏見(⑥**不妊治療への偏見**)、高額な治療費(⑦**経済的コスト**)、治療のために長時間を割《さ》くことや変則的な治療スケジュールに対応すること（⑧**時間的コスト**）、各生殖技術が技術面で未確立な部分を持つことや、その生殖技術を提供する医療体制の整備《せいび》が未熟であること（⑨**治療法の未確立**）、高度な生殖技術の内容や治療方針を理解するのが難しいこと（⑩**難解な治療内容**）でした。これらに対しても大鉈《おおなた》を振るって類型化《るいけいか》するなら、以下のように扱うことができそうです。

医療の問題	①生命への介入、②身体の制御、③子の安全、④自分の安全 ⑦経済的コスト、⑧時間的コスト、⑨治療法の未確立、⑩難解な治療内容
科学技術の問題	①生命への介入、②身体の制御、③子の安全、④自分の安全 ⑨治療法の未確立、⑩難解な治療内容
公的支援の問題	⑦経済的コスト、⑧時間的コスト
家族形成の問題	⑤パートナーへの負担、⑥不妊治療への偏見

ここまでの整理によって、不妊治療によって生じる躊躇《ちゅうちょ》が、いかに様々な要因から複雑な影響を受けているかが大まかに再確認できると思われます。そこで以下では、これまでみてきた当事者の躊躇に影響を与えていたと考えられる、日本における四つの文化社会的要因——**医療の問題**、**科学技術の問題**、**公的支援の問題**、**家族形成にまつわる問題**——について検討したいと思います。

2

医療の問題

医療化された「不妊（症《しょう》）」

体外受精が登場した当初、世界中にわき上がった懸念《けねん》や不安の矛先《ほこさき》は、まず、医療がこの技術を受け容れ、当事者へ提供してよいものかという規範《きはん》的な議論へ向かっていきました。その際、真っ先に取り上げられたのが、生命への介入《かいにゅう》の是非《ぜひ》や安全性といったテーマでした［↓42頁］。

その後、不妊治療として提供が始まった各種の医療技術の扱い方を一言でいえば、「現場に任《まか》せるかたち」です。欧州諸国では一九九〇年代から生殖医療に関する法整備《せいび》が進みましたが、

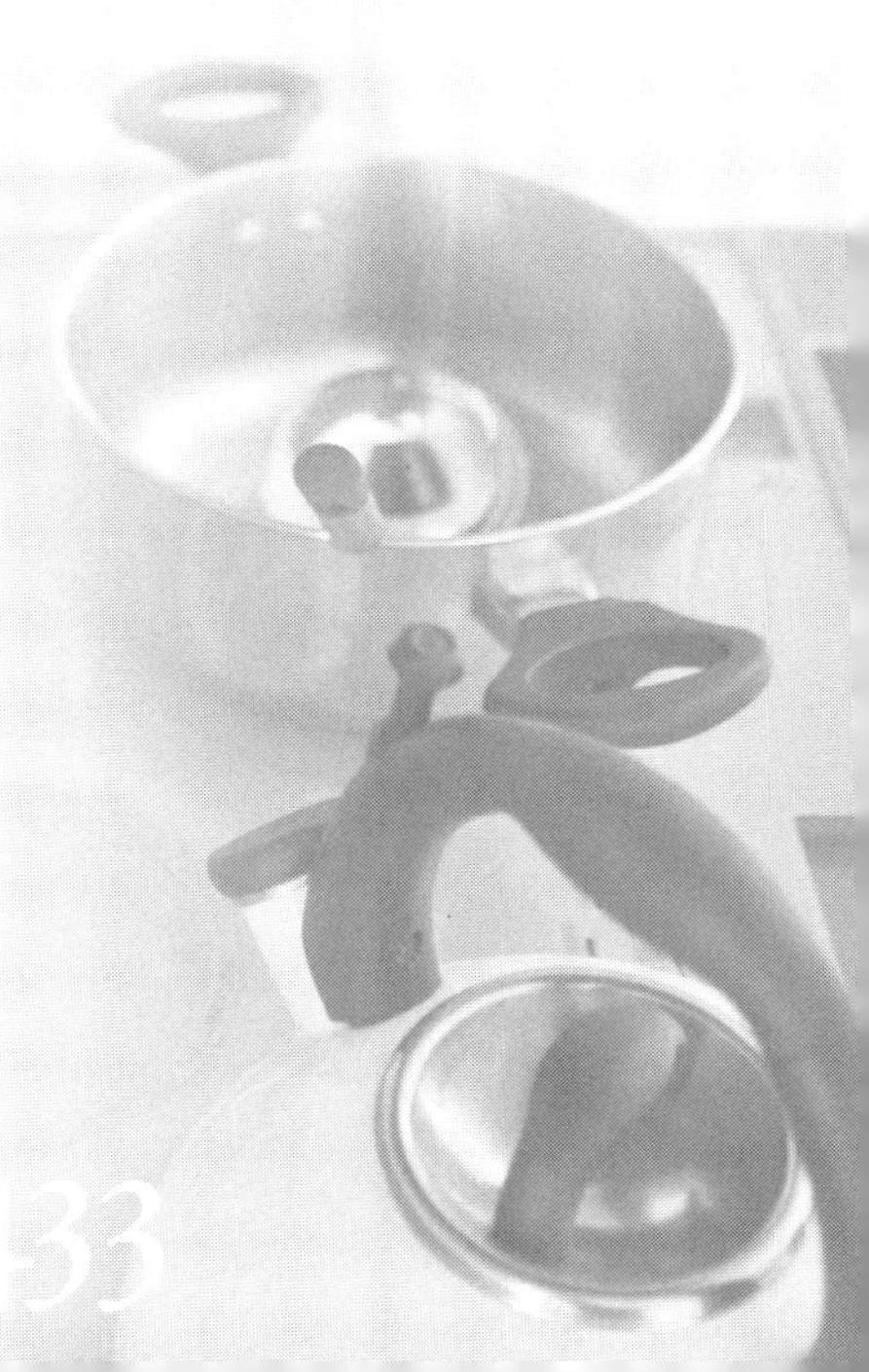

これらに匹敵《ひってき》する規制は、二〇一八年五月時点の日本にはありません。産婦人科医師らが自主的に取り決めたガイドラインのいくつかが「柔《やわ》らかく」不妊治療のあり方を指示しているに過ぎません。そのせいか、現場で何らかの問題が生じるごとに、関連学会等に所属する医療者たちが対策案を示し、それに大半《たいはん》の関係者が追随《ついずい》するというかたちが繰り返されてきました。たとえば**図1－1**［⬇56頁］に示したように、一九八八年の余剰卵《よじょうらん》や余剰精子《せいし》の無断《むだん》研究利用や、一九九五年の排卵誘発剤《はいらんゆうはつざい》による重篤《じゅうとく》な副作用《ふくさよう》例の発生、二〇〇三年の凍結《とうけつ》精子による死後《しご》生殖の裁判事例《じれい》、二〇〇六年の代理《だいり》出産による子の認知《にんち》問題、二〇〇九年の受精卵取《と》り違《ちが》え事故が、その後の対策を生むきっかけとなりました。

日本でこのようなかたちで不妊治療が提供されつづけてきた背景には、今なお「不妊（症）」に対する眼差《まなざ》しに一定の決着がつかないままになっていることがあげられます。「不妊」の定《てい》義《ぎ》は、一般的には「妊娠しないこと、もしくはできないこと」を指します。[1] しかし、この定義は曖昧《あいまい》なため、不妊治療の適用《てきよう》を判断する際にはもう少し明確な輪郭《りんかく》が望まれるところです。そこで日本産科婦人科学会が掲《かか》げる「不妊（症）」の定義を調べると、近年まで以下のように定《さだ》められていたことがわかりました［日本産科婦人科学会、二〇一五b］。

不妊（症） infertility, sterility
生殖年齢《せいしょくねんれい》の男女が妊娠を希望し、ある一定期間、避妊《ひにん》することなく性生活を行《おこな》っているにもかかわらず、妊娠の成立をみない場合を不妊という。その一定期間については一年から三年までの諸説《しょせつ》があるが、二年というのが一般的である。一度も妊娠しない原発性《げんぱつせい》不妊と、過去に妊娠、分娩《ぶんべん》した経験のある婦人がその後妊娠しない状態となった続発性《ぞくはつせい》不妊とがある。また、不妊の原因によって男性不妊と女性不妊と分ける場合もある。

この定義で今後も論争が続きそうな点として、「生殖年齢」という曖昧《あいまい》な期間が設定されていること、生殖が男女によって行なわれること、不妊の前提として避妊《ひにん》なしで「一定期間」性生活があることという、三つの条件があります。近年では七〇歳を超えた女性が体外受精による出産を成功させたことや[2]、性的マイノリティの人たちが不妊治療を受けて子をもうける動きもあります［⬇143頁］。また、カップルによって性生活の頻度《ひんど》にも違いがあることを考えれば、妊娠を試みても成功しない「一定期間」にも曖昧さが残っています。そのため、二〇一五年八月に日本産科婦人科学会は、この定義を次のように変更《へんこう》しました。傍点《ぼうてん》部が変更された箇所です。

1―― 小学館の『デジタル大辞泉』に収録されている「不妊」の定義。二〇一七年四月時点、インターネットの「goo辞書」や「コトバンク」に無料で提供されています。

2―― 二〇一六年五月に、インドの自称七〇歳女性が七九歳の夫とのあいだで体外受精によって第一子を出産したことが報道されました［読売新聞社、二〇一六a］。

不妊（症） infertility, (sterility)

生殖年齢の男女が妊娠を希望し、ある一定期間、避妊《ひにん》することなく通常の性交を継続的に行っているにもかかわらず、妊娠の成立をみない場合を不妊という。その一定期間については一年というのが一般的である。なお、妊娠のために医学的介入が必要な場合は期間を問わない。

この変更された定義をもってしても、いまだ妊娠しない「一定期間」に揺《ゆ》らぎが残っています。そして、その揺らぎを学会は認める様子があることも重要です。医療者にとって、「不妊（症）」は完全な定義ができない状態を指すものとして捉《とら》えられているのです。

　では、なぜこのように医療では、「不妊（症）」の定義が定まらないのでしょうか。日本産科婦人科学会は、「不妊（症）」の定義を変更した理由として、海外の諸機関（WHO、ICMART[3]、ASRM[4]、ESHRE[5]）が不妊（infertility）の定義を一年としていることから、定義の変更を適当としたことを明らかにしています［日本産科婦人科学会、前掲資料］。そして、この定義変更によって、「わが国において、女性の晩婚化《ばんこんか》やキャリア形成指向《しこう》、その他の理由により女性の妊娠する年齢が上昇する中、不妊（症）の定義の変更《へんこう》により、女性がより早期に適切な不妊治療を受けることにつながる」ことが期待されています。つまり、「不妊（症）」の定義変更は、諸外国との共通認識を得るためと、国内の当事者の啓蒙《けいもう》のためになされたことになります。定義変更しなければならない医学的根拠《こんきょ》があってのことではなかったのです。

非行《ひこう》や狂気、老化、肥満《ひまん》など、かつては医療の対象とされなかった事象《じしょう》が、社会的な問題としてクローズアップされ、医療で扱われるようになることは「医療化《いりょうか》」と言われます。体外受精の登場から短期間で急激に不妊治療が普及《ふきゅう》したことや、晩婚化《ばんこんか》や少子化と絡《から》められた今回の定義変更の理由をみるにつけ、「不妊（症）」も近代医療のなかで医療化された、一つの事象《じしょう》であることに疑いはもちにくいでしょう。さらに言うなら、男女が結ばれ、子をもうけるという「当《あ》たり前《まえ》のこと」から「不妊（症）」は外《はず》れるからであり、そのような逸脱《いつだつ》を好まない当事者が、体外受精登場時から現在にかけても大量に存在すること、そしてそのような当事者を不妊治療が救うことができれば「悪化」する日本社会の人口構造や経済需要《じゅよう》（景気《けいき》）を改善できるかもしれないと見込まれたことも、「不妊（症）」が医療化されたことと関係がありそうです。いわば政策や経済資本に裏づけられた社会的要請《ようせい》によって「不妊（症）」は誕生し、医療で扱われる対象となったのです。ゆえに、「不妊（症）」の定義が医学的根拠とは別に社会状況の影響を受けることは当然のことであり、今後の社会変化によって再び、「不妊（症）」の定義が変更される

3――The International Committee Monitoring Assisted Reproductive Technologies の略。国際生殖補助技術監視機関のこと。
4――The American Society for Reproductive Medicine の略。米国生殖医療学会のこと。
5――The European Society of Human Reproduction and Embryology の略。欧州ヒト生殖・発生学会のこと。

可能性があるとみて間違いないでしょう。

そして、「不妊（症）」の定義が確立されないということは、治療対象とする症状が曖昧《あいまい》なまで不妊治療が進められることをも示します。たとえ医学一般が扱う疾患《しっかん》の原因すべてが解明されているわけではないとしても、女性の排卵《はいらん》障害や着床《ちゃくしょう》障害、男性の精巣《せいそう》機能障害や射精《しゃせい》障害といった医学的名称が与えられる症状から、肥満《ひまん》・痩《や》せ、たばこ、アルコール、ストレス、冷《ひ》えのほかに、精子・卵子・胚《はい》［➡39頁］の「質の悪さ」といった問題までもが「不妊（症）」の原因として、経験的に扱われている様相《ようそう》は一種独特です。

もちろん、社会的な要請《ようせい》によって医療化された「不妊（症）」は、研究者によって原因解明の努力が継続されています。近年では多くの医学的知見《ちけん》が蓄積《ちくせき》され、「不妊（症）」を引き起こすと考えられる原因が整理されていますし、治療効果を高めるための専門的な取り組みは絶《た》やされたことはありません。しかしながら、不妊治療の成功率は高いとは言えない状況が続いており、日本での体外受精によって子どもが誕生する割合も、高まる兆《きざ》しはありません［➡44頁］。

社会的要請によって短期間のうちに医療化された「不妊（症）」は、治療法はおろか定義を確立する暇《いとま》も与えられないまま不妊治療の実用を急《せ》かしました。そして、そのような駆《か》け足《あし》の普《ふ》及《きゅう》が、巡《めぐ》りめぐってそれを利用する当事者へ、様々な躊躇を強《し》いる原因のひとつとなっていったと考えられるのです。

医療施設格《かく》差《さ》と
不妊治療の商業化

不妊治療が急激に普及《ふきゅう》した経緯《けいい》と関連する問題として、もう一つ重要だと考えられるのは、不妊治療を提供する医療の業態《ぎょうたい》です。日本では、欧州諸国のような不妊治療のあり方を国レベルで方向づけようとする動きが、具体的なかたちで実《みの》りませんでした。現場で何らかの耳目《じもく》を引く問題が生じるごとに関連学会が中心となって対策案を示し、それに医療関係者が追随《ついずい》することで、日本の不妊治療は展開してきたのです。ただその追随は、学会の強力な圧力の下で行なわれたのではなく、学会発のガイドラインに則《のっと》りながらも、個々の医療施設が独自の方針を模索《もさく》しつつ進められてきました。その結果できあがったのは、いわば自由市場的な不妊治療システムです。

このシステムは当然の成り行《なりゆ》きとして、新しい生殖技術の導入に積極的な医療施設と、そうでない医療施設をつくり出しました。加えて、当事者の治療のストレスを減らし、妊娠の可能性を高めるための様々な非医療的サービスを提供する医療施設も登場しています。具体的には、リラックス効果や体質改善を狙《ねら》うアロマセラピーやマッサージ、ヨガ教室などの開催《かいさい》があげられます。心理面のサポートとしては、カウンセラーを配置するクリニックも珍《めずら》しくなくなりました。小回《こまわ》りのきく小規模のクリニックでは、最新治療の導入にも機敏《きびん》に対応できますし、非医療的サービスも加えた積極的かつ細《こま》やかな不妊治療の提供も比較的簡単です。そのうえ、治療で起こった個別の小さな異変《いへん》への対応にも、柔軟かつ迅速《じんそく》に対応できたであろうことも予想できます。

これに対し、なにごとも院内の連携《れんけい》を図り、倫理委員会を通して対応を協議しなければならない大規模な病院や、産婦人科を中心とした小中規模病院では、オーソドックスな不妊治療の提供にとどまらざるを得なかったと考えられます。

このように、自由市場的な風土のなかで、医療施設の規模や特徴は、最新技術導入の積極性とも絡《から》みあい、提供される不妊治療の内容に格差を生んだのは当然なのかもしれません。協力者のあいだでも、地元の一般的な産婦人科病院やベッド数の多い総合病院で提供される不妊治療の内容と、不妊専門クリニックのそれとのあいだに違いをみる者がいたことは、先述の通りです［⬇307・309頁］。

そして、提供される不妊治療の内容の格差は、治療成績の格差となって現れ始めていることが示唆《しさ》されています。日本産科婦人科学会がまとめたデータによると、体外受精の年間治療周期数が一〇症例《しょうれい》に満たない施設での治療成績は、低いことがわかっています［齊藤・齊藤、二〇一五］。これは、体外受精の成功率に施設間《かん》格差があることを示している点で、重要な事態だと言えるでしょう。

このように、体外受精登場の当初から現場任《まか》せになってきた日本の不妊治療は、医療施設間の格差を明確にしつつあります。片《かた》や最先端の不妊治療と妊娠の可能性を高めるための様々な工夫が凝《こ》らされた技術とサービスを提供する医療施設、片《かた》や産婦人科の一部としてオーソドックスな不妊治療を提供する医療施設——いくぶん誇張気味《こちょうぎみ》ですが、このような対照的《たいしょう》な医療施設が混在《こんざい》するようになったのが、現代の日本なのです。

現場に多くを委《ゆだ》ねてきた日本の不妊治療は、個々の医療施設の独自性を際立《きわだ》たせる方向へ向かっています。そして、それをさらに後押《あとお》しするかのように、医療の商業化の波が近年ますます大きくなる兆《きざ》しがあります。たとえば、二〇〇四年の「構造改革特別区域法」の改正（小泉内閣）によって、高度な医療を提供する医療施設を特区《とっく》において設立できる可能性が高まっています［⬇423頁］。「自由診療に限って」という条件づきですが、体外受精を行なう不妊治療は自由診療ですので、この法律の対象になると考えられます。もちろん、不妊治療病院を株式会社化するほどでなくとも、妊娠しやすくなるような様々な非医療的サービスを治療と並行して提供する医療施設や、不妊治療にまつわる営利な活動を行なう周辺業者の登場も見逃せません。し◀6

6——たとえば、代理母や配偶子《はいぐうし》［⬇38頁］提供などの斡旋《あっせん》のほか、不妊に効《き》くとされる様々なサプリメントを販売することなどがあげられます。

かも、不妊治療に用いられる各種薬剤や試薬《しやく》、器具を生産・販売する活動も立派なビジネスとして成長しています。

不妊治療にまつわる多彩《たさい》な医療サービスと、その周辺に展開する様々な営利活動に囲《かこ》まれる

なか、二〇一〇年代初期の協力者たちは、二〇〇〇年代初期の協力者たちよりも、自分に適した施設やサービスを吟味《ぎんみ》して自由に選び取ることができるようになりました。これを支えるかのように、協力者たちが情報交換する電子掲示板《けいじばん》や実際の受診体験を綴《つづ》った個人のブログが参照されるようになってきたことは、第5章で触れたとおりです［⬇293頁］。自分が通院中だったり、これから通院しようか検討中のクリニックの評判をウェブサイトやSNSで確認することはもちろん、効果があるとされる新しい治療法やサプリメントなどの情報検索も、これから不妊治療を受けようとする当事者にとっては必須《ひっす》行動となっていくでしょう。

しかしながら、不妊治療とその周辺に展開する以上のような動きへ、当事者が対応しようとすればするほど、今後ますます新たな格差を当事者のあいだに生み出すことも予測できます。情報収集に充《あ》てる時間を多くもてる当事者は、当然のことながら多くの情報を手にすることができます。第4章と第5章でみたとおり、常勤職《じょうきんしょく》にある当事者は情報収集する時間を十分もてていませんでした［⬇240・312頁］。そして、情報収集に多くの時間を割《さ》ける当事者は、得《え》てして経済的にも裕福《ゆうふく》であることが多いと考えられます。つまり、経済的にも時間的にも余裕があり、さらにその余裕から得た豊富《ほうふ》な情報を元に治療に向かえる当事者は、そうでない当事者よりも、

質の高い治療内容を選べる環境にいます。そして、当事者間のそのような格差は、次第に大きな溝《みぞ》となっていく恐れがあります。治療開始時の当事者の経済的格差〔⬇120・247頁〕は、時間的格差と情報格差を生み、それがさらに、築《きず》き上げる家族と人生のかたちの新たな格差となって、当事者たちを分断し、引き裂く恐れがあるのです。

医師の裁量《さいりょう》と当事者との関係

日本の医療にまつわる問題の最後にとりあげるのは、医師の裁量《さいりょう》と患者との関係です。社会的要請《ようせい》によって急激に発展した日本の不妊治療は、治療法はおろか、定義を確立する十分な時間をもてませんでした。そして、その急激な発展のあり方が医療現場に委《ゆだ》ねられた結果、日本独特の不妊治療業界をつくってきました。総括《そうかつ》するなら、すべてに急ぎ過ぎたことが現在の不妊治療をかたちづくった大きな原因であると言えそうですが、その急ごしらえの影響は、これまでみてきた点だけに留《とど》まりません。

不妊治療が現在のようなかたちになったのは、不妊治療の発展が現場に任《まか》されてきた結果であるわけですが、その現場の中心には医師が存在しつづけていたことは言うまでもありません。

つまり日本では、不妊治療にまつわる問題の多くが、現場の医師の裁量《さいりょう》に任《まか》せられてきたといっても間違いではないのです。ここで注意が必要なのは、不妊治療における医師の独擅場《どくだんじょう》の是非《ぜひ》ではありません。「不妊（症）」が極めて社会的な影響を受けた事象《じしょう》であることを考えるとき、現場の医師の裁量がどこまで医療の範囲内として社会的に認められ得るのかという問題こそが重要なのです。

この問題を考えるに際し、まずは、医師の「裁量権《さいりょうけん》」という概念《がいねん》からスタートしてみたいと思います。医師の「裁量権」とは、医療行為が医師の裁量の範囲内であるか否《いな》かを問う法的な概念と考えられています［村岡、二〇一三］。医師は、診療義務や保健指導の義務、管理上の義務などの様々な義務を倫理《りんり》的に負《お》うことから、「裁量権」を持つことは当然とみなされています。しかしながら、その「裁量権」は、医療水準を基準とした注意義務の範囲内で行使《こうし》することができるものと考えられています。ゆえに、診断や治療法を含めた医療行為が、医師の「裁量権の範囲」とみなされるためには、医療水準にもとづいた注意義務違反《いはん》がないことが条件とされます。反対に、患者の承諾《しょうだく》や同意を得た医療行為であっても、医療水準に満《み》たなければ注意義務違反が発生し、患者の生命・身体に重大な損害《そんがい》を与えれば医師の「裁量権」を逸脱《いつだつ》した行為と判定《はんてい》されます［村岡、前掲書、一五頁］。

これはたいへん興味深い権利です。医師の「裁量権」は、「医療水準」という医学的基準と「注意義務」という倫理的義務とのあいだに発生する、揺《ゆ》らぎのある権利なのです。もし、一九七八年の世界初の体外受精が成功〔⬇50・544頁〕せず、母親のレズリー・ブラウンが重篤《じゅうとく》な身体的被害を被《こうむ》ったり、最悪の場合、亡くなったりしていたら、ステプトー医師は「裁量権」から逸脱した医療行為を行なったとして、法的制裁《せいさい》を受けていたかもしれません。しかし、体外受精は成功しました。社会的な騒乱《そうらん》は起きましたが〔⬇42頁〕、「医療水準」を基準とした「注意義務」違反は、結果的に看過《かんか》されるかたちになったのです。

この仮想《かそう》の事例と「裁量権」の関係から導《みちび》きだされる一つの極端な「教訓《きょうくん》」をあげるとするなら、「無謀《むぼう》と思われる医療行為でも、成功すれば罪《つみ》に問われない」というものでしょう。もちろん、このような「教訓」をすべての医師が真《ま》に受けているわけではありません。しかしながら、不妊治療の歴史を振り返ってみても、このような「教訓」にもとづいて博打《ばくち》を打ったのではないかと首をひねりたくなる事例がしばしば発生しています。そして、そんな事例の発生こそが、医師の「裁量権」の規定《きてい》の難しさを物語っているのです。

とはいえ、この規定の難しい医師の「裁量権」のもとで、不妊治療が発展してきたことは事実です。また、体外受精の登場以降、しばしば世間からの批判に晒《さら》されながら不妊治療が支えられてきたのも、医師がこの「裁量権」の限界を探りながら、これを行使《こうし》してきたことと切り離すことはできないのです。これら医師の尽力《じんりょく》は、何度でも強調されるべきでしょう。

ただし注意すべきなのは、不妊治療に携《たずさ》わる医師が遺憾《いかん》なく「裁量権」を行使できたのは、子を求める当事者の希望に応《おう》じるという「大義名分《たいぎめいぶん》」と▼7、診療《しんりょう》に応じることを正当な理由なしに拒否できない「診療の義務」があったからです。そして実際に、大勢《おおぜい》の当事者が医師のもとへ押しかけました。

「裁量権《さいりょうけん》」をめぐる、医師と患者の利害関係が行き着いた先が、父権的《ふけんてき》な不妊治療現場だったというのは、当然の流れだったのかもしれません。規定の難しい「裁量権」を最大限に振るうよう期待された医師に対して、患者は迂闊《うかつ》なことは言えません。というのは、医師に「裁量権」の限界に迫《せま》るよう暗《あん》に懇願《こんがん》することはできても、それを無理に超えさせることは当事者にはできないからです。二〇〇〇年代初期の当事者の声にあった「医師へ逆らえない」といった訴《うった》えと、その訴えのなかに垣間《かいま》みえる、医師の立場を慮《おもんぱか》る当事者の姿には、このような医師と患者のあいだに繰り広げられる「共犯《きょうはん》的」な駆《か》け引《ひ》きが隠されているようにみえます（第3章の節「何が起こるかわからない治療」［↓186頁］）。

得《え》てして、医師－患者関係における父権的温情主義《パターナリズム》――当事者に対して配慮《はいりょ》はするが権利はみとめない関係性――には批判的な目が向けられがちです。近年では、医師は患者の支援者というかたちで接し、患者は自律的《じりつ》に自分の治療を選び取る「契約《けいやく》モデル」が望ましいと考えられるようになってきました。そのせいか、二〇一〇年代初期の協力者の話を振り返れば、当事者が医師と対等に治療方針を決定する姿がみられます［↓306・308頁］。だとしても、この後に述べる〈科学技術の問題〉も残され、公的な支援《しえん》も少ないなかで当事者の歩む道は、いまだ平坦《へいたん》とは言い難いのです。

そこで次に、ここまでの「裁量権」をめぐる問いから、安全性の認知《にんち》や技術の受容《じゅよう》といった〈科学技術の問題〉をめぐる問いへと考察をリレーします。

7―― しかしながら、医師の「裁量権」は医師集団が共有しているローカルな価値観に左右されている点も看過《かんか》できない問題を孕《はら》んでいます。たとえば柘植《つげ》あづみは、医師が「「不妊（症）」を医学的処置の必要な疾患《しっかん》とみなすことは、体外受精登場時に提起された生命への介入《かいにゅう》という問題を解決するためであり、当事者が「不妊（症）」の状態に苦しんでいるのを医療が助けられる」という論理があると指摘しています〔柘植、二〇一二〕。ゆえに、医師の「裁量権」も中立なかたちで発揮《はっき》されるのではなく、また医師が掲《かか》げる「大義名分《たいぎめいぶん》」も医師集団のなかでのみ正当《せいとう》とみなされることに、十分注意しなければなりません。

3 科学技術の問題

安全性と技術の受容

協力者の話のなかで、不妊治療が〈科学技術の問題〉として積極的に口にされたことはありませんでした。しかし、不妊治療法が確立していないことへの戸惑《とまど》いや、そもそも不妊治療を支えている生殖技術が未熟なのではないかといった不安は、随所《ずいしょ》に現れていました。端的《たんてき》な例として、二〇〇〇年代初期の当事者である加藤さんが、人工授精《じんこうじゅせい》で生まれてくるかもしれない子どもを「科学の子」とみなして、治療を継続《けいぞく》するべきか悩んだことがあげられます［⬇159頁］。

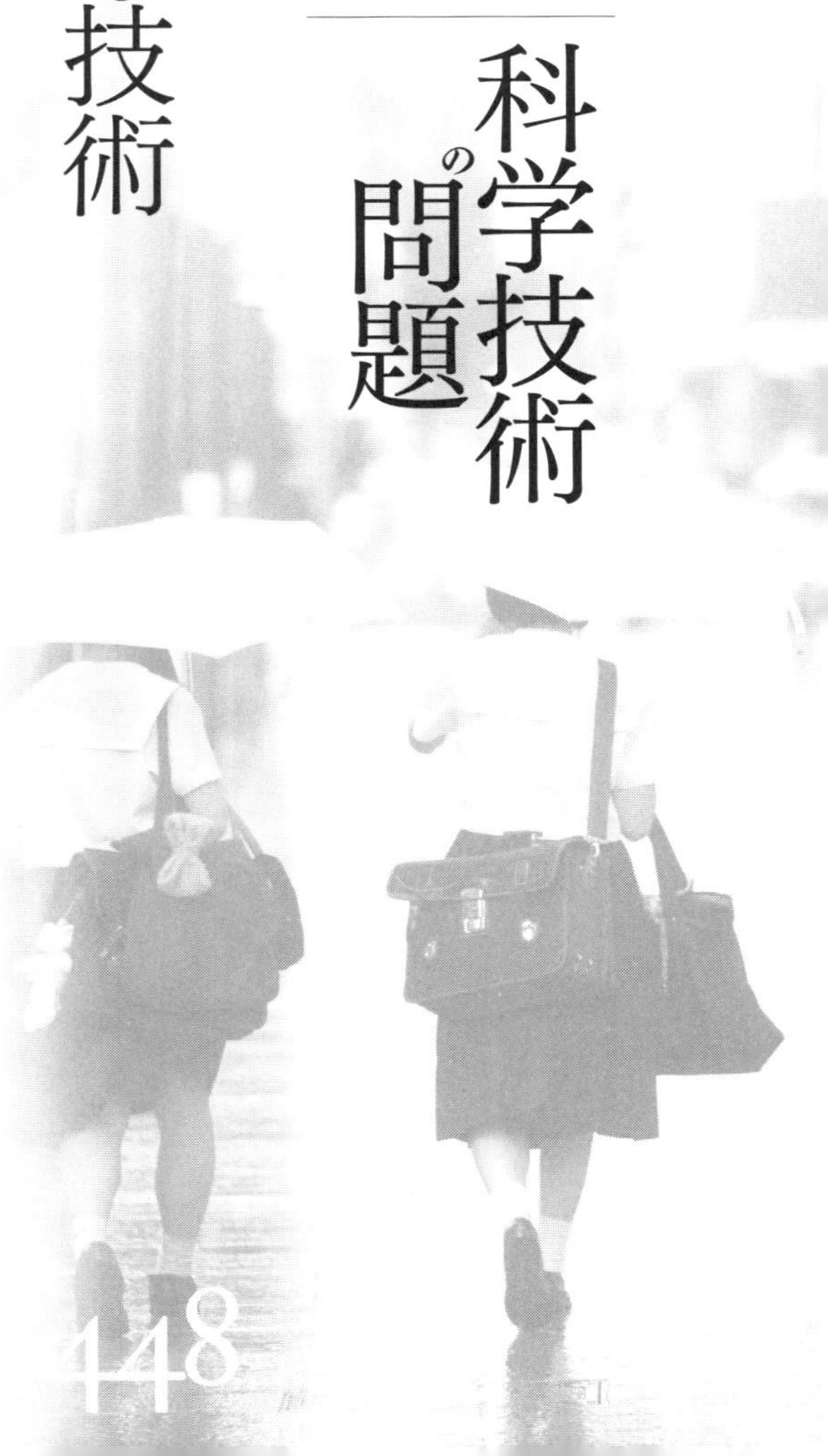

加藤さんの躊躇《ちゅうちょ》は、新奇《しんき》な生殖技術を当事者のみならず社会もが、どのように受《う》け容《い》れるべきなのかという煩悶《はんもん》として捉《とら》えることができます。このように考えると、協力者の躊躇は、もはや個人の問題におさまらなくなります。生殖技術という、これまでになかった新しい科学技術の社会的受容《じゅよう》の問題になってくるのです。

この問題で最初に直面するのが、その科学技術が「安全」であるかという疑問です。現在の不妊治療を支える体外受精《たいがいじゅせい》が登場した当初も、安全性が社会的に強く問題視されたことが思い出されます［⬇46頁］。

C・スターの研究は、安全性に関する意識を、人びとの意識のほうからではなく、社会の側から論じようとしている点で興味深いものです。スターは、様々な事故における死亡者数と、その原因となる活動に人びとがかかわった時間に着目《ちゃくもく》しました。そして社会が、特定の科学技術・物質の安全性がどの程度なら受《う》け容《い》れるかという限界《げんかい》を持っている、と主張したのです［Starr, 1969］。その結果を踏まえて、社会が被《こうむ》る弊害《リスク》と便益《ベネフィット》を考慮した、社会的な安全水準が提示《ていじ》されました。この安全水準は、ある技術や物質が社会にもたらす便益が高くなるほど、より厳《きび》しい弊害《リスク》があったとしても、社会はそれを受け容れる傾向がある、という事実から導き出されました。スターの考察は、人びとの安全性をめぐる意識が定量的《ていりょうてき》に変化することを明らかにしつつ、科学技術・物質による被害を受忍できる限度があることも示そうとした研究だとみることができます。

ただし、これを裏返すと、社会情勢《じょうせい》が変化すれば、受《う》け容《い》れられる弊害《リスク》も変化することを指します。つまり、最新の科学技術・物質が登場した当時と、ある程度時間が経過した後とでは、世の中のその技術・物質の安全性の捉《とら》え方が異なっているかもしれないのです。これは、体外受精の登場時と現在の世間の反応を比較してみれば、腑《ふ》に落ちる考え方ではないでしょうか。

次々に登場する科学技術を前に、社会はそれらの技術によって生じる弊害《リスク》と便益《ベネフィット》を秤《はかり》に掛け、受け容れを吟味《ぎんみ》してきたと考えられています。しかし、社会がそのように科学技術・物質を受け容れ（もしくは拒絶《きょぜつ》し）てきた事実があったとしても、その受け容れ（もしくは拒絶）過程には、激《はげ》しい社会的議論がしばしば繰り広げられてきたことも見逃せないでしょう。このような現象は、登場したばかりの技術の安全性を科学的に査定《さてい》することが難しい場合に、しばしば生じます。生殖技術の場合で一つ例をあげれば、体外受精の登場時に生まれてくる子どもの安全が、科学的に把握《はあく》できないという懸念《けねん》が相当《そうとう》するでしょう。

安全性を科学的に査定あるいは算出するのが難しいとき、科学を扱う専門家（一般的には「科学者」と呼ばれる人びと）は、自分たちの集団のなかで妥当《だとう》だと考えられる判断基準に照《て》らして、その科学技術・物質に対してとるべき態度を社会に提案しようとします。しかしながら、科学者集団が提示する基準を採用するには、時間的・経済的問題などから、社会がこれを採用するのが難しい場合が多々あります。そこで社会の側も、安全性がわからないその技術の利用を認める際の基準を出そうとします。目下《もっか》の科学では、安全性に関する結論が出せない最新技術について、科学者集団と社会のあいだで安全性の基準をめぐる折衝《せっしょう》が繰り返され、その技術・物質の利用方針が次第に定まっていくと考えられています。▼8

このような折衝に結着《けっちゃく》が付くまで、当の科学技術・物質の利用には、賛否《さんぴ》両論が混在《こんざい》することになります。本書の二〇〇〇年代初期の協力者が、治療法が未確立であることに不安を感じたり、未熟な生殖技術に対し、その利用を躊躇《ためら》ったりしたのは、生殖技術がその安全性を科学的に査定《さてい》できない性質を持って登場したからであり、そのような性質に臨《のぞ》んだ科学者と社会が、生殖技術の利用をめぐって調停《ちょうてい》点を探っている最中だったからだと捉《とら》えることができます。

ところで、生殖技術の安全性に関する研究に携《たずさ》わる専門家――その多くは生殖医療や産科医療に携わる医師――の判断基準は、この技術で生まれてくる子どもの障害をもつ確率や、治療を受ける当事者が被《こうむ》る副作用などに関する疫学《えきがく》的調査結果でした。彼らは生殖技術とこれを用いた人たちの健康被害との因果《いんが》関係を推測するため、継続《けいぞく》的な調査を開始していたのです。その代表が日本産科婦人科学会のものです。学会は毎年、不妊治療を提供する医療施設から治療

8――科学者集団と社会のあいだで繰り広げられる、特定の科学技術・物質の受け容れ基準をめぐる折衝《せっしょう》としては、大気汚染防止のための煤塵《ばいじん》の大きさ、遺伝子《いでんし》組み換え食品の毒性評価などに関するものがあります。しかし、この折衝がうまくいかず、社会的な大問題となった例として、薬《やく》害《がい》エイズ問題や水俣《みなまた》病などがあります。これらについてのより理論的な理解については、藤垣裕子の著作［二〇〇三］が参考になります。

データを集計し、一般へ公開しています。このほかにも生殖技術に関する科学的知見《ちけん》は研究者集団内で盛んに交《か》わされ、妥当《だとう》だと考えられる受け容れ基準が検討されつづけました。その結果、いつしか不妊治療の現場で提示されるようになったのは、「リスクはあるものの許容範囲《きょようはんい》内」であり、「そのほとんどが適切な医学的介入《かいにゅう》によって避けることができる」という認識です。

ここで注意したいのは、研究者集団における生殖技術の安全性に関する判断基準が、社会的な判断基準でも妥当とされたかどうか曖昧《あいまい》なまま現在に至《いた》っているという点です。さらに言うなら、研究者集団内でも、生殖技術の安全性に関する意見の一致をみているかどうかも定かではないということです［⬇65頁］。体外受精が始まって以来、この技術を使って出生《しゅっしょう》した子どもの健康について論じる研究者のあいだで、安全性を楽観視《らっかんし》すべきではないとの意見が出されつづけていることが、研究者たちの懸念《けねん》を物語っています［久保、二〇〇四／平原、二〇一五など］。そもそも生殖技術が科学的に安全性が判断しにくい科学技術の一つであるため、研究者集団としての統一的な判断は出されていたとしても、内輪《うちわ》では意見が分かれていることが十分に推測できます。◀9

このように、生殖技術は安全性を科学的に査定《さてい》しにくい難しい技術です。そのため、社会はこれを受け容れるべきか判断に苦しみ、体外受精登場時にみたような論争を繰り広げました。それは後につづく、精子や卵子などの凍結保存《とうけつほぞん》技術［⬇52頁］や顕微授精《けんびじゅせい》［⬇55頁］などでも繰り返されたのです。そして、そのような論争に対して、研究者は科学的な態度によってデータを蓄《ちく》積《せき》することで対応してきました。その成果が、現在の不妊治療の現場で流通している「とりあえずは安全」という判断です。

しかし忘れてならないのは、生殖技術がそもそも安全性を科学的に査定しにくい性質をもっていること、そしてそれを研究者をはじめ、当事者や社会もが薄々《うすうす》感じながら不妊治療を受容れつづけているという現実です。皆《みな》が目を背《そむ》けている生殖技術の安全性にまつわる曖昧《あいまい》さは、今後、いったい何を引き起こすのでしょうか。ただ一つはっきり言えることは、当事者が胸に抱《いだ》く底なしの不安や躊躇《ちゅうちょ》が、安全性に疑問のある生殖技術の受容という社会的な問題との繋《つな》がりを無視して「当事者の個人的な感情問題」として片づけられつづけてきたことに、この問題の難しさをみることができるのです。

情報流通とリテラシー

〈科学技術の問題〉として、情報技術の発展も重要です。不妊治療に関する情報は、様々な媒体《メディア》を通じて発信されていますが、インターネットの役割がますます大きくなっています。ただし、二〇〇〇年代初期と二〇一〇年代初期では、当事者が好む情報媒体《メディア》には違いがあったようです。協力者は三〇歳代が中心ですが、日本人の情報行動を調べた東京大学社会情報研究所の調査では、二〇〇〇年当時に三〇〜三九歳だった人がよく利用していた情報機器のうち主なものをあげてみると、ノート型を含むパソコンは三三・七％、ポケットベル二・四％、携帯《けいたい》電話・PHS六二・五％の利用率でした［東京大学社会情報研究所、二〇〇〇］。パソコンが三割程度しか普及していなかった一方で、携帯電話・PHSはすでに六割の人が利用していたことが目をひきます。これに対し、二〇一〇年代初期に三〇歳代だった人たちでは、パソコン七七・八％、ワンセグ対応の携帯電話六四・三％、ワンセグ非対応の携帯電話五四・六％、スマートフォン五・九％の利用率です。二〇〇〇年よりもパソコンの利用率の上昇が際《きわ》だっています［橋元、二〇一一］。両調査で取り上げられる情報機器の種類に変化があることに、時の流れを感じずにはいられませんが、二〇〇〇年代初期、二〇一〇年代初期ともに、三〇歳代の携帯電話利用率は六割程度にのぼっていることには留意《りゅうい》すべきでしょう。二〇〇〇年初期における携帯電話は、概《おおむ》ね普及《ふきゅう》に至っていたと考えてよいと思われます（ちなみにアップル社のiPhoneは二〇〇八年に日本で発売されました）。

しかし、この一〇年のあいだに、情報通信技術の向上が急速に進んだことや、携帯電話を通じた情報コンテンツに量的、質的な変化が現れたことは重要です。二〇〇〇年初期に三〇歳代だった当事者が携帯電話で入手できた不妊治療に関する情報と、二〇一〇年代初期のそれとでは、格段《かくだん》の違いがあると考えてしかるべきなのです。そして、この差は協力者の話にも現れていました。二〇一〇年代初期の協力者はインターネットを介《かい》した情報収集と交換に長《た》け、それを活用した治療行動をとっていたのです［⬇293頁］。

不妊治療に限らず、医療における診断や治療そして予防には、質の高い医療情報が不可欠であるとされています。近年では専門的な医学知見《ちけん》の蓄積《ちくせき》もめざましく、不妊治療に関する生物医学系の学術論文数は、二〇一五年二月時点で二四〇〇万件以上になりました。▼10 これらの多くはインターネットを介して、専門家のあいだで共有できるようなシステムが整《ととの》えられています。

もちろん、インターネットを介した一般向けの情報数は、さらに膨《ふく》れ上がります。二〇一五年二月時点で、日本語で表記された不妊関連のウェブページは検索エンジンのGoogleを使うと一一四〇万件以上がヒットし、公的機関から個人までの様々な管理者が情報を公開しています。また、近年では不妊に関する医療情報提供を専門に行なうウェブサイトの活動も活発です。これらのウェブサイトには、情報を掲示《けいじ》するだけのものもありますが、不妊のリスクや妊娠しやすさを判定するチェック項目、毎日の基礎体温［⬇38頁］の管理ツールを搭載《とうさい》したり、電子掲《けい》

9――　ちなみに、著者が二〇〇五年から〇六年に不妊治療に携わる医療者を対象に聞き取りをした調査からは、生殖技術の安全性に関する意見は一致をみているとは言えない状況にあることを、うかがい知ることができます［竹田、二〇一二］。

10――　第1章［⬇66頁］でも取り上げた、米国国立医学図書館が作成している生物医学系データベース・メドライン（MEDLINE）を無料で検索できるパブメド（PubMed）［https://www.ncbi.nlm.nih.gov/pubmed/］で検索した場合の論文数です。

示板《じばん》やブログなどの双方向性《そうほうこうせい》の通信機能を備《そな》えたものも登場しています。まだ数は少ないものの、なかには現役医師らの医療専門家と質疑応答《しつぎおうとう》できるウェブサイトも登場しています。日々、不妊治療に関する情報を求める動きは大きく、それに応じた情報の流通は確実に進んでいると言えるでしょう

　このように現代の日本では、不妊治療に関する医療情報は活発に提供され、交換されています。しかし、一般に公開されている不妊治療関係の情報の正確性や妥当性《だとうせい》を監視《かんし》する態勢《たいせい》は整っているとは言いがたく、ウェブサイト管理者の裁量《さいりょう》に委《ゆだ》ねられています。その端的《たんてき》な例として、二〇一六年一二月に発覚した、医療情報のキュレーションサイト事件があげられるでしょう。ディー・エヌ・エー（DeNA）が運営する医療情報サイト「WELQ（ウェルク）」に、内容の信頼性に問題がある情報の発信や、著作権《ちょさくけん》を無視した転用《てんよう》が発覚したのです。その後、サイトは閉鎖《へいさ》され、これをきっかけに他の多くのキュレーションサイトも閉鎖する事態にまで発展しました［読売新聞社、二〇一六b］。そして、残念ながら医療現場においてさえも、医療情報の収集・保管や活用方法に、問題が山積《さんせき》していることが指摘されています［中山、二〇一四a、二〇一四b］。

　そこで、膨大《ぼうだい》で玉石混淆《ぎょくせきこんこう》の医療情報のなかから、信頼できるものを円滑《えんかつ》かつ的確に収集する情報リテラシーが必要になってきます。そして当事者が、そのリテラシーを遺憾《いかん》なく発揮《はっき》するためには、できるだけ多くの情報源に自在《じざい》にアクセスできるような情報通信環境を持つことも必要になってきます。当然のことながら、すべての当事者が恵まれた環境と資力《しりょく》と能力を持っ

ているとは限らず、JW・クラインとM・ハイネスが指摘するような「ネットギャップ」が、当事者のあいだに生み出されていることが示唆《しさ》されます〔Cline & Haynes, 2001〕。そして、この章の「**医療施設格差と不妊治療の商業化**」の節〔⬇439頁〕で触れたとおり、当事者間の「ネットギャップ」は、不妊や不妊治療に関する理解の相違《そうい》に始まり、その後の家族形成や人生にも影響を与えかねない潜在的《せんざいてき》な分断《ぶんだん》力を持っていると考えられます。

このように、二〇〇〇年代初期と二〇一〇年代初期では、不妊治療の当事者が利用する情報機器の種類だけでなく、その情報機器を通じた情報コンテンツにも差があったことが指摘できます。ただ、それらの差は最終的に、当事者がいかに情報を収集し、それを活用できるかという議論に収束《しゅうそく》していくかにみえます。しかし、この結論に着地する前に、注目すべき現象が協力者の話のなかに現れていたことを忘れるべきではないでしょう。それは、情報収集活動のなかで協力者を襲《おそ》う、強烈《きょうれつ》で逃げ場のない「孤独」です〔⬇302・309・386頁〕。これを考えるため、まず情報媒体《メディア》の迅速《じんそく》性、有用性、信頼性から考えてみたいと思います。

先に参照した東京大学社会情報研究所の二〇一〇年調査によると、三〇歳代が、情報が迅速に伝えられると感じる媒体《メディア》は、テレビ五七・一％、インターネット三八・八％、ラジオ一・一％であるのに対して、有用だと感じる媒体は、インターネット五五・二％、書籍二六・三％、テレビ八・六％、そして信頼できる媒体《メディア》は、テレビ五三・二％、新聞二六・四％、インターネット一六・二%の順に高い評価が与えられていました。インターネットからの情報は迅速《じんそく》かつ有用だと考えられているものの、信頼性には欠けると判断されているのです。残念ながら、二〇〇〇年当時に三〇歳代だった人たちの評価は示されていないため、二〇一〇年調査における四〇歳代の人の結果から推測すると、こちらも同様の評価であったと思われます（**表7-1**）。

現代人の情報活動は、利用する媒体《メディア》からの情報の迅速性、有用性、信頼性の狭間《はざま》で揺《ゆ》れていると言えそうですが、これは不妊治療の当事者にも言えることです。特に二〇一〇年代初期には、スマートフォンの普及を始め、様々なSNSを介した情報交換が普段の生活のなかでごく普通に行なわれるようになってきたこともあって、不妊治療の情報をインターネットから収集しないままで居続《いつづ》けることは難しくなっていると考えられます。第6章で取り上げた安部さんのように[↓402頁]、意識的に遠ざからない限り、インターネットからの情報を排除できなくなっているのではないでしょうか。

インターネットを介した情報が信頼性という点で問題視されているにもかかわらず、これを当事者が排除

表7-1 **2010年当時の30歳代と40歳代日本人の情報メディアに対する評価**（%）

	世代	迅速性	有用性	信頼性
テレビ	30歳代	57.1	8.6	53.2
	40歳代	75.5	7.1	47.4
ラジオ	30歳代	1.1	0.4	0.8
	40歳代	1.9	0.8	4.5
新聞	30歳代	1.9	3.4	26.4
	40歳代	3.7	7.9	38.1
雑誌	30歳代	0.4	6.0	0.4
	40歳代	0.0	5.4	0.7
書籍	30歳代	0.7	26.3	3.0
	40歳代	0.0	25.0	1.9
インターネット	30歳代	38.8	55.2	16.2
	40歳代	19.0	53.8	10.4

註｜［橋元、2011］より作成

できない背景として、インターネットを介して遣《や》り取《と》りされる情報に個人的な性質のものを載《の》せるようになってきたことも重視すべきでしょう。つまり、真偽《しんぎ》を確認しようにもできないうえ、その確認がそもそも意味をなさないような性質をもつ情報があふれ出したのです。そして、そのような情報に意味を見出す当事者が出てきたのも重要です。

近年では、不妊治療に関する電子掲示板《けいじばん》やブログには、個人の治療経過《けいか》や治療での経験がリアルに書き込めるようになっています。治療を始めたばかりの当事者は、純粋に知識を得るために、手当たり次第にウェブサイトを閲覧《えつらん》したり、SNSを利用したりするのですが、次第にインターネットからの情報に求めるものが変わっていきます。第5章でみたように［⬇297頁］、治療に関する「一般的な」情報だけではなく、「私《わたし》個人に当てはまる」特別な情報を探すようになっていくのです。当事者のこのような個別かつ特別な欲求に応《こた》えた電子掲示板や個人のブログは、多くの利用者を生み出しています。そして、これらへ頻繁《ひんぱん》にアクセスを重ねるうちに、治療の経過《けいか》や結果さえもが「個人によって異なる」という、究極のひとりぼっち感をつくりあげていったのです。もちろん、SNSに限らず、情報交換が人と人とのあいだで交《か》わされるものであることを念頭《ねんとう》に置けば、当事者におけるこのような個人差への気づきは、なるべくしてなったものだと考えられます。

そして、ここでもう少し深く検討すべきなのは、インターネットを介して生まれた個人差への気づきが、当事者間の親密《しんみつ》な繋《つな》がりを根底から分断してしまうという点です。様々な媒体《メディア》から情報を得て、「一人ひとり治療経過が違う」ことを理解してしまったとき、当事者は、インターネット上で交《か》わされる情報に、以前のような価値を見出せなくなってしまいます。そして、治療にはただ一人で立ち向かわねばならないという「孤独」に陥《おちい》っていくのです。

そして、ただ一人で治療をつづける当事者の悩みは、これでおさまらない恐れもあります。インターネットからの情報の信頼性を考えるとき、もしかしたら「「治療には個人差がある」という考えは間違いかもしれない」という、迷路《めいろ》に踏み込むかのような疑問が、当事者に湧《わ》き上がってくるかもしれないからです。本書の協力者たちが、インターネット上の情報に不信の目を向けながらも、その情報から目が離せなくなっている姿に、その憂《うれ》いを垣間《かいま》みることができます。「子どもをもうけることができるのかどうか」といった不安と同時に、自分は「孤独なのか、孤独ではないのか」という答えの出ない問いにも直面せざるをえないのが、近年の不妊治療だと言えるでしょう。そしてそのような疑問は、近年の情報技術の発展によって副次的《ふくじてき》に生み出されていたのです。

4

公的支援《しえん》の問題

不妊治療に対する公的支援の矛盾《むじゅん》

不妊治療に関する問題のうち、公的支援《しえん》がかかわっているとされるものの筆頭《ひっとう》に、治療に掛《か》かる費用の問題が上がってくるでしょう。協力者へのインタビューのなかでも、この問題が大きなウエイトを占《し》めている場合が多々ありました。しかしそこには、ある矛盾《むじゅん》に対する大きな不満が現《あらわ》れていました。その不満とは、政府が少子化《しょうしか》対策として不妊治療に着目《ちゃくもく》する一方で［↓107頁］、治療を支援する有効な策《さく》を講《こう》じないという憤《いきどお》りです［↓200・256・259・317頁］。

二〇〇四年から始まった特定不妊治療支援事業は、体外受精《たいがいじゅせい》や顕微授精《けんびじゅせい》を受ける当事者にそ

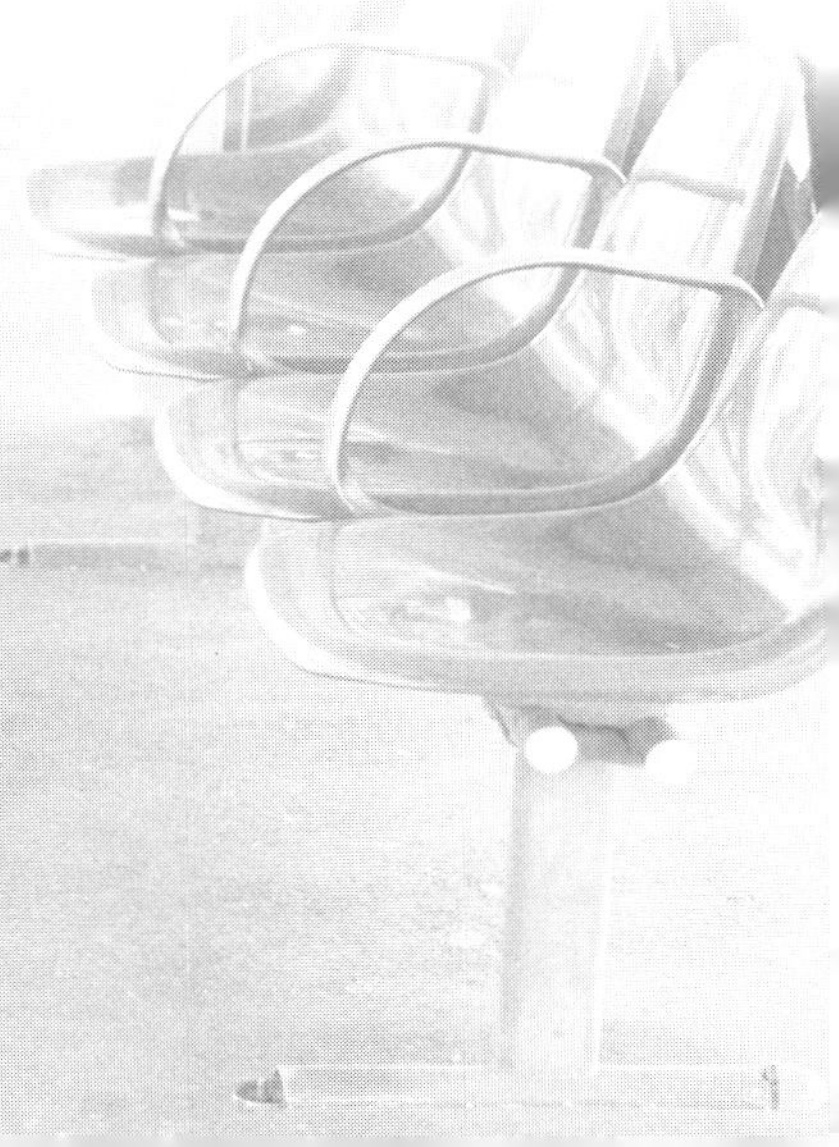

の費用の一部を助成《じょせい》しています。しかしながら、第2章でも触れたとおり［⬇107頁］、所得制限や助成回数の制限のため、利用率が低いことが報告されています［殿村、二〇〇八］。そして、そもそも経済的な問題から体外受精を諦《あきら》めている当事者にとって、この支援制度は、一回の体外受精費用を賄《まかな》えるにはほど遠いという厳然《げんぜん》たる事実も存在します。

一方、仕事をつづけながら治療を試みる当事者を支援《しえん》するよう、従業員への配慮《はいりょ》を事業主《ぬし》に促《うなが》す取り組みも始まっています。具体的には、長期にわたる不妊治療のために早退《そうたい》や休業《きゅうぎょう》を願い出た従業員のプライバシーを保護する取り組みや、治療のための企業独自の休暇《きゅうか》（休職《きゅうしょく》）制度の導入などを勧《すす》めたりしています［厚生労働省、二〇一四b］。国のこのような働きもあって、不妊治療を支援する企業も出てきています［⬇328頁］。このようにあげると、国の「妊活《にんかつ》支援」が世の中に広がっているように思えますが、従業員に支援の手を差し伸べることができるのは、今のところ大手の企業が大部分です［⬇331頁］。また、いくら企業が就業《しゅうぎょう》時間に配慮《はいりょ》したり、休暇（休職）制度をもうけたりしても、就業内容や同僚《どうりょう》への気がねから制度を利用することが難しいという、労働慣行《かんこう》の問題も残っていることが指摘されています［乙部、二〇一五］。これは本書の協力者たちの話のなかにも出てきた悩みでした［⬇313頁］。

不妊治療に対する国の態度が以上のようなかたちに萎縮《いしゅく》してしまった経緯《けいい》を知るには、二〇〇三年の少子化《しょうしか》社会対策基本法の成立前後に遡《さかのぼ》る必要があると考えられています。この当時の不妊治療費に関する社会的な動きをまとめた白井千晶《しらいちあき》の研究［二〇一四a］によると、二〇〇〇年八月に、女性国会議員たちが不妊治療費を公的な医療保険の適用《てきよう》とするためのプロジェクトを掲《かか》げ、当時の第二次・森喜朗《もりよしろう》内閣（自民・公明・保守の連立政権）の厚生《こうせい》労働大臣へ、約五五万人の署名《しょめい》を提出しました。また、当事者も治療費の保険適用を求めて、署名活動や国会議員への陳情《ちんじょう》などを行なったこともあって、当時の厚生労働大臣の発言や、二〇〇一年参議院《しゅうぎいん》議員選挙にかかわる公明党のマニフェストにも、治療費の保険適用が近づいたかに思える動きが起きました。しかしながら最終的に、二〇〇四年（第二次・小泉内閣、自民・公明の連立政権）の助成制度の設立に落ち着いてしまったのです。二〇〇〇年初頭に湧《わ》き上がった不妊治療費の保険適用を求める動きが、助成制度というはぐらかされたかたちに留《とど》まってしまった理由として、日本の医療保険制度と少子化《しょうしか》対策をめぐる「政治」が指摘されています。

日本の医療保険制度は、一九六一年に実現した「国民皆《かい》保険」が基盤になっています。企業を中心として構成される健康保険組合は組合管掌《かんしょう》健康保険を、組合を持たない企業は協会けんぽの健康保険を、国家および地方公務員は共済《きょうさい》組合の健康保険を、そして個人事業主やその従業員、学生、高齢者などが加入する国民健康保険は市町村などが運営しています。これらが日本における公的な医療保険制度を支える主な組織的母体《ぼたい》（保険者）であり、このような公的な医療保険にすべての国民が加入していることになっています。しかしながら、少子化と高齢化が進むことで医療費が膨《ふく》らみ、医療保険制度を支える組合や市町村などの財政状況にも、格差《かくさ》が生じてきました。働《はたら》き盛《ざか》りで健康な人たちで構成される組合は比較的余裕《よゆう》があったものの、高齢者が多い国民健康保険を運営する市町村などでは、保険料収入よりも支出《ししゅつ》のほうが多くなっていったのです。国民すべてに平等な医療を提供することが日本の医療制度の根幹《こんかん》になっていますので、このような財政格差による医療の不平等は解消しなければなりません。そこで組合員らの保険料と患者の自己負担金では不足しているぶんを、国が税金を使って負担することになりました。ちなみに二〇一六年度は、国民健康保険と後期高齢者医療制度へそれぞれ五〇%、協会けんぽへは一六%を公費が負担していますが、働き盛りの人たちで構成される共済組合には、公費負担はありません〔厚生労働統計協会、二〇一六〕。そして、国が医療費の一部を負担しなければならなくなったことは、医療費の増加を招《まね》く恐れのある施策《しさく》を推進しにくくさせることを意味します。それは、少子化対策の一環《いっかん》として不妊治療を保険適用にした際に、どれだけの医療費が支出されるのか見通しが立たないという警戒《けいかい》に直結していきます。

　二〇〇〇年初頭に起こった、不妊治療の医療保険適用に関する動きが揺《ゆ》らいだのは、医療費をめぐる国の葛藤《かっとう》があったからだと言えそうです。もちろん、「不妊（症）」が公的な医療保険が対象とする疾患《しっかん》であるか否《いな》かにも議論が残っていますし、そのような議論と不妊治療費の公費負担をめぐる「政治」が、医療保険の適用を諮問《しもん》する中央社会保険医療協議会◀11で起こることも予想されました。

　少子化対策を掲《かか》げながら、いまだに十分な保育所数を確保できないことや〔➡119頁〕、育児と仕事の両立が叶《かな》わない職場がまだまだ多いという事実〔➡115頁〕が至るところで嘆《なげ》かれています。

さらには非正規雇用《ひせいきこよう》などの不安定な経済状況のなかで、一部の若者には家族形成を夢見ることすらままならない社会になっているという、厳《きび》しい主張も多く聞かれます［↓141・348頁］。国による適切な施策《しさく》が求められるのは、日本で起こっている不妊治療と家族形成にかかわる問題が解決される兆《きざ》しもなく、ただ大きくなっていくことへの、人びとの危機感の現《あらわ》れなのではないでしょうか。第6章で坂本さんが「今の日本がそういう感じ」と嘆《なげ》くのも、そんな危機感の裏返しと考えることができます［↓368頁］。

しかしながら、不妊治療費の公的な医療保険適用を求める当事者の希望を叶《かな》えることは、医療費の増加を招くおそれがあることも事実です。そのため、不妊治療を公的な保険適用とした諸外国では、年齢や回数に制限を掛《か》けています。日本の不妊治療への公的な支援が、結局のところ利用しにくい制度——人工授精までは排卵《はいらん》障害や子宮内膜症《しきゅうないまくしょう》といった「診断名《しんだんめい》」を付けられて保険適用《てきよう》とされ、体外受精以上は助成金での支援——に落ち着いたのは、以上のような少子化対策も絡《から》んだ、政治的駆《か》け引きの結果なのです。

11——中央社会保険医療協議会の委員は保険者と被保険者の代表七名、医師・歯科医師・薬剤師の代表七名、公益《こうえき》の代表六名からなる計二〇名で構成されます。それぞれ利害が異なるため、不妊治療の保険適用にかかわる財源や診療報酬などの議論に時間が掛かることが予想され、保険適用へのハードルとなったことが指摘されています［白井、前掲書］。

だとしても、経済的理由から、体外受精を一度も経験することなく断念しなければならない当事者の存在を無視してもいいものでしょうか。そして、当事者間に出現した格差［⬇107・120・132・247頁］と、これにもとづく不公平感［⬇318頁］が、協力者のあいだにあったことにも目を向けるべきではないでしょうか。

現在の不妊治療環境は結局のところ、経済的に恵まれた層へ向けられたものだと言わざるを得ません。「不妊（症）」が疾患《しっかん》であるか否《いな》かといった議論や、医療費の負担増加といった問題が起こっていることは間違いありませんが、「家族をつくる」という、個人として当然もつ権利を実現しようとする際に、社会的不平等が生じ始めていることも確かです。

日本の「福祉レジーム」

日本における不妊治療への公的支援についてひと通りみてみましたが、問題は、なぜ日本でこのような状況が生まれたかということです。この点について、「福祉レジーム」論から考えてみたいと思います。

G・エスピン＝アンデルセンが示した「福祉レジーム」には、国家、市場、家族のあいだで配《はい》分《ぶん》される福祉のあり方が国によって異なり、その相違《そうい》が福祉国家の類型《るいけい》を決定しているという考え方が根本にあります［Esping-Andersen, 1990＝二〇〇一］。この考え方のスタートとして、「脱商品化《だつしょうひんか》」と「階層化《かいそうか》」という概念《がいねん》をおさえねばなりません。資本主義が社会に行き渡るにつれて、人は自分の労働力を商品として市場に提供するようになっていきました。簡単に言えば、会社のなかで働くことが、自らの労働力を市場に提供することを指します。その一方で、世の中には少しずつ社会保障《ほしょう》制度も導入されていきます。その結果、たとえ不況になって会社を解雇《かいこ》されたとしても、しばらくは雇用《こよう》保険でしのげたり、生活保護を受けたりすることができるようになります。つまり、働かなくても生きていける度合《どあ》いを労働力の「脱商品化」と考えます。もう一つの「階層化」という概念《がいねん》は、職業や出自《しゅつじ》によってできた階層に合わせた社会保障（所得の再分配《さいぶんぱい》）が行なわれている度合《どあ》いを指します。わかりやすいのは、低所得者に対する税金の免《めん》除《じょ》や給付金《きゅうふきん》の支給《しきゅう》などが、どの程度実施《じっし》されているかということです。アンデルセンは、社会福祉のあり方が国によって様々であることを、この「脱商品化」と「階層化」という概念から説明を試みました。

一つに、個人の自立と社会的平等が目指され、国家による家族と市場への介入が特徴のスウェーデンなどの北欧《ほくおう》諸国です。これらの国では手厚《てあつ》い社会保障によって「脱商品化」は進んでおり、幅広い階層に平等な福祉を提供するという点で「階層化」も進んでいる「社会民主主義レジーム」に属《ぞく》すると考えます。

二つに、社会政策が伝統的家族形態へ依存《いそん》する傾向が高いフランス、ドイツなどのヨーロッパ大陸諸国です。これらの国はカトリック教会の影響も大きく、社会を維持しようとする力が強いために「脱商品化」は進んでいると考えられます。しかし、伝統的な家族主義や職域《しょくいき》ごとの連帯《れんたい》が重視されるので、職業的な地位の格差も守られ、「階層化」は進んでいません。ゆえに「保守主義レジーム」に属《ぞく》するとされます。

最後に、個人の自由と競争を重視するアメリカ、カナダなどの国々ですが、こちらは国が労働者へ提供する社会保障は最低保障であり、社会福祉に関するビジネス環境を整《ととの》えることが国の役割とされます。ゆえに、「脱商品化」は進んでおらず、最も貧しい階層のみを対象とする福祉が行なわれるため、「階層化」も部分的にしか進んでいない「自由主義レジーム」に属するとされます。

実は、アンデルセンが提案した「社会レジーム」の三類型に、日本はうまく当てはまらなかったのです。アンデルセンの著書『福祉資本主義の三つの世界』の日本語版への序文（二〇〇一年執筆）にも、多くの日本人と欧米の研究者のあいだで、日本型モデルはユニークなもので、福祉国家理論の標準的な分析用具で把握《はあく》できないという声があがったことが記《しる》されています［Esping-Andersen 前掲書］。すなわち、日本は保守主義と自由主義の混合《こんごう》タイプの一種にみえたり、社会民主主義の属性《ぞくせい》も兼《か》ねそなえていたりするという指摘が相次《あいつ》いだのです。

このような「騒動」を受けて、アンデルセンはこの序文のなかで、ジェンダーの視点からの分析が不十分であったことを述べるとともに、日本の特殊性は、日本の文化的伝統や企業の福《ふく》利厚生《りこうせい》のユニークさなどに起因《きいん》する可能性をあげています。たとえば、日本は仏教の教義の影響にもとづき、家族的な連帯《れんたい》が強いことが指摘されています。家族や地域の自助《じじょ》的組織が福祉を供給《きょうきゅう》しているというのです。その具体的な例として、日本では三世代同居《どうきょ》世帯が欧米よりも多いことや、日本の民間企業が医療や年金、住宅、レクリエーションまでも、従業員に福利厚生として提供する傾向があることが指摘されています。諸外国の企業が従業員の福利厚生《ふくりこうせい》に充《あ》てるコストと比べ、日本企業のそれは勝《まさ》っているというのです。そして、日本の民間企業が、従業員やその家族のために設立、運営している企業立病院の多くは、今や周辺住民の健康維持にも役立つようになっています。

このように、「福祉レジーム」論の枠組《わくぐ》みにおさまりきらないとされる日本は、文化的差異から理解されようとしています。ここで指摘された「日本独特」の文化――家族や地域による福祉の供給や企業が提供する福利厚生の充実など――が、二〇〇〇年代初期の日本の社会福祉のあり方を方向づけ、ひいては不妊治療の公的な支援のかたちを決めてきた可能性があります。そして、伝統的に日本の家族や地域の福祉供給を支えてきたのは女性でしたし、福利厚生が充実した日本企業に勤《つと》めてきたのは男性でした。このような日本文化特有のジェンダー的要素が、日本の社会福祉政策を方向づける要因となり、その結果うまれた二〇〇〇年代初期の日本独特の「福祉レジーム」が、不妊治療に対する国政の矛盾や現在の貧弱な公的支援体制を生み出しているとも考えられるのです。

また、二〇一〇年代初期の日本の「福祉レジーム」は、アンデルセンがこの序文を執筆したときよりも個人や家族の負担がいっそう増えて、所得格差も大きくなるなど、「自由主義レジーム」の特徴が強くなっているのかもしれません。そしてこの傾向が、協力者たちの、行き場のないわだかまりや憤《いきどお》りにも、繋《つな》がっているのではないでしょうか。しかも、政策の不作為《ふさくい》や偏《かたよ》りという制度の問題であるにもかかわらず、「当事者の感情問題」とすり替えられて、憤《いきどお》りなどの感情は、ここでも繰り返し黙殺《もくさつ》されつづけることになるわけです。

となれば、不妊治療への公的支援は、不妊治療だけの問題として解決できない見通しとなります。日本の「福祉レジーム」自体を変えねばならないのであり、これを根底から支えている日本の文化やジェンダー秩序、労働環境なども見直さねばならないのです。それは次に取り上げる家族形成の問題にも直結します。

5

家族形成の問題

「産《う》む性《せい》」としての責任

当事者の葛藤《かっとう》を文化社会的要因《よういん》から考察する際に、最後に取り上げるのは家族形成の問題です。第3章［↓169頁］でみたとおり、「「自然」な方法で子どもをもうけるべき」という家族形成に関する社会的規範《きはん》に違反《いはん》するかたちで不妊治療を受けていたのが、二〇〇〇年代初期の協力者でした。その一方で、二〇一〇年代初期の協力者には、二〇〇〇年代初期のような社会的規範は薄《うす》れ、これに代わって「自己実現の一環《いっかん》としての出産・子育て」という意識が生まれていました［↓364頁］。一〇年間で家族形成にかかわる社会的規範は、当事者を縛《しば》ることが少なくなった

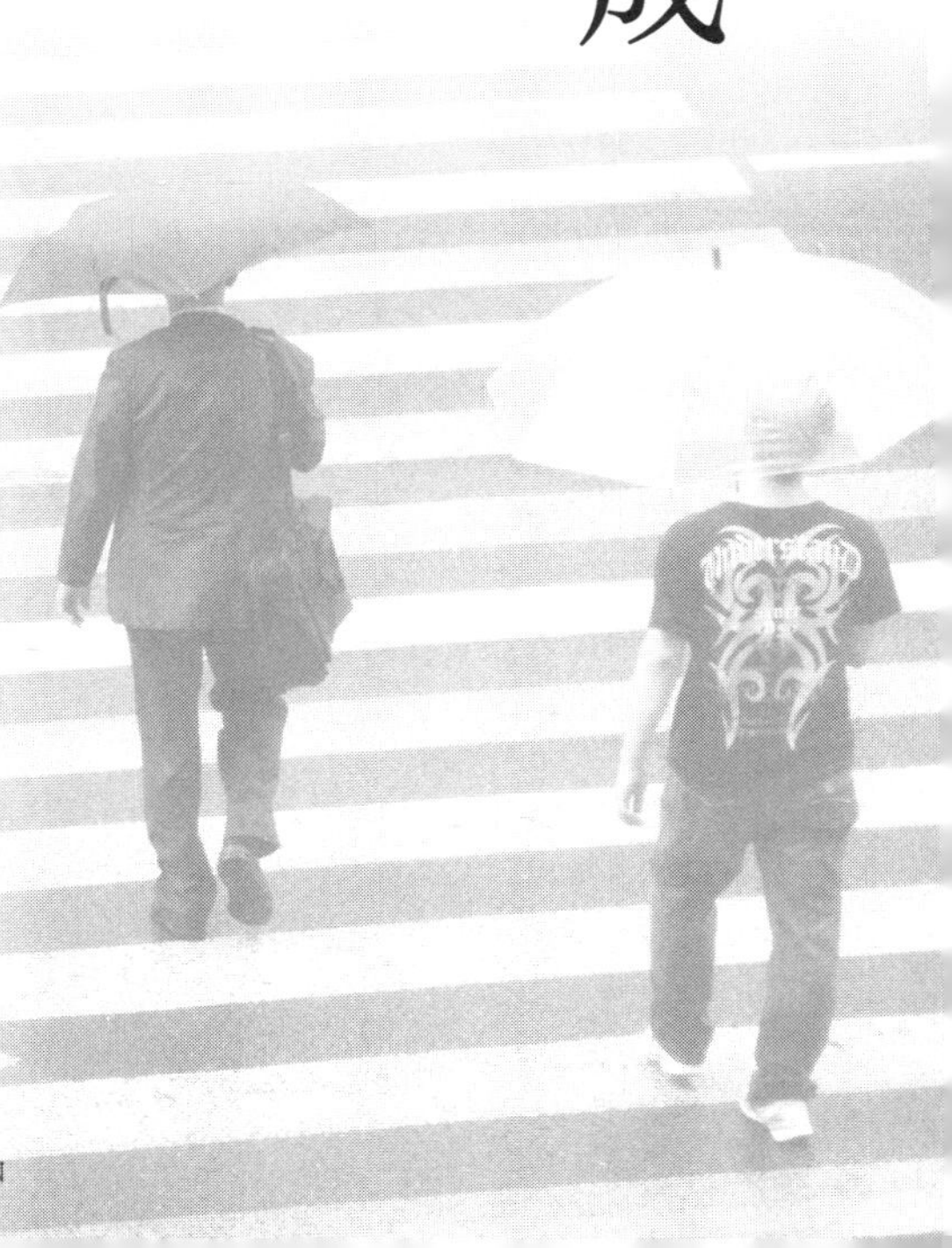

かのようにみえます。

　しかしながら、二〇一〇年代初期の協力者に、二〇〇〇年代初期のような社会的規範がまったくなくなったわけではありませんでした。晩産《ばんさん》による「卵子の老化」［⬇131・217・316頁］に警鐘《けいしょう》を鳴らす言説《げんせつ》の後押《あとお》しもあって、「四〇歳までに出産しなければ」という、新たな社会的規範が当事者に迫《せま》っていたのです［⬇128・253頁］。二〇〇〇年代初期と二〇一〇年代初期の協力者は、共に不妊治療を通じて家族形成に関する社会的規範に直面し、葛藤《かっとう》し、なんらかの選択を迫られつづけたと言えるでしょう。そして、それは女性当事者へ特に強く詰《つ》め寄《よ》ってきたのです。

　この問題については、体外受精の登場当初から多様な議論が展開しています。そこでまず、二〇〇〇年代初期における当事者の躊躇に寄り添うためにも、当時の議論の例として、浅井美《あさいみ》智子《ちこ》の論考［一九九六］を紹介したいと思います。浅井は、体外受精を始めとする生殖技術の利用基準に矛盾《むじゅん》があることを指摘しています。すなわち、法律婚《ほうりつこん》夫婦への体外受精や精子提供は制度的に認められるにもかかわらず、代理《だいり》出産や卵子提供、未婚《みこん》女性への人工授精《じんこうじゅせい》などには否定的な態度がとられるという矛盾です。

　二〇〇〇年代初期から二〇一〇年代初期を通じて、不妊治療を行なうカップルの大半は、法的手続きの有無《うむ》を問わず結婚しています。そしてそのようなカップルは、性的な交わりをともなう愛情を交わし、二人のあいだに誕生した子どもを家族として受け容れるのです。いわば〈結婚・性愛・生殖〉の三位一体《さんみいったい》にもとづく近代家族を、不妊治療をしている当事者を始め、現代の私たちの多くは支持しているわけです。しかし、ここに不妊治療が介在《かいざい》することで、この〈結婚・性愛・生殖〉の三位一体が、実は完璧な結合のもとに実践《じっせん》されているとは言えないことが明らかになりました。つまり、法律婚夫婦への体外受精や精子提供は肯定されるのに対して、代理出産や卵子提供、未婚女性への人工授精などは否定されるということは、夫は代替《だいたい》可能であるが、妻は交代すべきではないと考えられているのです。近代家族の特徴である〈結婚・性愛・生殖〉の三位一体は、夫婦双方《そうほう》に当てはまるのではなく、実は妻だけに強《し》いられた規範《きはん》といえるようなものだったのです。

浅井は、社会のこのような視線が、日本的な家族観・親子観にもとづいたものであることを看破《かんぱ》しています。そして、この価値観が、結婚した女性に「産《う》む性《せい》」としての義務と責任を与え、これにそぐわない女性を社会的に排除する役割を果たすのです。

家族形成にまつわる規範に隠されたもの

では、なぜ日本の家族観・親子観は、〈結婚・性愛・生殖〉の三位一体《さんみいったい》にもとづく近代家族の形成を推進するにもかかわらず、この家族から夫を代替《だいたい》可能な存在として切り離すのでしょうか。浅井の論文にはこの問題の解答は示されていませんが、参考になる議論として、同時期に出された田間泰子《たまやすこ》の論［二〇〇二］を紹介します。田間は、日本の母性《ぼせい》が社会的に構築《こうちく》された制度であることを解き明かすため、一九七〇年代前半の新聞記事を分析しています。この時期、置き去りにされたり、コインロッカーに預《あず》けられたりしたままになった嬰児《えいじ》がたびたび新聞に取り上げられ、このような行為に至《いた》った母親の無責任さが糾弾《きゅうだん》されました。しかしながら、その赤ん坊の父親は非難されることはおろか、ほとんど新聞紙上に登場しなかったのです。その一方で妊娠中絶《ちゅうぜつ》は、胎児《たいじ》の命を奪《うば》うものとして非難の目を向けられていたのが、この時期、子どもの幸せのためといった名目《めいもく》から次第に容認されるようになっていきます。

母による子捨《こす》てを罰《ばっ》し、妊娠中絶を容認するものは何でしょうか。田間はそれを日本における生殖と家族に関する制度として捉《とら》えます。報道された記事のうち、置き去りにされたり捨てられたりした子どもの多くは、法的な婚姻《こんいん》の結果生まれた命だったのですが、中絶された胎児は、法律婚外の男女によってなされた命だったのです。すなわち、前者は現行の家族制度の維持のためにも保護されるべきであると考えられたのに対して、後者には、そのような支援《しえん》は必要ないと暗黙《あんもく》のうちに切り捨てられたのです。ゆえに、前者のような命を粗末《そまつ》にもコインロッカーに捨てた母親は、社会から糾弾されたのに対して、現行の家族制度の維持には関係のない後者は、「子どもの幸せのため」という大義名分《たいぎめいぶん》があてがわれ、穏便《おんびん》に葬《ほうむ》り去られることが社会的に容認されたのではないかと田間は考えました。さらに込《こ》み入《い》ったことに、母による「子捨て」を罰することで、現行の家族制度を守るよう女性を啓発《けいはつ》し、「産《う》む性《せい》」としての責任を強調しました。しかしそれと同時に、女性への偏《かたよ》った圧力は、男性を生殖にかかわる責務《せきむ》から免《めん》除《じょ》したというのです。

　つまり、家族形成にかかわる日本の社会的規範《きはん》は、「産む性」としての責務を女性が一身《いっしん》に背負い、しかも理想とする家族を女性が形成する、という制度のなかで踏襲《とうしゅう》されてきたのです。その規範には、男性の姿はありません。このような視点に立ってみると、二〇〇〇年代初期の協力者に顕著《けんちょ》にみられた「パートナーへの負担」は容易に理解できます〔⬇181頁〕。「産む性」としての責務を一身に担《にな》うよう社会から期待されてきた女性協力者が、「産む性」としての社会的責任を担わなくてもよいとされる男性パートナーへ、不妊治療への協力を懇願《こんがん》することは、たいへん難しいことなのです。いわば、社会的な違反《いはん》行為に値《あたい》するのです〔⬇182頁〕。

　さらに言うなら、「自然ではない」、「生命の尊厳《そんげん》を損《そこ》なう」といった道徳的理由によって女性当事者が躊躇《ちゅうちょ》し、不妊治療を家族形成の一手段から遠ざけようとしてきたのも〔⬇376頁〕、女性の「産む性」としての責任と絡《から》めて理解することができます。◀12 女性が果たすべき任務《にんむ》は、「生命の尊厳」に満ちた「自然な」家族形成を実現させることであり、予測できない弊害《リスク》を子に課《か》すような不妊治療にすがることではなかったのです。それは現行の家族制度の維持を損《そこ》ね、女性が果たすべき責任を軽んじる非行《ひこう》為に他《ほか》ならないのです。多くの論者が指摘してきたように、女性不妊当事者が、日本の家族形成に関する社会的規範によって、「産む性」という圧力を受けてきたのは事実です。不妊が悲惨《ひさん》であるとの偏《かたよ》った認識［➡175・184・336頁］も、これまでみてきたような社会的偏見が土壌《どじょう》となって自明視《じめいし》されてきました。そして、このような文化的慣習《かんしゅう》の矛盾が、当事者の躊躇をいっそう悪化させる要因になっていたと考えることはできるでしょう。

しかしながら、これまでみてきた日本の家族形成にかかわる社会的規範に、すべての当事者が呑《の》み込まれているとは限らないことにお気づきの方《かた》もおられると思います［➡325・332・367頁］。江《え》原由美子《はらゆみこ》は浅井美智子の議論を受け、浅井が展開したような論考《ろんこう》では、得てして不妊治療を受ける女性は「イエ制度の犠牲者という嫁《よめ》」という図式を導きだし、そのような図式に、不妊に悩むすべての女性当事者が巻き込まれているかのような印象を与えてしまうことを指摘しています。そしてさらにまずいことに、そのような図式が流布《るふ》されることで、法的結婚で結ばれた男女とその子どもという近代家族像《イメージ》をより一層強化し、それ以外の家族を不妊治療から排除してしまう恐れも出てくるのです。そこで江原は、女性当事者を「イエ制度の犠牲者という嫁」として一括《ひとくく》りし、その悲惨《ひさん》さを訴えるのではなく、女性を始めとする当事者すべての意思を無視して特定の不妊治療だけを正当化しようとする動きや、そんな動きを当然視《とうぜんし》する態度を批判する議論こそが今後求められるべきだとするのです［江原、一九九六］。

江原が指摘したように、家族形成に関する社会的規範は、女性への社会的圧力としてのみ、単純に扱うべきではありません。この規範の背後には、非常に多くの文化社会的要因が潜《ひそ》んでいることを理解すべきですし、二〇一〇年代初期においてもなお、家族形成にまつわる規範の影響力が大きいことにも留意《りゅうい》する必要があるでしょう。それは、ときに医療の問題や、科学技術の問題、公的支援の問題とリンクし、当事者に戸惑《とまど》いをもたらしてきたのです。しかしながら、これらの文化社会的要因は時代の変化をまぬがれません。となれば、今後、当事者の躊躇も変化していくとみて間違いないでしょう。以上のような理解の先に、当事者の躊躇をみるのが妥当《だとう》なのではないでしょうか。

12―― もちろん、不妊治療にかかる道徳的問題はここで扱った以上に幅広く、深く検討されています。詳しくは生命倫理学などで展開されている様々な議論を参照してください。

コラム7

高《こう》齢《れい》女性の不妊治療

生殖における「高齢」という壁

高齢化は、日本という国が乗り越えねばならない大きな問題として、周知《しゅうち》されるようになりました。二〇一〇年の六五歳以上の人口は二九四八万人と、総人口の二三・〇%を占めましたが、当時の国立社会保障・人口問題研究所の「日本の将来推計《すいけい》人口」によれば、二〇六〇年には三九・九%[1]へ跳ね上がると考えられています［国立社会保障・人口問題研究所、二〇一二］。この推計では、一九六〇年生まれ世代と比較した一九九五年生まれの世代における、結婚や出産の動向などが仮定されており、平均初婚《しょこん》年数が二五・七歳から二八・二歳へ、生涯未婚率《みこんりつ》が九・四%から二〇・一%へ、夫婦完結出生児《しゅっしょうじ》数は二・〇七人から一・七四人へと変化することが前提にされています。つまり、この推計を出すにあたり、今後も日本国民の初婚年齢は高くなっていき、生涯結婚しない人の割合も増え、一組《ひとくみ》の夫婦がもうける子どもの数も減るだろうと考えられているのです。その結果、日本の社会を支える労働人口が減少することが予想され、女性や高齢者《こうれいしゃ》の活用というスローガンが掲《かか》げられるようになってきていると考えられます。

日本を支える次の世代が産まれなくなってきているという危機感は、様々なかたちで私たちの前に現《あらわ》れます。その一例として、「卵子《らんし》の老《ろう》化《か》」という話題が世間を騒がせたことがあげられるでしょう。二〇一二年二月に「産みたいのに産めない～卵子老化の衝撃《しょうげき》～」という番組がＮＨＫによって放送され、文字通り世間に大きな衝撃を与えました［⬇316頁］。

ただし、高齢になると妊娠しにくくなるという認識は、不妊治療を行なう医師のあいだでは以前からあったようです。特に、不妊治療が普及し始めた一九九〇年代頃には、患者数がある程度集まった医療施設による、来院《らいいん》患者の疫学《えきがく》的な報告がさかんに行なわれています［村上ほか、

図　**体外受精による出産率と流産率を示すグラフ**

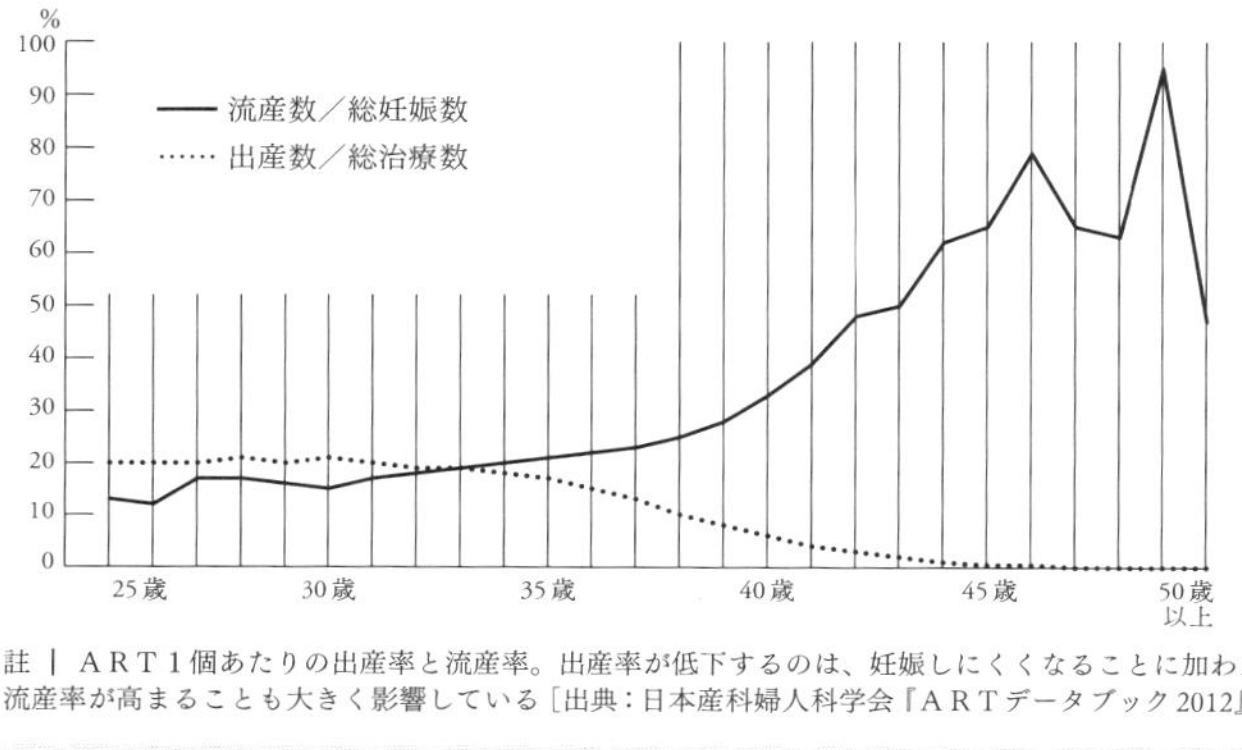

註｜ＡＲＴ１個あたりの出産率と流産率。出産率が低下するのは、妊娠しにくくなることに加わえ、流産率が高まることも大きく影響している［出典：日本産科婦人科学会『ＡＲＴデータブック2012』］。

一九九八／朴木ほか、一九九九など］。近年の高齢女性に向けた「卵子の老化」をめぐる言説《げんせつ》は、九〇年代にはすでに、医療者のあいだでは定着していたと言えそうです。そしてなぜかその危機感は、日本社会全体の問題とされながらも、出産適齢《てきれい》期《き》とされるすべての女性へ向けた強烈なメッセージというかたちで広まったのです。

不妊治療における高齢への視線

不妊治療の現場で当事者が高齢化していることとは、医師たちのあいだでかねてより問題視されていました。先に示した高齢化による出産率や流産《りゅうざん》率の問題はもとより、不妊治療を実施《じっし》すること自体が困難になる例が多く現れ始めたのです。たとえば、体外受精などに用いる卵子を獲得するために卵巣《らんそう》刺激が実施《じっし》されますが、高齢になるほど卵巣を刺激しても反応しなくなるという現象が数多く経験されるようになってきました［朝倉、二〇〇六／齊藤ほか、二〇一〇］。これはひとえに「卵巣の老化」に直結するような問題ですが、一九九〇年代初頭から二〇〇〇年代の始めあたりまで、日本の生殖医療に携《たずさ》わる医師のあいだでは、このような高齢女性もしくはその生理的反応を「低反応《ていはんのう》（者）poor responder」と呼んで、その対応に試行錯誤《しこうさくご》していたのです（後述の**コラム9**でも述べます）［竹田、二〇一六］。

卵巣刺激しても反応せず、期待するだけの卵子を採取《さいしゅ》できない高齢女性は、少ない卵子で体外受精に挑戦せざるを得ません。普通に考えると、これらの女性は不妊治療において非常に不利な状況に置かれることが見込まれます。しかし、そのような女性たちが、その他の卵巣刺激に問題なく反応する女性たちと大差ない妊娠率と胚着床率《はいちゃくしょうりつ》をもつという、驚くべき医学統計が出されました［中川ほか、二〇〇二］。専門家のあいだでは、なぜこのような不可解な現象が起こるのかは議論が残っているようですが、一つの可能性として、ホルモン剤で採卵《さいらん》［➡37頁］予定の卵子の数を増やして成長を促《うなが》そうとすると、逆に子宮内膜《しきゅうないまく》の状況を悪化させるという、女性ホルモンの作用機序《きじょ》の難しさがあるとされています［Biljan *et al.*, 2000］。つまり、ホルモン剤を無理に服用《ふくよう》して、採卵できる卵子数を増やそうとすればするほど、やっと採卵できた卵子を受精させて子宮に戻しても妊娠しにくくなってしまうのです。医師の間では、それならいっそのこと卵巣刺激をせずに自然な成長をしている卵子を採取して体外受精させれば、高齢であっても妊娠の見込みを悲観《ひかん》しなくてもよくなるのではないか、という議論が交《か》わされています。

三五歳以上で女性が子をもうけることには、様々なリスクがあるとされています。妊娠高血圧症候群《しょうこうぐん》や流産《りゅうざん》の発症率《はっしょうりつ》も高くなりますし、胎児の染色体《せんしょくたい》異常の生起率《せいきりつ》も増えるとされています。しかし、それが理由で三五歳以上の女性が不妊治療を諦《あきら》めることは早計《そうけい》かもしれないという科学的データも存在します。

様々な科学的言説《げんせつ》が飛び交うなか、不妊治療から高齢女性を排除することにも、もう一歩踏み込んだ議論が必要だと考えられます。河合蘭《かわいらん》によると、「若い妊婦」が社会の常識になったのは一九七〇年代の高度経済成長期だったとされています［河合、二〇一三］。大正末期（一九二五年頃、当時の日本の人口は約六〇〇〇万人弱）では、四五歳以上の母親から産まれた子どもは二万人近く存在し、これは現在と比較すると二一倍になるというのです。▼2

1――人口変動の要因である出生、死亡、国際人口移動について仮定をもうけて算出した中位《ちゅうい》の検定結果です。

女性の社会進出と出産年齢の上昇

近年の日本では、多くの女性が三〇歳を過ぎてやっと家族形成を開始するようになってきました。そして、そのような事態を引き起こした背景として、女性の社会進出があげられがちです。しかし、この晩婚化《ばんこんか》は言うまでもなく女性に限定した現象ではありませんし、積極的な選択として、結婚や出産が先延《さきの》ばしされているとは言いがたい面を多く含んでいます。

仕事が多忙なためパートナーを探すことができないことをはじめ、パートナーがいたとしても、育児に割《さ》ける時間が確保できなかったり、保育所に入《はい》れるかどうかも不安材料として無視できなかったりします。「産ませない社会」として小林美希《こばやしみき》［二〇一三］が示したように、世の中が出産希望者の意思を封《ふう》じ込めているのであって、社会に進出したいという女性の自己実現意欲が晩産化《ばんさんか》を引き起こしている張本人《ちょうほんにん》ではないことに注意すべきです。働くことと子をもうけて家族を築《きず》くことの両立を支える社会でなければ、いずれまた「卵子の老化」言説《げんせつ》のような「衝撃《しょうげき》」が繰り返され、女性たちをさらに強迫《きょうはく》したり、高齢の当事者を差別したりする言説が幅《はば》を利《き》かすのは目に見えています。

二〇一六年五月に、インドで七二歳（出生証明書がないため正確な年齢は不明）の女性が、七九歳の夫とのあいだの体外受精によって、男児を出産したという報告がありました［読売新聞社、二〇一六a］。驚くべきことに卵子と精子は夫婦のもので、三回目の体外受精で妊娠が認められたそうです。出産後は育児が控《ひか》えていますので、出産の希望だけを優先することは問題であるのは言うまでもありません。しかし、昭和の時代につくられた特殊な感覚を相対化《そうたいか》しつつ、女性の妊孕性《にんようせい》（妊娠しやすさ）をめぐる研究と議論、そして施策《しさく》が求められてやみません。

2―― もちろん、現代と違って昔は若い頃から出産を複数回経験し、一〇代後半から四〇歳代までの長い生殖期間が女性の妊孕力《にんよう》（妊娠する力）を底上げしていた可能性が示唆《しさ》されています。そうだとしても、昭和につくられた特殊な感覚をもって女性の妊孕力を決めつけ、出産を希望する高齢女性から挙児《きょじ》機会を奪《うば》うことは理《り》に適《かな》わないのではないでしょうか。

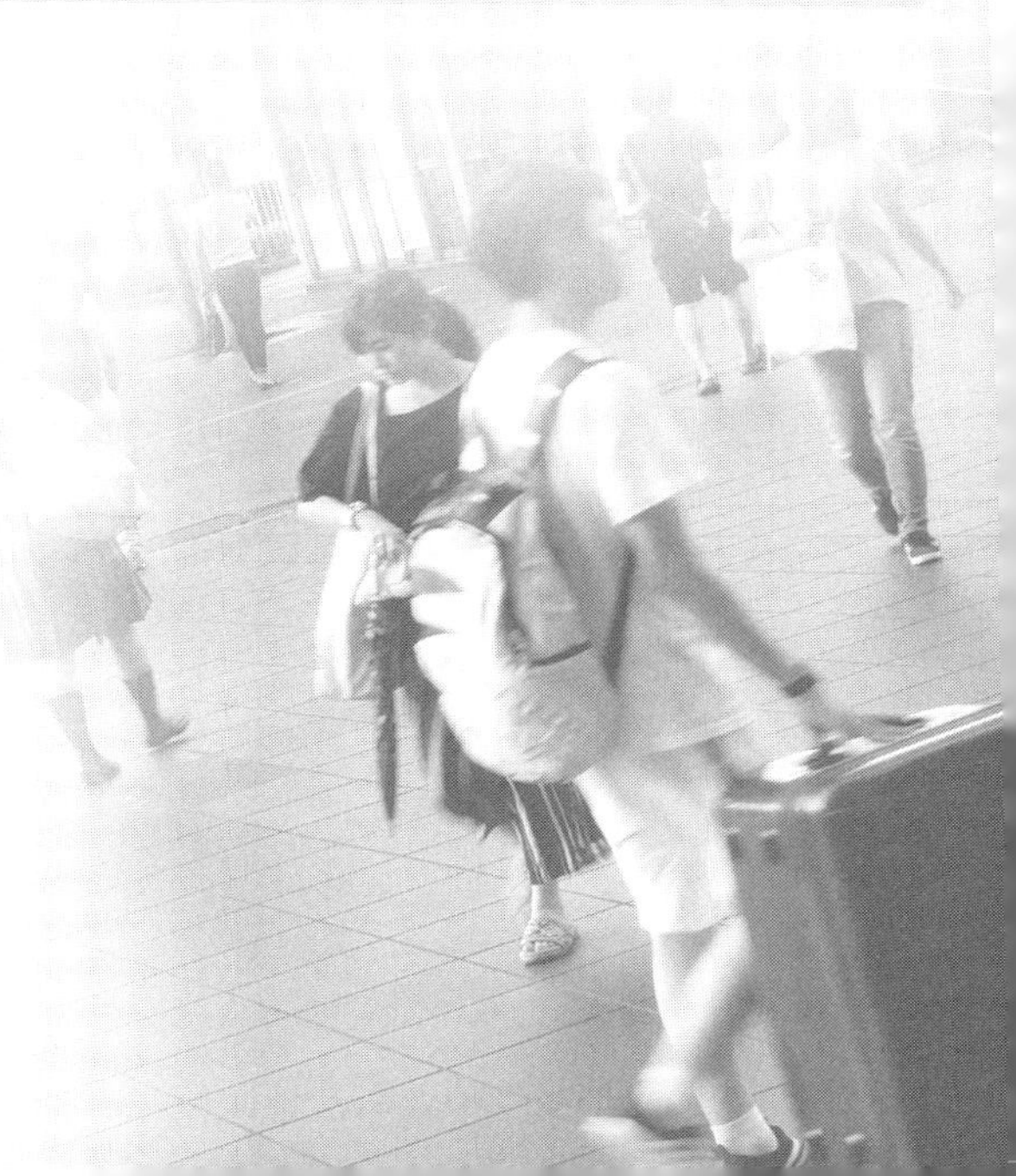

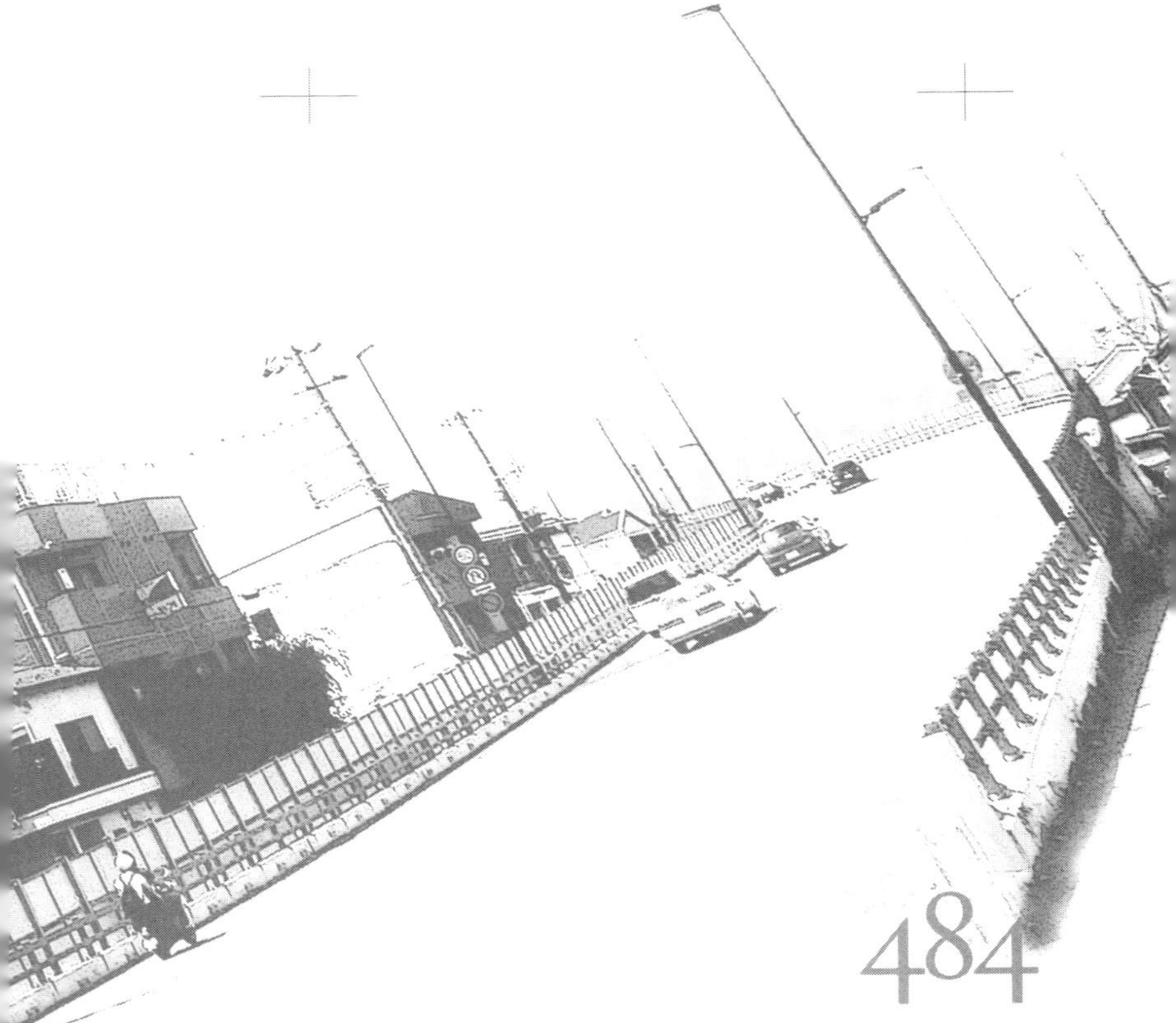

484

躊躇をめぐる

社会的統《とう》制《せい》

第8章

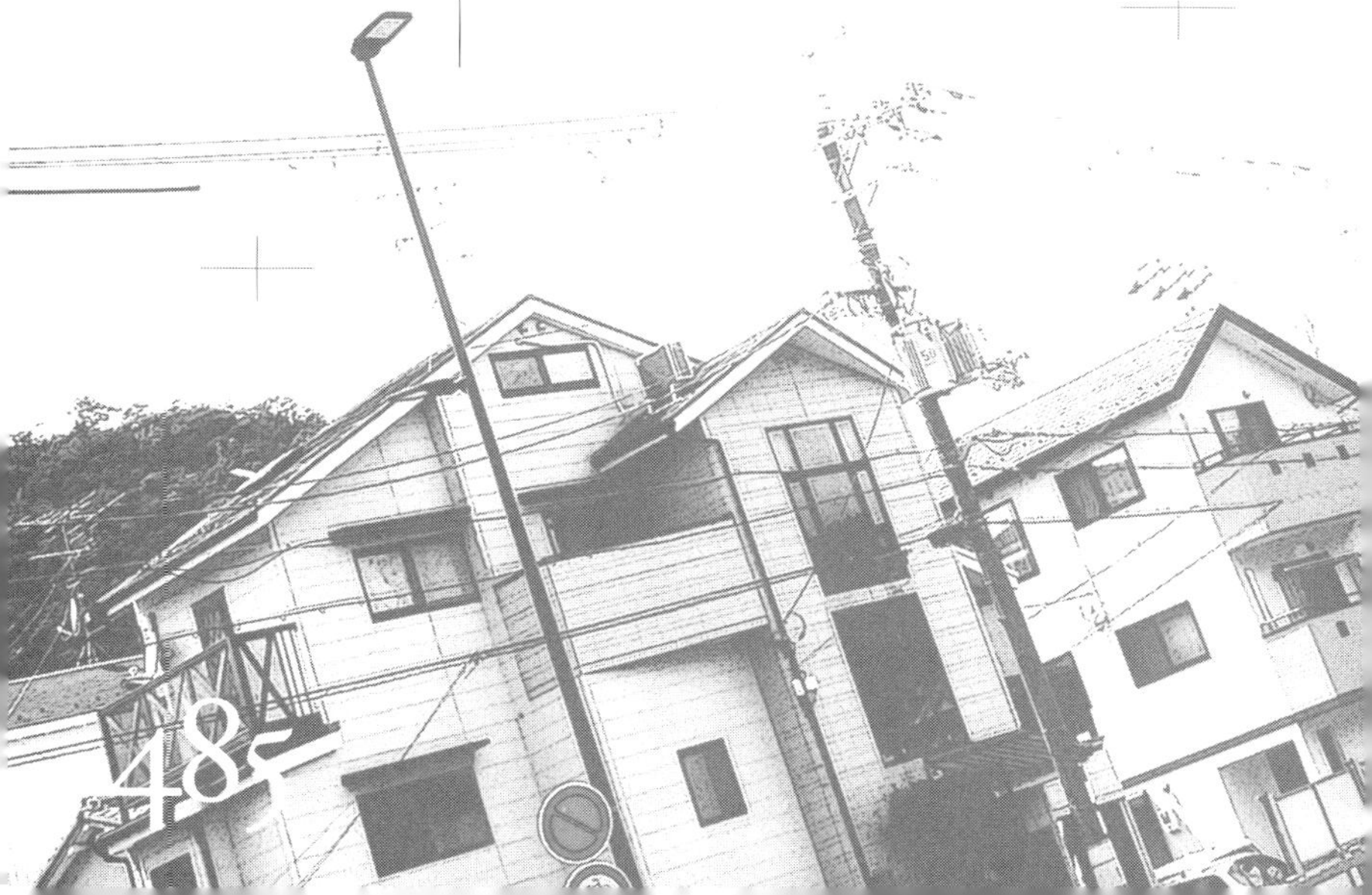

先の第7章では、当事者の躊躇《ちゅうちょ》にかかわる文化社会的問題――医療、科学技術、公的支援、家族形成――について考察しました。感情が文化社会的要因《よういん》からの影響を受けていると考えるなら、これらの要因は当事者の躊躇を方向づける力を持っていることになります。しかしながら、これらの文化社会的要因が、当事者個人の感情である躊躇とかかわっていたとしても、その躊躇が、当事者が暮らす社会のなかでどのようにかたちづくられ、方向づけられてきたのかという問いには、これまでの章では十分に迫《せま》りきれていません。

そこでこの第8章では、当事者の躊躇が文化社会的に形成される機序《きじょ》について、社会学の見地《けんち》から考えてみたいと思います。その手掛《てが》かりとして、まずは感情社会学におけるターナーの議論［Turner, 2014］からスタートしてみたいと思います。

1

「シンボリック・メディア」と感情の統制《とうせい》

J・ターナーは、グループや組織、地域といったある集団単位で生まれた感情が、その集団単位に属するメンバー間で共有される価値観やイデオロギーによって吟味《ぎんみ》されると考えています。その作業では、集団単位に埋《う》め込まれた経済や政治、宗教、親族関係、教育、法律、科学といった制度的な領域の価値観やイデオロギーが参照されます。これを本書にかかわりがあるように言い換えるなら、日本における不妊治療の当事者たちがある感情を経験したとき、それが価値あるものか否《いな》かは、当事者が所属するある集団単位——ミクロな場合は仲《なか》のよい当事者が数名集まって話しあっている場だったりしますが、マクロな場合では当事者が所属するこの日本社会だったりしま

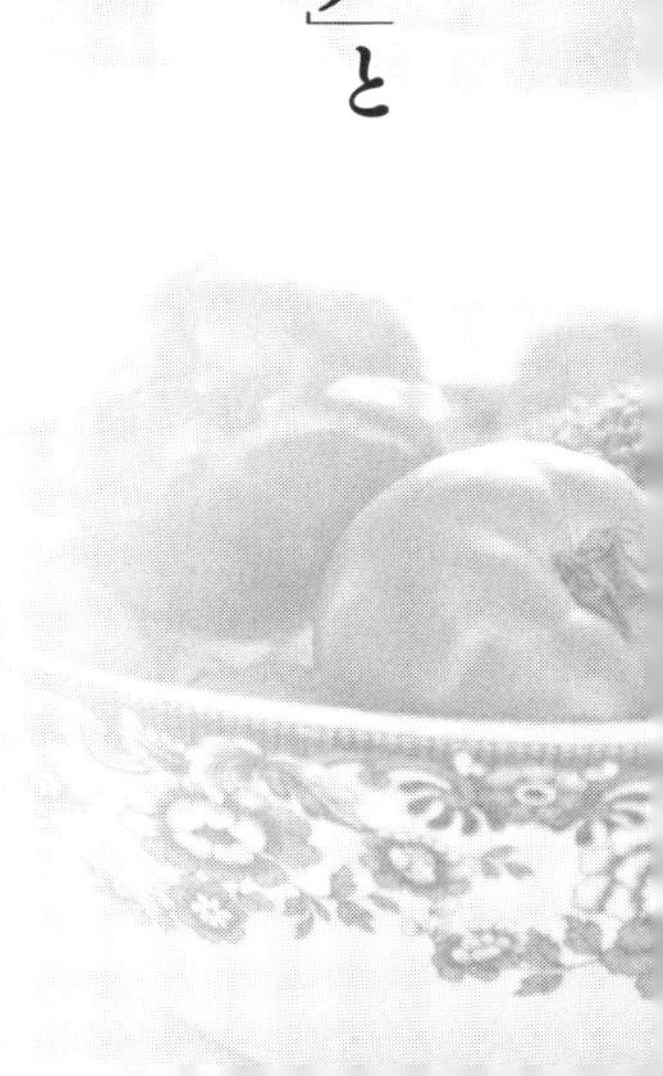

す——が持っている価値観やイデオロギーに左右されるということです。そして、その集団単位における経済や政治といった領域で重要とみなされれば、その感情は周囲から注目されますが、そうでなければ無視されてしまうのです。

ここで問題となってくるのが、経済や政治といった制度的な領域で、価値が付与《ふよ》される感情とはいかなるものかという疑問です。この疑問に対して、ターナーはまず「一般化されたシンボリック・メディア（以下、シンボリック・メディアと略す）」という概念《がいねん》を持ち出します。この概念を、ターナーはジンメルやパーソンズ、ルーマンといった社会学者の議論から発展させたとしていますが、▼1 その手始めに、資本主義経済における〈金銭《きんせん》〉や、親族関係や家族における〈愛／誠実〉という「シンボ

表8-1　**制度的な領域の「シンボリック・メディア」**

制度化された領域	一般化されたシンボリック・メディア
親族関係	愛／誠実（他者や第三者集団への積極的でポジティブな情緒状態や献身の発動）
経　済	金銭（金銭というモノサシによって変換可能なモノや行為、サービス）
政　治	権力（他者の行動を制御するための能力）
法　律	強制的な調和関係／正義（社会関係や行為の正義・公正・適切性に関する判断を表明する能力）
宗　教	不可侵性／敬虔（不可視で超自然な領域に存在する力や存在、もしくは神聖視される力や信念の参照によって説明できる出来事や状況を信じること）
教　育	学習（知識の習得もしくは伝授にかかわること）
科　学	知識（社会的・生物工学的・物理化学的世界のすべての要因についての正しいと証明された知識を得ることのための標準的な実行）
医　療	健康（人間の身体の正常な機能を維持する仕事や責任）
スポーツ	競争的なこと（プレイヤーの尊敬に値する努力によって勝者と敗者が生み出される試合に定義づけられるもの）
芸　術	美意識（鑑賞者の喜びや美の基準によって、事物や行為が創られたり評価されることにかかわること）

註 ┃ Turner [2014, p183] より

リック・メディア」をとりあげて説明しています。ある集団のなかで経済に関するトピックが話題になったとき、〈金銭〉に象徴される話は価値あるものとして他の人から注目されます。これと同様に、家族の話をしているときは〈愛〉や〈誠実〉を表《あらわ》すものが受け容れられやすいのです（**表**8－1）。

あまりに当然と思える議論ですが、これを別な角度から考えると、ターナーの言わんとしていることがわかります。たとえば、あなたが近所の人たちとある金融商品の金利《きんり》について話をしているときに、〈愛〉や〈誠実〉に象徴されるもの――たとえば、銀行員になった幼《おさな》なじみとの〈友情〉――の話をする人が現れた場合、あなただけでなくその場にいるすべての人が一気にしらけてしまうことが予想されます。つまり、金融商品の話をするときには〈金銭〉に象徴されるもの――この場合は「金利《きんり》」――にまつわるものは受け容れられても、〈愛〉や〈誠実〉

1――　ターナーは、パーソンズとルーマンがジンメルの「一般化されたシンボル（generalized symbols）」をヒントに「一般化されたシンボリック・メディア」という概念をつくりあげたとしています。ジンメルの「一般化されたシンボル」では「貨幣」が取り上げられており、近代社会において「貨幣」がそれ自体ではそれほどの価値を持っていなくとも、価値を生み出す象徴としては大きな力を持っていることがあげられています。つまり、一万円札をモノとして見た場合はただの紙切れ一枚ですが、「貨幣」として見れば一万円相当の品物やサービスと交換できる価値を持っているのです。そして、このような見方は近代社会において、一万円札を「貨幣」として扱う貨幣制度があってこそ成立します。

を表すものは「そぐわない」として却下《きゃっか》されてしまうのです。このように集団内では様々な話題が価値づけされ、淘汰《とうた》されます。そして、その後でその話題にまつわる感情の生起《せいき》が許《ゆる》されるのです。経済の話をしているときに、近年の金利《きんり》について意見を述べつつ、金利があまりに低いことに怒ったり悲しんだりすることは、周囲のみんなから問題なく受け容れられることがわかるでしょう。

ただし、ある金融商品の金利が低いことに対して、怒ったり悲しんだりすることは受け容れられたとしても、これを大喜びする人がいた場合、周囲は奇異《きい》の目を向けるでしょう。いくらその話題が「シンボリック・メディア」に合致《がっち》していたとしても、感情は正しく生起《せいき》させねばならないのです。この感情を淘《とう》汰《た》する役目を果たすのが、その集団に共有されている価値観やイデオロギーです。「ある金融商品の金利が低いことは好ましくないこと」という価値観をその集団が持っている限り、その話題に関して表出《ひょうしゅつ》される感情もまた制限されるのです。

感情が、それを喚起《かんき》させた当事者が所属する集団単位内でふ

図8-1　「一般化されたシンボリック・メディア」とモラルにもとづいた感情統制の循環モデル

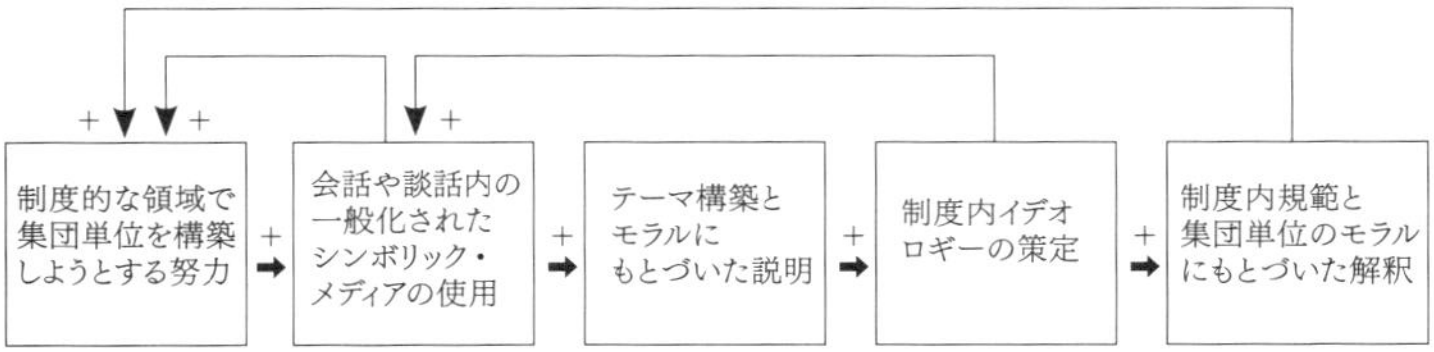

註 | Turner [2014] より

るい分けられるというターナーの議論は、社会における感情の統制機序《とうせいきじょ》[2]を理論化する試みと言えるでしょう。このような感情の統制機序は、単位集団内の交流で幾度となくフィードバックされ、強化されていきます（**図**8－1）。そしていったん成立した感情の統制機序は、そうたやすく解体されることはありません。というのは、常にその集団は、集団を構成する人びとのあいだで共有される価値観やイデオロギーを絶えず参照しあい、一人ひとりが表出するに相応《ふさわ》しい感情を集団内で査定《さてい》しつづけるからです。**図**8－1にみるような人びとの努力の循環《じゅんかん》が、自分たちの感情を社会的に強固に統制《とうせい》していると考えられるのです。

2——　ターナーは「感情の統制機序」という語を用いてはいませんが、ターナーのモデルが、社会統制のひとつとして感情が社会的な機能を果たしていることを踏まえ、本書では「感情統制」や「感情の統制機序」という語を用いることにしました。

2

不妊治療の躊躇をめぐる感情統《とう》制《せい》

ターナーのモデルは、人びとが集団内で表出《ひょうしゅつ》するにふさわしい感情を互いに査定《さてい》しあい、感情を通して集団の価値観や規律《きりつ》を守ろうとしている様子を描いていると考えられます。しかし、これを裏返せば、「シンボリック・メディア」に合致《がっち》しなかったり、集団の価値観、イデオロギーにそぐわなかったりして、仲間から排除されてしまう感情があることになります。このように個人の感情には、所属する集団内で認められ、皆《みな》で共有される感情とそうでない感情があります。そして後者は集団内で表現されることなく（表現されたとしても皆から無視されたり、なかったことにされたりして）、個人内に留《とど》まることになります。本書でみてきた協力者（＝当事者）の躊躇《ちゅうちょ》は、このような感情の

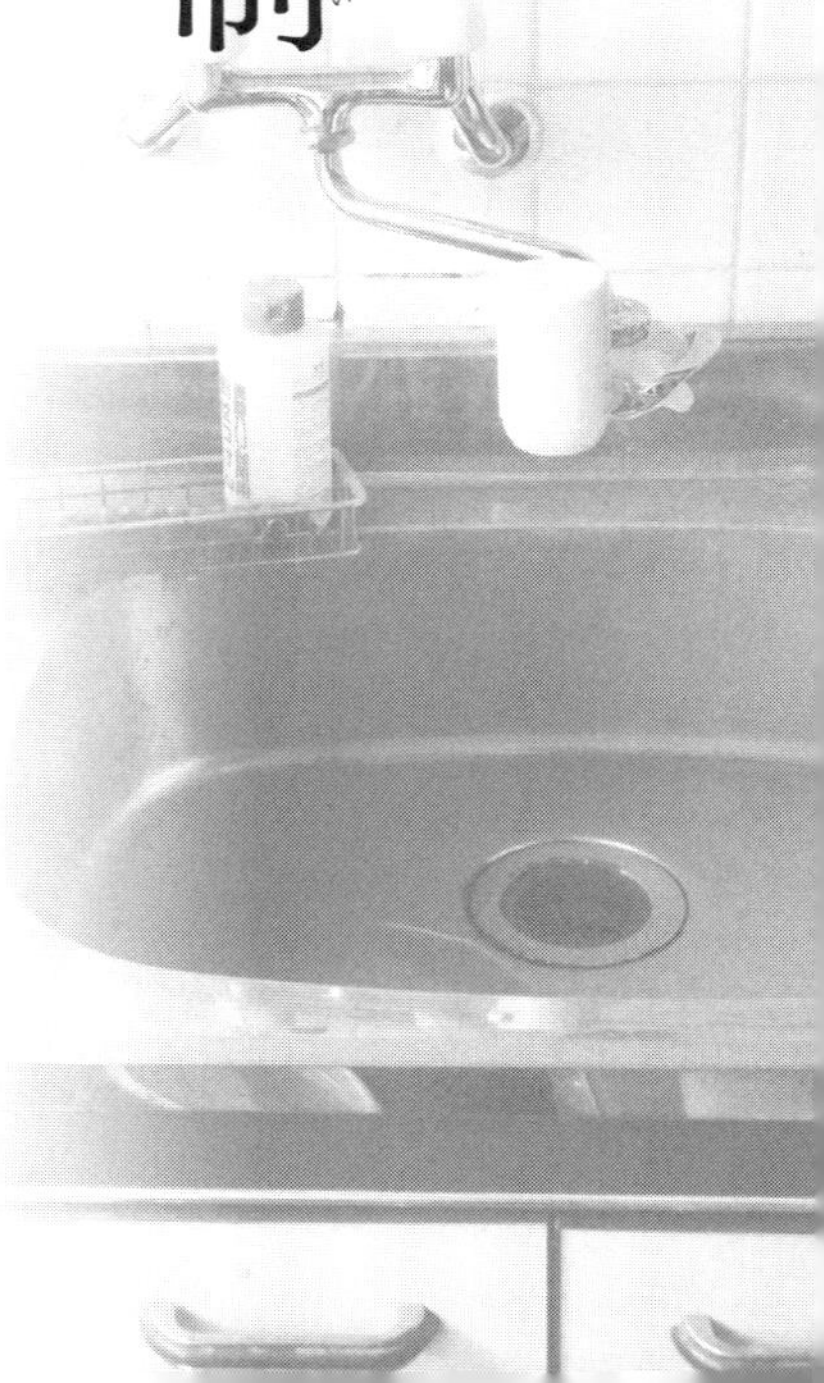

統制機序《きじょ》からこぼれ落ちた残渣《ざんさ》だったと言えるのではないでしょうか。ゆえに、ターナーのモデルから考えるなら、当事者の躊躇は、**図8－2**のようなかたちで生まれることになります。集団内の価値観やイデオロギーと照会《しょうかい》されるそれぞれの関門《かんもん》で、受け容れられなかった感情は、躊躇としてその集団からこぼれ落ちていくのです。ただし、集団からつまはじきされた当事者の躊躇は、様々な情報や経験などと連結し、当事者および当事者集団のなかで次第に醸成《じょうせい》されていきました。それが「素人《しろうと》の専門知識（技術《アーツ》）」として開花《かいか》したことは第6章でみたとおりです［➡382頁］。

それでは当事者の躊躇は、親しい知人たちのグループや家族、地域、社会などの集団から、具体的にどのようにこぼれ落ちていくのでしょうか。「素人の専門知識」が立ち上がる以前の当事者の静かな葛藤《かっとう》に向き合うため、第7章で扱った文化社会的要因との関係から、以下に感情社会学的な考察を試みてみたいと思います。

図8-2　**不妊治療の躊躇に関する感情統制の循環モデル**

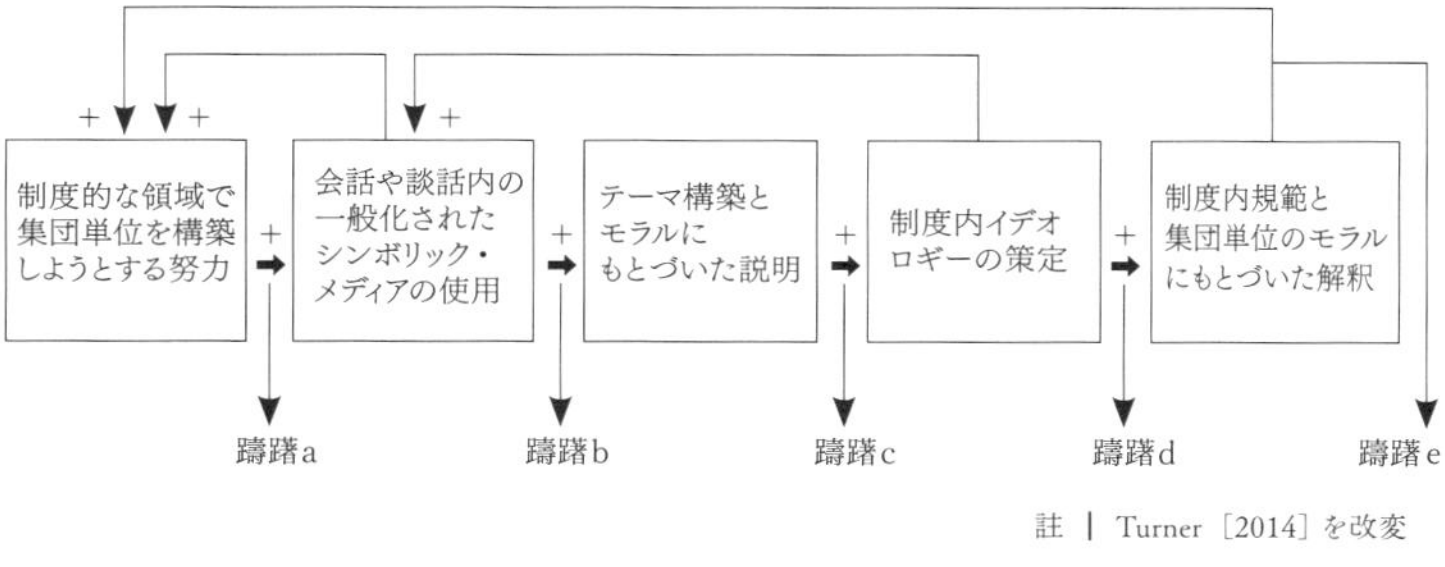

註 ┃ Turner［2014］を改変

当事者の感情が取《と》り沙汰《ざた》されないままこぼれ落ちてしまう場として、医療の現場があります。そこでは医師や看護師などの医療者と、患者と呼ばれる人たちが同じ場を共有し、集団を形成しています。当事者の感情が医療の現場でこぼれ落ちてしまう一因《いちいん》として、医療における「シンボリック・メディア」が当事者に馴染《なじ》みのないものであることがあげられます。ターナーによると、医療の「シンボリック・メディア」は〈健康〉、すなわち人間の身体《からだ》の正常な機能を維持する仕事や責任です。このような「シンボリック・メディア」が働く医療では、不妊治療の当事者の身体は子をもうけることができるような〈健康〉な状態になるよう、すべからく努力されます。そのためには、不妊治療の現場で「不妊（症）」が医学的に定義されなければならなかったのです［⬇433頁］。

しかし「不妊（症）」は、社会的な要請《ようせい》により急ごしらえで作られた概念《がいねん》でもありました。ゆらぐ定義のもとで、〈健康〉を第一に考える価値観のなかに入り込んだ当事者へ最初に求められることは、自分の身体を、子をもうけられない不健康な身体とみなすことです［⬇178・203・304頁］。その後、なぜ子をもうけられないのか原因を追及する努力へ全面協力し、医療から提供される対策を受け容れて、子をもうけることができるよう切磋琢磨《せっさたくま》する患者役割《かんじゃやくわり》が求められるのです。そして、治療がうまく進まないときにはネガティブな感情を抱《いだ》き、反対に無事に妊娠が叶《かな》ったときには、〈健康〉が獲得できたとしてポジティブな感情をもつことが、医療の現場では暗黙のうちに推奨《すいしょう》されることになります。

また医療の現場では、医師が治療の裁量権《さいりょうけん》を握っています。伝統的な父権的温情主義《パターナリズム》［⬇446頁］は排除される傾向にありますが、先進的な技術が導入されつづける不妊治療の現場では、当事者の判断が及ばず、医師の裁量に委《ゆだ》ねられる傾向があります。特に二〇〇〇年代初期では、新薬や新しい生殖技術の臨床《りんしょう》応用も多くあり、治療効果や副作用が判断しにくいケースが多々ありました。そのような状況下では、医療の「シンボリック・メディア」である〈健康〉は、大きな影響を集団内に放《はな》つことになります。医師は、当事者の〈健康〉を取り戻すために最善の努力をすることにポジティブな感情をもち、当事者は、医師に判断を委《ゆだ》ねて、最良かつ積極的な治療を受けることへポジティブな感情を生起《せいき》させることをよしとしていくのです。そして、このような医師と当事者の関係性は、意図しないままに立場の上下関係を生み出します。それが、当事者が思ったことが言えなかったり［⬇194・289・372頁］、治療に対して湧《わ》き上がる「不適切な」感情の表出を当事者自らが押し殺すような関係性なのです。

さらに悪いことに、日本では不妊治療のあり方が現場に委《ゆだ》ねられつづけてきました。そのため、医療という制度的領域に集まる人たちのあいだでは、医療の「シンボリック・メディア」が重視されつづけ、〈健康（すなわち、正常な妊娠と出産）〉が成就《じょうじゅ》もしくは成就しなかったことに関連する感情以外は、治療の現場で表出することが許されないという状況が定着してしまったと考えられます。[▼3] 本書でみてきた協力者たちが、医療現場では感情を極力抑《おさ》え、自宅に帰ってから自分の感情を一人で整理していたことが思い出されます［⬇320・398頁］。

そして、このような状況は、新しく不妊治療を受けようとやってきた新参《ビギナー》の当事者へと受け継がれていきます。第6章で紹介した岡本さんの話［⬇413頁］にみられた、待合室《まちあいしつ》での当事者間の暗黙《あんもく》の気遣《きづか》いや、緊張感のある雰囲気が思い出されるでしょう。そして、当事者のこのような態度が、さらに医療における当事者の感情統制《とうせい》を強固にし、治療現場での感情表出の選別《せんべつ》をより一層厳《きび》しく行なわせるという、強力な循環《じゅんかん》を招いていたのです。◀[4]

科学技術にまつわる躊躇

不妊治療で用いられる生殖技術は、安全性という面から社会的な議論が始まりました。ただしこの議論をもう少し厳密に言うと、生殖技術の弊害《リスク》と便益《ベネフィット》を、科学的な眼差《まなざ》しから明らかにしようとする営《いとな》みと考えることができます。科学に関する「シンボリック・メディア」——知識、すなわち社会的、生物工学的、物理化学的世界のすべての要因について、正しいと証明された知識を得るための標準的な実行——が生殖技術にも作用したことに気づかされます。

第7章でみたように、生殖技術にかかわりのある科学者たちは、疫学《えきがく》的な調査研究から得られた科学データをもとに、生殖技術の弊害《リスク》と便益《ベネフィット》を算出しようとしました［⬇450頁］。その結果出されたのが、「弊害《リスク》はあるものの、適切な医学的介入《かいにゅう》によってそのほとんどは避けることができる」という、揺《ゆ》らぎのある認識です。このような認識が生まれたのは、ひとえに生殖技術の不確実性があってのことです［⬇393頁］。その不確実性を科学は拭《ぬぐ》えず、科学的な判断が完璧ではないことは、多くの医師−患者のあいだで、それとなく、露《あら》わになっていました。ところが面倒なことに、生殖技術の不確実性に関する科学的判断を、すべての科学者たちが共有しているわけでもないのです。

こういったまとまりに欠ける曖昧《あいまい》な状況下で、生殖技術に関する「シンボリック・メディア」が正しく機能し、適切とされる感情が関係者のあいだで表出しうるとは考えにくいのです。また、生殖技術の受容を社会的に議論していた二〇〇〇年代初期では、この技術に対する価値観やイデオロギーさえもが定まっていなかった恐れもあります。これは**図**8−1［➡490頁］における「制度内イデオロギーの策定《さくてい》」がかたちをなしていなかったことを指します。ゆえに、生殖技術に関する当事者の感情は、ターナーが示したような感情統制の美しい循環《じゅんかん》モデルをめぐることなく、個人内に留《とど》まったり、かたちにならないまま霧散《むさん》してしまったりしたのではないかと考えられます。特に、特別な検査を実施《じっし》しても不妊の原因がわからないといった、科学的に説明できない現象に出くわした当事者は、科学技術としての生殖技術を使っているにもかかわら

3――具体的には、治療で妊娠したことが確定した場合はポジティブな感情を、妊娠しなかった場合はネガティブな感情を、診療の場面で表出することが求められることを指します。

4――もちろん、患者である当事者だけでなく、医療者も同様の感情統制を受けていることを忘れてはいけないでしょう。

ず、非科学的な説明に傾倒《けいとう》せざるを得なくなっていきました。これが「運命」や「神」といった超越的な力からの状況理解であり、それにもとづいた感情管理です［➡392・395頁］。

さらに、当事者のそのようなわだかまりは科学的議論の場ではなく、匿名《とくめい》のインターネットを経由《けいゆ》して当事者同士で共有されるようになっています。このような繋《つな》がりのなかで遣《や》り取《と》りされる感情統制は、当事者たちが共有する価値観やイデオロギーによって統制される一方で、▼5匿名であるがゆえの問題も抱《かか》えてしまいました。インターネット上で交わされる情報そのものの信頼性が疑問視されるため、その情報にのって表現される感情も、投稿者《とうこうしゃ》の感情を正しく表現したり代弁《だいべん》したりしているかが疑わしいのです。これでは感情を統制する集団内のメカニズムが円滑《えんかつ》に働くことはできません。ゆえに、二〇一〇年代初期における協力者のインターネットを介した情報収集は、SNSが利用されているとはいえ、電子掲示板《けいじばん》の閲覧《えつらん》や個人のブログといった、どちらかと言えば情報〈交換〉ではなく情報〈受信／発信〉に偏重《へんちょう》して行なわれていたのだと考えられます。このように、生殖技術に関する感情統制は今なお、その統制のメカニズム――機序《きじょ》を支える制度的イデオロギーや規範《きはん》――を整《ととの》えてはおらず、行き場のない当事者の感情がインターネット上にあふれ出している内情《ないじょう》が指摘されます。

さらには、当事者以外の人びとから、生殖技術は当事者によって能動《のうどう》的に選ばれていると考えられることで、生殖技術をめぐって生起《せいき》する当事者の感情は、当事者自身で処理すべき私情《しじょう》として片付けられてしまう傾向にあります。科学技術としての生殖技術に関する当事者の感情は、これを統制する価値観やイデオロギーが整っていないだけでなく、個人の「心の闇《やみ》」として扱われて、周囲の人から関心をもってもらうことすらできない状況にあると言えるのではないでしょうか。

家族形成と公的支援にまつわる躊躇

そもそも体外受精が社会に登場し、家族をもうけたいと考える当事者の希望となったのは、親族関係にまつわる価値観あってのことです。家族形成は、〈愛〉や「シンボリック・メディア」とこれにまつわる〈誠実〉に象徴される話題を集団内にもたらし、ポジティブな感情を生起させる、社会的に価値あるものと捉《とら》えられています。他者を結びつけ、人が感情的に好ましい状態に落ち着ける場や関係性は、親族関係の周囲に張《は》り巡《めぐ》らされた感情統制によって社会的に維持されてきたというわけです。ゆえに、家族形成が叶《かな》わない者は、ポジティブな感情を育《はぐ》むことができないし、

5―― SNS上で遣《や》り取《と》りされる当事者の情報交換では、治療により妊娠したことが判明した場合、治療で苦戦する他の当事者を気遣《きづか》って、それまで情報を遣り取りしていた当事者仲間に妊娠を報告することなく、出産を目指す仲間同士のSNSへ移動するべきであるという行動規範があることを第5章で触れました［➡302頁］。このような行動規範の裏には、不妊治療が成功した際のポジティブな感情表出が治療中の他の者には負担であるために、これを禁ずるという暗黙《あんもく》の約束があることを示します。

そのような者たちへ集団からポジティブな感情が与えられることもありません。そして、それが当然とされてきたのです。

ただし、不妊治療を受ける当事者は、集団内の価値観を真面目に共有し、家族形成を試みようと努力する模範《もはん》的な集団構成員です。ゆえに、このような者への感情的な排除は、集団の維持に役立たないどころか、集団の価値観を否定することを意味してしまいます。そこで生まれたのが、第5章でみたような周囲からの「配慮《はいりょ》」です［➡323頁］。集団内で家族形成にかかわる話題が出たときには、できるだけこの話題から皆《みな》で遠ざかり、本来なら抵抗なく交《か》わされるはずのポジティブな感情の表出に歯止めが掛《か》けられるようになっていくのです。

このような集団内の新しい感情統制《とうせい》は、不妊治療を行なってでも家族形成をしようとする従順な集団構成員が、「発見」されたことによって生み出されました。しかしながら現在のところ、日本のあちらこちらの集団に現《あらわ》れたこの新しい感情統制は、当事者に窮屈《きゅうくつ》な感情をもたらし始めています。そして、当事者のこのような感情は、集団内の感情統制の循環《じゅんかん》モデルからこぼれ落ち、さらなる躊躇《ちゅうちょ》となって当事者の胸の内にわだかまったままになっているのです。

また、社会による親族関係の重視が、家族形成を試みようと努力する者への公的支援と繋《つな》がっていることにも注意しなければなりません。不妊治療を受ける当事者に対する公的支援は、「不妊（症）」を医療の対象とする疾患《しっかん》とみるか否《いな》かという問題と、少子化対策とのあいだで揺《ゆ》れ動いた結果、現在の治療費助成《じょせい》制度におさまってしまいました。公的支援のあり方が揺れた背景には、様々な要因が絡《から》んでいることが示唆《しさ》されていますが、第7章でみたとおり、その最も大きい要因に、国の財政的な問題［➡464頁］と日本の福祉政策の方向性［➡469頁］とがあげられるでしょう。ゆえに、従順《じゅうじゅん》な集団構成員である当事者は、日本の経済的な問題を憂慮《ゆうりょ》して、自らの胸の内に生じる様々な感情をおしとどめてしまうのです。これは、日本全体の福祉を視野に入れれば、不妊治療は順位が低いことはやむを得ないと忖度《そんたく》し、当事者が自らの感情を集団内に放《はな》つのを抑《おさ》えた振る舞いになります。つまり、不妊治療の保険適用に関する当事者の感情が、**図**8－2［➡493頁］でいうところの「制度内規範と集団単位のモラルにもとづいた解釈」によって表出《ひょうしゅつ》が抑《おさ》えられ、集団内からこぼれ落ちたことを示します。

しかし、少子化対策の一環《いっかん》として不妊治療への公的支援が議論され始め、国の財政状況へ配《はい》慮《りょ》する以上に、不妊治療への公的支援を豊かにしたほうが国のためになるのではないか、という考えも提起されるようになります。その考えに触れることで、いったん胸に押しとどめられていた当事者の感情は再燃《さいねん》します。社会からの「空気を読め」という要請《ようせい》もあって、理性的に感情の表出を抑《おさ》えてきた当事者の前に、その判断のよしあしを自問《じもん》させる無限のループが現《あらわ》れたのです。

その結果、不妊治療への公的支援が拡充《かくじゅう》されにくい理由はどうあれ、あえてその公的支援を充実《じゅうじつ》させないことの利点を懸命《けんめい》に探ろうとする、鈴木さんのような当事者が登場します［➡200頁］。鈴木さんは公的支援が十分であると、周囲から治療を強制されるようになるかもしれないという懸念《けねん》をもっていました。一見、理性的判断ですが、鈴木さんの行動は、不妊治療への公的支援が十分整えられない理由から目をそらし、自らが置かれている現状を良いものとして、自分のなかに生じる感情が悪化しないようにする努力とみることができます。つまり、現在の日本の福祉のあり方に不満が鬱積《うっせき》していても、これを解消できる見込みがないなら、現状の改善をパスして、自分の感情をうまく処理することに全力を傾けるほうが得策《とくさく》なのです。精神衛生上、それが好ましい、と言えばわかりやすいでしょうか。いずれにせよ、福祉のあり方が定まらず、首尾一貫《しゅびいっかん》しない政策が行なわれつづける日本において、当事者の感情は周囲と共有されることなく自力《じりき》で処理されるほかない状況にあります。そしておそらく、次世代の健《すこ》やかな育成《いくせい》よりも財政難のほうが問題視されがちな昨今では、日本に存在するどのような集団内でも、当事者が被《こうむ》るこのような感情統制は、当然視される傾向にあると言えるでしょう。

そうだとしても、感情統制が集団という動的なものを維持する、社会的な機序《きじょ》であることを忘れてはなりません。家族形成を目指し、努力しつづける当事者に対して、近年、様々な人びとや組織が「配慮《はいりょ》」という「不器用な」対策を講《こう》じ始めました。たとえ不妊治療への公的支援が様々な理由から後回《あとまわ》し気味になっているとしても、周囲の人びとが拙《つたな》いながらも一定の「配慮」を向けつづける限り、家族形成は社会的に守るべき営《いとな》みであるとみなされつづけ、対策が講じられていくでしょう。当事者と周囲の人びとの感情統制をめぐる葛藤《かっとう》と調整は社会の進歩とともにあり、いずれ新しい局面を迎《むか》えることが予想されます。

3 後回《あと》《まわ》しにされてきた躊《ちゅう》躇《ちょ》

「話された躊躇」と「話されなかった躊躇」

前の節では、当事者の躊躇がいかに生起《せいき》するかを紐解《ひもと》くため、ターナーの感情統制モデルを使って考察してきました。しかし、感情を科学的な分析の俎上《そじょう》に載《の》せるのは大変難しいことです。この難問は、そもそも言葉にしきれない感情を、もしくは言葉にしようとした瞬間に消え失せてしまう感情を、言葉を使って考察することに意味があるのかという、究極の問いをも生み出してしまいます。

この問いに対して本書では、完璧な方法ではないものの、感情が社会的に「つくられたもの」と考えることで、言葉として社会に現れた感情を読み解こうとしてきました[➡28頁]。しかしながら、やはり感情を「つくられたもの」として検討を始めねばならなかったという、まさにそのスタートの切り方が生み出す問題について、もう少し深く考える必要があるのです。

これまでみてきた当事者の躊躇をめぐる検討は、六〇名の協力者が実際に声に出した話があってこそ叶《かな》ったものでした。彼・彼女らはインタビューのなかで、これまであまり経験したことのない「言葉にならないことを言葉にする」という特異《とくい》な努力をしてくれました。なかにはインタビューのなかでうまく言葉にできなかったことを残念に思い、後日に自分の気持ちや意見を整理した手紙や電子メールを送ってくれた協力者も少なからずいたのです。それほど不妊治療への躊躇を言葉にすることは難しく、しかし「言葉にしたい」という想《おも》いは非常に強いことが伝《つた》わってきた調査でした。

にもかかわらず、当事者のこの実直《じっちょく》で懸命《けんめい》なあがきが、感情を社会的に「つくられたもの」と考えたときに、いとも簡単に切り捨てられてしまうのです。というのは、感情は表現されて初めて、社会的に「つくられたもの」として私たちの前に姿を現《あら》してくるからです。そして、表現されない／できないままでいる感情は、社会的に「つくられていない」ことになって、考察から外《はず》されてしまうのです。これでは、当事者の胸の内にわき起こる、言語化できない「生きられた経験」としての感情が、あっけなく切り捨てられてしまいます[➡73頁]。

もう一つの課題として、言語化できるにもかかわらず、協力者があえて言葉にしなかった躊躇もあるのではないかという疑問があげられます。ターナーのモデルでは、個人の感情表出を統制する様々な社会的関門《かんもん》の存在に触れました［➡488頁］。普段の何気《なにげ》ない会話のなかでも、私たちは多くの社会的制限を受け、時には規範《きはん》として適切な感情表現をするよう強《し》いられています。となれば、いくらインタビューで自由に話すよう依頼したとしても、諸般《しょはん》の事情から話したくても話せないことがあって不思議ではないのです。

このように、不妊治療への躊躇を言葉にすることはたいへん困難です。だからといって、「話された躊躇」と「話されなかった躊躇」のあいだに屹立《きつりつ》する大きな壁の存在を無視したり、越えられないと簡単に諦《あきら》めるべきではないと考えます。今後の課題として、言葉にすることが難しいがために「話されなかった躊躇」を言葉にしていく取り組みと、言葉にできるにもかかわらず、話さないよう当事者を仕向ける社会的な制限を突き崩《くず》す試みが求められるのです。

ではいったい、どのようにこれらの課題へ向き合えばよいのでしょうか。

躊躇を「話す」ことと「聴く」ことのあいだ

本書が乗り越えねばならないこの大きな壁を前に、二〇〇〇年代初期の協力者である吉田さんの話を取り上げてみましょう。

吉田――卵、受精《じゅせい》はしたけど質《しつ》のいい受精卵じゃなかったから、今回は諦《あきら》めましょうって。採《と》っただけで。グレードが低いとか言われて、「ちょっと今回は」って言われて。

＊――戻《もど》してても無理だということ？

吉田――うん、可能性が低いからって言われて。戻してもらえなくって。すごいその時は、めちゃくちゃショックで。

＊――戻せないことに？

吉田――その以前の問題で、「こんなにしんどい思いをしてたのに、一瞬にしてあれなんや」っていう思いがあって。やっぱり、しんどい思いして〔職場の〕みんなにも気を遣《つか》いながら通《かよ》ってたっていうのもあるし。

＊――頑張《がんば》ってたのに結果が出なかった。

吉田――出なかったいうことに対して〔ショックだった〕。それまで確かに真剣にやってなかったっていうのはあるかもしれない。

＊――何を真剣にしてなかった？

吉田――スプレキュア〔＝ホルモン剤の名称〕とか忘れたりとか。

＊――〔服用する〕時間をね。

吉田――時間も忘れることもあったたし、「そやそや、忘れてる」って。仕事してたら、「あ、なんかこんな時間やし」って、ちょっと時間空《あ》きすぎたけどやっとこうって。そういうこともあって。〔治療を〕やってる時とかは、こう「わぁ」って〔＝気持ちが高ぶるようには〕なってなくて。うん、なんか、うまいこと説明できひんけど、自分、絶対《ぜったい》、絶対、絶対〔子どもが欲しい〕って思ってたわけでなく。仕事をしてたからかもしれないけど。やっぱり落ち込みはあったかな。

＊――悔《くや》しかった？

吉田――どういうあれなんやろ。先生に「残念やけど、今回は諦めましょう」って言われたときには頭が真っ白になって、すぐにダンナに電話して〔自宅に帰り〕、なんかもう、ぼろぼろぼろぼろ涙が出てきて。その日から実家《じっか》帰ろうかなって思ってて。親に迎《むか》えに来てもらって。やっぱりなんかこう、ちょっと悔《くや》しいというか、悲しいというのが大きかったんかな。

吉田さんは、体外受精後の胚《はい》移植を見送ることを医師に宣告《せんこく》されたときの話をしてくれました。確かに聞き手である著者は、吉田さんから話を「聞き取った」のです。しかしながら、吉田さんのインタビューを振りかえると、話を「聞き取る」というよりも「対話する」といったほうがぴったりくる機会《シーン》でした。もちろん、他の協力者へのインタビューでも聞き手である著者が質問を挟《はさ》んだり、聞き取りにくかったことを問い返したりすることで、基本的には対話のかたちになっていたのは間違いありません。にもかかわらず、吉田さんの場合は、特に対話らしさが強かったという印象が色濃《いろこ》く残っています。このような印象はどこからきたのでしょうか。それは吉田さんへのインタビューを再確認することでわかります。

上記の引用をみると、まず吉田さんは、胚移植《はいいしょく》を医師に見送られた出来事について説明し、ショックを受けたことを訴《うった》えています。このとき聞き手である著者は、吉田さんのショックの原因が受精卵の質《しつ》の悪さだったのか、妊娠の可能性が低いとの医師の見立《みた》てから移植を断念させられたという状況を指すのか、はたまたその両方だったのかがわからず、「戻《もど》しても無理だということ？」と問い返しています。これに対して吉田さんは、胚移植しても可能性が低いという点を繰り返し訴《うった》え、ショックを受けたと答えています。しかしこれでは、受精卵の質の悪さという純粋な事実に衝撃《しょうげき》を受けたのか、妊娠の可能性が低いとの見立てから胚移植を医師に断念させられたという状況にショックを受けたのか、曖昧《あいまい》になったままです。そこで再度「戻せないことに？」と問い返したのです。

これに対する吉田さんの答えは、またしても聞き手の予想に反していました。吉田さんは職場の同僚への気遣《きづか》いについて答えてくれたのです。そこで聞き手は、胚《はい》の状態や医師の反応にショックを受けたのではなく、周囲の人たちの支えのなかで成果を出せなかったことに対して、吉田さんはショックを受けたのだと理解しました。しかし、なんとこれも吉田さんの訴えたかったことと、微妙《びみょう》な食い違いがあることに気づかされます。聞き手は、吉田さんが周囲の人びとの支えのなかで頑張《がんば》っていたのに、結果が出なかったことに対してショックを受けたことを認めてはいるものの、吉田さん自身が治療に全身全霊を注いでいなかったことこそを悔《く》やんでいるのだと了解します。その後、吉田さんの話は、治療へしっかり向き合えなかった理由である職場の多忙《たぼう》さへ向かっていきます。

以上の話から、吉田さんのショックは、胚移植ができなかったという単純な事実だけではなく、周囲の助力《じょりょく》を無《む》にしてしまったことへの申し訳なさや、そんな迷惑を皆《みな》に掛《か》けているにもかかわらず真剣に治療に打ち込めない自分の意思の曖昧《あいまい》さなども複雑に折り重なって生じたものだとわかりました。

もちろん、吉田さんのショックを引き起こした要因のなかには、まだまだ吉田さんが言葉にし切れないまま残されたものも存在しそうです。しかし、この遣《や》り取《と》りで注目すべきは、話し手と聞き手のあいだで幾度《いくど》となく微妙《びみょう》な食い違いが繰り返されていることと、その齟齬《そご》を乗り越えようと、両者が互いに相手の話へ耳を傾けて言葉を交《か》わしつづけたという点です。つまり、辛抱《しんぼう》強く当事者と聞き手が言葉を交わしつづけることによって、言葉にするのが難しかった感情や、様々な社会的規制によって話すことを禁じられていた感情は、次第に言葉になって現《あらわ》れてくるかもしれないのです。

躊躇を解きほぐす

〈感応〉

おそらく「胚《はい》移植できなかった」という理由は、吉田さんのショックを説明するのに十分なものです。特に不妊治療を介《かい》して繋《つな》がりあう集団内では、このショックはそれ以上の説明を必要としない当たり前のものだったのです。ゆえに、不妊治療のことを聞き回っているという聞き手のことを、吉田さんは自分のショックを当然のごとく理解できる、同じ集団に属する「仲間」とみなしたのだと考えられます。にもかかわらず、聞き手は執拗《しつよう》に吉田さんのショックの原因を追及し続けます。そして次第に吉田さんのショックの原因が詳細《しょうさい》になっていったのです。

注意を向けるべきは、多くの言葉を必要としない「仲間」とみなされていた聞き手が、予想に反した行動をとったにもかかわらず、吉田さんが質問に答えるのをやめなかったという点です。その理由の一つとして、吉田さんが、インタビュー調査に応じた立場にあったからだというものがあります。聞き手との遣《や》り取《と》りのなかで、多くの言葉を必要としない「仲間」から、調査を介《かい》した「聞き手」と「話し手」という関係へと頭を切り替えねばならないと、吉田さんが瞬時《しゅんじ》に判断したのかもしれません。

しかしそれだけが、吉田さんと聞き手の遣り取りを継続《けいぞく》させた理由とは言いがたい面があります。というのは、吉田さんの話し方にまったく変化がないのです。それどころか、吉田さんのショックを言い換えた「悔《くや》しかった？」という聞き手の言葉を、吉田さんはそのまま受《う》け容《い》れ、自分の気持ちをさらに明確に表現するために活用さえしているのです。

吉田さんと聞き手の遣り取りは、吉田さんの感情をかたちにするという目標があってなされました。そして、言葉にならない感情をかたちにすることができたのは、不妊治療を介した「仲間」の関係であれ、インタビューでの「話し手」と「聞き手」の関係であれ、吉田さんと聞き手が言語社会的技術《アーツ》を共有していたことが大きいでしょう。ある感情を生じさせるきっかけに思いが至《いた》り、生起《せいき》した感情がいかなるものであるかをできるだけ正しく理解できるのは、その場に応じた言語表現（卵を「採る」「戻す」など〔⬇76頁〕）や感情資本（「ショック」「しんどい」など〔⬇411頁〕）に支えられる技術《アーツ》を活用できるからこそです。ただし、吉田さんのショックをかたちにするには、両者が活用できる語法や感情規則〔⬇22頁〕が存在するだけでは不十分なのです。この二つをつなぎ合わせ、吉田さんの言葉にならないショックへ言葉を与えるための後押《あとお》しをするものが必要なのです。

それこそが、吉田さんと聞き手のあいだに繰り広げられた長い遣《や》り取《と》りです。ここには、聞き手の吉田さんのショックを読み取りたいという態度が、吉田さんには聞き手のその願いを理解しようとする姿勢がみられます。そしてそれは、互いに相手の胸中を慮《おもんぱか》り、応《こた》えようとする〈感応《かんのう》〉の営《いとな》みなのです。まさにここに、「話された躊躇」と「話されなかった躊躇」のあいだに屹立《きつりつ》する、大きな壁を突《つ》き崩《くず》してくれる可能性をみることができます。〈感応〉によって、当事者の言葉にならない感情を言葉にすることができるかもしれないのです。
〈感応《かんのう》〉が発揮《はっき》する力を侮《あなど》るべきではありません。〈感応〉は、当事者と聞き手という、一対一の関係内に決して留《と》まらないのです。M・シェーラーは感情の伝播《でんぱ》について論考していますが [Scheler, 1948 = 一九七七]、他人の喜びや悲しみは、その感情を実際に共有することなく、多くの第三者へ伝わることも知られています。[6] 不妊治療を受ける当事者の苦悩に対して、周囲がぎこちなくも「暖《あたた》かい配慮《はいりょ》」で応答してくる背景には、このような〈感応〉の大きな働きがあったのではないでしょうか。

〈感応〉を介して当事者の躊躇が言葉になっていく長い遣《や》り取《と》りを、当事者だけでなく社会がやわらかく受け止めつづけることができるならば、二〇〇〇年代初期から二〇一〇年代初期を通じて繰り広げられてきた躊躇をめぐる当事者の闘《たたか》いは、沈静《ちんせい》に向かうように思えます。[7] そんな未来では、パートナーを始め、家族や友人、同僚《どうりょう》、そして名も知れぬ多くの人びとの〈感応〉と手を携《たずさ》え、不妊治療は新しい場面を迎《むか》えるのではないでしょうか。

6—— 怒りや悲しみを感じている人の近くにいるだけで、その感情に感化されるような経験を指します。シェーラーはこれを「感情伝播」と名付けましたが、ほかにもアランが同様の指摘をしています [Alain, 1928 = 一九九八]。

7—— むろん「生命への介入」や「商業化」の問題 [➡第7章] は避けられませんので、当事者の闘いが終息《しゅうそく》することはないでしょう。

コラム8

不妊治療と男性

不妊原因から除外されてきた男性

不妊の原因は様々だとされています［永井・星、二〇〇一／柴原ほか、二〇〇三など］。そして、関連する医学研究をみるにつけ、不妊治療の歴史は不妊の原因究明でもあるように思えます。ゆえに、不妊治療を始めるにあたっても、原因を突き止めることは、治療の方針を決めるうえでの重要な手続きになってきます。初診《しょしん》から一ヶ月程度は検査の連続だったという当事者がいたのも頷《うなず》けるでしょう。

しかしながら、不妊の原因を語る医師たちの言説《げんせつ》が「不妊の原因は多岐《たき》にわたり、両性のどちらかに起因《きいん》するものではない」とされながら、実際の治療では、両性が等しく治療対象として扱われてきたとは言いがたい状況がつづいています。少しずつ男性不妊への取り組みが増えてきたとはいえ、近年に発行されている生殖医学の専門書でも、女性に関する膨大《ぼうだい》な知見の提示から始まり、男性不妊に関する記載《きさい》は書物の後半に付加《ふか》的に扱われているような内容を多く目にします。

このような状態がつづいている背景には、不妊原因の多くが、男性側にないとの暗黙《あんもく》の認識があったことがあげられます。男性不妊の原因として、無精子症《むせいししょう》が明治期には広く知られていましたが、これは男性が性的に活発すぎたことによる反動《はんどう》と捉《とら》えられていました〔白井、二〇〇四b〕。つまり、当時は適切な性生活を送ってさえいれば、男性不妊は起こらないと考えられていたことになります。その後、明治後期には、性病による不妊に関心が移ることになりましたが、男性経験がない「無垢《むく》の女性」を娶《めと》って、その女性に「先天性の（婦人科系の）奇形《きけい》」がない限り、不妊の原因は十中八九は男性にあると主張する書籍があることもわかっています〔白井、前掲書〕。ここでもやはり、女性の不妊が除《じょ》外《がい》されたあとで、男性が初めて原因として扱われるようになっていることがわかります。

男性が不妊原因から除外されてきた理由

では、そもそもなぜ男性は、不妊の原因から除外されてきたのでしょうか。その理由の一つに、不妊女性だけに集中して向けられる周囲からの視線があるでしょう。学術的な研究でも、世界的に不妊による抑《よく》うつ、ストレス、不安、恥《はじ》の意識などは男性よりも女性のほうが強く持つ傾向があるという内容の報告は珍《めずら》しくありません〔たとえばYing *et al.*, 2015／Hjelmstedt *et al.*, 1999など〕。子を産む性である女性の生物学的に避けられない問題の一つとして、不妊女性の嘆《なげ》きは、世界中から当然視《とうぜんし》されてきたのです。

しかし、子どもを欲したにもかかわらず、それが叶《かな》わないことに女性だけが悲観するというのもおかしな話ですし、彼女らの嘆きの原因を、女性特有の説明のつかない性《さが》に見出すのは、偏《かたよ》った見方だと言えるでしょう。ここに文化的な価値観から生じた感情資本をみることが可能ですし、彼女たちの悲哀《ひあい》を生み出した文化的価値観のなかには、「女らしさ」をかたちづくるジェンダーも大きな力を放《はな》っています。さらには、女性が本来的にもっているとされる「母性」という名の「本能」も関係していそうです。[1]このような文化的な価値観がいくつも絡《から》みあって、女性が不妊であるときにもたらされる負《マイナス》の感情経験は、極めて自然な反応であり、疑うべくもない営《いとな》みとして社会的に放置されてきました。そして、不妊女性に対する社会のこのような反応と表裏《ひょうり》の関係を結んできたのが、暗黙のうちに不妊の原因から男性を除外する行為だと考えられるのです。

もう一つ、男性が不妊原因から除外されてきた原因をかたちづくるものとして、「男性性」が注目されています。女性週刊誌の記事を分析した田中俊之《たなかとしゆき》によると、男性性、つまり「男らしさ」と呼ばれるものは〈生殖能力〉と強く結びついているにもかかわらず、〈生殖〉とは切り離されたようなかたちで世の中に広まっているというのです［田中俊之、二〇〇四］。そして、この生殖と切断された男性性は、先に触れた「生殖は女性の問題」という社会通念［➡475頁］と手を組み、そもそもなぜ生殖と男性性が切断されてしまったかという根本的な問題をもすっかり隠蔽《いんぺい》してしまっていると指摘されています。さらには、このような生殖と切り離された男性性は医療にも侵攻《しんこう》し、不妊治療の場で男性を治療対象としないよう働きかけてきたのです［Bell, 2015］。日本の産婦人科医が、男性不妊に対して意識が低いことも、この一環《いっかん》として解釈できると考えられます［石川、二〇一一］。

次世代を産み出す営《いとな》みの責任が、女性だけに割り当てられることは、女性に対する不当な負担を社会が強いる悪弊《あくへい》として語られてきました。そして、そのような指摘の数々は、「子をもたねば」というプレッシャーを女性たちに押しつけつづけたことを批判してきたのです。しかし見方を変えれば、同じ社会に住む男性たちも「生殖は女性の問題」という社会通念によって、自らのセクシャリティを生殖から切り離したまま生きねばならなかったといえるでしょう。浜《はま》崎京子《ざききょうこ》らが指摘するように、不妊治療を受ける男性も話せる機会があれば不妊について話したいとしていたのですが［浜崎ほか、一九九九］、彼らには自らの不妊について周囲の誰かと対話する機会すら与えられてこなかったのです。[2] 次世代を生み出す活動に加わりたいという欲求を男性が真正面から表明するためには、なにがしかのきっかけが必要なのかもしれません。そして、そのきっかけとして不妊治療は、もしかしたら有望な力を持っているのではないでしょうか。

不妊治療に参加し始めた男性

「ニ」西へ東へクリニックをまわり、
「ン」ん！と力《りき》まず、妻を支える！
「カ」かわいいわが子に出会うまで
「ツ」ツライなんて言いません！
そう、それが俺たち妊活部《にんかつぶ》！
——妊勝つ！

これは不妊治療に参加している男性当事者の本音《ほんね》を集めた書籍『俺たち妊活部』のなかに掲《かか》げられた妊活男性の「掟《おきて》」です［村橋、二〇一六］。ここには不妊治療中の男性が、パートナーの女性のサポートを陰《かげ》ながら行ない、わが子をもうける決意が示されています。この本の冒頭《ぼうとう》には、妻から「不妊治療をやめる」と宣言された夫の話が出てきます。この夫は妻の大変さを慮《おもんぱか》るあまりに、容易に治療を継続しようとは言えなくなっています。そしてなんとか治療を終了ではなく休業にもっていくことで、子をもちたいという自分の希望を繋《つな》げようとするのです。

妊娠と出産を女性である妻に任《まか》せるしかない

男性は、妻を支えることでしか子をもつという夢を実現できません。しかし、彼らは「いったいどう支えるのか?」、「そもそも支えるということはどういうことなのか?」という疑問に直面するのです。ながらくこの問題は、夫たちから忌避《きひ》されてきた問題でした。しかし、夫婦で不妊治療を受けることによって、男性たちは「妻を支える」具体的方法を考えて実行に移すことや、家族形成に積極的にかかわることの意義を明確に意識できるようになりつつあるのかもしれません。不妊治療によって、日本の男性たちはやっと、「男らしさ」を示す部分に今まで欠け落ちていた〈生殖〉を付加《ふか》できるようになってきたのです。ただし、この新しい「男らしさ」と繋《つな》がるのは、以前のような〈生殖能力〉ではありません。女性を「孕《はら》ませる」ことを第一の目標とするかつての男性の〈生殖能力〉には、性体験の豊富さや男性器の大きさ、精子の数や運動率と言った〈性的能力〉が大きな部分を占めていました［田中、前掲書］。しかし、次世代の〈生殖能力〉は、パートナーとともに子をもうけ、育てるために周囲の人びとと協力で

1——「母性」は社会的に作られた人工のものであるにもかかわらず、本能のような自然のものとして社会的にみなされる先入観を指します［Badinter, 1980＝一九九一］。

2——不妊当事者の自助団体「フィンレージの会」が一九九四年三月時点で、全国で活動している自助グループの活動を報告していますが、このなかで、男性不妊の当事者が結成したグループの手記が掲載されています。その手記のなかでは、男性不妊に対する世間の理解が低いことに加え、当事者同士の交流が難しいために、自助グループの活動を継続すること自体が困難であることが述べられています［フィンレージの会、一九九四］。

きる、高度に社会的な技術《アーツ》[➡382頁]の一つへとバージョンアップしているはずです。そして、近年の不妊治療を受ける男性当事者の動きを見るにつけ、そのような新しい〈生殖能力〉が男性たちのあいだに少しずつ育ってきているように思えてなりません。

男性不妊の今後

近年では不妊治療にかかる男性が、女性パートナーと同じ対応を受けることを望む傾向にあるという報告がありますし[Mikkelsen *et al.*, 2013]、男性不妊に関する意識も高まってきています。たとえば、女性に比べて遅れがちな男性不妊の治療を、精液の状態、勃起《ぼっき》不全や射精《しゃせい》障害、男性精腺《せいせん》機能低下症といった医学的対応にとどまらせることなく、カウンセリングを併用《へいよう》した心理面へのサポートや[天野、二〇一三／田井ほか、二〇一三]、男性不妊に適した漢方療法《かんぽうりょうほう》なども通して幅広く扱おうという流れがあります[天野、二〇一〇]。

また、二〇一六年より、男性当事者が自分の精子の状態を自分で確認できるキットも一般へ発売されました。スマートフォンからアプリをダウンロードし、スマートフォンのカメラを使って精子の濃度《のうど》、運動率がチェックできるというものです。[▼3] 男性が行なう妊活《にんかつ》の手始めとして、活用され始めているようです。

男性当事者の意識が変化することで不妊治療のあり方も変わり、生殖にかかわる社会一般の通念《つうねん》にも影響を与えていくでしょう。現代は、男性が生殖から暗《あん》に排除されていた時代の終わりに位置しているのかもしれません。

3——二〇一八年五月時点の日本では、リクルート社の「seem」やTENGA社の「TENGA MENS LOUPE」などがあります。

終章 これからの不妊治療と社会

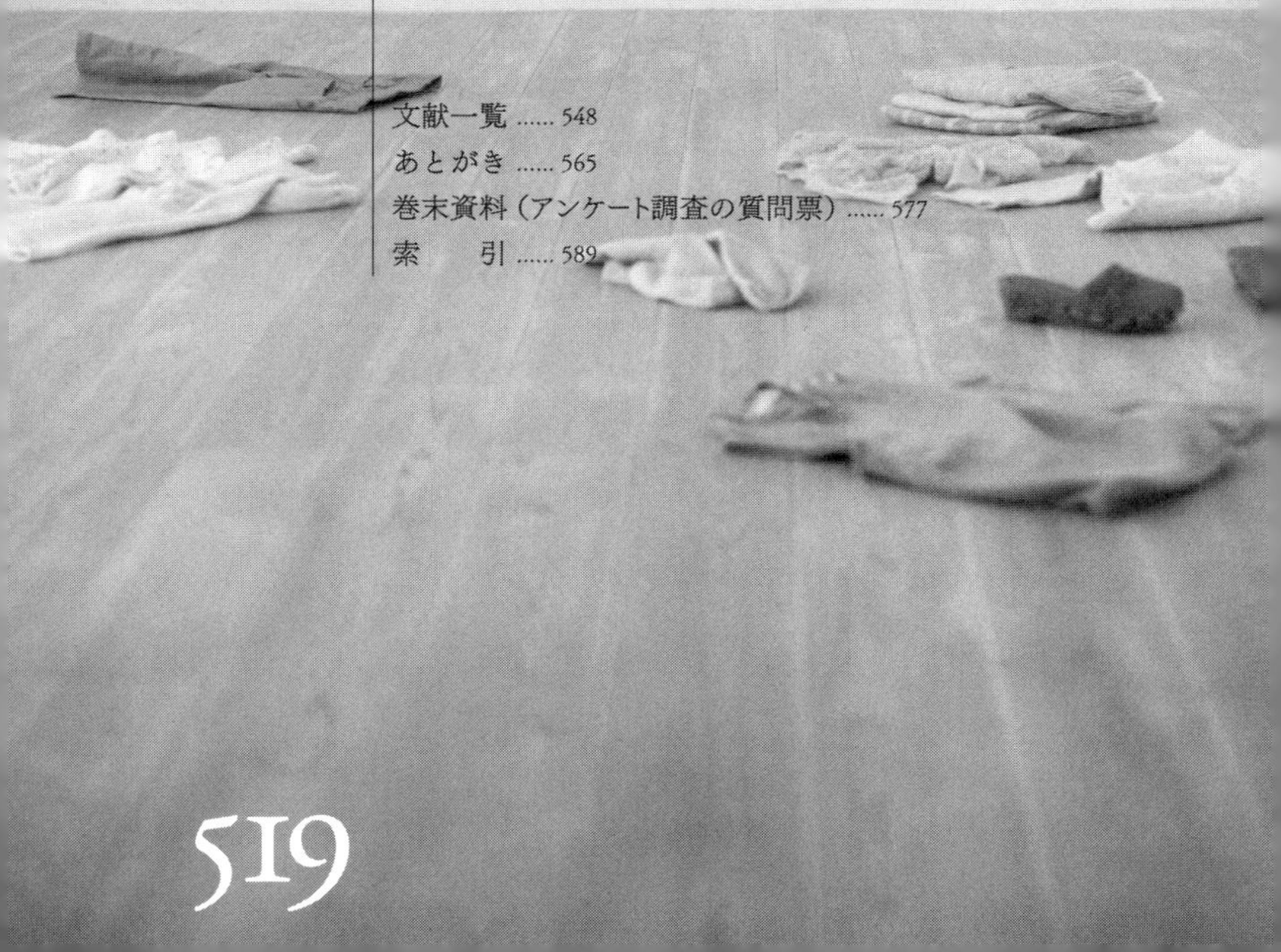

これまで不妊治療を受容しつつ、この利用に躊躇《ちゅうちょ》する当事者の話を検討してきました。二〇〇〇年代初期と二〇一〇年代初期では躊躇の内容が異なっていましたが、この躊躇の変化は社会の変化でもあり、当事者の変化でもあったのです。なかでも治療に関する情報の蓄積《ちくせき》は、当事者独自の知恵と技術《アーツ》を生み出し、それが治療にともなう躊躇へ巧《うま》く対応するよう働き始めていることがわかりました。

躊躇への対処を身につけ始めた当事者ですが、今後、彼らは不妊治療に対してどのように振る舞うのでしょうか。以下では、二〇〇〇年代初期と二〇一〇年代初期の協力者（調査への協力者［➡40頁］）における、それぞれの時代に主流ではなかった不妊治療に関する意見に触れながら、今後の不妊治療に対する躊躇について考えてみたいと思います。

1

繰り返される躊躇と変わりゆく躊躇

二〇〇〇年代初期と二〇一〇年代初期それぞれで主流ではなかった不妊治療には、第2章〔↓108・133頁〕でも触れた、基礎研究から臨床《りんしょう》応用の可能性を探られていた最中の最先端医療技術があります。このような医療技術の代表として、卵細胞質移植《らんさいぼうしついしょく》・核置換《かくちかん》や胚盤胞移植《はいばんほういしょく》、卵巣組《らんそうそ》織《しき》の凍結保存《とうけつほぞん》などがありましたが、実用に漕《こ》ぎつけたのは胚盤胞移植《はいばんほういしょく》〔↓110頁〕と卵巣組織の凍結〔↓110頁〕、および卵巣刺激法《らんそうしげきほう》の改良〔↓112頁〕でした。

一方、二〇一〇年代初期に不妊治療の最先端として希望がもたれ始めた医療技術の筆頭《ひっとう》として、生殖幹細胞《せいしょくかんさいぼう》からの配偶子《はいぐうし》の作製〔↓136頁〕があげられます。もちろん二〇一八年五月時点、日本で実用には至っていませんが、配偶子を体外で作製するルーチン技術が完成すれば、不妊治療に希望をもたらすとともに、新たな社会的議論が生じることが大いに予想されます。さら

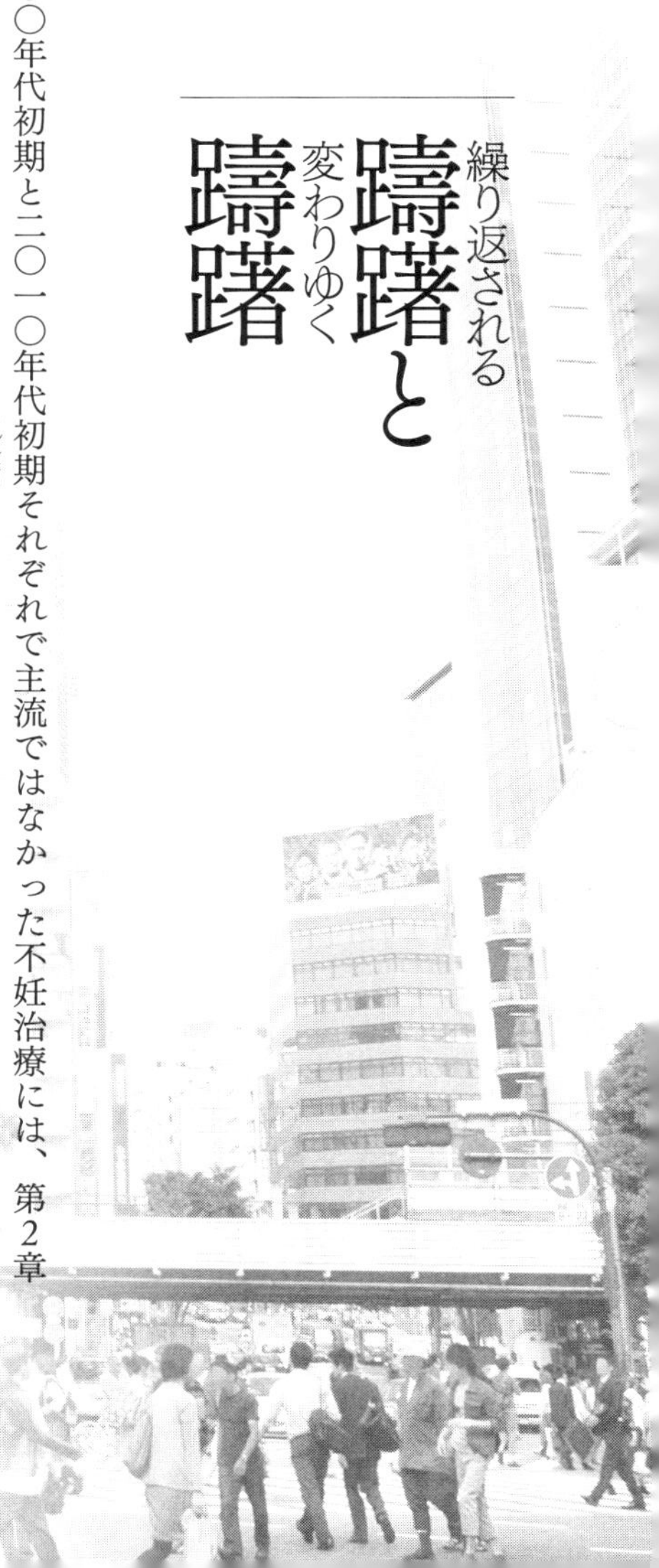

に、女性当事者の高齢化による卵子の「老化」対策として、二〇〇〇年代初期から注目されていた卵細胞質移植《らんさいぼうしついしょく》［⬇133頁］や核置換《かくちかん》［⬇133頁］も、二〇一〇年代初期には応用へ向かって研究が進められています。ただし二〇一八年五月時点でも、提供された卵子の細胞質に含まれる遺伝物質を完全に除去できないため、日本国内での実用にはまだまだ時間がかかりそうです。このほかにも、二〇一〇年代初期には精子形成障害を遺伝子治療で克服しようという試みや、子宮《しきゅう》移植に関する研究なども行なわれています。

二〇〇〇年代初期および二〇一〇年代初期に主流ではなかった不妊治療には、以上のような最先端の医療技術があげられますが、これ以外に忘れてならないのが配偶子《はいぐうし》提供による不妊治療や代理出産といった第三者がかかわる不妊治療の存在です。二〇〇〇年代初期から二〇一〇年代初期を通じて、第三者がかかわる不妊治療は、一般人はおろか、当事者にも受容が低かったことは第1章［⬇62頁］で触れた通りです。先にあげた最先端の医療技術に比べれば、ある程度の歴史と実績があるため、このような不妊治療に未知の弊害《リスク》が起こる確率は、比較的低いと考えられます。しかし、これらの第三者がかかわる不妊治療には、当事者へ克服しがたい大きな躊躇を惹起《じゃっき》させる〈何か〉があるようです。

このような主流ではない不妊治療に対して、協力者はどのような躊躇をもっていたのでしょうか。二〇一〇年代初期以降の不妊治療への躊躇を見通すため、これらに対する協力者の躊躇を検討してみたいと思います。

忌避《きひ》と畏《おそ》れ

主流でない不妊治療に対する協力者の反応の典型が、以下の二人の話に表れています。吉田さんに、未熟な生殖細胞の培養《ばいよう》やクローン技術について尋《たず》ねたところ、即答《そくとう》でクローン技術は拒否されました。その理由として、クローンが「自然ではない」ことがあげられています。注目すべきは、吉田さんの拒否が即答であったことと、その拒否の理由が、「極力自然にしたい」ということに加えて、それ以上は言葉にしにくいという点です。最先端の技術が忌避《きひ》される背景には、いまだ適切な言葉を与えられていない感情の渦《うず》があるようです。

＊――最新技術は使いたいですか。未熟な細胞を培養《ばいよう》したり、クローンとか。

吉田――クローン嫌《いや》や。なんとなく。やっぱり極力自然に近い感じ〔で治療をしたいと〕と思うから。

同様に、石川さんもクローンや遺伝子の改変《かいへん》について強い躊躇を感じています。クローンや遺伝子の改変は治療の範囲を超えたものとして、二〇〇〇年代初期から二〇一〇年代初期の当事者に受け取められつづけてきたといえます。興味深いのは、石川さんがクローンや遺伝子改変といった最新技術によって生み出された命を「つくって」いると表現していることです。人為性《じんいせい》が際だつ異端《いたん》の行為として、クローンや遺伝子改変が捉《とら》えられていることがわかります。

＊――不妊治療の進歩がOKということなら、クローンとか遺伝子組《く》み換《か》えみたいなことも可能になった場合、それもかまわないという感じですか。

石川――そこまで行《い》くと、もう、「つくって」ますよね。

＊――人を？

石川――そう。それは治療の延長じゃないような気がする。

現代の女性が子どもを「授《さず》かる」と表現せず、「つくる」とすることが柏木恵子《かしわぎけいこ》によって報告されています〔柏木、二〇〇三〕。これは、先進諸国において子どもを一人前《いちにんまえ》に育てるには多額の教育費を投資《とうし》する必要があるため、少なく生んでよく育てる家族形成戦略が、受容《じゅよう》された結果だとされています〔同書、二七七頁〕。つまり、社会経済的理由と医学の進歩による確実な受胎《じゅたい》調節が子どもを「つくる」という意識を生み出し、不妊治療がそれをさらに強固にした可能性があるのです。ただし、この石川さんの「つくる」には、柏木の指摘するような「つくる」とは少し異なったニュアンスを感じざるをえません。「治療の延長ではない気がする」というような、家族形成の一環《いっかん》を越えた、もっと根源的な禁忌《きんき》として「つくる」という言葉が使われているように思えるのです。

　二〇〇〇年代初期および二〇一〇年代初期ともに、主流ではない不妊治療の利用には、協力者の恐れと忌避感《きひかん》がありました。興味深いことに、協力者のこのような反応は、体外受精登場当初から、社会で反復されてきた不安を彷彿《ほうふつ》とさせます。それと同時に、第3章でみた二〇〇〇年代初期の協力者・加藤さんが、「科学の子」に対して示した複雑な葛藤《かっとう》をも思い出させます〔➡159頁〕。新奇《しんき》な不妊治療によって人を「つくる」ことは、何が起こるかわからないという「不確実性」や「未知《みち》性」を超えて、当事者に「畏《おそ》れ」をも呼び起こしているようにみえます。それは人が決して立ち入ってはならない領域に対する鬼胎《おそれ》として、適切な言葉を与えられないままに、当事者を強く感情的に捉《とら》えるのです。石川さんの「つくる」にはそのような禁忌から生じた「畏れ」があらわれていると考えられます。二〇〇〇年代初期から二〇一〇年代初期にかけて、時を経《へ》ても変わらぬ当事者の「畏れ」は、日本独特の物事の生成《せいせい》にかかわり、私たちを感覚的に縛《しば》っていると言ってもよいでしょう。

　忌避感《きひかん》と畏《おそ》れは言葉にできないがゆえに、感覚的な強い抑止力を発揮《はっき》します。だからこそ、弊害《リスク》が見極めきれない最先端の不妊治療に対して、当事者のみならず、すべての人びとを立ち止まらせ、吟味《ぎんみ》の時間をもうけさせるのです。そしてそれはあまりに当然すぎて疑問の目を差し向けられることもなく、不妊治療の普及《ふきゅう》の行方を定める舵《かじ》の役目を密かに担《にな》ってきたのではないでしょうか。

子どもの幸せが一番

主流でない不妊治療に対する協力者の感情として、もう一つ共通するものがありました。それは、不妊治療によって生まれる子どもの幸せに関するものです。たとえば二〇〇〇年代初期の協力者・斉藤さんと、二〇一〇年代初期の協力者・松田さんは以下のように話しています。

斉藤――向井亜紀さん〔⬇55・102頁〕の子どもも中途半端《ちゅうとはんぱ》で可哀想《かわいそう》。実子《じっし》はダメならダメで早く。アメリカ人の戸籍《こせき》をとって、養子《ようし》にするって言ってましたよね、決めてあげないとね。子どもが戸籍がなくなっちゃって。

松田――それ〔=最先端技術〕で授《さず》かった子ども、生まれてきた子どもを大事にしているのであれば、それはぜんぜん良《い》いと思います。大事なのは生まれてきた子が幸せに生きられるかどうかなので、生まれ方《かた》とかは。

いずれも、生まれてきた子どもが幸せであれば問題ないという考えが示されています。これを裏返せば、子どもの健康に問題が生じたり、子どもへ社会的な不利益を被《こうむ》らせる不妊治療の利用には、協力者は躊躇《ちゅうちょ》していたことになります。主流でない不妊治療は、その当時の当事者が子どもに害を及ぼす影響が高いと判断していたために、主流にならなかったのであり、この考え方は二〇〇〇年代初期から二〇一〇年代初期を通じて変わることがなかったのです。

ただし、子どもの幸せに関する協力者の感情は、単純なようで実はたいへん奥深《おくぶか》く、複雑なものです。協力者はしばしば、子どもを欲しいと願う自分を含めた当事者の気持ちを、正面から問い直します。その結果、以下の中村さんのように話すのです。ここには、子どもを欲するという、得てして周囲から当然視される当事者の気持ちの裏側にある「身勝手《みがって》な欲望」を感じ取り、それでもなお当事者に子をもうけたいと思わせる社会への疑いの眼差《まなざ》しがあります。

中村――子どもが欲しいっていうのも、なんらかの今の現代社会のなかでつくられた自分の欲望でしょ。それはまあ人それぞれで、跡取《あとと》りがって言われる人も。だから［子どもが欲しい］って思う人も、それは個人個人のことやけど、その個人を責《せ》めるんじゃなくって、その背景はなんなんやろうなって思うんやけど。

代理出産に対するこの中村さんの意見は、これを行なう当事者を直接に非難するものではありません。中村さんは、代理出産によって引き起こされる代理母《だいりぼ》と子どものリスクや、未整備な法的環境のために生まれてくる子どもが被《こうむ》る不利益を越えて、それでもなおこの治療を受けようとする当事者の厳《きび》しい背景へ思い（感応《かんのう》）を寄せているのです。文化社会的圧力のもとで「身勝手な欲望」を生み出すしかなかった当事者を責《せ》めることは容易ではありません。しかし、彼ら・彼女らの欲望は、生まれてくる子どもの幸せを左右する力を持っていることも事実です。中村さんが最後に言葉を濁《にご》すのは、当事者と生まれてくる子どもの両方のことを考えての葛藤《かっとう》にほかなりません。

不妊治療が受容され、当事者に躊躇《ちゅうちょ》なく利用されるためには、生まれてくる子どもが幸せになることが重要視されています。それは身体的な弊害《リスク》に限らず、生まれてきた後で社会生活が困難になるようなことがあってはならないという強い感情にもとづいています。言い換えれば、たとえ最先端でも、子どもが社会で幸せに暮らせるならば、その不妊治療は受け容れられるのに対して、技術的には簡単であっても、社会制度のなかにうまく組み込まれないような不妊治療ならば、主流にはなれないと協力者は感じているのです。そして、社会が十分な受け容れ態《たい》勢《せい》を整えていない現在では、主流でない不妊治療を受けることは、多くの当事者にとって躊躇《ためら》われるほかないのです。

他人を危険に晒《さら》してはいけない

主流でない不妊治療のうち、最先端のものに対して協力者が畏《おそ》れを感じたり、子どもが幸せになれないと思えたりすることは、二〇〇〇年代初期と二〇一〇年代初期ともに同じでした。これに対して、第三者のかかわりが大きい不妊治療に対する協力者の反応は、二〇〇〇年代初期と二〇一〇年代初期で微妙《びみょう》に異なっていました。たとえば二〇〇〇年代初期の協力者の山口さんは、第三者がかかわる不妊治療を自分が利用しない理由について、次のように話しました。

山口――例えば私、さすがに非配偶者《ひはいぐうしゃ》の人工授精ってぜんぜん興味ないんですけど、やっぱりそれは私にとってナチュラルじゃないんで。それがぜんぜん抵抗感ない方もいらっしゃるじゃないですか。ほんと、人によりますよね。あとは向井亜紀さんみたいに代理母《だいりぼ》まで。ちょっと私思わないんですけど、やっぱり相手の方《かた》の負担だとか、それだけリスクを冒《おか》してもらってまで、すっごい贅沢《ぜいたく》っていうか、そんなやって良《い》いのかって思うんですよ。もしかしたら命を奪《うば》っちゃうことになるかもしれないようなことを、自分が子どもを欲しいっていうだけで、人にそこまでの負荷《ふか》を与えようと、どうして思ったのって思いますね。だって、お腹借《なかか》りるって場所借《か》りるだけじゃなくって、相手の生命にも危険を及ぼすような判断をしてるわけじゃないですか。向井亜紀さんって、すごい聡明《そうめい》な方《かた》に思うんで、なんであの人が、そういうことをしたかなぁって思いますよね。

＊——そういう人たちをどう思いますか。

山口——それに対して、怒りを感じるとか、そういうのはないです。

＊——なぜやったか、訊《き》いてみたいような気がします？

山口——いや、すごく傷ついていらっしゃると思うんですね、あんな世間に公表して。すごく我《わが》儘《まま》みたいに言われて。だから訊いてみたくはないけど、そっとしておいてあげたいけど、そういう疑問は心のなかにありますね。

山口さんは、代理出産する女性の生命へ危害が及ぶことに、大きな懸念《けねん》をもっています。総《そう》じて二〇〇〇年代初期の協力者たちは、山口さんのように、代理出産を請《う》け負《お》う第三者の女性への弊害《リスク》を看過《かんか》できないと考えていました。

しかしながら、それを依頼する当事者への態度は一転して冷静です。代理出産を行なったことを公表することは、社会から大きな批判を受けることに繋《つな》がります。聡明《そうめい》な女性タレントが、そのような危険を冒《おか》してまで代理出産を行なった背景には、本人でなければわからない理由があったに違いないと解釈されるのです。

ただその理由は、同じ不妊治療を受ける山口さんでさえ理解不能でした。となれば、治療を受けたこともない一般の人びとに、代理出産を選んだ者の気持ちなどわかるはずがないのです。代理出産に対する山口さんの態度は、同じ不妊治療仲間であるからこそ理解できる子どもを欲する複雑な気持ちと、第三者の生命の危機という道徳のあいだで葛藤《かっとう》した結果、生まれました。社会的制裁を向けられた「同志」の行動がよくよく考えたすえに起こされたものだと了解（感応）しつつも、それでもなお、その苦行《くぎょう》に立ち向かう「同志」に対して、二〇〇〇年代初期の当事者は、苦渋《くじゅう》の批判を口にしたのです。

一方、二〇一〇年代初期の協力者は少し異なる態度を示しました。以下の岡田さんのように、一〇年前の協力者とよく似た言葉を口にして、一般的ではない不妊治療を選ぶことへ批判的な目を向けます。しかし、概《がい》してその語気《ごき》は二〇〇〇年代初期の協力者よりは柔《やわ》らかく、批判めいた発言にまでは至《いた》らないのです。

岡本――代理母《だいりぼ》だのなんだのいうと、いかなる方法にしろ、自分たちの子どもを「つくる」ってことに関しては、それぞれの考えは色々あるだろうから、良いとか悪いとか一《いち》概《がい》にやっぱり言えない部分がありますけど、その子が大きくなった時とか、自分でいろんなことがわかるようになった時に、フォローできる環境がきちんとあるのか、もうそこが一番たぶん貫《つらぬ》いていかないといけないとこなので、そこはそれなりに不安に思いますけど、その行為自体は正直たぶん、お金の余裕《よゆう》がある人だけができることなので、そういうの〔＝子どもをフォローできる環境を整えるなどの条件〕をクリアできるんだったら、それは仕方ないというか、そこまでして欲しくてらっしゃるんだろうなって思いますけどね。

二〇一〇年代初期の協力者は、主流でない第三者がかかわる不妊治療を選ぶ当事者に対して、「そこまでして欲しいなら仕方ない」という判断に留《とど》める傾向がありました。その背景には岡本さんの話にあるような「個々の状況に合わせるしかない」、「いろんな意見があるので一概《いちがい》には決められない」という理解があるのです。これもまた、協力者が治療経験のなかで培《つちか》った「素人《しろうと》の専門知識」の一つであり、体外受精が登場してからの三〇年の歳月が育《はぐく》んだ「知識の貯《ちょ》蔵《ぞう》」あってのことだと考えられるでしょう。

ただし、二〇一〇年代初期の協力者の理解は、二〇〇〇年代初期の協力者である山口さんの話と繋《つな》がる部分があるのも確かです。一〇年経《た》ったことで当事者は、主流でない不妊治療をあえて選択する他の当事者の行動を、「無謀《むぼう》で思慮《しりょ》がない」と切り捨てるのではなく、「自分には思い至《いた》らない何らかのやむを得ない事情があるのかもしれない」と同情を込めて受け容れる（感応する）ことができるようになったのかもしれません。そして、そのような特殊な事情にある当事者は、状況を打開《だかい》するよう全力を傾けているはずであり、その一方で、自分は自分でなすべきことを着々《ちゃくちゃく》と行なうだけだ、という理解がありそうです。不妊治療を受ける当事者それぞれが状況に合わせ、正しいと思う行動をとることがお互いのためだと、暗黙《あんもく》のうちに了解《りょうかい》されるようになったのです。その意味では、第三者のかかわりが大きい非主流の不妊治療を選ぶ当事者に対して寛容《かんよう》になった二〇一〇年代初期のほうが、語気《ごき》は柔《やわ》らかいものの、その治療を選んだ当事者がその責任のすべて引き受けるべきという、自己責任の考えが強くなっていることになります[⬇349頁]。

ゆえに、不妊治療に対する規制の問題は、当事者のあいだで他人事《たにんごと》のような扱いを受けることになります。例えば、近藤さんは子宮《しきゅう》移植や代理出産に関し、以下のように述べています。

＊——子宮の移植はどうですか。

近藤——そこまではしないと思います。自分のものを使ってしかしないですね。

＊——自分はそうだとしても、世の中で認めてもいいかどうかという話ではどうですか。

近藤——してあげてもいいと思いますけどね、日本で。リスクがあるのかというのはあるけど、別にリスクを背負うことができるんだったらいいんじゃないですか。

＊——じゃあ、ここまでは立ち入ってはいけないとかいう、不妊治療でラインとかは特になさそうですか。

近藤——ないですね。したい人だけがするのかと思うから。

＊――いくら止《と》めてもやる人はやるだろうと。

近藤――結局、今だって代理出産はダメですよと言っても、どうしてもしたい人は海外へ行くわけでしょう。周《まわ》りが何か言おうが、したい人はするんじゃないのかな。

近藤さんがこれらの不妊治療を認める理由として、禁止しても海外へ当事者が流れていくという動かしがたい事実があります。結局どこか他の国で、日本では非主流の不妊治療が実施《じっし》されるのなら、自己責任でそれを受けることができる制度を整《ととの》えたほうが良いのです。

二〇〇〇年代初期に比べて二〇一〇年代初期の協力者のほうが、治療によって他人に迷惑を掛《か》けないことの重要性や優先性を明言《めいげん》しなくなりました。しかしながら、それは個々の当事者が置かれる状況が異なることへの配慮であるとともに、不妊治療の自己責任を当然視する姿勢からも生じていました。驚くべきは、前者の配慮が「素人《しろうと》の専門知識」から導きだされた一つの技術《アート》であるのに対して、後者の自己責任を重んじる姿勢は、「素人の専門知識」を源泉《げんせん》としながらも、近年の自由主義レジーム［➡470頁］への社会的傾斜《けいしゃ》と繋《つな》がる価値観から生まれたと考えられることです。近藤さんの話は、当事者の「素人の専門知識」が、その時代に特徴的な価値観とも絡《から》み合いながら、少しずつ編《あ》み直されることを示唆《しさ》する興味深いものです。そして、二〇〇〇年代初期から二〇一〇年代初期にかけて編み直された「素人の専門知識（技術《アーツ》）」をもってしても、主流でない不妊治療は例外として当事者に認められ、残りつづけてきたのです。

選択に求められる勇気

しかし、たとえ例外として認められているとはいえ、主流ではない不妊治療を実際に行なうとなると、大きな波紋《はもん》を呼ぶことは必至《ひっし》です。なぜならそれは例外ゆえに、周囲から奇異《きい》の目を向けられたり、社会的な制裁《せいさい》を受けたりする恐れがあるからです。

しかし、なかには、そのような治療を選び、実行に移す特別な当事者が現《あらわ》れます。そのような当事者へ協力者は注目し、時に賞賛《しょうさん》の目を向けるのです。たとえば木村さんは代理出産を実施したタレント向井亜紀に対して、以下のように話しました。

木村――向井亜紀さんには、すごいいろんな意見がありますね。「冒瀆《ぼうとく》や」っていう意見もあるし、あと「お金があるからできるんや」っていうのも。〔…〕でも、あれを見てほんとうに、〔向井亜紀が〕堂々として偉いなって。誰が何を言おうと、私は子どもをこの手に抱《だ》きたいんだから、こういうことをしますっていうのを記者会見ですごい凛《りん》として言ってたじゃないですか。それがすごい格好《カッコ》いいと思って。誰が何を言おうと自分の子どもなんやっていう。周《まわ》りがやんややん言うたかって、自分の子どもを産んでくれないじゃないですか。でも、それを私はこういうことをしますって、でも、それに対する批判も全部受け止めますっていうのがすごいなぁって思いました。

向井亜紀の話題は、二〇〇〇年代初期の協力者にしばしば取り上げられました。◀1 向井の社会的な知名度はもとより、代理出産という日本で初めての試みが、当時の日本で注目を引き起こしたのは当然かもしれません。それゆえ、後に子どもの認知《にんち》について司法での判断を仰《あお》ぐことにもなり［➡55頁］、向井の行動は、日本における不妊治療の歴史のなかで、重要な位置を占めるようになったと言って間違いないでしょう。

そんな向井に対して、社会は批判的な態度をとりました。しかし木村さんは、社会からの批判を受けてでも自分の希望を叶《かな》えた向井に対して、「すごい格好いい」と評価しています。ただしこれは、向井が起こした日本発の快挙《かいきょ》を単純に賞賛《しょうさん》しているのではないことに注意すべきです。向井の行動が、「素人《しろうと》の専門知識」によって十分検討された後に選び採られた苦渋《くじゅう》の決断だということを木村さんは推察《すいさつ》し、そしてその決断が、周囲から理解されず批判の対象となることがわかっているのになお向井がその行動をとったからこそ、木村さんは賞賛を静かに送ったのです。

主流の不妊治療を受けている当事者が、主流でない不妊治療を選択する特別な当事者を「同《どう》志《し》」として受け容れるには、その治療が実行されるにあたって生じる様々な社会的影響について、その特別な当事者が十分検討したことを、主流の不妊治療を受けるその他大勢《おおぜい》の当事者が了解する必要があります。その了解を得るための手続きは、特別な当事者がマスコミを通じた批判を正々堂々《せいせいどうどう》と受けて立つという極端なかたちでなされることもありますが、地道《じみち》な治療の末、主流でない治療を受けるという苦渋の選択へ至った紆余曲折《うよきょくせつ》が、その当事者自身の言葉でつづられることによってなされる場合もあります。しかもいまや、ブログや電子掲示板《けいじばん》に書き込まれた濃密《のうみつ》な心情の吐露《とろ》が、それを可能としました。要《よう》は、同じ当事者として感応《かんのう》できる何かが、その特別な当事者の行動の裏にあることを理解されねばならないのです。これは翻《ひるがえ》るなら、体外受精を世界で初めて成功させたブラウン夫妻の行動とも重なります［➡24・445頁］。主流でない不妊治療を選んで実行する特別な当事者は、他の主流な不妊治療を行なっている大勢の当事者とは一線《いっせん》を画《かく》しているものの、実は一般的な当事者の多くから信頼とある種の尊敬も受けていると言えるでしょう。そしてその信頼と尊敬は、同じ不妊治療を受ける「同志《どうし》」として密《ひそ》かに寄せられているのです。

不妊治療が三〇年の歴史のなかで普及《ふきゅう》してきた背景には、一握《ひとにぎ》りの特別な当事者の無謀《むぼう》とも言える挑戦と、その挑戦を批判的に吟味《ぎんみ》するその他大勢の当事者が存在します。そして、その

1—— 二〇一〇年代初期の協力者からは、東尾理子や大島美幸などの芸能人の名前があがっています。

他大勢の当事者も、日々の治療のなかで直面する自らの躊躇《ちゅうちょ》と対決し、不妊治療を受け容れるべきか否《いな》かを問いつづけてきたのです。この、その他大勢の当事者たちの地道な吟味こそが、「素人《しろうと》の専門知識（技術《アーツ》）」を育《はぐく》み、不妊治療を今日のようなかたちに普及《ふきゅう》させてきた動力《どうりょく》になりました。このことを次の最後の節でもう少しみていきましょう。

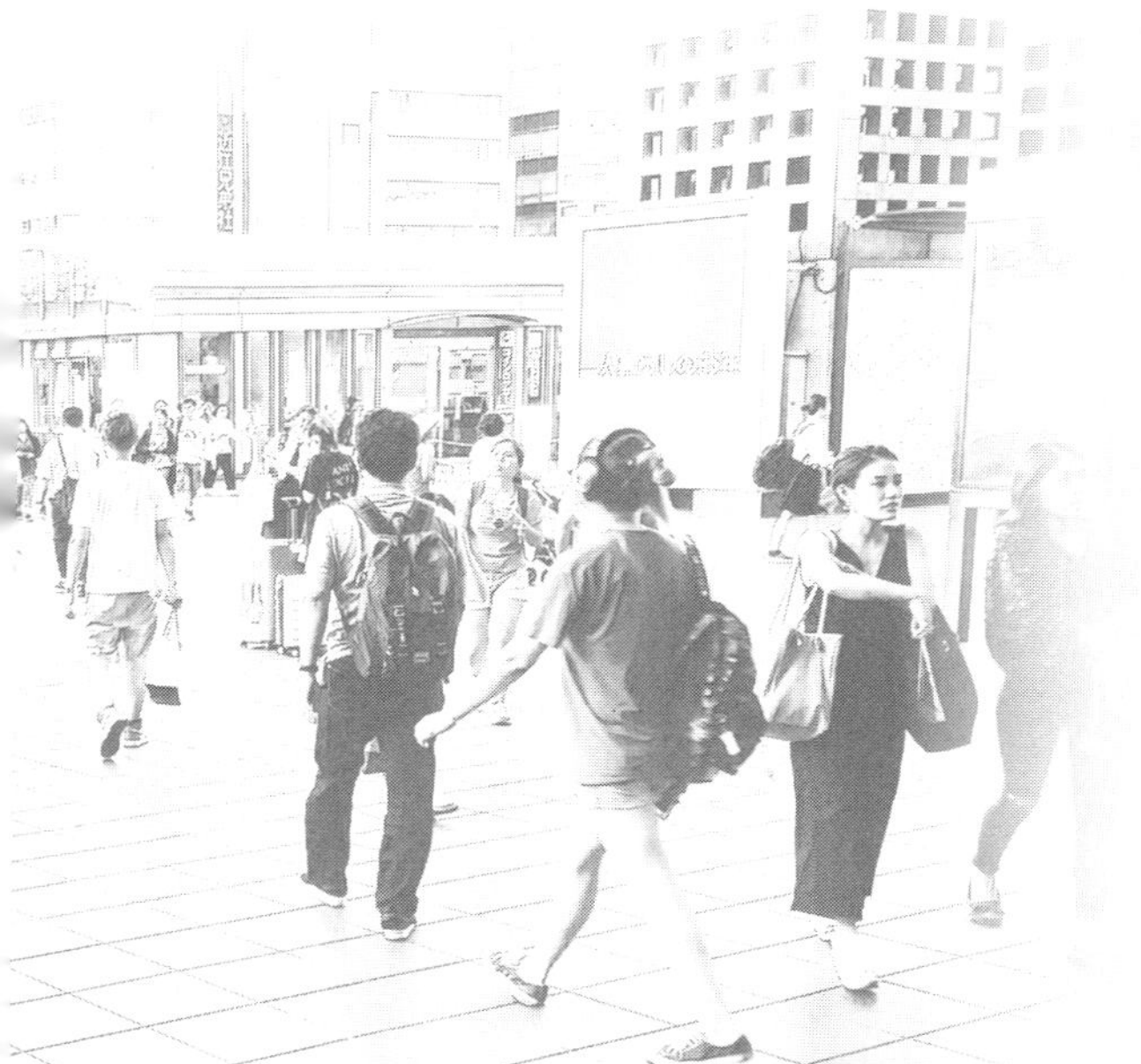

2 躊躇《ちゅうちょ》の行方《ゆくえ》

当事者たちの絶え間ない吟味《ぎんみ》

二〇〇〇年代初期から二〇一〇年代初期を通じて、主流ではない不妊治療を受ける当事者に対する協力者の視線は一見、他人行儀《たにんぎょうぎ》です。にもかかわらず、主流でない不妊治療を受ける当事者のなかには、協力者から暗黙《あんもく》の承認《しょうにん》が送られ、時に称賛《しょうさん》の目を向けられている者がいたことを前節で指摘しました。しかしながら、主流の不妊治療を受ける多くの当事者から認められるには、非主流の治療を選択せざるをえない、特別な当事者の複雑でやむを得ない状況と、そ

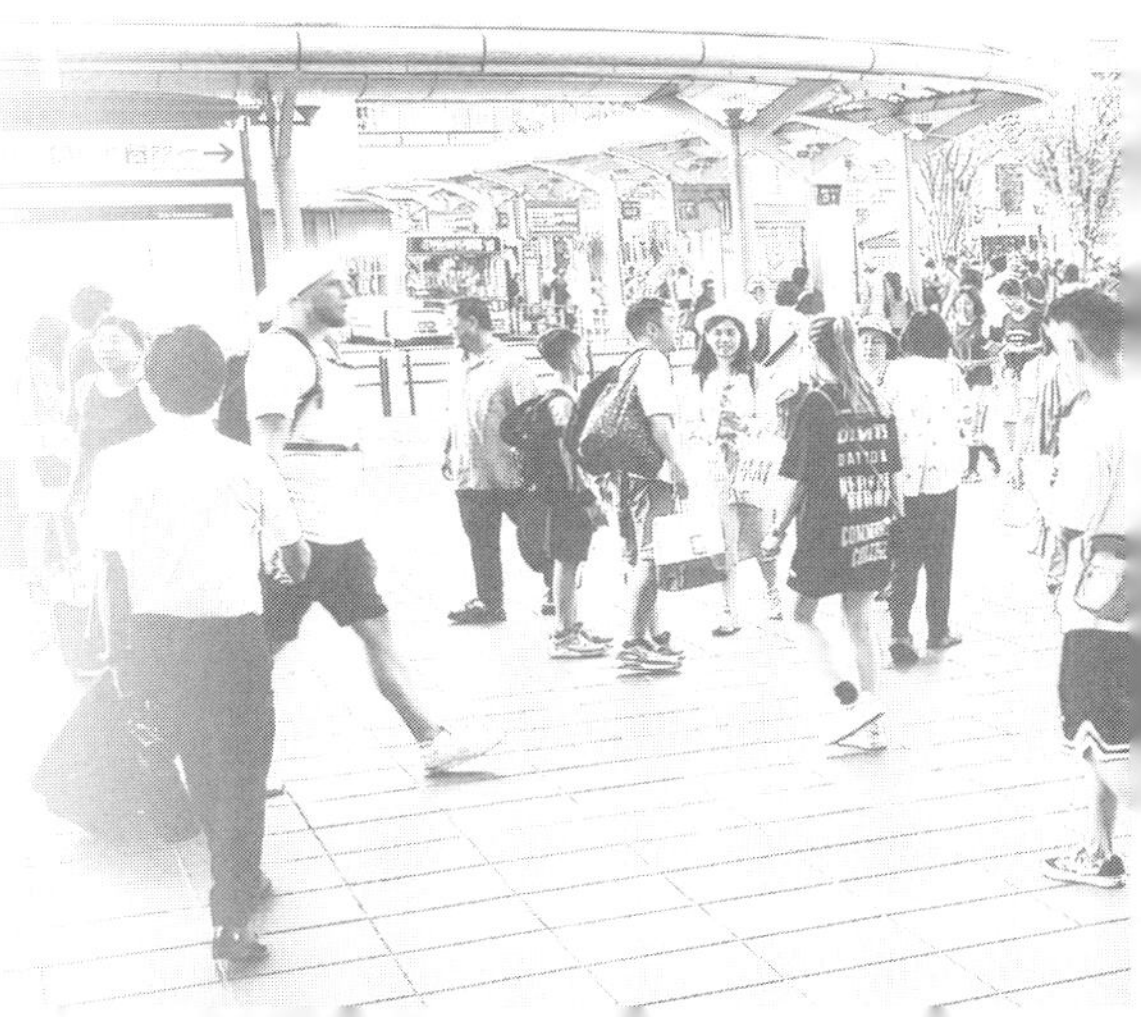

の決断に至るまでの熟慮《じゅくりょ》をともなっていることが、その他大勢の当事者へ伝わる必要があるのです。つまり、体外受精が登場して以来、様々な革新的技術や新しい薬剤などが不妊治療として普及《ふきゅう》できたのは、非主流の不妊治療を選んで社会的議論を巻き起こした、少数の特別な当事者の偉業《いぎょう》があったからではありません。主流の不妊治療を黙々《もくもく》と受けているその他大勢の当事者たちの地道な吟味《ぎんみ》によって、それら新奇《しんき》な不妊治療が少しずつ受け容れられていったからこそなのです。当事者による不妊治療のこのような普及は、三〇年のあいだに少しずつ当事者のあいだに蓄積《ちくせき》した「素人《しろうと》の専門知識」がそのとき時《どき》に参照されながら、世代を超えて更新《こうしん》されつづけてきた結果だと言えるでしょう。

　そして当然のことながら、時代が変われば躊躇《ちゅうちょ》も変わります。現在のところ非主流として行なわれている不妊治療が主流になることもあるかもしれませんし、その反対もあるかもしれません。以下の和田さん夫妻の会話にみえるように、時代を経《へ》た当事者たちの絶え間ない吟味が不妊治療の普及の方向を決めていくのです。

和田〔夫〕——iPSはいいと思うんですけどね、自分の細胞《さいぼう》なんで。

和田〔妻〕——いいのかな？

＊——奥さんはどうですか？　自分の頬《ほお》の細胞から新しい卵子を作る。採卵《さいらん》〔⬇37頁〕しなくていいですもんね。

和田〔妻〕——怖いですね。

和田〔夫〕——そのへんが、たぶん、体外受精とかだって始まったとき、みんな怖かった。こんだけ広まると怖くないですよね。iPS細胞で〔卵子を〕つくるのがメジャーになったら、たぶんもうみんな怖くないと思うんですよね。

ただし、この吟味の出発点として、不妊治療に対する躊躇は大きな方向舵《ほうこうだ》となりつづけていくことは間違いありません。このことが忘れられたり軽視されたりしてはならないのです。

さらに一〇年後の不妊治療へ

不妊治療の当事者は、不妊治療に関する躊躇《ちゅうちょ》に長らく振り回されてきました。しかしその一方で、不妊治療は、当事者の躊躇から生まれた吟味《ぎんみ》を受けながら、次第に日本で普及《ふきゅう》していったのです。そして、不妊治療を吟味してきた日本の当事者の多くは、子どもをもうけようと思い立つまでの人生を、この日本で過ごしてきた人たちです。二〇〇〇年代初期に不妊治療を受けていた当事者は、一九六〇年代半ばから一九七〇年代半ばからのおよそ三〇年間〔➡210頁〕を、二〇一〇年代初期に不妊治療を受けていた当事者は、一九七〇年代半ばから一九八〇年代半ばまでの同じく三〇年ほどの間〔⬇348頁〕を、ほとんど日本で過ごしてきた世代です。それぞれの世代に特有の不妊治療の進歩があり、社会の変化がありましたが、それぞれの世代が過ごした日本の状況が、当事者一人ひとりの不妊治療に対する躊躇《ちゅうちょ》をかたちづくってきたのです。

不妊治療を自分の人生に取り入れるかどうかという当事者の個人的な葛藤《かっとう》は、多くの場合、不妊治療への躊躇《ためら》いから始まります。しかし時に不妊治療を日本社会に受け容れるべきかという大きな問題と繋《つな》がりながら、当事者の問いは少しずつ解答へと向かっていきます。しかし、当事者一人ひとりが目指す解答には、究極のかたちがないのかもしれません。当事者にとって不妊治療は、答えの出せない問題に対峙《たいじ》し、自分なりの答えを出さねばならない闘《たたか》いでもあったのです。

そして、これまで不妊治療を受けたすべての当事者の選択は、当事者それぞれの人生を決めてきました。それと同時に、当事者たちの選択の総和《そうわ》は、日本における不妊治療の普及の方向も定めてきたのです。これは当然の結果でしょう。しかし、この結果に至るまでに、不妊治療に加わる新しい生殖技術は、世代を超えた当事者による厳《きび》しい吟味《ぎんみ》の数々をくぐり抜けつつ、日本社会の文化的基盤にもとけ込めるような独特の工夫が凝《こ》らされてきたことも忘れてはなりません。矛盾《むじゅん》と葛藤のただなかから「素人《しろうと》の専門知識」を編《あ》み上げるという不妊治療の当事者特有の技術《アーツ》が、不妊治療の受容に関して、静かに当事者のあいだで磨《みが》きつづけられてきたのです。

不妊治療は今後も進歩し、変化するでしょう。そして同様に日本社会も進歩し、変化していきます。今後、不妊治療を受けるであろう新しい世代は、次第に二一世紀に生を受けた若者たちに移っていきます。晩婚《ばんこん》、非婚《ひこん》が進むなか、彼らはどのような家族形成を希望するのでしょうか。そして、目まぐるしく進むデジタル社会のなかで、彼らは氾濫《はんらん》する情報の波を掻《か》き分け、不妊治療といかに接するのでしょうか。

現在も着実に進められている遺伝子研究や生殖工学のほか、再生《さいせい》医療に関する基礎研究なども、不妊治療の一環《いっかん》として、臨床《りんしょう》応用に至《いた》る日はそう遠くないかもしれません。しかし、これまでの当事者と同様、新しい生殖技術の登場に直面した次世代の当事者は、新しい世代特有の躊躇《ちゅうちょ》を羅針盤《らしんばん》として、不妊治療が進むべき方向をさらに究《きわ》めていくことは間違いありません。そして、彼らの足下《あしもと》は、これまでの先輩当事者たちが躊躇しながら積み重ねた「素人《しろうと》の専門知識（技術《アーツ》）」によって、静かに照《て》らされているのです。

コラム9

不妊治療に携《たずさ》わる医師の躊躇

不妊治療における卵巣刺激

体外受精を実施する際、卵子を確実に得るために、ホルモン剤を使った卵巣《らんそう》刺激を実施《じっし》することがあります。二〇〇七年から二〇一一年の統計では、卵巣刺激を実施しない「自然周期《しゅうき》」の不妊治療が一〇%に対して、なんらかのホルモン剤を用いて卵巣刺激を行なった不妊治療は、九〇%にのぼったことがあきらかにされています[1]［日本産科婦人科学会、二〇一二］。二〇一一年度の総《そう》治療周期数《しゅうきすう》が二六万九六五九件であったことから、年間延《の》べ二七万人の女性が、不妊治療で卵巣刺激を行なっている計算になります。[2] 卵巣刺激は、不妊治療のなかで重要な役割を担《にな》っていると言えるでしょう。

しかし一九七八年の、世界で始めての体外受精による出産では、卵巣刺激は行なわれませんでした。その理由は、当時に可能だった卵巣刺激を実施しても、妊娠に至《いた》らなかったからです。

卵巣刺激の変遷

世界初の体外受精による出産では、卵巣刺激が行なわれなかったにもかかわらず、現在では卵巣刺激を介《かい》する不妊治療のほうが主流になったのはなぜでしょうか。それはひとえに、採卵《さいらん》時期の見極めの難しさと、医療および患者双方《そうほう》の負担軽減《けいげん》です。当時は、卵巣から卵子が排卵《はいらん》するタイミングをつかむため、女性の尿中に含まれるホルモンを頻繁《ひんぱん》に検査しなければなりませんでした。そして、採卵が決定したら、たとえそれが夜間であっても、麻酔医《ますいい》を含める多くの医療スタッフが動員《どういん》されねば、体外受精を始めることができなかったのです。そして、当然のごとく採卵は、全身麻酔《ぜんしんますい》による開腹《かいふく》という大がかりなものでした。

必要に迫られて進歩してきた排卵誘発ですが、その道のりは平坦《へいたん》ではありませんでした。なかでも卵巣刺激によって、卵巣が過剰な反応を起こす副作用が報告されたことは、不妊治療を提供する医師のみならず、当事者や社会へも大きな懸念《けねん》を招きました。

しかしその一方で、様々な卵巣刺激を試みても、いっこうに体外受精に利用できる卵子が得られない症例――低反応《ていはんのう》（者）poor-responder[3]――にも、医師たちは悩まされていたのです。

1――体外受精および胚《はい》の移植、培養《ばいよう》、凍結《とうけつ》などの高度な不妊治療を実施する日本産科婦人科学会の登録医療施設における調査結果です。

2――この統計に限らず、不妊治療では女性の性周期「↓38頁」を一単位（周期）として扱います。ゆえに、二〇一一年に三回の体外受精へ挑戦した女性は、この統計では三周期分の実施として計算されていることになります。

いかなる卵巣刺激をもってしても克服できないpoor-responderだったのですが、二〇〇〇年代に入って大転換が訪《おとず》れました。それまで不妊治療の臨床《りんしょう》成績を下げていると考えられていたpoor-responderの妊娠率が、卵巣刺激に適切に反応した当事者のそれと比べて、統計的に大きな差がないという報告が出されたのです。なぜこのような現象が起こるのか、はっきりとした原因はつかめていないものの、女性ホルモンの作用機序《きじょ》からは、理論的に説明が付くとされています［中川ほか、二〇〇一］。

この事実は、医師たちのあいだで無理な卵巣刺激を控《ひか》え、不妊治療における「自然周期」の可能性を見直す契機《けいき》になりました。そしてその見直しは、ごく少数のpoor-responderへの対応に留《とど》まらず、昨今の不妊治療全体の問題解決にも向けられようとしています。高齢化する当事者全般の治療を実《みの》りあるものにするため、不妊治療を提供する医師たちのなかには、「自然周期」を肯定的に捉《とら》えて、治療に取り入れることを提案する動きも出てきたのです［竹原、二〇〇九／加藤、二〇一四など］。

躊躇する医師たち

不妊治療における排卵誘発の歴史は、子をもとめる当事者の希望を叶《かな》えるために、医師たちが試行錯誤《しこうさくご》した歴史でもありました。その歴史は、皮肉なことに、体外受精登場当時に医師たちがうち捨てた「自然周期」へ回帰《かいき》する流れを生み出しつつあります。ここで注意すべきは、医師たちの「自然周期」への回帰が、近年増加する高齢当事者［➡478頁］への無謀《むぼう》な卵巣刺激をやめ、身体的かつ精神的苦痛と、経済的な負担を和《やわ》らげるためだけに行なわれようとしているわけではないという点です。

それは、「自然周期」を再評価する医師たちが、医学論文内で繰り返し用いる「ある言葉」に現れています。

> 自然周期は本来からだに備《そな》わっている最も妊娠しやすい卵子と最も着床《ちゃくしょう》しやすい子宮・卵管《らんかん》内環境を利用する、限りなく自然に近い究極のART[4]法といえる。
> ［谷田部、二〇一一、傍点は本書著者］

柘植《つげ》あづみが一九九〇年に実施《じっし》した調査によると、不妊治療に携《たずさ》わる医師が、不妊治療に対して、「自然ではない」という負《マイナス》の価値を与えていることが指摘されています［柘植、一九九九］。となれば、「限りなく自然に近い」不妊治療を称揚《しょうよう》する二〇〇〇年代以降の医師たちは、それまでずっと自らが提供してきた不妊治療のあり方に、躊躇《ちゅうちょ》しつづけてきたのかもしれません。

ただ、彼らの躊躇が正面切って扱われたことはほとんどありません。不妊治療の当事者が「素人《しろうと》の専門知識（技術《アーツ》）」を長い時間をかけて編《あ》み上げてきたのと同様に、不妊治療を提供する専門家ならではの「専門知識（技術《アーツ》）」も培《つちか》われてきたはずです。しかしそれは、いまだベールに包《つつ》まれたままだと言えるでしょう。

3—— poor-responderという用語は、一九八〇年代後半の英語論文で散見《さんけん》され始め、日本人医師の論文では一九九〇年代前半から現れています［竹田、二〇一六］。

4—— Assisted Reproductive Technologies（生殖補助技術）の略。生殖技術と略されることもあります。詳しくは本書の「関連用語の説明」［➡36頁］を参照ください。

文献一覧

著者（または発表機関）名を五十音順に、日本語以外の文献はアルファベット順に並べてまとめてある。

あ

安積遊歩、二〇〇五、「新しい時代をひらくわたしたち、自分を愛することとは世界を愛すること」、『母性看護』、四〇〜四五頁
秋丸憲子・辻勲・星谷、二〇〇九、「生殖補助医療に対する意識調査――患者と一般市民の比較」、『産婦人科の進歩』、六一（二）、八一〜八九頁
浅井美智子、一九九六、「生殖技術と家族」、江原由美子（編）『生殖技術とジェンダー』、二五五〜二八四頁
朝倉寛之、二〇〇六、「高齢不妊女性治療の工夫」、『臨床婦人科産科』、六〇（一一）、一三八四〜一三八七頁
朝日新聞社、二〇〇〇、「核移植使い「卵子若返り」クローン技術を不妊治療に応用」、「朝日新聞」二〇〇〇年五月二四日、朝日新聞社
――、二〇〇二、「人工授精の妻、ＨＩＶ感染　ウイルス除去不十分　西日本の大学病院」、「朝日新聞」二〇〇二年一一月二五日、朝日新聞社
――、二〇〇三、「人工授精、過って妻に別人の精子　愛知・小牧市民病院」、「朝日新聞」二〇〇三年八月一〇日、朝日新聞社
――、二〇〇七、「妊活（若林朋子、二〇一四年追加項目）」、『知恵蔵ウェブ版』、朝日新聞社
――、二〇〇八、「インド代理出産　日本に来られぬ赤ちゃん　「夫」の告白と「離婚妻」の言い分」、『週刊朝日』八月二九日号、朝日新聞社
天野俊康、二〇一〇、「メンズヘルスで使う漢方薬」、『綜合臨牀』、五九（七）、一六二三〜一六二七頁
――、二〇一三、「射精障害と男性不妊症――特に膣内射精障害について」、『泌尿器外科』、二六（九）、一三五七〜一三六二頁

e－妊娠、二〇一四、「妊娠できたよ」、e－妊娠（http://www.ikujizubari.com/index.html 二〇一七年五月五日確認）

伊川正人、二〇一六、「ゲノム編集・遺伝子改変技術と生殖医学」、『Hormon Frontier Gynecology』、一二（二）、一三〜二〇頁

一般財団法人日本医療教育財団、二〇一五、「厚生労働省 平成二七年度補助金事業「医療機関における外国人患者受入れ環境整備事業」医療通訳拠点病院の公募結果について」、一般財団法人日本医療教育財団（https://www.jme.or.jp/news/150731.html 二〇一七年一月一九日確認）

岩城章・館花明佳・小倉久男、麻野次男・持田福重・永江毅・百瀬和夫・齋藤真一・印牧義孝、一九八三、「体外受精卵移植に対する不妊患者の意識調査――第二回調査成績」、『産婦人科の実際』、三二（四）、五六一〜五六七頁

岩城章・百瀬和夫・斉藤真一・印収義孝、一九七八、「体外受精卵移植に対する不妊患者の意識調査」、『産婦人科の実際』、二八（三）、二七三〜二七八頁

今中元晴・竹田枝里・藤野祐司・藤野祐司・山本尚子・和田ゆかり・森村美奈・廣田麻子、二〇〇九、「不妊患者の生殖補助医療技術に対する意識調査」、『日本受精着床学会雑誌』、二六（一）、七〜一二頁

市川茂孝、一九八七、『背徳の生命操作』、農文協

石井哲也、二〇一六、「ゲノム編集の医療や農業応用における倫理的問題」、『実験医学』、三四（二〇）、二一八〜二二三頁

石原理・出口顯、二〇一四、「シングル女性・同性カップルを対象とするＡＲＴ」、『臨床婦人科産科』、六八（一）、一三〇〜一三六頁、医学書院

石川智喜、二〇一一、『男性不妊症』、幻冬舎

梅本幸裕、二〇一五、「精子形成障害への遺伝子治療――臨床応用への可能性」、『別冊・医学のあゆみ 生殖医学・医療の最前線』、四四〜四八頁、医歯薬出版株式会社

江原由美子、一九九六、「生命・生殖技術・自己決定権」、江原由美子（編）『生殖技術とジェンダー』、三〇九〜三七四頁、勁草書房

江刺英信・宮下佳孝、二〇一五、「統計 Today No.97 最近の正規・非正規雇用の特徴」、統計調査部国勢統計課

労働力人口統計室（http://www.stat.go.jp/info/today/097.htm#shousai 二〇一六年八月一七日確認）
岡原正幸、二〇一三、『感情資本主義に生まれて――感情と身体の新たな地平を模索する』、慶應義塾大学出版会
乙部由子、二〇一五、『不妊治療とキャリア継続』、勁草書房
尾濱由里子、二〇一一、「障害あるパパとママとともに」、『リハビリテーション』、五三一、三二～三六頁、鉄道身障者福祉協会

か

河合　蘭、二〇一三、『卵子老化の真実』、文藝春秋
河野啓・村田ひろ子、二〇一五、『放送研究と調査』、APRIL、二〇～五三頁
外務省、二〇一八、「身元保証機関（登録医療コーディネーター等）のリスト（英語リスト）April 26, 2018」、外務省
柏木惠子、二〇〇三、『家族心理学――社会変動・発達・ジェンダーの視点』、東京大学出版会
加藤恵一、二〇一四、「〝現代生殖医療のメインストリーム　ARTマスターたちの治療戦略〟ARTの実際　自然周期、低刺激による採卵」、『産婦人科の実際』、六三（一一）、一七七七～一七八四頁
金融審議会保険商品・サービスの提供等の在り方に関するワーキング・グループ、二〇一五、「新しい保険商品・サービス及び募集ルールのあり方について」、金融審議会保険商品・サービスの提供等の在り方に関するワーキング・グループ
木下康仁、一九九九、『グラウンデッド・セオリー・アプローチ――質的実証研究の再生』、弘文堂
木須伊織・阪埜浩司、二〇一五、「子宮移植――臨床応用を目指して」、『別冊・医学のあゆみ　生殖医学・医療の最前線』、五五～六〇頁、医歯薬出版株式会社
木内英・花房秀次、二〇〇四、「精液中HIVの完全除去法」、『産婦人科治療』、八八、六七七～六八二頁
木村忠正、二〇一二、『デジタルネイティブの時代――なぜメールをせずに「つぶやく」のか』、平凡社
久慈直昭・吉井毅・田中宏明・末岡浩・吉村泰典、二〇〇一、「生殖医療　二一世紀の展望――一三・生殖医療の進歩とその倫理的側面」、『産科と婦人科』、六八（二）、二三四～二四〇頁
久慈直昭・田中宏明・吉井毅・谷垣礼子・吉井紀子・浅田弘法・小澤伸晃・丸山哲夫・末岡浩・吉村泰典、二〇〇二、「精液中のウィルス除去」、『HORMONE FRONTIER IN GYNECOLOGY』、九（二）、七七～八二頁

久保春海、二〇〇四、「生殖補助医療の安全性に関する評価」、『産婦人科の世界』、五六、三〇～三四頁

厚生労働省、二〇一一a、『平成二三年（二〇一一年）人口動態統計』、厚生労働省

――、二〇一一b、『平成二二年国民生活基礎調査の概況』、厚生労働省

――、二〇一三a、『平成二五年版厚生労働白書』、厚生労働省

――、二〇一三b、『平成二四年国民生活基礎調査の概況』、厚生労働省

――、二〇一四a、『平成二五年国民生活基礎調査の概況』、厚生労働省

――、二〇一四b、『従業員が希望する妊娠・出産を実現するために』、厚生労働省

――、二〇一五、「事業者調査」、『「平成二七年度雇用均等基本調査」の結果概要』、厚生労働省

――、二〇一七、『平成二八（二〇一六）年エイズ発生動向年報』、厚生労働省

厚生労働統計協会、二〇一六、「地域の医療介護入門シリーズ　地域の医療と介護を知るために――わかりやすい医療と介護の制度・政策（第一回）日本の医療制度とその特徴」、『厚生の指標』、六三（七）、四二～四五頁

国立社会保障・人口問題研究所、二〇一二、『日本の将来推計人口（平成二四年一月推計）』、国立社会保障・人口問題研究所

小森慎二・後山尚久、二〇〇四、「内分泌・生殖研究部会グループステディ――不妊症患者の意識調査」、『産婦人科の進歩』、五六（四）、四三五～四四一頁

小堀義友、二〇一四、『妊活カップルのためのオトコ学』、メディカルトリビューン

小林哲郎、二〇一五、「マスメディアが世論形成に果たす役割とその揺らぎ」、『放送メディア研究』、一三、一〇五～一二八頁

小林美希、二〇一三、『ルポ産ませない社会』、河出書房新社

さ

佐藤伊織・戸村ひかり・藤村一美・清水準一・清水陽一・竹内文乃・山崎喜比古、二〇〇四、「生殖医療に対する市民の知識・信念・態度――不妊治療と出生前診断」、『保健医療社会学論集』、一五（一）、三九～四九頁

斎藤通紀・林克彦、二〇一四、「多能性幹細胞からの生殖細胞作成研究――現状と展望」、『臨床婦人科産科』、

六八（一）、六四〜七〇頁
齊藤英和・白川桃子、二〇一二、『妊活バイブル――晩婚・少子化時代に生きる女のライフプランニング』、講談社
齊藤和毅・齊藤英和、二〇一五、「体外受精治療の問題点――治療成績の現状」、『臨床婦人科産科』、六九（八）、七二〇〜七二五頁
齊藤英和・齊藤隆和・久須美真紀・宮田あかね・伊藤めぐむ・高橋祐司、二〇一〇、「ARTと高齢妊娠」、『産科と婦人科』、七七（二）、一三〇〜一三四頁
サントリー不易流行研究所、一九九七、『時代の気分・世代の気分――「私がえり」の時代に』、日本放送出版協会
――、二〇〇二、『ロストプロセス・ジェネレーション――昭和50年代生まれ　こころのかたち』、神戸新聞出版センター
子宮移植プロジェクトチーム、二〇一四、「子宮移植について」、子宮移植プロジェクトチーム（http://www.pt-ut.org/uterus_transplant/index.html 二〇一六年八月一七日確認）
柴原浩章・島田和彦・山中尋子・平嶋周子・高見澤聡・鈴木光明、二〇〇三、「婦人科診療　症候から診断・治療へ　一三・不妊」、『産科と婦人科』、七〇（一一）、一五四〇〜一五四九頁
社会調査協会、二〇一四、『社会調査事典』、丸善出版
庄子育子・井上妙子・井上妙子・八日市谷隆・上原茂樹・星合昊・鈴木雅洲、一九八四、「不妊症患者を対象とした体外受精・胚移植についての意識調査」、『母性衛生』、二五（一）、一一二〜一一六頁
進藤雄三、一九九七、「家族と医療」、『現代家族の社会学――脱制度化時代のファミリー・スタディーズ』、一七六〜一九四頁、有斐閣ブックス
清水真木、二〇一四、『感情とは何か』、筑摩書房
白井千晶、二〇一四ａ、「日本における不妊をめぐる身体政治」、小浜正子・松岡悦子（編）『アジアの出産と家族計画――「産む・産まない・産めない」身体をめぐる政治』、二五九〜二七九頁、勉誠出版
――、二〇一四ｂ、「男性不妊の歴史と文化」、『不妊と男性』、一五一〜一九二頁、青弓社

た

杉山麻里子、二〇一六、『ルポ同性カップルのこどもたち――アメリカ「ゲイビブーム」を追う』、岩波書店
総務省、二〇一〇a、『平成二一年通信利用動向調査報告書（世帯編）』、総務省
――、二〇一〇b、『日本の人口――国勢調査最終報告書二〇一〇年』、総務省
――、二〇一一、『平成二三年労働力調査年報』、総務省統計局
――、二〇一四、『平成二二年国勢調査』、総務省統計局
田井俊宏・永尾光一・木村将貴・西郷理恵子・田中祝江・小林秀行・中島耕一、二〇一三、「男性性機能障害のカウンセリング」、『産科と婦人科』、八〇（一二）、一四八五～一四九一頁
高井　泰、二〇一五、「生殖幹細胞からの配偶子形成」、『別冊・医学のあゆみ　生殖医学・医療の最前線』、六一～六七頁、医歯薬出版株式会社
竹田恵子、二〇一一、「医療従事者はリスクをいかに語るか？――生殖技術の出生児リスクについての談話分析」、『科学技術社会論研究』、八、一三三～一五〇頁
――、二〇一六、「卵巣刺激法の変遷と生殖医療の個別化――「自然周期」の見直しが意味するもの」、大阪大学人間科学研究科紀要、八一～一〇二頁
竹原祐志、二〇〇九、「排卵誘発――自然派」、『産婦人科の実際二〇〇九年一〇月臨時増刊号　不妊治療ハンドブック』、一七九三～一八〇二頁、金原出版
谷田部典之、二〇一一、「臨床経験　自然周期採卵・胚移植の成績に関する検討」、『産婦人科の実際』、六〇（一〇）、一五三五～一五四五頁
田間泰子、二〇〇一、『母性愛という制度――子殺しと中絶のポリティクス』、勁草書房
田中温・田中威づみ・末吉基、二〇一四、「老化卵子救済のための卵細胞質置換」、『臨床婦人科産科』、六八（一）、四九～五三頁
田中俊之、二〇〇四、「「男性問題」としての不妊」、『不妊と男性』、一九三～二二四頁、青弓社
塚田一郎、一九八五、「不妊患者の人工的操作に対する意識」、『母性衛生』、二六（3）、三一～三六四頁
柘植あづみ、一九九九、『文化としての生殖技術――不妊治療にたずさわる医師の語り』、松籟社
――、二〇一二、『生殖技術――不妊治療と再生医療は社会に何をもたらすか』、みすず書房

な

堤　治、二〇一一、「生殖医療を中心とした山王病院の取り組み」、『医療ツーリズム――大震災でどうなる日本式成長モデル』、七二～八四頁、医薬ジャーナル

DPI女性障害者ネットワーク、二〇一二、『障害のある女性の生活の困難――複合差別実態調査報告書』、DPI女性障害者ネットワーク

出口　顯、一九九九、『誕生のジェネオロジー――人工生殖と自然らしさ』、世界思想社

殿村琴子、二〇〇七、「生殖補助医療をめぐる不妊当事者の行動と意識――不妊当事者を対象としたアンケート調査結果より」、『LifeDesign REPORT』、五-六、二八～三五頁

――、二〇〇八、「求められる不妊治療への経済的支援――既婚で子どもを持つ女性の不妊治療を利用した追加出産意向」、『LifeDesign REPORT』、五-六、二八～三五頁

東京女性財団、二〇〇〇、『女性の視点からみた先端生殖技術』、東京女性財団

東京大学社会情報研究所（編）、二〇〇〇、『日本人の情報行動二〇一〇』、東京大学出版会

東洋経済、二〇一六、「浦安市の卵子凍結は、なぜ「三四歳まで」なのか――順天堂大学付属浦安病院の責任者に聞く」、東洋経済新報（http://toyokeizai.net/articles/-/135160 二〇一七年五月一日確認）

利光惠子、二〇一二、『受精卵診断と出生前診断――その導入をめぐる争いの現代史』、生活書院

中川浩次・山野修司・青野敏博、二〇〇一、「〝排卵誘発の問題点　新しい工夫と対策〟Poor responder の対策」、『臨床婦人科産科』、五五（七）、八二〇～八二三頁

永井聖一郎・星和彦、二〇〇一、「男性不妊症診療の進歩」、『産婦人科治療』、八三（一）、三五～四〇頁

永松秀樹・牛山武久・道木恭子、二〇〇四、「脊髄損傷 Update　併存症の管理をめぐる課題Ⅲ　性機能障害」、『Journal of Clinical Rehabilitation』、一三、二二九～二三二頁

永武　毅、二〇一一、「医療ツーリズムにおける感染症の危険と対策」、『医療ツーリズム――大震災でどうなる日本式成長モデル』、三〇～三三頁、医薬ジャーナル

中山健夫、二〇一四a、『健康・医療の情報を読み解く――健康情報学への招待［第2版］』、丸善出版株式会社

――、二〇一四b、『医療ビッグデータがもたらす社会変革』、日経BP社

中川浩次・山野修司・青野敏博、二〇〇一、「〝排卵誘発の問題点　新しい工夫と対策〟Poor responder の対策」、

『臨床婦人科産科』、五五（七）、八二〇～八二三頁
内閣官房国家戦略室、二〇一二、『新成長戦略　着実に歩みを進める「二一の国家戦略プロジェクト」』、内閣官房戦略室（http://www.cas.go.jp/jp/seisaku/npu/policy04/pdf/20120302_2/sankou1.pdf 二〇一七年五月五日確認）
内閣府、二〇〇四、『平成一六年版少子化社会対策白書』、内閣府
――、二〇一四、『平成二六年版少子化社会対策白書』、内閣府
――、二〇一〇、「第一六回障がい者制度改革推進会議資料5――障害のある女性について意見一覧」、内閣府障がい者制度改革推進会議（http://www8.cao.go.jp/shougai/suishin/kaikaku/s_kaigi/k_16/pdf/s5.pdf 二〇一七年五月一日確認）
ニッセイ基礎研究所、二〇一七、『みんなに知って欲しい不妊治療と医療保障』、保険毎日新聞社
仁平典宏、二〇一四、「社会保障――ネオリベラル化と普遍主義化のはざまで」、小熊英二（編）『平成史　増補版』、河出書房新社、二六七～三六四頁
日本がん・生殖医療学会、二〇一六、「卵巣組織凍結について」、『がん治療と妊娠――がん治療後の将来を見据えて』、日本がん・生殖医療学会（http://www.j-sfp.org/ovarian/index.html 二〇一六年八月一七日確認）
日本医師会、二〇一〇、「国民皆保険の崩壊につながりかねない最近の諸問題について――混合診療の全面解禁と医療ツーリズム」、日本医師会（http://www.mhlw.go.jp/stf/shingi/2r9852000000u8kz-att/2r9852000000u8sh.pdf 二〇一七年五月五日確認）
日本経済新聞社、二〇一六、「遺伝防止へ卵子の核移植、英で臨床　安全・倫理　日本も議論へ」、二〇一六年七月一〇日、日本経済新聞
日本産科婦人科学会、二〇〇一、「倫理審議会答申書（平成一三年二月二三日）」、日本産科婦人科学会倫理委員会倫理審議会（http://www.jsog.or.jp/kaiin/html/inf3_1_2001.html 二〇一七年四月二八日確認）
――、二〇一〇、「平成二一年度倫理委員会　登録・調査小委員会報告（二〇〇八年分の体外受精・胚移植等の臨床実施成績および二〇一〇年七月における登録施設名）」、『日本産科婦人科学会雑誌』、六二（九）、一八二一～一八四九

――――、二〇一一、『ARTデータブック』（http://plaza.umin.ac.jp/~jsog-art/2012data.pdf 二〇一五年八月一三日確認）
――――、二〇一二、「ARTデータブック二〇一二」、日本産科婦人科学会（https://plaza.umin.ac.jp/~jsog-art/2012data.pdf 二〇一七年一月二〇日確認）
――――、二〇一三a、「平成二四年度倫理委員会　登録・調査小委員会報告（二〇一一年分の体外受精・胚移植等の臨床実施成績および二〇一三年七月における登録施設名）」、『日本産科婦人科学会雑誌』、六五（九）、二〇八三～二一一五頁
――――、二〇一三b、「「卵子提供による生殖医療」に関する報道についてのコメント」、日本産科婦人科学会（http://www.jsog.or.jp/statement/statement_130121.html 二〇一七年一月二一日確認）
――――、二〇一四、「ヒト胚および卵子の凍結保存と移植に関する見解」、日本産科婦人科学会（http://www.jsog.or.jp/ethic/hitohai_201406.html 二〇一七年四月二八日確認）
――――、二〇一五a、「平成二六年度倫理委員会　登録・調査小委員会報告（二〇一三年分の体外受精・胚移植等の臨床実施成績および二〇一五年七月における登録施設名）」、『日本産科婦人科学会雑誌』、六七（九）、二〇七七～二一二二
――――、二〇一五b、「不妊の定義の変更について」、日本産科婦人科学会ウェブサイト「おしらせ」欄（http://www.jsog.or.jp/news/html/announce_20150902.html 二〇一七年一月三一日確認）
日本生殖医学会、二〇一〇、『不妊治療ガイドブック二〇一〇』、金原出版
――――、二〇一三、「不妊治療Q&Aよくあるご質問　不妊症の治療にはどんな方法があり、どのように行うのですか?」、日本生殖医学会広報部（http://www.jsrm.or.jp/public/funinsho_qa08.htm 二〇一七年四月二六日確認）
日本政府観光局、二〇一八、「国籍／月別訪日外客数（二〇〇三年～二〇一八年）」、日本政府観光局（https://www.jnto.go.jp/jpn/statistics/since2003_tourists.pdf 二〇一八年五月一九日確認）
日本弁護士連合会、二〇一七、「旧優生保護法下において実施された優生思想に基づく優生手術及び人工妊娠中絶に対する補償等の適切な措置を求める意見書」、日本弁護士連合会

は

日本哺乳動物卵子学会、二〇一一、『生命の誕生に向けて〈第二版〉生殖補助医療（ＡＲＴ）胚培養の理論と実際』、近代出版

野田聖子、二〇〇四、『私は産みたい』、新潮社

橋元良明・奥津哉・長尾嘉英・庄野徹、二〇一〇、『ネオデジタルネイティブの誕生――日本独自の進化を遂げるネット世代』、ダイヤモンド社

橋元良明（編）、二〇一一、『日本人の情報行動二〇一〇』、東京大学出版会

橋本秀実・伊藤薫・山路由実子・佐々木由香・村嶋正幸・柳澤理子、二〇一一、「在日外国人女性の日本での妊娠・出産・育児の困難とそれを乗り越える方略」、『国際保健医療』、二六（四）、二八一～二九三頁

原田　省、二〇〇三、「ＨＩＶ感染と生殖医療――ＨＩＮ除去精子による補助生殖医療」、『医学のあゆみ』、二〇四（一三）、一〇五一～一〇五四頁

浜崎京子・菅原真理子・松田光枝・輪島順子・伊澤由美・本山光博、一九九九、「男性が語る「不妊治療」――聞き取り調査を実施して」、『栃木母性衛生』、二六、二六～二八頁

濱野智史、二〇一四、「情報化――日本社会は情報化の夢を見るか」、小熊英二（編）『平成史　増補版』、河出書房新社、四三一～四六六頁

日比野由利、二〇一三、『報告　卵子提供に関する不妊当事者の意識調査』、金沢大学

平原史樹、二〇一五、「体外受精治療の問題点――新生児異常の実態」、『臨床婦人科産科』、六九（八）、七二六～七三一頁

法　務　省、二〇一八、「平成二九年末現在における在留外国人数について（確定値）」、法務省入国管理局

フィンレージの会、一九九四、『レポート不妊――フィンレージの会活動報告書』、フィンレージの会

――――、二〇〇〇、『新・レポート不妊――不妊調査の実態と生殖技術についての意識調査報告』、フィンレージの会

藤垣裕子、二〇〇三、『専門知と公共性――科学技術社会論の構築へ向けて』、東京大学出版会

朴木和美・河田淳・稲田愛作・森本義晴・林英学・山崎雅友・當仲正丈・熊谷明希子・内村重行・長尾幸一・道上敬・西原卓志・堀越順彦・神崎秀陽、一九九九、「年齢別にみた当クリニックにおけるＩＶＦ‐ＥＴ

の治療成績」、『日本受精着床学会雑誌』、一六(一)、六七~六九頁
松田久一、二〇〇九、『「嫌消費」世代の研究——経済を揺るがす「欲しがらない」若者たち』、東洋経済新報社
松谷創一郎、二〇一二、『ギャルと不思議ちゃん論——女の子たちの三十年戦争』、原書房
毎日新聞社、一九九六、「排卵誘発剤、重症の副作用が三〇件——一九例、厚生省に報告せず」、「毎日新聞」一九九六年四月一三日、毎日新聞社
——、二〇〇一a、「[社説] 新不妊治療　やはり気になる遺伝子改変」、「毎日新聞」二〇〇一年五月八日、毎日新聞社
——、二〇〇一b、「未熟な精子細胞が体外培養で成長　不妊治療に道開く——東京・新宿の医療機関」、「毎日新聞」二〇〇一年一一月八日、毎日新聞社
——、二〇一五、「卵子核移植：英で合法化　遺伝病対策、子に親三人の遺伝子」、「毎日新聞」二〇一五年二月二六日、毎日新聞社
——、二〇一六、「国連女性差別撤廃委　障害理由に不妊手術、政府に補償勧告」、「毎日新聞」二〇一六年三月一二日、毎日新聞社
——、二〇一七a、「〈奈良の病院〉夫に無断で受精卵移植　別居の妻出産」、「毎日新聞」二〇一七年一月四日、毎日新聞社
——、二〇一七b、「提訴の元夫、娘にどう接したら」、「毎日新聞」二〇一七年一月四日、毎日新聞社
水巻中正(編)、二〇一一、「国際医療貢献と新成長戦略の課題」、『医療ツーリズム——大震災でどうなる日本式成長モデル』、一〇~一四頁、医薬ジャーナル
向井亜紀、二〇〇四、『会いたかった——代理母出産という選択』、幻冬舎
——、二〇〇七、『家族未満』、小学館
宗像恒次、一九八九、「問われる医師——患者関係」、『からだの科学』、一四六、一〇六~一一一頁
村岡　潔、二〇一三、「医師の裁量権と患者の自己決定権(一)両者は「医療過誤」にどう関わっているのか?」、『佛教大学保健医療技術学部論集』、七、一三~二五頁
村橋ゴロー、二〇一六、『俺たち妊活部——「パパになりたい!」男たち一〇一人の本音』、主婦の友社

村上信子・吉田耕治・石明寛・柏村正道、一九九八、「愛和病院不妊外来における不妊症診療統計——分娩を主とする開業産婦人科病院での不妊診療」、『日本不妊学会雑誌』、四三（三）、二五〜二六七頁

森　崇英、二〇〇五、「生殖エンジニアリングの将来展望」、『産婦人科治療』、九一（六）、六四九〜六五五頁

や

山下千咲・駒沢伸泰・村岡潔・仲野徹・森本兼曩、二〇〇四、医学研究者における生殖補助医療および生殖医療技術の意識調査」、『日本医事新報』、四一八五、五九〜六二頁

山縣然太朗・星和彦・平田修司・武田康久、二〇〇三、『平成一四年度厚生労働科学研究費補助金厚生労働科学特別研究「生殖補助医療技術に対する国民の意識に関する研究」報告書』、山梨大学

矢内原巧・山縣然太朗、一九九九、『平成一〇年度厚生省科学研究補助金厚生科学特別研究「生殖補助医療技術に対する医師及び国民の意識に関する研究」研究報告書』、昭和大学

横西哲広・小川毅彦、二〇一四、「精巣組織の凍結保存」、『臨床婦人科産科』、六八（一）、五四〜六三頁

吉川あゆみ、二〇一一、「子どもからまなぶ」、『リハビリテーション』、五三一、二〇〜二三頁、鉄道身障者福祉協会

吉村泰典、二〇〇二、「生殖医療と生命倫理——医学の進歩と社会の要請」、『日本医学会一〇〇周年記念シンポジウム記録集』、五一〜五六頁

読売新聞社、二〇一六a、「インドで72歳の女性、体外受精で男児出産」、「讀賣新聞」二〇一六年五月一一日、読売新聞社

——、二〇一六b、「DeNA「WELQ（ウェルク）」休止…まとめサイトの問題点と背景は」、「讀賣新聞」二〇一六年一二月一三日、読売新聞社

要田　洋、一九九九、『障害者差別の社会学』、岩波書店

ら

労働政策研究・研修機構、二〇一六、『データブック国際労働比較（二〇一六年版）』、労働政策研究・研修機構

日本語以外の文献

Alain, 1928, *Propos sur le bonheur*, Gallimard（＝一九九八，『アラン幸福論』，神谷幹夫訳，岩波書店）

Allen, C., Bowdin, S., Harrison, RF., Sutcliffe, A bG., Brueton, L., Kirby, G., Kirkman-Brown, J., Barrett, C., Reardon, W. & Maher, E., 2008, "Pregnancy and perinatal outcomes after assisted reproduction: a comparative study," *Irish Journal of Medical Sciences*, 177(3): 233-41.

Araneta, MR., Mascola, L., Eller, A., O'Neil, L., Ginsberg, MM., Bursaw, M., Marik, J., Friedman, S., Sims, CA., Rekart, ML., *et al.*, 1995, "HIV Transmission Through Donor Artificial Insemination," *JAMA*, 273(11): 854-858.

Badinter, Elisabeth.., 1980, *L'amour en plus : histoire de l'amour maternel, XVIIe-XXe siècle*, Paris: flammarion（＝一九九一，『母性という神話』，鈴木晶訳，筑摩書房）

Baker, Robin., 1999, *Sex In The Future: Ancient Urges Meet Future Technology*, The Susijin Agency,（＝二〇〇〇，『セックス・イン・ザ・フューチャー――生殖技術と家族の行方』，村上彩訳，紀伊國屋書店）

Banks, J. & Prior, L., 2001, "Doing things with illness: The micro politics of the CFS clinic," *Social Science & Medicine*, 52(1): 11-23.

Beckman, L. & Harvey, S., 2005, "Current Reproductive Technologies: Increased Access and Choice?," *Journal of Social Issues*, 61(1): 1-20.

Bell, AV., 2015, "I don't consider a cup performance; I consider it a test': masculinity and the medicalisation of infertility," *Sociology of Health & Illness*, 38(5): 706-720.

Biljan, MM., Buckett, WM., Dean, N., Phillips, SJ. & Tan, SL., 2000, "The outcome of IVF-embryo transfer treatment on patients who develop three follicles or less," *Human Reproduction*, 15(10): 2140-2144.

Chambers, GM., Hoang, VP., Sullivan, EA., Chapman, MG., Ishihara, O., Zegers-Hochschild, F., Nygren, KG. & Adamson, GD., 2014, "The impact of consumer affordability on access to assisted reproductive technologies and embryo transfer practices: an international analysis," *Fertility and Sterility*, 101(1): 191-198.

Cline RJW. & Haynes KM., 2001, "Consumer health information seeking on the internet: The state of the art," *Health*

Education Research, 16(6), 671-692.

Cohen, J., Scott, R., Schimmel, T., Levron, J. & Willadsen, S., 1997, "Birth of infant after transfer of anucleate donor oocyte cytoplasm into recipient eggs," *Lancet*, 350(9072): 186-7.

Coulter, Jeff., 1979, *The social construction of mind: studies in ethnomethodology and linguistic philosophy*, London: Macmillan（＝一九九八、『心の社会的構成――ヴィトゲンシュタイン派エスノメソドロジーの視点』、西阪仰訳、新曜社

Dijkstra, AM. & Gutteling , JM., 2012, "Communicative Aspects of the Public-Science Relationship Explored: Results of Focus Group Discussions About Biotechnology and Genomics," *Science Communication*, 34(3): 363-91.

Esping-Andersen, Gøsta., 1990, *The Three Worlds of Welfare Capitalism*, Cambridge: Polity Press（＝二〇〇一、『福祉資本主義の三つの世界――比較福祉国家の理論と動態』、岡沢憲芙・宮本太郎監訳、ミネルヴァ書房）

Firestone, Shulamith., 1970, *The dialectic of sex: the case of feminist revolution*, New York: William Morrow（＝一九七二、『性の弁証法――女性解放革命の場合』、林弘子訳、評論社）

Fletcher, J., 1988, *The Ethics of Genetic Control: Ending Reproductive Roulette*, Buffalo, New York: Prometheus Books.

Gardner, DK., Surrey, E., Minjarez, D., Leitz, A., Stevens, J. & Schoolcraft WB., 2004, "Single blastocyst transfer: a prospective randomized trial," *Fertiliy & Sterility*, 81(3): 551-555.

Geertz, Clifford., 1983, *Local knowledge: further essays in interpretive anthropology*, Basic Books.（＝一九九九、『ローカルノレッジ――解釈人類学論集』、梶原景昭・小泉潤二・山下晋司・山下淑美訳、岩波書店）

Goffman, Erving., 1963, *Stigma: Notes on the Management of Spoiled Identity*, Prentice-Hall（＝一九七〇、『スティグマの社会学――烙印を押されたアイデンティティ』、石黒毅訳、せりか書房）

Gosden, RG., 1999, *Designer Babies: the brave new world of reproductive technology*, W.H. Freeman & Co.（＝二〇〇二、『デザイナー・ベビー――生殖技術はどこまで行くのか』、堤理華訳、原書房

Hjelmstedt, Anna., Ansersson, Lena., Skoog-Svanberg, Agenta., Bergh, Torbjorn., Boivin, Jacky. & Collns, Aila., 1999, "Gender differences in psychological reactions to infertility among couples seeking IVF- and ICSI-treatment," *Acta Obstetricia et Gynecologica Scandinavia*, 78: 42-48.

Huang, JYJ., Discepola, F.,Al-Fozan,H., & Tulandi, T., 2005, “Quality of fertility clinic websites,” *Fertility and Sterility*, 83: 538-544 .

Hudson, N., Culley, L., Rapport, F., Johnson, M. & Bharadwaj, A., 2009, ““Public” perceptions of gamete donation: a research review”, *Public Understanding of Science*, 18(1): 61-77.

International Federation of Fertility Societies, 2013, “IFFS surveillance 2013,” *International Federation of Fertility Societies* (http://c.ymcdn.com/sites/www.iffs-reproduction.org/resource/resmgr/iffs_surveillance_09-19-13.pdf 二〇一七年五月一日確認)

Irwin, A. & Wynne, B.(eds), 1996, *Misunderstanding science?: the public reconstruction of science and technology*, Cambridge University Press.

Ishii, Tetsuya., 2014, “Potential impact of human mitochondrial replacement on global policy regarding germline gene modification,” *Reproductive BioMedicine Online*, 29:150-155.

Kerr, A., Cunningham-Burley, S. & Amos, A., 1998, “The new genetics and health: mobilizing lay expertise”, *Public Understanding of Science*, 7(1): 41-60.

Lyotard, Jean François., 1979, *La condition postmoderne: rapport sur le savoir*, Paris: Éditions de Minuit（＝一九八六、『ポストモダンの条件――知・社会・言語ゲーム』、小林康夫訳、水声社）

Marriott, JV., Stec, P., El-Toukhy, T., Khalaf, Y., Braude, P. & Coomarasamy, A.., 2008, “Infertility information on the World Wide Web: a crosssectional survey of quality of infertility information on the internet in the UK,” *Human Reproduction*, 23(7): 1520-1525.

Mattei, JF., 1994, *L'enfant oublié:ou les folies génétiques*, Editions Albin Michel S.A.（＝一九九五、『人工生殖のなかの子どもたち――生命倫理と生殖技術革命』、浅野素女訳、築地書館）

Michael, M., 1992, “Lay Discourses of Science: Science-in-General, Science-in Particular and Self, Science,” *Technology and Human Values*, 17: 313-333.

Mikkelsen, AT., Madsen, SA. & Humaidan, P., 2013, “Psychological aspects of male fertility treatment,” *Journal of Advanced Nursing*, 69(9): 1977-86.

Nelson, SM., 2013, "Biomarkers of ovarian response: current and future applications," *Fertility and Sterility*, 99(4): 963-969.

Netcraft, 2006, *November 2006 Web Server Survey* (http://news.netcraft.com/archives/2006/11/01/november_2006_web_server_survey.html 二〇一六年八月一七日確認)

Nurudeen, SK., Grossman, LC., Bourne, L., Guarnaccia, MM., Sauer, MV. & Douglas, NC., 2013, "Reproductive Outcomes of HIV Seropositive Women Treated by Assisted Reproduction," *Journal of Women's Health*, 22(3): 243-249.

Okamura, K., Bernstein, J., & Fidler, AT., 2002, "Assessing the quality of infertility resources on the world wide web: tools to guide clients through the maze of fact and fiction," *Journal of Midwifery and Women's Health*, 47: 264-268.

Prior, L., 2003, "Belief, knowledge and expertise: The emergence of the lay expert in medical sociology," *Sociology of Health and Illness*, 25, Silver Anniversary Issue: 41-57.

Rogers, Everett M., 2003, *Diffusion of innovations* (Fifth edition), Free Press.（＝二〇〇七、『イノベーションの普及』、三藤利雄訳、翔泳社)

Sandelowski, M., Holditch-Davis, D. & Harris, B., 1990, "Living the life: Explanations of infertility," *Sociology of Health & Illness*, 12(2): 195-215.

Scheler, M., 1948, *Wesen und Formen der Sympathie*, Frankfurt/Main: G. Schulte-Bulmke（＝一九七七、『シェーラー著作集８　同情の本質と諸形式』、飯島宗享・小倉志祥・吉沢伝三郎編、白水社)

Shaw, A., 2002, ""It just goes against the grain". Public understandings of genetically modified (GM) food in the UK", *Public Understanding of Science*, 11(3): 273-91.

Smith, JR., Forster, GE., Kitchen, VS., Hooi, YS., Munday, PE. & Paintin, DB., 1991, "Infertility management in HIV positive couples: a dilemma," *BMJ*, 302(6790):1447-1450.

Squires, J. & Kaplan, P., 2007, "Developmental Outcomes of Children Born After Assisted Reproductive Technologies," *Infants and Young Children*, 20(1): 2-10.

Starr, C., 1969, "Social Benefit cersus Technological Risk: What is Society willing to pay for safety?," *Science*, 165: 1232-1238.

Stewart, GJ., Tyler, JP., Cunningham, AL., Barr, JA., Driscoll, GL., Gold, J. & Lamont, BJ., 1985, "Transmission of human T-cell lymphotropic virus type III (HTLV-III) by artificial insemination by donor," *The Lancet*, 14: 581-585.

Sturgis, P. & Allum, N., 2004, "Science in Society: Re-Evaluating the Deficit Model of Public Attitudes," *Public Understanding of Science*, 13(1): 55-75.

Testart, J., 1986, *L'œuf transparent*, Paris: Flammarion.（＝二〇〇五、『透明な卵――補助生殖医療の未来』、小林幹生訳、法政大学出版局）

The Telegraph, 2016, "Single men will get the right to start a family under new definition of infertility," *The Telegraph*(http://www.telegraph.co.uk/news/2016/10/19/single-men-will-get-the-right-to-start-a-family-under-new-defini/ 二〇一七年五月一日確認)

Turner, J. & Stets, J., 2005, *The Sociology of Emotions*, Cambridge University Press（＝二〇一三、『感情の社会学理論――社会学再考』、正岡寛司訳、明石書店）

Turner, JH., 2014, Emotions and Societal Stratification in Stets, JE. & Turner, JH. (eds.), 2014, *Handbook of the sociology of emotions: Volume* II, pp.179-97, New York: Springer.

van Empel, IW., Dancet, EA., Koolman, XH., Nelen, WL., Stolk, EA., Sermeus, W., D'Hooghe, TM. & Kremer, JA., 2011, Physicians underestimate the importance of patient-centredness to patients: a discrete choice experiment in fertility care, *Human Reproduction*, 26: 584-593.

Voorhis, V., 2006, "Outcomes From Assisted Reproductive Technology," *Obstetrics & Gynecology*, 107(1): 183-200.

Weiner, K., 2009, "Lay Involvement and Legitimacy: The Construction of Expertise and Participation within HEART UK," *Journal of Contemporary Ethnography*, 38(2): 254-73.

WHO, 2016a, *Programmes: Multiple definitions of infertility*, WHO（http://www.who.int/reproductivehealth/topics/infertility/multiple-definitions/en/ 二〇一七年五月一日確認）

———, 2016b, *Health Topics: Infertility*, WHO（http://www.who.int/topics/infertility/en/ 二〇一七年五月一日確認）

———, 2018, HIV/AIDS, WHO (http://www.who.int/en/news-room/fact-sheets/detail/hiv-aids 二〇一八年五月一〇日確認)

Wynne, B., 1991, "Knowledges in Context, Science," *Technology and Human Values*, 19: 1-17.

Ying, LY., Wua, LH. & Loke, AY., 2015, "Gender differences in experiences with and adjustments to infertility: A literature review," *International Journal of Nursing Studies*, 52: 1640-1652.

あとがき

本書は、二〇一〇年に大阪大学人間科学研究科に提出した博士論文の一部と、公益財団法人二十一世紀文化学術財団の平成二五年度学術奨励《しょうれい》金による調査結果、そして二〇一六年の『社会学評論』二六六号に掲載《けいさい》された論文をもとにしています。一冊の書物にするに先立ち、新たな知見《ちけん》を加えながら、専門家や研究者でない一般の方々にも読んでいただけるよう、表現を一から書き直しました。

また、本書で取り上げた当事者の声やアンケートの結果は、大阪大学大学院人間科学研究科の研究倫理審査を経《へ》た調査によるものです。インタビューでは、データの収集目的と方法、回答に支障《ししょう》がある際の拒否権、調査で得られた情報の管理に対する姿勢などについて調査協力者の了承《りょうしょう》を得ています。

なお、本書の出版に関する助成金は（行政であれ企業であれ団体であれ）、どこからも受けておりません。

「あとがき」でまず行なうべきは、協力してくださった皆様への感謝を表すことです。調査の趣旨《しゅし》をご理解いただき、調査協力者の募集《ぼしゅう》に力を貸していただいたフィンレージの会、および医療者とスタッフの皆様のご協力に感謝いたします。多忙《たぼう》なうえに、繊細《せんさい》な配慮《はいりょ》も求められる調査へ意義《いぎ》を認めてくださったことが、本書を完成へ導いたのは言うまでもありません。

しかしなによりも、調査に協力くださった当事者の皆様には、大きな感謝をしなければなりません。特に二〇〇〇年代初期は不妊治療に対する社会的議論の高まりもあり、インタビューを受けるという行為自体が、大きな挑戦だったと思います。そのうえ、現在よりも不妊に対する烙印《スティグマ》が強かったこともあり、不妊治療の経験を話すことは、自分のすべてをさらけ出すような苦痛《くつう》をともなうものだったと思います。多くの協力者が、涙を流しながら自分の経験を話してくださったことこそが、今日《こんにち》のような不妊治療の普及《ふきゅう》のあり方を生み出した原動力だったのだと考えずにはいられません。

もちろん、二〇一〇年代初期の調査に協力下さった当事者の皆様も、仕事と家族形成の両立に悩みながら人生を切り拓《ひら》こうとする果敢《かかん》な挑戦者でした。科学が拍車《はくしゃ》を掛《か》ける、時間との闘いも熾烈《しれつ》となるなか、彼ら・彼女らはインターネットなどに氾濫《はんらん》する情報の海をも、泳ぎ渡らねばならなくなっていました。しかし、「素人《しろうと》」として一時期を生き抜こうとする彼ら・彼女らの姿は、弱々しく見えながら、その実《じつ》したたかさも備《そな》えるようになっています。子をもうけたいとの希望に押しつぶされそうになりながらも、当事者は時《とき》を経《へ》て、少しずつ逞《たくま》しく生きる技術《アーツ》を体得《たいとく》してきたように思えます。

多くの調査協力者の支えが得られたのは、幸運でしかありませんでした。しかし、大量のデータを意味のあるかたちに整《ととの》え、本書をこのような姿で世《よ》に届けることも、著者の力だけではとうてい叶《かな》わない仕事でした。大学院で指導してくださった大阪大学の山中浩司先生には、物事を多角的に見る姿勢と、論文執筆のノウハウなどについて様々な助言をいただきましたし、同大学の川端亮先生には、質的《しつてき》研究の方法論を厳《きび》しくご教示いただきました。計量《けいりょう》社会学が専門の吉川徹先生には副指導教官としてご指導いただきましたが、計量研究からの視点を質的研究へ向けることで得られる新しい発見には、大いに触発《しょくはつ》されました。さらに、同じ時期を大阪大学人間科学研究科の助教として過ごした髙松里江さんにもお世話になりました。計量社会学を専門とし、私とは対極的な素晴らしい視点をもつ彼女からは、当事者を対象としたアンケート調査で有意義な助言を得ることができました。余談《よだん》ながら、本書における計量分析にかかわる記述に誤りがあっても、吉川先生、髙松さんに非《ひ》はありません。すべて著者の責任であることを明記しておきます。

アンケートに関連して、松下晴代さんにも感謝を送ります。当事者と同じ年齢層にいるという、ただそれだけの理由で、松下さんにアンケートの設問《せつもん》について助言を求めてしまいました。人間科学部図書室の改装《かいそう》作業もあって多忙ななか、仕事の空き時間を利用して寄せてくださったコメントは大いに役立ちました。ありがとうございました。

また、編集者の竹中尚史さんからは、核心を突いた鋭いコメントをいただいただけでなく、書きたいことをすべて率直に白い原稿に広げるようにとの暖かい激励も受けました。

そして最後に、陰《かげ》ながらいつも側《そば》で支えてくれた親愛なるパートナーの竹田雅司にも感謝を送りたいと思います。幾度《いくど》となく激しく衝突《しょうとつ》し、すれ違いながら、こんなにも長く連《つ》れ添《そ》ってしまいました。二六年前に彼と取りかかった不妊治療は、図《はか》らずも顕微授精《けんびじゅせい》からのスタートになりました。それが日本で初めて顕微授精が行なわれた年であったことは、この研究を始めてから知ることになったのです。その意味では私自身も、不妊治療の普及《ふきゅう》の方向を定める活動に一役買《ひとやく》ったイノベーターの一人だったのかもしれません。だからこそ、不妊治療に対する「躊《ちゅう》躇《ちょ》」という漠然《ばくぜん》とした、しかし明らかにその先に存在すると確信できる諸問題について考えつづけることができたように思います。

不妊治療という新しい営《いとな》みは、個人化が進む現代社会にあって、私たちが一人では生きられないことを再確認させるべく登場したのかもしれません。しかし、またもや配偶子《はいぐうし》の作製やゲノム編集といった新しい生殖技術が登場し、私たちに家族形成のあり方を問いかけています。反復《はんぷく》する問いは、新奇《しんき》な科学技術にまつわる揺《ゆ》らぎや迷《まよ》いから抜け出せない、人間の性《さが》のようなものなのかもしれません。しかし、その揺らぎや迷いの責任は、不妊治療の当事者だけへ背《せ》負《お》わせられるものではないはずです。同じ躊躇を抱《いだ》いた者がみな、その躊躇を生み出した原因について、真正面から考える必要があるのではないでしょうか。

実は、本書の元となった博士論文では、不妊治療の当事者のほかに、医療者と科学者も取り上げています。多くの関係者《アクター》に囲まれている不妊治療は、それぞれの関係者の感情を一つのきっかけとして、その普及の方向を定めていくと考えられます。不妊治療の行方《ゆくえ》を見極めるべく、今回は見送った医療者と研究者に関しても、機会をあらため、必ずや報告できるよう精進《しょうじん》したいと考えています。

二〇一八年夏

竹田恵子

実物のアンケート用紙を45％縮小

不妊治療の現状と関連する知識に関するアンケート

日本において不妊治療が始まってから30年の歳月が流れました。今では専門のクリニックも増え、不妊治療はあまり珍しくないものになりました。しかし、不妊治療が今でも、身体的、精神的に多大なプレッシャーをもたらしており、経済的な負担も依然として大きいままであると言われています。

そのうえ現代では、不妊治療に関する多くの情報が氾濫し、当事者がそれらの情報の渦に巻き込まれていることも考えられます。身体的、精神的、経済的負担に加え、情報過多による負担も現代の当事者には大きな負担となっているのではないでしょうか。

このような現代の不妊治療について、当事者の皆様の現状とお考えを把握する調査が、医療機関を通じて全国規模で行われる事はあまりありませんでした。

そこで、現在、治療を受けておられる皆様がどのような状況におられ、どのような思いを抱きながら日々の治療に立ち向かっておられるのかをつかむ必要があると思われます。この調査によって、よりよい治療環境を見いだすだけではなく、不妊治療の負担を少しでも軽減できるような方策を提示できるのではないかと考えられます。

つきましては、アンケートを実施しますので、ご協力いただきますようお願いします。このアンケートでお答えいただいた内容はすべて統計的に処理されますので、個人が特定されることはありません。また学術的な目的以外での利用は一切行いません。

お忙しいところ大変お手数をおかけしますが、調査の趣旨をご理解頂き、ご協力をお願いします。

2014年春夏

大阪大学人間科学研究科
助教　竹田恵子
連絡先：06-****-****（直通）

アンケートの回答の仕方（記入例）：

例1）　これまでに通院したことのある不妊治療関係の医療機関の数をご記入ください。

〔　2　〕施設

例2）　不妊治療の費用をどう思いますか。

1. 非常に高い　2. やや高い　3. 普通（妥当だと思う）
4. やや安い　5. 非常に安い

例3）　あなたと配偶者が、今までの治療で行ったことのあるもの全てに○をつけて下さい。

1. 排卵誘発　2. 男性不妊症の内分泌療法
3. 人工授精　4. 体外受精　5. 顕微授精

1

問1　現在、ご結婚何年目ですか。ご記入ください。

〔　　　　　〕年目

問2　不妊治療を始められたときの、あなたの年齢をご記入ください。

〔　　　　　〕歳

問3　不妊治療を始められたときの、配偶者の年齢をご記入ください。

〔　　　　　〕歳

問4　不妊治療で子どもをもうけられたことがありますか。

1. いいえ　→問5へお進みください。
2. はい　　→問5へお進みのうえ、
   これ以降は不妊治療によって初めて誕生したお子様の場合についてのみ、お答え下さい。

問5　あなたと配偶者が、今までの治療で行ったことのあるもの全てに○をつけて下さい。

1. タイミング指導
2. 排卵誘発
3. 男性不妊症の内分泌療法
4. 人工授精
5. 体外受精
6. 顕微授精
7. 精子・卵子・胚の凍結保存
8. 精路再建術
9. 手術的精子回収術（TESE、MESA）
10. 漢方療法

問6　これまでに通院したことのある不妊治療関係の医療機関の数をご記入ください。

〔　　　　　〕施設

問7　これまでに不妊治療で使った費用の総額（助成金を含む）について該当するもの1つに○を付けてください。

1. 10万円未満
2. 10万円～50万円未満
3. 50万円～100万円未満
4. 100万円～200万円未満
5. 200万円～300万円未満
6. 300万円～500万円未満
7. 500万円～1000万円未満
8. 1000万円以上

問 8　不妊治療の費用をどう思いますか。

1. 非常に高い　2. やや高い　3. 普通（妥当だと思う）
4. やや安い　5. 非常に安い

問 9　不妊治療の公的な助成金を利用した事はありますか。

1. ある　2. ない

問 10　現在の不妊治療の費用に関する公的な助成制度は十分だと思いますか。

1. 思う
2. 思わない
3. わからない

問 11　不妊治療を始めるにあたって、抵抗感はありましたか。該当するもの１つに○を付けて下さい。

1. 非常にあった　2. 少しあった
3. あまりなかった　4. まったくなかった
5. わからない　6. 忘れた

問 12　現在は、不妊治療に抵抗感はありますか。

1. 非常にある　2. 少しある　3. あまりない　4. まったくない
5. わからない
6. 治療を始めたばかりなので問 11 の回答と同じ

問 13　以下のステップアップに抵抗を感じますか。該当するもの１つに○を付けて下さい。

13-a)「タイミング指導（排卵誘発を含む）」から「人工授精」へのステップアップ

1. 非常に抵抗感がある
2. 少し抵抗感がある
3. あまり抵抗感がない
4. 全く抵抗感がない
5. いまのところわからない

13-b)「人工授精」から「体外受精」へのステップアップ

1. 非常に抵抗感がある
2. 少し抵抗感がある
3. あまり抵抗感がない
4. 全く抵抗感がない
5. いまのところわからない

3

13-c)「体外受精」から「顕微授精」へのステップアップ

1. 非常に抵抗感がある
2. 少し抵抗感がある
3. あまり抵抗感がない
4. 全く抵抗感がない
5. いまのところわからない

問14 今まで、不妊治療の安全性に疑問をもった事はありますか。

1. 大きな疑問をもったことがある
2. 少し疑問をもったことがある
3. まったく疑問をもったことはない

→問15 問14で1または2に○を付けた方にお聞尋ねします。どのような点に疑問をもちましたか。
該当するもの全てに○を付けて下さい。

1. 生まれてくる子どもへの障害
2. 自分の身体への弊害
3. 配偶者の身体への弊害
4. ただ漠然とした安全性への疑問がある
5. その他〔 〕

→問16 おなじく問14で1または2に○を付けた方にお尋ねします。
以下の治療の中で安全性に疑問をもった事のあるもの全てに○を付けて下さい。

1. 排卵誘発
2. 男性不妊症の内分泌療法
3. 人工授精
4. 体外受精
5. 顕微授精
6. 精子・卵子・胚の凍結保存
7. 精路再建術
8. 手術的精子回収術（TESE、MESA）
9. 漢方療法
10. その他〔 〕

問17 あなたは、ご自分が不妊治療に関する知識をどの程度もっていると思いますか。

1. たくさん知識をもっている
2. 平均的な知識はもっている
3. あまり知識はもっていない
4. まったく知識はもっていない

問 18　**治療開始時（初診から２ヶ月程度まで）**に、あなたが参考にしていた不妊治療に関する**情報源**は以下のうち、どれでしょうか。**該当するもの全てに○**を付けて下さい。

1. 一般向けの新聞、雑誌、書籍
2. 医学専門雑誌、専門書籍
3. 閲覧のみの不妊情報インターネット・サイト
4. 双方向性の情報交換ができるインターネット・サイト（ブログや電子掲示板など）
5. 専門向けの医学生物学論文検索サイト（PubMed や J-STAGE など）
6. 友人、知人、家族からの体験談
7. 診察時における医師や看護師などの説明
8. 病院で開催される説明会
9. 治療開始時に利用した情報源はない
10. その他〔　　　　　　　　　　　　　　　　　　　　　　〕

問 19　問 18 の情報源の中で、**最も多く利用したもの**はどれですか。**番号で１つ**お答え下さい。

〔　　　　　　〕

問 20　問 18 の情報源の中で、**最も信頼できる**と考えていたものはどれですか。**番号で１つ**お答え下さい。

〔　　　　　　〕

問 21　**現在**、あなたが参考にしている不妊治療に関する**情報源**は以下のうち、どれでしょうか。**該当するもの全てに○**を付けて下さい。

1. 新聞、雑誌、一般向け書籍
2. 医学専門雑誌、専門書籍
3. 閲覧のみの不妊情報インターネット・サイト
4. 双方向性の情報交換ができるインターネット・サイト（ブログや電子掲示板など）
5. 専門家向けの医学生物学論文検索サイト（PubMed や J-STAGE など）
6. 友人、知人、家族からの体験談
7. 診察時における医師や看護師などの説明
8. 病院で開催される説明会
9. 現在は利用している情報源がない
10. 不妊治療を始めたばかりなので、問 18 での回答と同じである→問 24 へお進みください
11. その他〔　　　　　　　　　　　　　　　　　　　　　　　　　〕

問 22　問 21 の情報源の中で、**現在、最も多く利用しているもの**はどれですか。**番号で１つ**お答え下さい。

〔　　　　　　〕

問 23　問 21 の情報源の中で、**現在、最も信頼できると考えているもの**はどれですか。**番号で１つ**お答え下さい。

〔　　　　　　〕

5

問 24　あなたは、子どもを授かりにくくさせる原因には、どのようなものがあるとお考えですか。以下の項目から該当すると思うもの全てに○を付けてください。

1. 夫の年齢
2. 妻の年齢
3. 夫の体質
4. 妻の体質
5. 夫の生活習慣
6. 妻の生活習慣
7. 夫の精神的ストレス
8. 妻の精神的ストレス
9. 夫婦の相性
10. 不妊に関する当事者の知識の少なさ
11. 環境に含まれる化学物質
12. 現代の科学では解明できていない何らかの要因

問 25　問 24 の中で、最も大きい原因はどれだとお考えですか。番号で１つだけお答え下さい。

〔　　　　　　〕

問 26　利用しようと思っている不妊治療の段階（例：「人工授精まで」、「体外受精まで」など）は、夫婦間で意見が一致していますか。

1. 一致している
2. だいたい一致している
3. 全く一致していない
4. 話し合った事がない

問 27　利用しようと思っている不妊治療の期間（例：「人工授精を 6 回だけ」、「初診から２年間」など）は、夫婦間で意見が一致していますか。

1. 一致している
2. だいたい一致している
3. 全く一致していない
4. 話し合った事がない

問 28　治療を始めた当初、あなたは不妊治療を夫婦で協力し合って行っていたと思いますか。

1. 非常にそう思う
2. ややそう思う
3. あまりそう思わない
4. 全くそう思わない

問 29　現在、あなたは不妊治療を夫婦で協力し合って行っていると思いますか。

1. 非常にそう思う
2. ややそう思う
3. あまりそう思わない
4. 全くそう思わない
5. 不妊治療を始めたばかりなので、問 28 での回答と同じである

問 30　あなたが最も望む不妊治療はどのようなものですか。該当するもの1つに○をつけて下さい。

1. 少しでも早く子どもを授かることができる不妊治療
2. 少しでも安全に子どもを授かることができる不妊治療
3. 少しでも肉体的な負担が少なくてすむ不妊治療
4. 少しでも精神的な負担が少なくてすむ不妊治療
5. 少しでも経済的な負担が少なくてすむ不妊治療

問 31　あなたの最終学歴に該当するものに○をつけて下さい。

1. 中学校　　2. 高等学校
3. 各種・専門・専修学校　　4. 短期大学・高専（5 年制）
5. 大学　　6. 大学院

問 32　あなたの現在の年齢をご記入ください。

〔　　　　　〕歳

問 33　あなたの性別に○をつけて下さい。

1. 女　　2. 男

問 34　現在就いておられる職業分類に○をつけて下さい。
当てはまるところが不明の場合は、その他の〔　　　〕内へ職業名をご記入下さい。

1. 管理職　（企業や官公庁の課長以上、議員、経営者など）
2. 専門職、技術職　（医師、看護師、教師、デザイナーなどの専門的知識・技術を要するもの）
3. 事務職、販売職、サービス職　（理容・美容師、店員、料理人、外勤セールスなど）
4. 生産現場職、技能職、運輸業　（製品製造・組立、自動車整備、大工、トラック運転手など）
5. 農林水産業
6. 主婦、職業訓練中、無職
7. その他〔　　　　　　　　　　　　　　　　〕

問 35　問 34 で 1～5 及び 7 に○を付けた方にお聞きします。現在の職業の就業形態に○をつけて下さい。

1. 常勤　　2. 非常勤 または パートタイム・アルバイト

問 36　あなたのご家庭の世帯収入（家族全員の収入合計）に該当するところに○をつけてください。

1. 1000 万円以上
2. 700 万円～1000 万円未満
3. 500 万円～700 万円未満
4. 300 万円～500 万円未満
5. 300 万円未満

7

以上でアンケートは終了です。長い時間ご協力ありがとうございました。

本調査に関するご意見や現代の不妊治療に対するお考えがあれば、下記にご自由にご記入下さい。

ご記入後は同封の封筒にてご返送をお願いします。

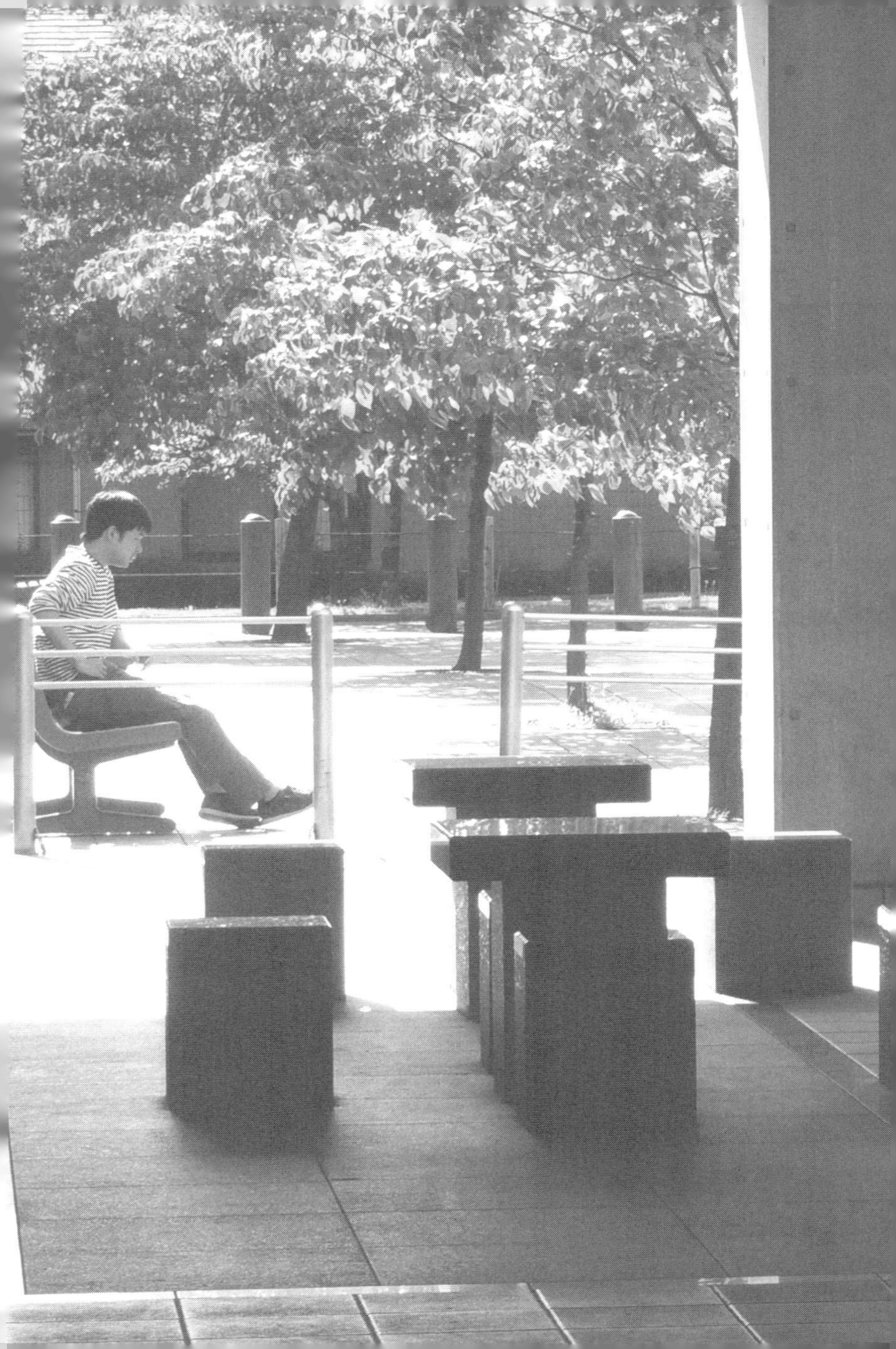

ま

や

ら

な

は

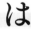

た

さ

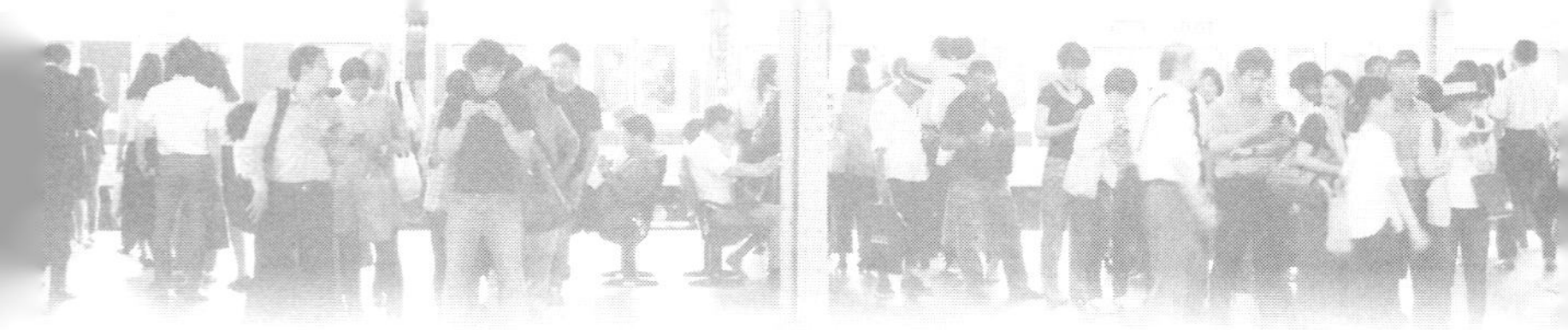

か

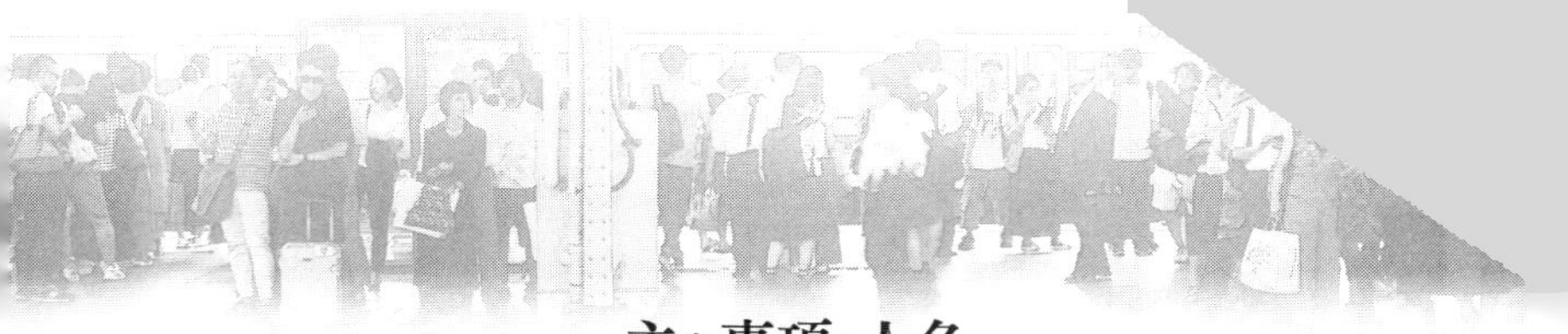

主な事項・人名

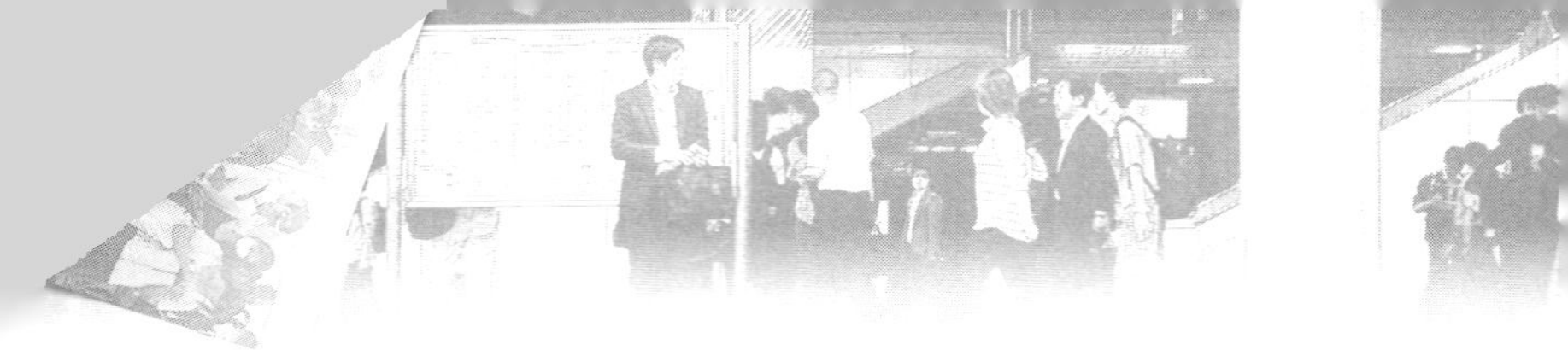

インタビュー協力者の主な発言　五十音順

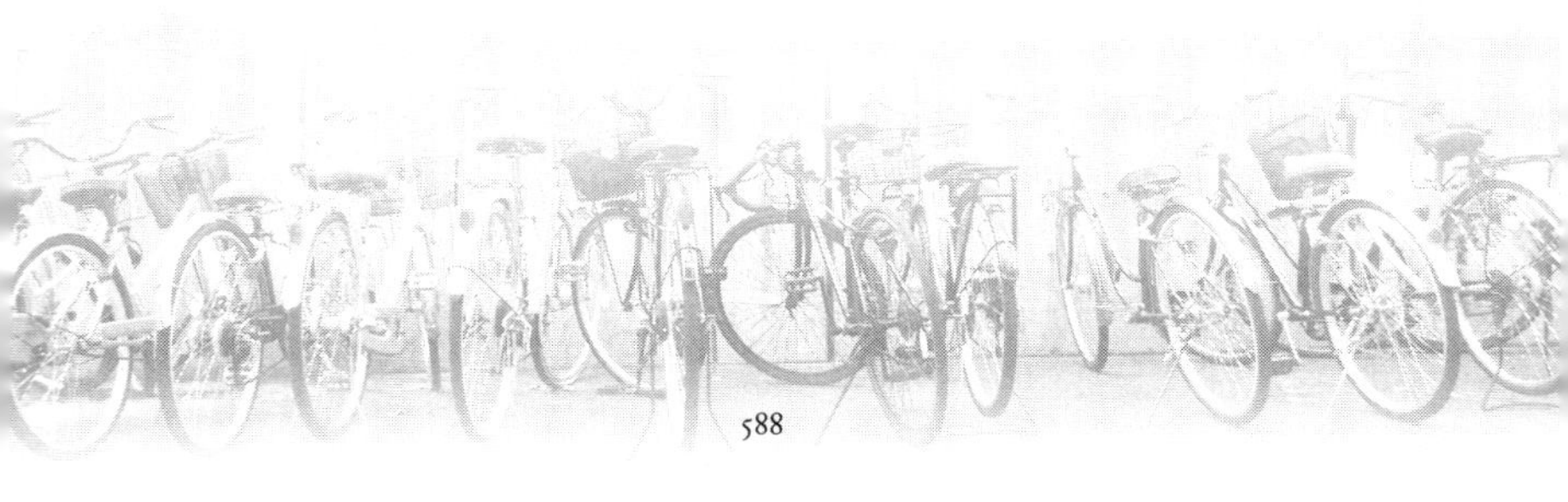

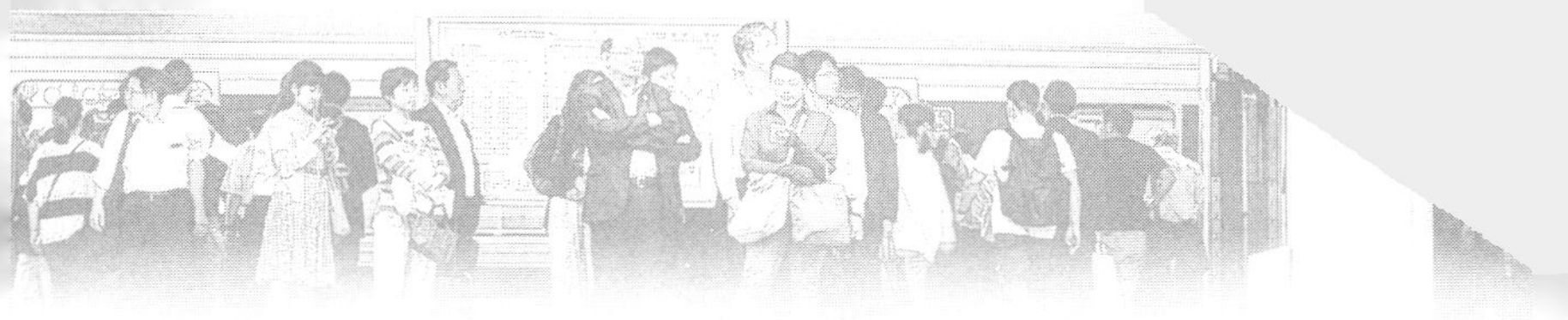

本書にその発言を引用したインタビュー協力者

※ 仮名、五十音順。協力者の属性は、80-81頁の表にまとめている。

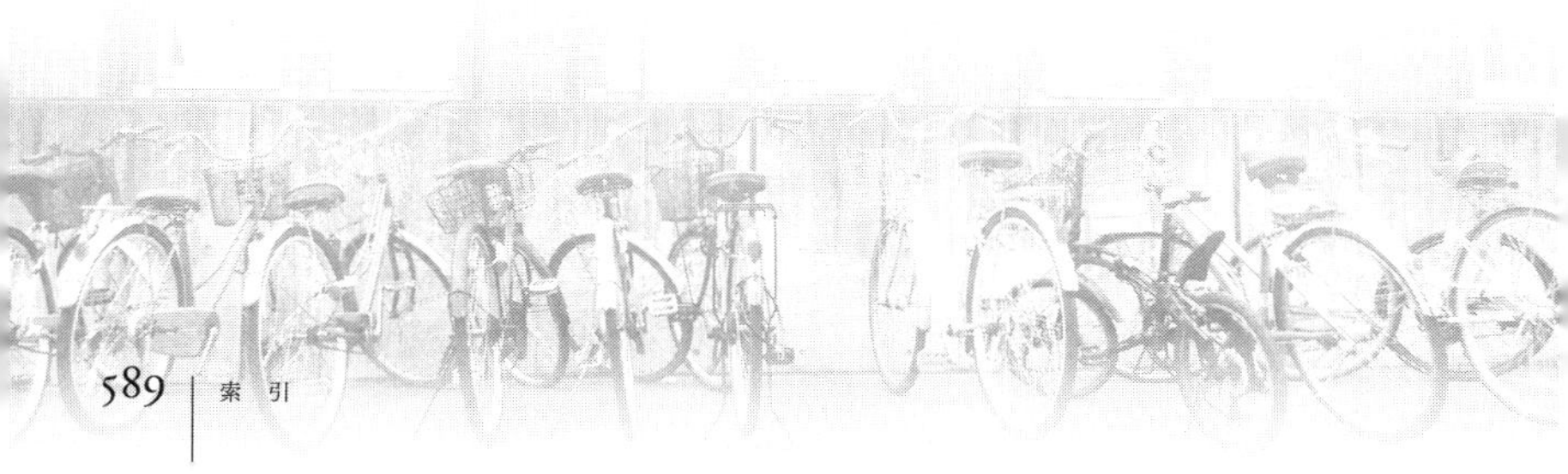

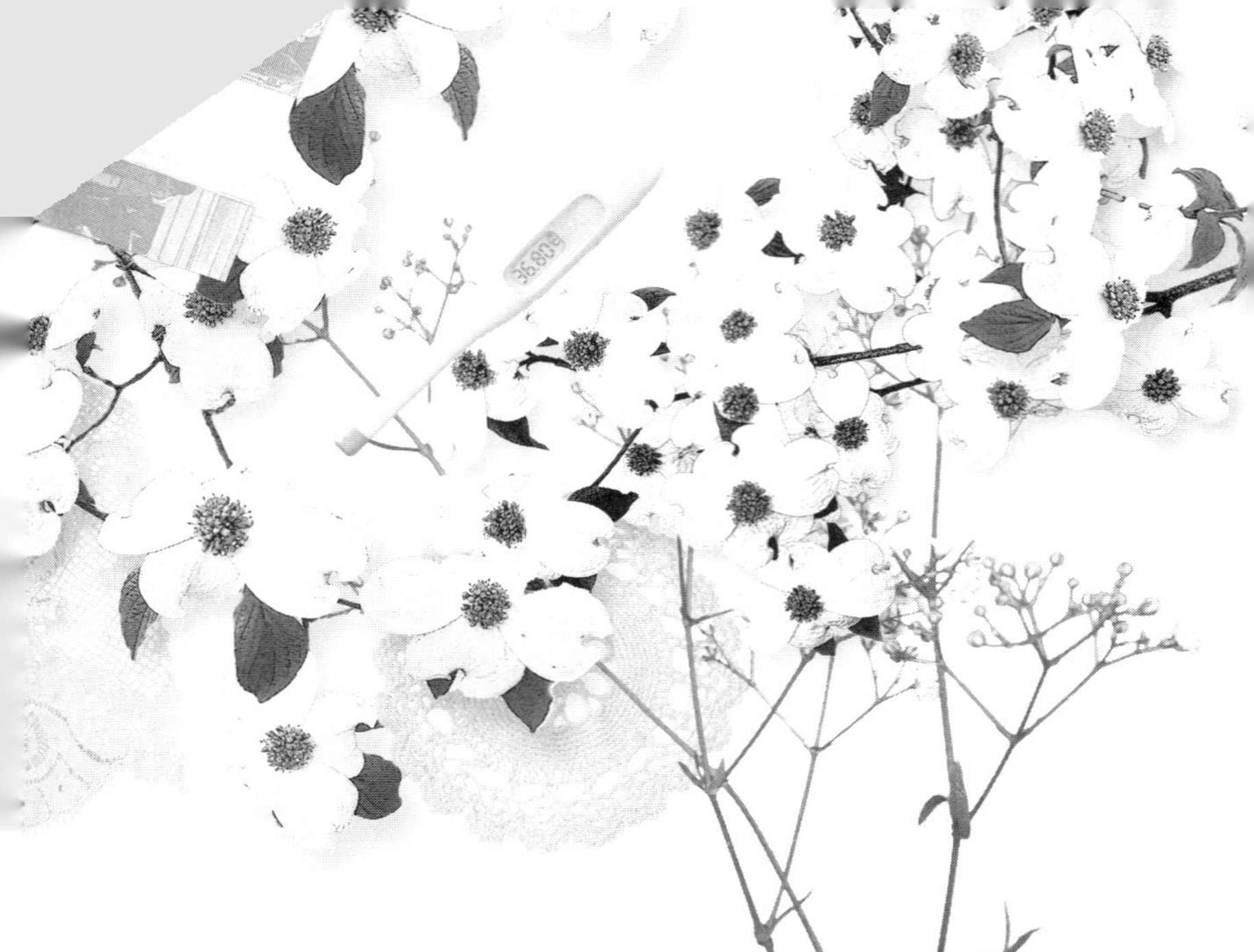

竹田恵子 Takeda Keiko

1967年大阪府生まれ。博士（人間科学、大阪大学）。現在は、大阪大学人間科学研究科招聘《しょうへい》研究員。専門は医療《いりょう》社会学、臨床《りんしょう》社会学。インタビュー調査を用いた質的《しつてき》研究を中心に行なう。1990年から臨床検査技師として働くも、医療にかかわる問題に関心を持ち、1996年に放送大学へ入学。その後、奈良女子大学へ編《へん》入学する。臨床検査技師と学生の二足《にそく》のわらじを履《は》きながら、当事者（患者）として、不妊治療にも挑戦した経験がある。臨床検査技師への復帰を視野《しや》に入れながらの研究生活だったが、社会学の魅力にとりつかれ、戻れなくなる。この本が初めての単著《たんちょ》である。その他の論文は本書553頁の文献《ぶんけん》を参照。

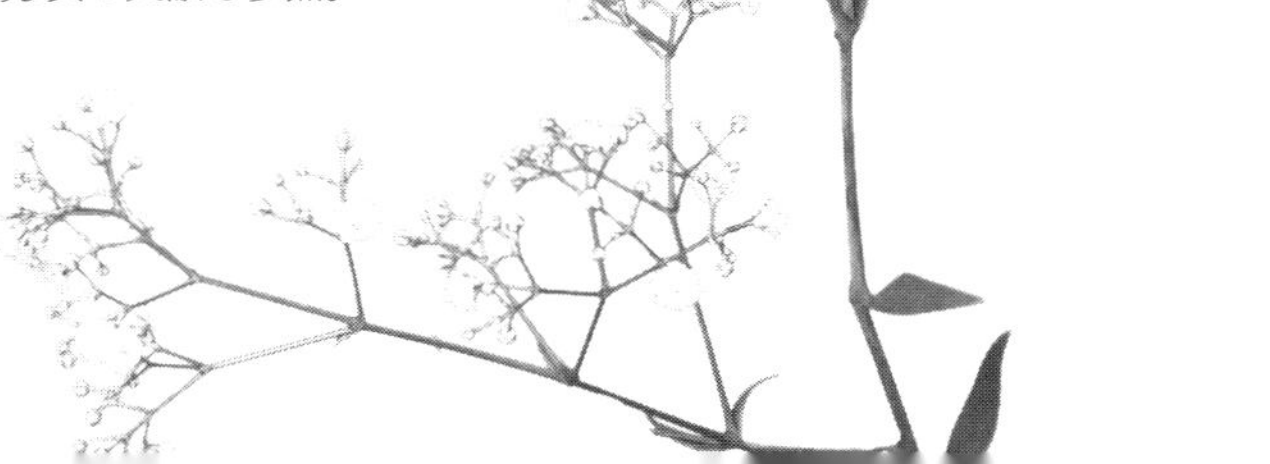

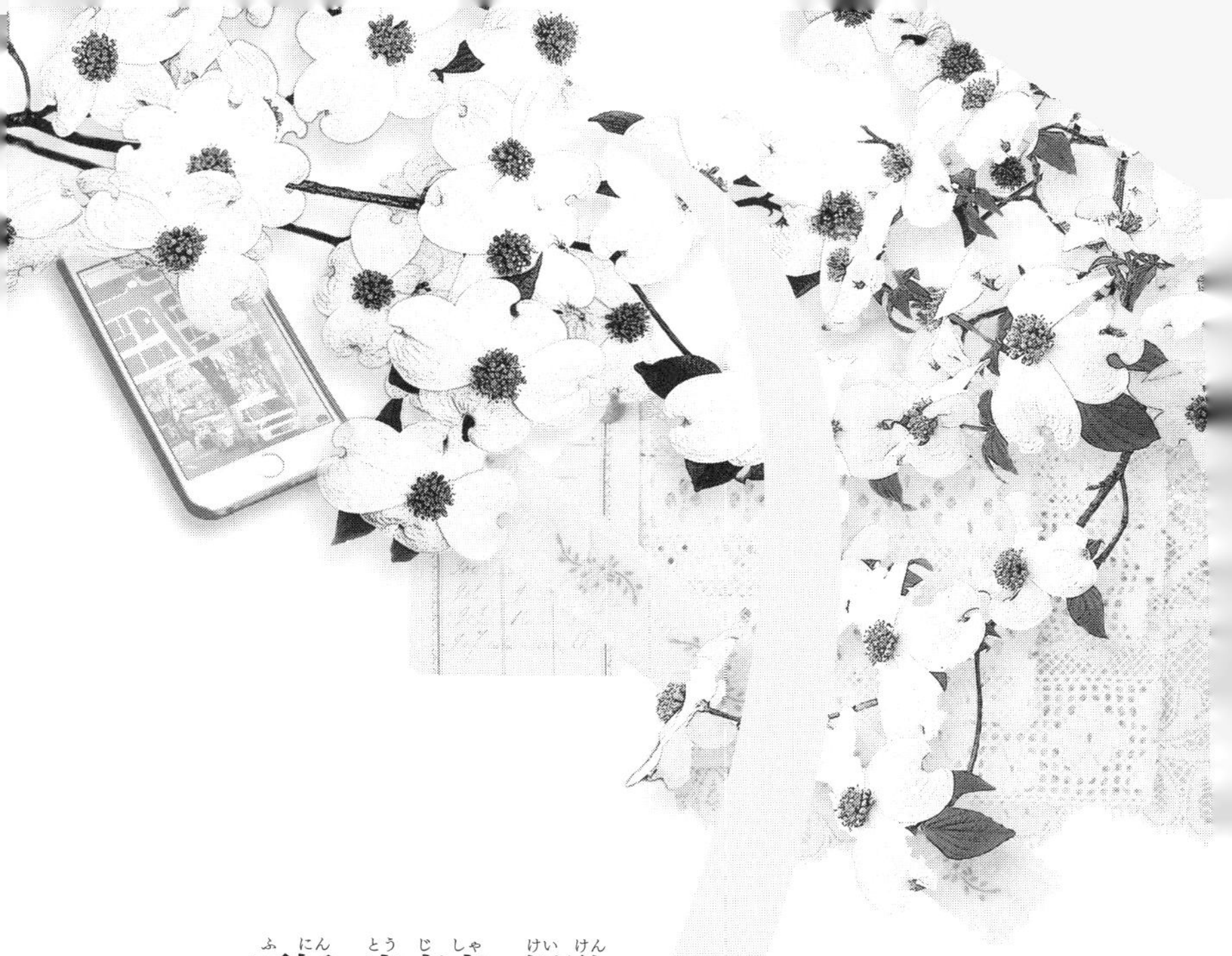

不妊《ふにん》、当事者《とうじしゃ》の経験《けいけん》——日本におけるその変化20年

2018年10月1日　初版第1刷発行　　四六判・総頁数589頁（全体592頁）

発行者　竹中尚史
本文組版・装幀　洛北出版編集

著者　竹田恵子

発行所　洛北出版

606-8267
京都市左京区北白川西町87-17
tel / fax　075-723-6305
info@rakuhoku-pub.jp
http://www.rakuhoku-pub.jp
郵便振替　00900-9-203939

印刷　シナノ書籍印刷

Printed in Japan

ISBN978-4-903127-27-9 C0036

定価はカバーに表示しています
落丁・乱丁本はお取り替えいたします

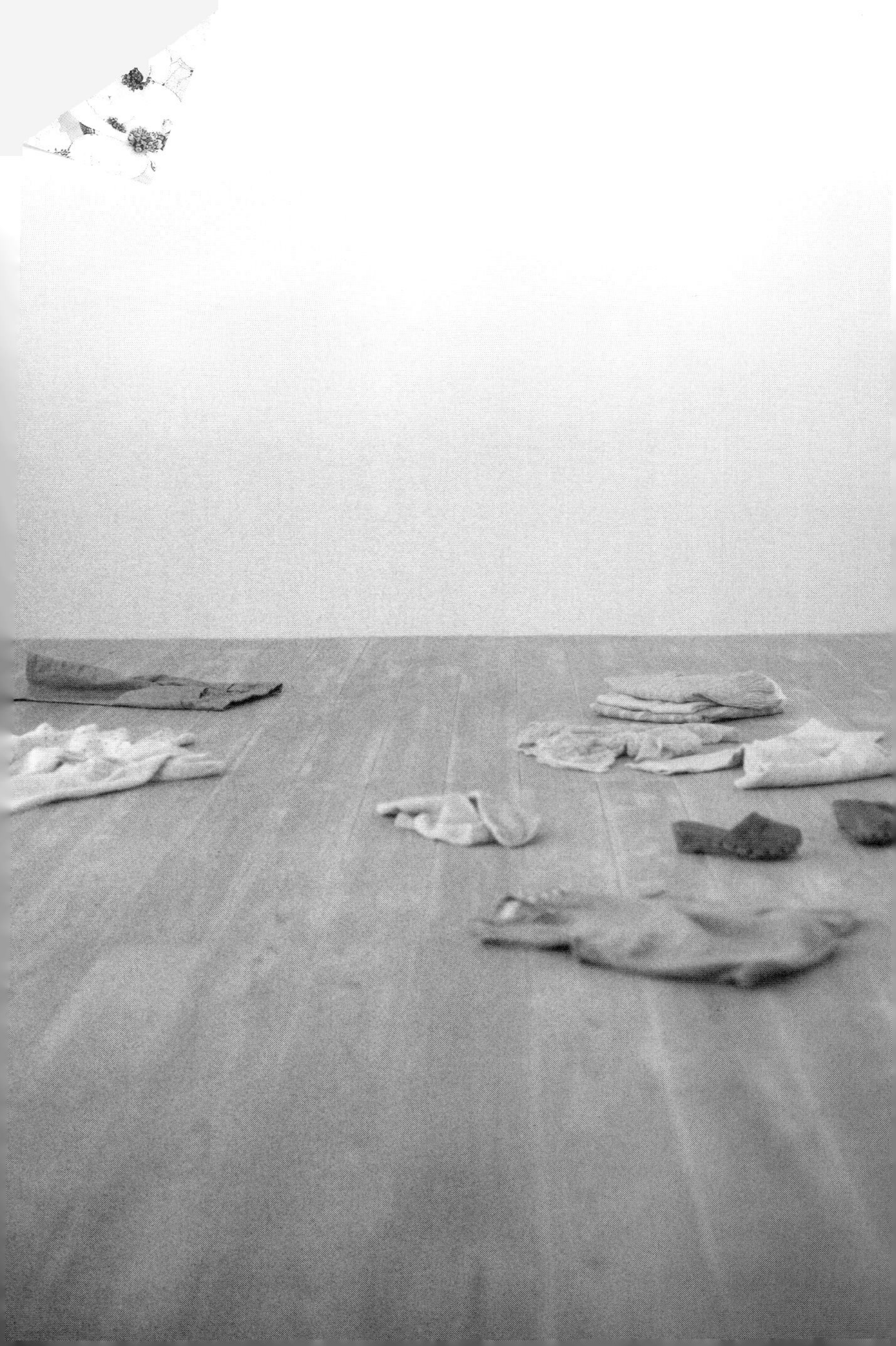